NOUVEAUX ÉLÉMENTS

D'HYGIÈNE.

TRAITÉ DES MALADIES DES REINS, étudiées en elles-mêmes et dans leurs rapports avec les MALADIES DES URETÈRES, DE LA VESSIE, DE LA PROSTATE, DE L'URÈTRE, etc., par P. RAYER, médecin de l'hôpital de la Charité. Paris, 1837-1838.

Ce bel ouvrage est composé de deux forts volumes in-8, et de 12 livraisons contenant chacune 5 planches grand in-folio gravées et magnifiquement coloriées, et un *texte descriptif*. Prix de chaque livraison. 16 fr.

TRAITÉ THÉORIQUE ET PRATIQUE DES MALADIES DE LA PEAU, par P. RAYER, médecin de l'hôpital de la Charité; *deuxième édition entièrement refondue*. Paris, 1835, 3 forts vol. in-8, accompagnés d'un bel atlas de 26 planches grand in-4°, gravées et coloriées avec le plus grand soin, représentant, en 400 figures, les différentes maladies de la peau et leurs variétés. Prix du texte seul, 3 vol. in-8. 23 fr.

—Prix de l'atlas seul, avec explication raisonnée, gr. in-4° cartonné. 70 fr.

—Prix de l'ouvrage complet, 3 vol. in-8 et atlas in-4 cartonné. 88 fr.

TRAITÉ DE PHYSIOLOGIE considérée comme science d'observation, avec des additions par MM. les professeurs BAER, MEYEN, MEYER, J. MULLER, RATHKE, SIEBOLD, VALENTIN, WAGNER; traduit de l'allemand par A.-J.-L. JOURDAN. Paris. 1837-1838, 8 forts vol. in-8, figures. Prix de chaque volume. 7 fr.

ŒUVRES COMPLÈTES D'HIPPOCRATE, nouvelle traduction avec le texte grec en regard, collationnées sur les manuscrits et toutes les éditions; précédées d'une Introduction et accompagnées de Commentaires, de Notes médicales et philologiques, et suivies d'une Table générale des matières; par E. LITTRÉ, Paris 1838, 7 vol. in-8, imprimés sur beau papier. Prix de chaque volume. 10 fr.

NOUVEAU SYSTÈME DE CHIMIE ORGANIQUE, fondé sur de nouvelles méthodes d'observation; précédé d'un Traité complet sur l'art d'observer et de manipuler en grand et en petit dans le laboratoire et sur le porte-objet du microscope; par F.-V. RASPAIL. *Deuxième édition, entièrement refondue*, accompagnée d'un atlas in-4° de 20 planches de figures dessinées d'après nature, gravées avec le plus grand soin. Paris 1838, 3 forts vol. in-8, et atlas in-4. 30 fr.

NOUVEAU SYSTÈME DE PHYSIOLOGIE VÉGÉTALE et DE BOTANIQUE, fondé sur les méthodes d'observation développées dans le Nouveau système de chimie organique; par F.-V. RASPAIL, accompagné de 60 planches, contenant plus de 2000 figures d'analyse, dessinées d'après nature et gravées avec le plus grand soin. Paris 1837, 2 forts vol. in-8, et atlas de 60 planches. 30 fr.

— Le même ouvrage, planches coloriées. 50 fr.

MANUEL POUR L'ANALYSE DES SUBSTANCES ORGANIQUES, par G. LIEBIG, professeur de chimie à l'université de Giessen; traduit de l'allemand par A.-J.-L. JOURDAN, suivi de l'Examen critique des procédés et des résultats de l'analyse élémentaire des corps organisés, par F.-V. RASPAIL. Paris 1838, in-8, fig. 3 fr. 50 c.

Paris. — Imprimerie D'ANCKOISELLE, rue des Prouvaires n° 14

NOUVEAUX ÉLÉMENTS

D'HYGIÈNE,

Par Charles LONDE,

MEMBRE DE L'ACADÉMIE ROYALE DE MÉDECINE,

CHEVALIER DE LA LÉGION D'HONNEUR, MEMBRE DES SOCIÉTÉS DE MÉDECINE
PRATIQUE ET MÉDICALE D'ÉMULATION DE PARIS; DES SOCIÉTÉS DE MÉDE-
CINE DE LONDRES, LOUVAIN, MONTPELLIER, ROUEN, BRUXELLES, LIÉGE,
ROCHEFORT, TOULOUSE, LINNÉENNE DE NORMANDIE, ACADÉMIQUE DE MAR-
SEILLE, ETC., ETC.

DEUXIÈME ÉDITION ENTIÈREMENT REFONDUE.

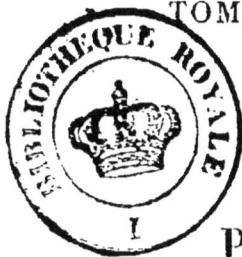

TOME SECOND.

PARIS,

J.-B. BAILLIERE,

LIBRAIRE DE L'ACADÉMIE ROYALE DE MÉDECINE,
RUE DE L'ÉCOLE DE MÉDECINE, 13 (bis).
A LONDRES, MÊME MAISON, 219 REGENT STREET.

1838.

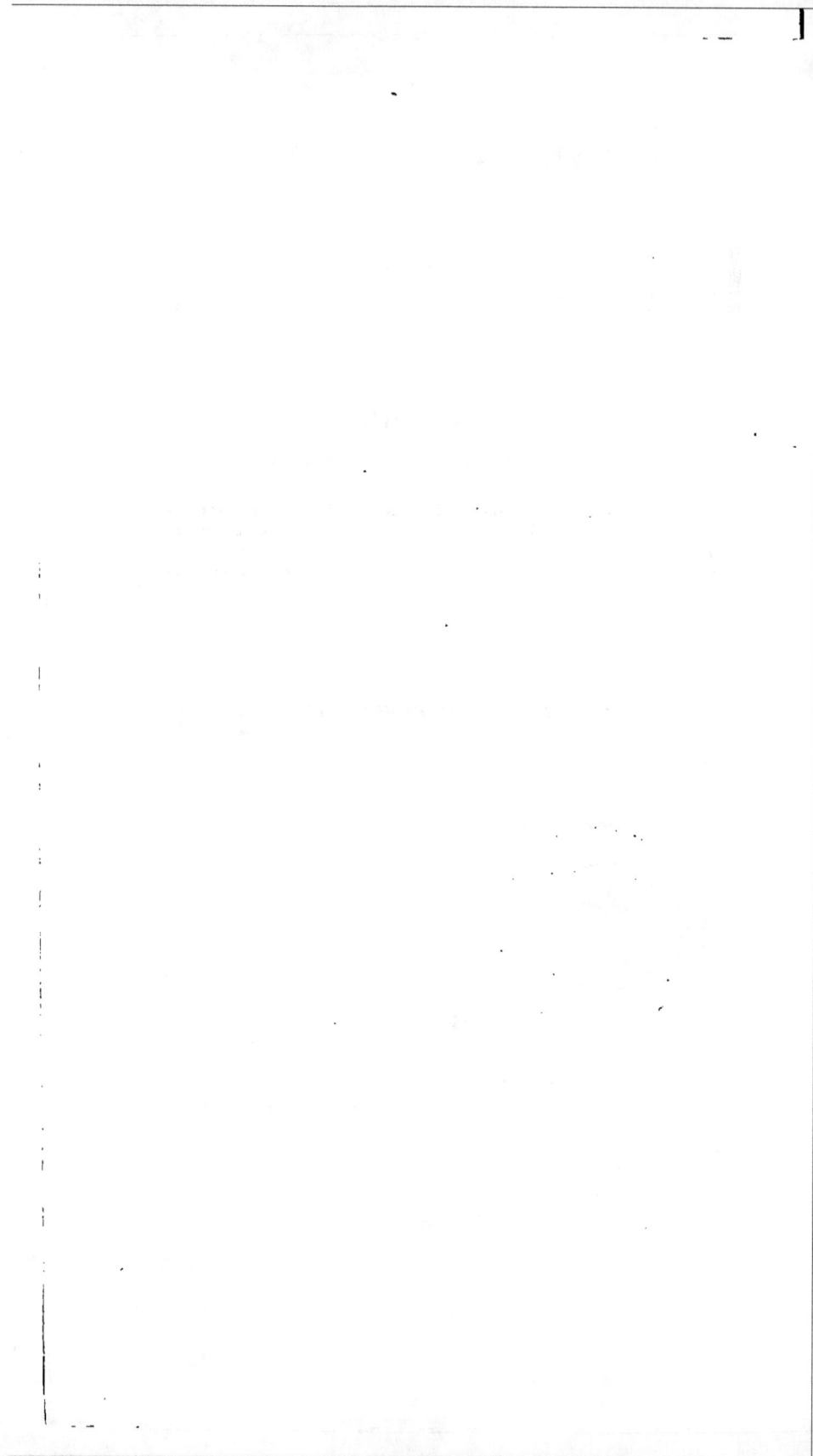

NOUVEAUX ÉLÉMENTS
D'HYGIÈNE.

DEUXIÈME PARTIE.

HYGIÈNE DES ORGANES DE NUTRITION.

L'hygiène des organes de nutrition comprend la direction, 1° des organes au moyen desquels tout être vivant assimile à sa propre nature, des substances étrangères qui lui servent à s'accroître et à se réparer; 2° de ces autres organes à l'aide desquels sont rejetés de l'économie les matériaux impropres à la réparation et à l'accroissement. Nous divisons l'hygiène de tous ces organes en trois sections.

La première contient l'*hygiène de l'appareil digestif*, auquel se rattachent naturellement *les organes d'absorption intestinale;*

La seconde, l'*hygiène de l'appareil respiratoire*, dont on ne peut séparer *les organes de la circulation;*

La troisième, l'*hygiène des organes sécréteurs*. C'est à cette dernière section que, pour ne pas multiplier nos divisions, nous rapporterons l'*exonération* du produit à terme de la conception.

II.   1

PREMIÈRE SECTION.

L'appareil digestif se compose de la bouche, du pharynx, de l'œsophage, de l'estomac, de l'intestin et de diverses glandes annexes. Les excitants fonctionnels de ces organes sont les aliments : ceux-ci, introduits dans la bouche, broyés par les dents, humectés par la salive, modifiés dans leur température, leur saveur, leur odeur, leur couleur, poussés vers le pharynx, chassés par lui vers l'œsophage, transmis par l'œsophage à l'estomac, modifiés par son suc gastrique, par ses muscosités, convertis en chyme, sont unis aux sucs pancréatique et biliaire dans le duodénum, où commence la séparation du chyle et son absorption. Le but de la digestion est donc la formation du chyle, qui résulte de l'action réciproque des organes digestifs et des aliments, qui peut être formé par l'estomac seul, et qui, dans tous les cas, est un liquide d'un blanc laiteux, composé de fibrine, d'albumine, de matière grasse, de soude, de chlorure de sodium et de phosphate de chaux, éléments qui varient de proportion suivant la nature des aliments. On conçoit de quelle utilité est l'hygiène des organes digestifs, si l'on fait attention à l'importance des fonctions dont ils sont chargés. Puisqu'à la tête de ces organes se trouve la bouche, nous allons commencer par l'hygiène de cette partie.

CHAPITRE Ier.

De la bouche considérée comme appareil de mastication.

Dans les sens externes, au chapitre *Goût*, nous avons considéré l'hygiène des parties de la bouche qui constituent ce sens, et déjà dit un mot de l'action de certains corps sur l'appareil de la salivation : occupons-nous ici de l'hygiène des dents.

Les dents doivent, tant pour leur conservation propre, que pour celle des autres organes de l'économie, être soumises à un exercice journalier, qui consiste, pour les incisives, dents légèrement aplaties et tranchantes, à couper à la manière des lames de ciseaux ; pour les canines, plus rondes et plus aiguës, à piquer et à déchirer ; pour les molaires, qui, dans leur manière de fonctionner, ont quelque analogie avec les meules de moulin, à broyer et à moudre. Cet exercice est renfermé dans l'acte masticatoire des aliments d'une certaine consistance, et tirés des différents règnes de la nature. Ce qui prouve son utilité, c'est l'accumulation du tartre et les autres accidents qui surviennent aux dents d'un côté de la bouche, lorsqu'on s'abstient de mâcher de ce côté, ou bien à la totalité des dents, lorsqu'on n'use pendant un certain temps que d'aliments liquides.

Les personnes qui ne mâchent point assez leurs aliments s'exposent à de lentes digestions. Agir ainsi, c'est charger l'estomac de deux actes dont un n'est point dans ses attributions, et lui est conséquemment préjudiciable.

Mais l'accumulation du tartre est loin d'être la seule

cause de destruction des dents : les chocs mécaniques,
comme ceux qui résultent de l'action de briser des corps
durs, et bien plus encore les impressions de froid, de
chaud, d'acide, que leur partie sensible est susceptible
de recevoir à travers leur émail, et surtout le froid subit de la tête, lorsque la peau de cette partie est le
siége d'une transpiration abondante, froid qui cause
des fluxions dentaires de toute espèce, des inflammations et des névralgies, sont, pour les dents, des causes
de destruction non moins actives que l'accumulation du
tartre.

Pour conserver les dents, il faut donc les soumettre
à un exercice journalier, éviter les causes que nous
avons indiquées, les débarrasser, au moyen du cure-dent,
des matières animales putrescentes qui pourraient séjourner dans leurs intervalles, laver la bouche (avec de l'eau
pure qu'on agite dans cette cavité) après le repas, et
surtout le matin à jeun, puisque c'est pendant la nuit
que le dépôt du mucus buccal se fait en plus grande
abondance.

Chez l'homme auquel une cause quelconque fait suspendre la mastication des corps solides, ou même toute
espèce d'alimentation ; chez l'habitant des villes, qui
s'éloigne un peu plus de la nature que ne le fait celui des
campagnes, une brosse molle en poil de blaireau et de
l'eau pure, doivent, plusieurs fois par jour, débarrasser les dents du mucus qui, par son accumulation
unie aux sels de la salive, forme le tartre. Cette précaution ne doit pas être négligée, surtout dans certaines affections des voies gastriques, pendant lesquelles
le mucus est quelquefois abondant. Pendant la grossesse
et autres circonstances qui peuvent causer le vomissement

ou inonder la bouche de fluides salivaires, il convient encore de rendre les ablutions fréquentes, si l'on ne veut s'exposer à perdre des dents par la carie. M. Duval cite dans son *Dentiste de la jeunesse*, un jeune homme qui rumine toute nourriture solide, et retient dans la bouche la pâte alimentaire que son estomac rejette, assez de temps pour qu'on ne s'aperçoive pas de son incommodité. Les dents de ce jeune homme en sont tellement affectées, qu'avec un cure-dent on en détache l'émail, et que la partie osseuse restée à découvert, cause de la douleur pendant le vomissement. Des soins semblables de propreté ne sont pas moins importants aussitôt que commence la convalescence des maladies aiguës, et même, quand cela est possible, pendant le cours de celles-ci : des lotions enlèvent les produits limoneux et putrescents qui seraient entraînés dans l'estomac avec les boissons. Après les fièvres graves (entérites folliculeuses, etc.), dans lesquelles ont été administrés des acides minéraux; après la syphilis traitée par le mercure, les dents sont quelquefois, dans le premier cas, noircies vers le collet; dans le second, vacillantes; elles doivent donc être l'objet de soins tout particuliers.

Il faut prendre l'attention de porter la brosse jusque derrière les dernières molaires, et ne pas se borner, comme on le fait souvent, à agir sur les dents de devant. « On doit même la porter suivant la longueur des dents, parce qu'alors les soies de la brosse sont comme autant de petits cure-dents qui se glissent entre les dents et enlèvent jusqu'à la dernière trace du limon, tandis qu'en dirigeant la brosse de droite à gauche, elle ne passe que sur les parties les plus saillantes de l'arcade dentaire, et, de plus, détache cette pointe conique des gencives, qui sépare les dents, y est adhérente, et en forme la solidité et l'ornement. » (*Dentiste de la jeunesse,* page 104.)

Si, malgré les précautions indiquées, il s'est formé sur les dents, des concrétions, il ne faut pas négliger de les faire enlever, car elles occasionnent un suintement purulent des gencives, détachent des dents la membrane gengivale en s'insinuant sous celle-ci, déchaussent les dents, causent la puanteur de la bouche, et souvent des accidents plus graves, tels que des ulcères des gencives.

Les différentes poudres et opiats qu'on emploie pour conserver la blancheur des dents, sont inutiles et doivent être bannies du domaine de l'hygiène : ces préparations, en augmentant la blancheur des dents, agissent presque toujours sur leur tissu par une espèce de combinaison chimique ; elles sont alors nuisibles, et le sont d'autant plus qu'elles sont plus acides. L'oseille ou le citron, dont se servent quelques personnes, ne sont pas exempts de cet inconvénient. Ils produisent une sensation désagréable qu'on appelle *agacement des dents,* pendant laquelle elles glissent moins aisément les uns sur les autres, parce que l'acide enlève le poli de l'émail, corrode cette substance, rend plus âpre sa surface. Si donc l'oseille blanchit les dents en enlevant le limon jaune qui en ternit la blancheur, elle n'enlève pas ce limon tout seul, elle agit aussi sur l'émail, en diminue peu à peu l'épaisseur, rend la dent plus sensible au froid et finit par la gâter sans ressource.

« Tous les acides, dit M. Duval, ont la propriété de prêter de la blancheur aux dents, comme l'eau-forte l'imprime sur le marbre de couleur, c'est-à-dire en dé-

truisant son poli et sa solidité..... Les acides, en faisant
perdre le poli des dents, finissent par leur donner une
teinte noire. Le dentiste anglais Berdmore dit que, dans
l'espace d'une heure, il a usé la plus grande partie de
l'émail d'une dent, en la frottant avec une brosse mouil-
lée et chargée de poudre dentifrique. » (*Ouvr. cité.*) Si
pourtant on veut blanchir des dents noircies par l'usage
de la pipe ou toute autre cause, on peut user d'une
poudre de charbon bien fine, bien tamisée, ou de
pierre-ponce, lavée, porphyrisée, qu'on a l'habitude de
teindre en rouge avec une pincée de laque ou de carmin. On appliquera l'une ou l'autre de ces poudres avec
une brosse molle ou avec le doigt. Ce dentifrice, qui
n'agit que par le frottement, est innocent, lorsqu'il est
assez fin pour ne pas rayer les dents.

M. Donné, auquel la science est redevable d'une *Histoire complète de la salive*, et qui poursuit ses recherches
sur tous les fluides organiques, propose les poudres
dentifrices alcalines, dans les cas où les dents s'altèrent
par le contact des sécrétions acides de la bouche ou de
l'estomac.

On doit éviter, pour conserver les dents, l'abus des
liqueurs fermentées, des assaisonnements salins; rejeter cet usage absurde qui prescrit de boire, après un
potage souvent brûlant, un verre de vin, que, dans les
contrées méridionales, on sert souvent à la glace,
comme pour ajouter encore à l'effet pernicieux qu'il
doit produire.

Nous verrons (section des *organes sécréteurs*)
quelle influence ont sur les dents, diverses sécrétions,
la transpiration surtout, jouet des vicissitudes atmosphériques et des modes, c'est-à-dire du costume, de la

mauvaise habitude ou de porter alternativement la barbe très-longue ou de se raser. Dans le même article, nous parlerons des cheveux, vêtement si précieux auquel on fait subir tant de modifications dangereuses, sans faire attention à ce que, outre l'abri qu'ils donnent au cerveau par leur masse, ils sont le siége d'une sécrétion grasse, huileuse qui leur est commune avec celle de la laine, des poils et des plumes des animaux, sorte d'onction naturelle, rempart puissant contre l'humidité et contre les variations brusques de l'atmosphère.

L'habitude de fumer avec quelque instrument que ce soit, noircit les dents, et comme en fumant l'on boit souvent des liquides froids, qui forment un contraste avec la chaleur que contient la fumée, il doit en résulter les inconvénients produits par le froid qui succède instantanément à la chaleur.

L'usage journalier d'une pipe de terre use, à la longue, les dents sur lesquelles appuie le tuyau, les incisives latérales droites supérieures et inférieures, souvent les quatre à la fois. L'usage de ces pipes de terre dont le tuyau court permet au fourneau de toucher aux lèvres (*brûle-gueule*) peut déterminer l'engorgement des gencives, et, par suite, l'ébranlement des dents; la proximité du fourneau fait fendre leur émail. L'oukas des Turcs, dans lequel la fumée traverse une sorte de bain-marie et parcourt un tuyau de dix à douze pieds avant d'arriver à la bouche, enlève à la fumée son calorique, la dépouille de sa mordacité, sans exiger plus d'efforts d'aspiration que les pipes de nos contrées. Les longs tuyaux de jasmin, de lilas et d'érable, dont on fait généralement usage en Pologne et en Prusse, jouissent du même avantage. L'extrémité qu'on place dans la bouche est surmontée d'un tuyau d'ambre ou de plume à écrire. Cette dernière addition, si simple, est pour les dents la plus convenable, parce que la plume est souple et peut être renouvelée à volonté.

Le cigare, qui, comme on le sait, consiste en des feuilles de tabac roulées sur elles-mêmes, est exclusivement à la mode aujourd'hui chez les gens riches. Fait avec le tabac commun, il commence, dans les classes du peuple, à remplacer la pipe; il n'use point les dents et n'a que les effets communs au tabac fumé. Ces effets, chez celui qui n'en a pas encore contracté l'habitude, sont une abondante salivation promptement suivie de phénomènes tout à fait analogues à ceux de l'ivresse : malaise, faiblesse, vertiges, mal de tête, décoloration complète de la face, sueur froide, impossibilité de se tenir sur ses jambes, anéantissement complet ; envies de vomir, vomissements et quelquefois évacuations alvines ; disparition de ces accidents et retour à l'état normal après une heure, plus ou moins. Ces phènomènes, à l'exception de la salivation, ne se manifestent plus chez les personnes qui ont l'habitude de fumer : chez beaucoup d'entre elles les glandes salivaires cessent d'être impressionnables à l'action du tabac, et il n'y a réellement guère plus de salive sécrétée chez elles pendant qu'elles fument, que dans tout autre instant.

L'habitude de mâcher du tabac n'agit pas sur les dents ; mais cette habitude, comme celle de fumer, en excitant continuellement les glandes salivaires, rend, indépendamment des pertes inutiles de salive qu'elle occasionne hors le temps de la mastication, ces glandes moins impressionnables, moins sensibles à l'action stimulante des aliments, qui pourtant, comme on le sait, doivent être imprégnés de salive pour être bien digérés.

L'abus de la pipe peut contribuer à l'amaigrissement, déterminer l'irritation des poumons, de l'estomac et des intestins, produire des congestions cérébrales chez les personnes qui ne sont pas habituées à fumer. La pipe a l'avantage de chasser l'ennui et d'agir un peu comme narcotique. L'homme qui se crée le besoin de fumer s'expose à l'inconvénient que causent toutes les habitudes, à une grande privation s'il ne peut le satisfaire.

L'hygiène doit s'occuper de rendre la sortie des premières dents le moins pénible possible, car la souffrance que cause l'éruption dentaire détermine souvent des accidents. On appliquera donc des topiques émollients sur la gencive pour en faciliter la déchirure; mais en même temps il faudra distraire fortement l'attention de l'enfant par tous les amusements possibles, afin que l'impression douloureuse qui frappe la mâchoire soit moins perçue par le cerveau.

L'hygiène doit s'occuper aussi de diriger la seconde dentition. Il peut être quelquefois utile d'enlever une dent infantile qui ne s'ébranle pas, pour faire place à une dent de seconde dentition. Il faut attendre que cette dernière annonce sa sortie par un engorgement douloureux et qu'il y ait nécessité, car la nature conserve quelquefois les dents de lait, sans donner celles de remplacement. D'autrefois on extrait les dents voisines d'une dent secondaire dont la trop grande dimension empêche la sortie. Cette opération doit être faite avec beaucoup de réserve, car il peut arriver qu'en arrachant les dents voisines d'une dent secondaire qu'on veut mettre à l'aise, on donne à celle-ci, pour se jeter de côté, une facilité qu'elle n'avait pas tant que les dents voisines existaient. Lorsqu'on se détermine à pratiquer cette opération, il faut attendre que la dent qui pousse montre la moitié de la longueur de la couronne.

« Il faut, dit M. Duval, examiner souvent la bouche des enfants, depuis six ans jusqu'à quatorze ans, pour s'assurer si quelques dents ne prennent point une direction oblique, ne s'entrecroisent point, ne tournent point de manière à présenter un de leurs côtés, ne soulèvent point la lèvre..... Quelquefois il peut être nécessaire de sacrifier une ou plusieurs dents de remplacement. Dans cette fâcheuse nécessité, on aura soin de conserver celles qui sont le plus en évidence..... Quelquefois c'est l'incisive du milieu de la mâchoire inférieure qui est en avant, alors il faut l'extraire ; tout comme il convient de la sacrifier, quoique bien rangée, lorsque c'est une incisive latérale qui se trouve en avant ou en arrière, parce que, étant la plus longue et la plus forte, celle-ci remplit le vide : à la mâchoire supérieure, on conserve celles du milieu de préférence aux incisives latérales. Celles qui le plus souvent sont hors de rang, sont les canines supérieures et inférieures. La difformité qui résulte de cette déviation semblerait devoir promptement déterminer à leur extraction, si, en raison de ce qu'elles sont moins susceptibles de se carier que les petites molaires qui les touchent, on ne devait plutôt faire le sacrifice de ces dernières et conserver les canines, qui, en même temps, sont les plus visibles quand on rit ou qu'on parle. » (*Ouvr. cité*, pages 81 et 82.)

« Ce n'est point assez, dit M. Duval, que les dents soient bien rangées les unes à côté des autres, il faut encore que celles de la mâchoire supérieure soient, avec leurs opposites, dans un rapport spécial; car le moindre défaut de ce rapport diminue la beauté de la denture, rend quelquefois ses fonctions laborieuses, et peut souvent nuire à sa conservation. Il existe bien peu de ressources contre ces difformités, quand elles dépendent d'un vice de conformation des mâchoires elles-mêmes, ou lorsque les dents sont renouvelées et les huit grosses molaires sorties. Si, au contraire, la difformité tient à la seule direction des dents, reconnue dès le principe, il est facile d'y remédier. Si les incisives supérieures se dirigent en dedans, la pression souvent répétée du doigt ou de la langue suffit pour les diriger en avant; si elles sont déjà assez poussées pour toucher postérieurement les incisives inférieures, on annule la résistance que ces dernières opposent à la direction des incisives supérieures, en enlevant avec la lime ces petites dentelures dont les unes et les autres sont garnies; le doigt et la langue font le reste..... Quand la déviation des dents est telle, qu'elles se touchent sur une ligne de hauteur, on tient écartées les dents qui se heurtent de manière à en empêcher le contact, à l'aide d'une plaque d'or ou de platine recourbée en forme de gouttière, et fixée sur une des molaires. (*Ouvr. cité*, page 91.)

La solidité de l'émail n'étant à son dernier degré que lorsque l'organisation dentaire approche de sa fin, c'est-à-dire quand il y a vingt-huit dents, on doit user de beaucoup de précautions pour enlever des cercles ou points noirs qui quelquefois se forment sur l'émail et que l'eau n'enlève pas. Il est prudent de ne s'attacher à faire disparaître que ce qui est trop apparent. (*Ouvr. cité*, page 97.)

Souvent il est important de remplacer des dents per-
dues : c'est le moyen d'assurer la mastication, d'empêcher la perte de la salive, et de contribuer à la perfection de l'acte digestif. Malheureusement ce remplacement ne peut guère s'exécuter avec avantage, que lorsqu'il reste des racines assez fortes pour fournir un point
d'appui au pivot de la dent nouvelle; car, dans tout autre cas, les moyens d'attache prennent pour base les
dents voisines, les ébranlent bientôt, et en amènent rapidement la carie et la perte entière.

CHAPITRE II.

De l'estomac, des intestins et des glandes annexes.

Nous avons vu, en traitant l'hygiène de l'encéphale,
l'homme organisé de manière à ne pas vivre seulement de
végétaux, puisque la nature l'a, jusqu'à certain point,
pourvu de l'instinct des carnivores. Nous venons de dire,
en parlant des dents, que quelques-unes d'elles sont destinées à déchirer; ajoutons que la mâchoire inférieure est
articulée pour produire ce résultat, tout autant que pour
broyer. Les dents et les machoires de l'homme sont donc
disposées de manière à servir l'impulsion intérieure qui
lui fait répandre, pour sa nourriture, le sang des animaux. Cette disposition dans la construction des dents
et des mâchoires n'existe pas chez les herbivores, qui,
pour se nourrir, ne tuent jamais d'animaux, quelque
besoin qui les presse. La construction de leurs dents,
la disposition de leurs articulations maxillaires, prouvent que leurs mâchoires ne sont destinées qu'à broyer.

L'appareil digestif établit encore une autre différence

entre l'homme et ceux des animaux qui sont destinés à
se nourrir de végétaux. Chez l'homme, cet appareil est
construit de manière à se trouver en harmonie avec les
fonctions auxquelles il est destiné, c'est-à-dire à digérer
un mélange de nourriture animale et de nourriture végétale. Chez les herbivores, la nature a été obligée de
multiplier et de compliquer les organes pour rendre
aptes à la nutrition les végétaux, substances si différentes de l'organisation animale, si difficilement décomposables par les organes de la digestion, et qui fournissent si peu de sucs assimilables. Aussi, la longueur du
tube digestif est-elle, chez les herbivores, vingt-cinq fois
à peu près aussi considérable que celle de leur corps, tandis que, chez les carnivores, des intestins courts et grêles
suffisent au but de la digestion. L'homme, pour la longueur relative du tube digestif, tient à peu près le milieu entre les premiers et les seconds. Le canal intestinal a, chez lui, quatre à cinq fois la longueur de la
totalité du corps, et son estomac conserve moins longtemps les aliments que celui des herbivores, et plus
longtemps que celui des carnivores.

De ces courtes considérations il résulte que l'homme
n'est pas organisé, comme l'ont pensé quelques philo-
sophes, pour se nourrir uniquement de végétaux,
mais que des substances tirées des deux règnes doivent servir à apaiser sa faim; que le sublime passage
que la sensibilité si louable de Rousseau met dans la
bouche de Pythagore, ne peut être regardé que
comme un paradoxe; que ni l'habitude, ni l'état de
société, qui d'ailleurs est, comme nous l'avons vu,
un état naturel, ni aucune cause accidentelle quelconque, n'ont fait l'homme carnivore, mais que son

organisation seule l'a rendu propre à se nourrir d'animaux ainsi que de végétaux. Ceci posé, voyons quels sont et la nature et l'effet des aliments dont il fait usage.

§ Ier. — *Des aliments et de leurs effets considérés d'une manière générale.*

Le mot *aliment*, dans son acception la plus générale, désigne toute substance introduite dans les organes digestifs, pour fournir des matériaux au renouvellement ou à l'accroissement du corps.

Nous avons, dans cette section, à nous occuper de la nature des aliments de l'homme, des effets de ces aliments envisagés d'une manière générale, de la composition, de la préparation, de la conservation, de la digestibilité, des propriétés nutritives, relâchantes et stimulantes des diverses classes d'aliments; de leurs altérations, des moyens de reconnaître leur falsification, enfin de l'emploi qui doit être fait des diverses substances alimentaires suivant les constitutions, les sexes, les âges, les climats, les saisons, les lieux, les professions, dans les convalescences des maladies aiguës, et pendant le traitement des maladies chroniques.

Les aliments de l'homme sont fournis par le règne organique. Leur division la plus simple se tire de leur nature végétale ou animale. Les aliments, soit végétaux, soit animaux, sont ensuite divisés, pour l'étude plus particulière de leurs effets sur l'économie, en un certain nombre de classes fondées sur l'appréciation de la combinaison organique, ou principe immédiat qui forme leur base et leur imprime un cachet saillant. Cette distinction dans les substances alimentaires est encore simple, assez naturelle, et peut, dans la plupart des cas, être faite sans autres instruments que les sens. Le goût, la vue, le toucher, suffisent en effet pour distinguer l'aliment sucré, de l'aliment acide; celui-ci, des aliments huileux, féculeux, etc.

En poussant ensuite plus loin l'analyse des substances alimentaires, en détruisant, par la chimie, leurs caractères organiques, on a cru trouver les uns composés de trois corps élémentaires : oxygène, hydrogène, carbone, et les autres d'un élément de plus, l'azote. Mais, dans ces derniers temps, M. Raspail et autres chimistes ont retrouvé l'azote dans la plupart des végétaux; de sorte que l'expression *substance azotée*, ne peut plus aujourd'hui être regardée comme synonyme de *substance animale*. Les proportions des éléments mentionnés, sont néanmoins si différentes dans les aliments végétaux et dans les animaux, qu'elles donnent à ces deux classes des qualités notablement distinctes.

Se fondant sur l'analyse chimique, M. Magendie a proposé de distinguer les aliments en deux classes : l'une comprenant les aliments qui contiennent peu ou ne contiennent point d'azote; l'autre, ceux qui en contiennent une grande proportion. Cette division a donné lieu à des expériences curieuses faites par ce physiologiste, dans le but de rechercher si l'azote des organes de l'homme vient de ses aliments, ou leur est fourni par sa respiration; mais on en a tiré ces conclusions qui ne sont point celles de M. Magendie, *que les substances non azotées ne nourrissent pas, et que les azotées seules*

peuvent nourrir, tandis que les expériences de M. Magendie prouvent seulement, ainsi que nous l'avons établi ailleurs [1], qu'*isolément données* aux chiens, dont
la nourriture ordinaire se rapproche le plus de celle de
l'homme, certaines substances alimentaires, soit azotées,
soit non azotées, sont incapables d'entretenir la vie au
delà d'un terme qui ne dépasse pas cinquante jours.
Aussi ce physiologiste termine-t-il tout simplement le
récit des faits qu'il rapporte par cette seule conséquence,
« que la diversité et la multiplicité des aliments est
une règle d'hygiène très-importante, qui nous est d'ailleurs indiquée par notre instinct et par les variations
que les saisons apportent dans la nature, et l'espèce
des substances alimentaires [2]. »

Peut-on maintenant expliquer cette nécessité bien
reconnue de la réunion de plusieurs principes immédiats dans les matières alimentaires dont l'homme doit
user pour se nourrir? peut-on dire quels sont les aliments qui suffisent isolés et ceux qu'il est nécessaire de
réunir? M. Raspail semble s'être proposé la solution de
ces questions, dans le passage suivant : « La nutrition
résulte de l'association de deux ordres de substances,
1º de la substance saccharine ou de toute autre substance qui, sous l'influence d'une réaction acide, est
capable de passer à l'état saccharin d'un côté; et
2º d'autre côté, de la substance albumineuse ou glutineuse. Or, toutes les fois que l'on met en contact ces
deux ordres de substances suffisamment imprégnées d'air,

---

[1] *Sur la digestibilité et les propriétés nutritives des aliments* (*Arch. gén.
de méd.*, tome x; janvier 1826).

[2] *Précis élémentaire de physiologie*, tome II, p. 505; Paris, 1837.

II.   2

il s'établit une fermentation dont le produit est alcoolique; que si, après que la substance saccharine a disparu, il reste dans le liquide une nouvelle quantité de gluten libre, elle réagit sur l'alcool et le transforme en acide acétique; mais, dans l'une et l'autre fermentation, il se dégage de l'acide carbonique et de l'hydrogène. Ces résultats doivent avoir lieu tout aussi bien dans l'estomac que dans nos cucurbites, si les circonstances se reproduisent de la même manière. Or, c'est ce qu'on est forcé d'admettre, si l'on pense que, dans le mélange qui compose le bol alimentaire, les aliments glutineux entrent dans une proportion bien plus grande que les aliments saccharins. Le résultat final de la digestion stomacale, doit donc être la production d'acides acétique et carbonique et d'hydrogène; et c'est ce que l'expérience met très-souvent chacun à même de vérifier. Il n'entre pas dans notre sujet de pénétrer plus avant dans le mécanisme de la digestion; nous avons voulu seulement préparer une définition des végétaux nourrissants qui se réduira à celle-ci : *Les végétaux nourrissants sont ceux qui possèdent en quantité suffisante au moins une des deux substances complémentaires de la fermentation digestive, pures de tout mélange capable d'empêcher ou de suspendre le phénomène de la fermentation.*

« Parmi ces sortes de végétaux, on le voit, les uns sont nourrissants, seuls et par eux-mêmes; les autres ne sauraient l'être qu'associés: car les uns sont riches également en substances sacchariféres et glutineuses; les autres ne le sont qu'en l'un ou l'autre de ces deux ordres de substances. Les farines, et surtout celle du froment, sont dans le premier cas; la canne à sucre d'un côté, les fœuilles de chou de l'autre, sont dans le second. Nous appellerons les premières, *substances saccharo-glutineuses*, ou complétement nourrissantes; les secondes, *substances saccharifères* et *substances glutineuses*, ou partiellement nourrissantes [1]. » Cette explication de M. Raspail nous paraît fort ingénieuse; mais de nouvelles expériences doivent en vérifier l'exactitude. Elle suppose, en effet, que si certains aliments, pris isolément, ne nourrissent pas, c'est que, seuls, ils sont incapables de faire naître la fermentation digestive; or, si cette supposition peut concorder avec les expériences de MM. Leuret et Lassaigne [2], qui ont vu les substances ~~non~~ nutritives rejetées sans être digérées, elle est contredite par celles de M. Magendie [3], qui a vu les mêmes substances parfaitement digérées, a décrit leur chyme et leur chyle; et qui d'ailleurs rejette dans l'acte de la formation du chyme, pendant une *bonne* digestion, la supposition d'une réaction des éléments constitutifs des aliments les uns sur les autres, et ne l'admet que dans les mauvaises digestions, pendant lesquelles se dégagent, soit des gaz inodores, soit de l'hydrogène sulfuré.

Nous le répétons donc, la théorie de M. Raspail, si satisfaisante pour l'esprit, doit être encore sanctionnée par l'expérimentation; et si celle-ci ne confirme pas les résultats, que sur la simple analyse chimique d'un aliment M. Raspail doit être à même de prédire, il faudra renoncer à la théorie qu'il propose et s'en tenir à expéri-

[1] *Nouveau Système de physiologie végétale*, tome II, p. 593; Paris, 1837.

[2] *Recherches pour servir à l'histoire de la digestion*, in-8°; Paris, 1825.

[3] *Physiologie*, tome II, p. 503.

2.

menter isolément et réunis, les aliments dont on veut connaître les propriétés digestibles et nutritives.

Quelques auteurs, depuis Hippocrate, ont recherché s'il n'y aurait point dans les aliments un principe nutritif unique, commun à tous, et qui méritât, à l'exclusion des autres principes, le nom d'*aliment*. Hippocrate paraît regarder la matière nutritive comme identique dans toute la nature; cette opinion est partagée par Galien, Oribase, Aëtius, Beccher. Stahl va plus loin : il désigne le mucilage fermentescible comme étant la matière nutritive de l'aliment. Lorry exprime à peu près la même opinion. Seulement, il regarde comme propres à la nutrition « celles des substances qui, bien que n'étant pas tout à fait dans l'état de mucilage, sont susceptibles d'en prendre le caractère par l'action de nos organes. » Il est inutile de chercher un *principe nutritif unique* dans les aliments, car, la matière de nos organes et les pertes qu'elle fait n'étant pas composées d'un seul principe, un seul n'est pas suffisant, soit pour les accroître, soit pour les réparer : il n'y a d'ailleurs aucune raison pour que ceux-ci ne retiennent pas, puisqu'ils en ont besoin, les principes qui leur sont fournis par les aliments. Il est probable que cette opinion sur une matière nutritive unique vient de ce que le chyle paraissait à ces auteurs toujours identique, quel que fût l'aliment qui le fournissait. Les progrès de la chimie ont démontré que cette identité du chyle n'est qu'apparente; et même le seul examen d'animaux tués pendant la digestion prouve que le chyle varie en couleur, en consistance, etc., suivant l'espèce d'aliments ingérés.

La destination des aliments est de développer nos organes et de réparer leurs pertes, c'est-à-dire, de re-

nouveler leur composition. Pour atteindre ce but, ils
doivent être pris dans des quantités et être doués de
qualités telles, que non-seulement ils ne puissent altérer
nos tissus, mais qu'ils soient encore aptes à y porter la
vie et à recouvrer eux-mêmes cette vie qu'ils avaient
perdue. Les effets des aliments doivent donc d'abord
être étudiés sous le rapport des quantités diverses dans
lesquelles ils peuvent être donnés, puis ensuite sous celui de leurs qualités.

Les aliments agissent sous le rapport de leur quantité
comme sous celui de leurs qualités différentes, sur le tube
digestif d'abord, puis ensuite sur les autres organes.
Ceux-ci s'approprient les parties nutritives de l'aliment,
dans des proportions relatives à leur degré de vitalité,
de développement, au degré d'exercice auquel ils sont
soumis, en un mot, aux occasions qu'ils ont de devenir
le siége d'une sorte d'irritation nutritive.

1°. *Effets des aliments considérés d'une manière générale
relativement à leur quantité.*

A. *Effets d'une quantité modérée d'aliments.* — Si
les aliments sont pris dans des quantités modérées,
s'ils sont de bonne nature, s'ils sont pris en temps convenable, l'effet immédiat de leur ingestion est la sensation agréable d'un besoin satisfait, la disparition de
la faiblesse générale, remplacée par le sentiment d'un
renouvellement de forces. Leur introduction dans les
organes digestifs et dans les voies circulatoires, ne détermine ni fatigue, ni accablement, ni malaise, ni agitation, etc.; la transmutation de ces corps inertes en
notre propre substance n'est pas même sentie. Lorsqu'on

n'a pas trop mangé, il faut, en effet, s'observer bien
attentivement pour s'apercevoir que la respiration est
plus fréquente et plus élevée immédiatement après l'ingestion des aliments, que dans tout autre moment ; qu'elle
est, au contraire, moins fréquente, moins élevée, plus
libre, et qu'il y a plus de chaleur à la peau quand les
aliments sont passés de l'estomac dans le duodénum ;
enfin, qu'on est beaucoup plus impropre aux exercices
du cerveau et des muscles quand les aliments sont
dans l'estomac, que lorsqu'ils sont passés de ce viscère
dans les intestins.

Cependant, M. G.-M. Nick prétend « qu'en thèse générale, sous l'influence d'un dîner ordinaire, le nombre
des pulsations augmente d'environ douze par minute,
au delà du rhythme naturel, et que cette accélération se
maintient pendant les deux ou trois premières heures
après le repas, suivant que les aliments sont plus ou
moins difficiles à digérer ; qu'ensuite elle diminue, et
qu'au bout de cinq heures environ, elle a complétement
disparu ; que lorsqu'on se couche immédiatement après
le dîner, le pouls revient beaucoup plus promptement à
l'état naturel ; que si, au contraire, on marche ou seulement qu'on reste debout, le nombre de pulsations
augmente encore de quelques-unes, sans cependant que
l'accélération se prolonge plus longtemps que d'ordinaire ; que, dans le cas où l'on fait usage d'aliments
froids, le pouls ne commence à présenter de l'accélération qu'un quart d'heure ou une demi-heure après l'ingestion, et que cette fréquence est toujours en rapport
avec la quantité et la consistance des substances alimentaires ; qu'à la suite d'un dîner froid, les pulsations
commencent à devenir plus fréquentes que pendant le

repas, mais n'atteignent leur *maximum* d'augmentation qu'au bout d'une demi-heure ou même d'une heure, effet qu'un dîner chaud aurait produit immédiatement; que, lorsqu'après avoir mangé de la viande à dîner, on boit un ou deux verres d'eau ou de vin léger, le pouls perd de une à quatre des pulsations qu'il avait gagnées par l'effet du potage; que cette influence ne dure qu'un quart d'heure ou une demi-heure au plus, après quoi le pouls revient au nombre de pulsations qu'il avait avant qu'on eût pris la boisson; que la qualité du vin influe sur la durée de cette action, et que le ralentissement se prolongera d'autant moins, que le vin sera de meilleure qualité et aura plus de force; que le pouls peut même gagner ainsi, par l'effet du vin, une ou deux pulsations de plus qu'il n'en présenterait après un dîner où l'on n'aurait bu que de l'eau [1]. »

Si les observations de M. Nick avaient été répétées et confirmées, elles contribueraient à compléter l'hygiène de la digestion; mais, il faut bien l'avouer, toute cette apparence d'une minutieuse exactitude excite notre défiance, et nous sommes tentés de l'attribuer aux préoccupations de l'auteur.

B. *Effets d'une quantité exagérée d'aliments*. — Si les aliments sont pris en trop grande quantité, c'est-à-dire si l'on franchit les bornes que le sentiment de plénitude et de satiété prescrit de ne point dépasser, on éprouve divers phénomènes dont les uns sont en quelque sorte mécaniques, et les autres vitaux. Les premiers sont un sentiment de poids et de surcharge dans l'estomac. Cet organe, trop distendu, paraît prêt

---

[1] *Archives de médecine*, tome II, pages 112 et 113; mai, 1831.

à se rompre; il rend la respiration gênée, pénible et
élevée par le refoulement du diaphragme et des poumons en haut. Les phénomènes vitaux sont l'affaiblissement passager des fonctions de relation; l'estomac,
trop occupé, empêche les muscles et le cerveau d'entrer en action : l'accablement, quelquefois le sommeil,
suit le repas.

Lorsque l'on a une fois contracté cette habitude de
beaucoup manger, l'estomac et les intestins acquièrent,
par cet exercice, une énergie vraie et une prédominance
réelle sur tous les organes de l'économie, principalement sur ceux des fonctions de relation; les sens, le
cerveau et les muscles perdent leur activité; tous ces
organes semblent manquer de principes d'excitation,
et ceux-ci sont, en effet, entièrement concentrés sur
l'estomac; aussi à peine l'individu qui se trouve en pareil cas a-t-il achevé son repas, qu'il est pris d'un
engourdissement général, d'un irrésistible besoin de
dormir, qu'il satisfait souvent sans quitter la table. La
continuité d'une pareille habitude, produisant une réparation supérieure aux pertes de l'économie, donne
lieu à la pléthore, à un embonpoint excessif et hideux,
surtout dans la région du ventre. Cet embonpoint défi-
gure les traits du visage, enfouit en quelque sorte toutes
ces saillies musculaires qui font le caractère distinctif
de la beauté de l'homme; les moindres mouvements deviennent pénibles, parce qu'en augmentant le poids de
la masse à mouvoir, l'obésité n'augmente pas la puissance motrice, à l'exercice de laquelle s'oppose d'ailleurs le développement de la graisse et du tissu cellulaire; enfin, la pensée ne jaillit plus d'un cerveau en-
gourdi et à peine apte à percevoir quelques impressions.

Ai-je besoin de dire que l'état de pléthore qui existe chez ces individus, les dispose à la goutte, à diverses phlegmasies, et que la moindre émotion ou le moindre travail intellectuel, excitant leur cerveau peu habitué à l'exercice, les fait périr d'apoplexie?

Quelquefois l'habitude de beaucoup manger ne produit pas l'embonpoint, quoique les digestions se fassent bien. Dans ce cas, le superflu de la nourriture se dissipe par diverses voies.

Si, enfin, la quantité des aliments ingérés est tellement considérable qu'elle dépasse les proportions comportées par les forces gastriques, on observe les phénomènes qui constituent l'indigestion. Ils se terminent ordinairement par des vomissements. Quelquefois cependant l'estomac, en déployant une grande énergie, fait franchir le pylore à cette surabondance d'aliments; mais, malgré ses efforts, il paraît n'envoyer dans les intestins, qu'une pâte chymeuse mal élaborée et propre à irriter ces organes; car les selles sont abondantes et sans cohésion. Ces mauvaises digestions répétées, ne nourrissent pas, et c'est là une des raisons pour lesquelles on voit chaque jour des hommes extrêmement maigres, quoique mangeant beaucoup. L'estomac et les intestins soumis à ce travail excessif, finissent par être atteints d'irritations chroniques et désorganisatrices.

C. *Effets de l'insuffisance des aliments.* — Si les aliments sont, au contraire, pris en trop petite quantité, en quantité inférieure à celle des besoins, l'organisme est jeté dans l'épuisement et présente les phénomènes suivants : diminution du volume total du sang, aux dépens (suivant M. Collard de Martigny) de sa partie fibrineuse, diminution du volume et de la con-

sistance des muscles, dont les principes constituants
sont absorbés pour réparer les pertes du sang; diminution de volume du cœur, du foie; son plus clair des
poumons (suivant M. Piorry); absorption de divers
éléments organiques, décoloration des tissus, affaissement des veines; faiblesse de toutes les fonctions,
l'absorption exceptée; faiblesse dans l'exercice des sens
et des muscles; moindre énergie dans l'exercice de
l'encéphale et changement du caractère moral habituel;
ralentissement de la respiration et de la circulation;
moindre force des pulsations artérielles; diminution de
la chaleur animale et des sécrétions diverses; oppression et palpitations à l'occasion du moindre exercice
corporel, de la plus légère émotion, disposition aux
syncopes, état de cachexie qui quelquefois survit longtemps à la cause qui l'a déterminé, comme cette leuco-
phlegmatie générale que M. Rochoux dit avoir été observée par M. Gaspard sur de malheureux paysans que
la disette avait forcés, en 1817, à se nourrir d'aliments
herbacés.

A. *Effets de l'abstinence complète.* — L'abstinence
complète chez un sujet sain, ou la privation subite et
absolue d'aliments et de boissons, causée par un événement qui met dans l'impossibilité de se les procurer,
produit les phénomènes suivants, caractérisés par une
alternative de langueur et d'excitation. — *Premier degré :* Quand le bien-être et le sentiment de forces qui
suivent la digestion sont passés, et que la sensation de
la faim s'est de nouveau manifestée et n'a point été satis-
faite, le goût paraît s'altérer, l'haleine devient forte, la
sensation de la faim, de plus en plus vive, se transforme en douleur, et est accompagnée de la faiblesse que

nous venons de mentionner dans les diverses fonctions. Ces premiers phénomènes d'une abstinence récente, cessent à l'instant même où des aliments sont déposés sur la surface gastrique, et avant qu'ils n'y aient subi aucune altération. La faiblesse n'est encore, dans ce cas, que sympathique; elle n'est qu'un avertissement donné au chef des organes de relation.— *Deuxième degré :* si l'abstinence continue, le cerveau perçoit dans l'estomac et dans les hypochondres, une sensation pénible, d'abord des tiraillements, puis des douleurs atroces : tous les phénomènes précédents augmentent d'intensité. Ainsi, inaptitude au mouvement et même à toute espèce de travail, ardeurs de la bouche et du pharynx, âcreté de la salive, développement extrême de la soif, sécheresse de la peau, rareté de l'urine qui devient brûlante, dessèchement de la conjonctive, rougeur des yeux et des pommettes.— *Troisième degré :* excitation du cerveau transmise aux sens, aux muscles, etc.; excitation des forces, égarement de la raison, transports désordonnés. Quelques auteurs, surtout depuis la publication de la relation du naufrage de *la Méduse*, ont joint à ces phénomènes, le développement de la fureur, la manifestation d'un *délire féroce*. Sans nier que ce genre de délire ne puisse se rencontrer dans l'abstinence, je crois 1° qu'il n'y est pas exclusif à tout autre genre; 2° qu'il peut être dû à un concours de circonstances qui se joignent à la privation d'aliments. Ainsi, ce qui prouve que le genre du délire peut, jusqu'à certain point, tenir à la disposition individuelle, c'est que, même sur le radeau de *la Méduse*, ce délire féroce ne s'emparait que des bandits recrutés dans les bagnes, et qu'au contraire les ouvriers, les matelots et tout ce qu'il y avait d'honnête

à bord de la frégate, éprouvaient un délire, varié à la
vérité de mille façons, mais dont aucune n'était préjudiciable à leurs semblables. Quant aux circonstances
qui, sur le radeau de *la Méduse*, ont pu concourir à la
production de ce genre de délire, après la disposition
individuelle qu'on doit mettre au premier rang, ne doit-
on pas tenir compte de la violence continuellement
excitée par le désir non satisfait de s'emparer des aliments qu'on avait échappés au naufrage, du défaut
absolu de sommeil, de la rage d'avoir été si lâchement
abandonnés, si insidieusement voués à une mort hor-
rible et certaine, de l'exposition continuelle aux feux du
soleil de l'équateur, etc.? Voit-on d'ailleurs le délire
féroce exister chez les gens qui se laissent mourir de
faim, chez les mineurs que des éboulements ont longtemps privés d'aliments? Quoi qu'il en soit, au reste,
de la nature du délire observé dans l'abstinence, ce
symptôme est bientôt suivi du plus profond abattement,
et la mort survient après un intervalle de temps qui varie selon les individus.

Pendant les phénomènes énoncés ci-dessus, il se
passe encore dans l'économie quelques autres changements : l'estomac revient sur lui-même par l'action de
sa membrane musculeuse; il se dégage d'entre les
lames de sa membrane séreuse, et tire un peu à lui le
duodénum; sa membrane muqueuse se ride; ses parois paraissent plus épaisses; ses follicules muqueuses,
ses papilles nerveuses font saillie dans son intérieur;
sa cavité présente encore dans les premiers jours de
l'abstinence, du mucus et quelques bulles d'air. Il
reçoit moins de sang; mais ce n'est pas, comme le dit
Dumas, parce que ses vaisseaux sont plus flexueux et

ses nerfs plus comprimés : c'est tout simplement parce que cet organe manque de son excitant naturel; c'est, par cette même raison, que la bile cystique ne coule plus dans le duodénum : elle n'y est plus appelée par aucun excitant; elle reste dans la vésicule où elle devient d'autant plus noire que l'abstinence est plus prolongée. Bichat avance ne pas avoir vu moins de sang dans l'estomac, chez les animaux qu'il a tués après les avoir fait jeûner, que chez ceux qu'il a tués en les nourrissant. Si, comme je n'en puis douter, cette assertion de Bichat, en opposition avec ce qu'ont vu Dumas, Chaussier et M. Magendie, est vraie, cela tient à ce que l'abstinence avait été assez prolongée pour qu'il se fût développé un haut degré de gastrite. Pendant ces changements locaux, il s'en passe d'autres que nous avons déjà signalés en parlant de l'insuffisance des aliments. Le sang s'appauvrit de molécules alibiles, l'exhalation diminue sur les surfaces secrétoires et dans le parenchyme des organes; au contraire, l'absorption est considérablement augmentée; les aréoles du tissu lamineux sont dépouillées de ce qu'elles avaient en réserve. La graisse est la première substance enlevée, et cet enlèvement est apparent au bout de deux jours; les autres sucs blancs sont ensuite à leur tour absorbés; les molécules de toutes ces sécrétions sont reportées de nouveau dans la circulation, sont de nouveau présentées à l'action pulmonaire, enfin sont de nouveau distribuées aux organes pour servir à leur nutrition. Bientôt les exhalations cessent; la graisse et la sérosité disparues, laissent s'affaisser les aréoles du tissu lamineux, et toutes les parties molles, considérablement diminuées de volume, donneraient bientôt au corps l'aspect livide du

cadavre, si les yeux n'étincelaient dans le fond de leurs
orbites. Alors l'absorption s'exerce sur les tissus et
bientôt sur les organes eux-mêmes; l'estomac sans force,
n'est plus rétracté sur lui-même, mais passivement
affaissé; il est dépouillé de tous ses sucs, et, suivant
Dumas et M. Magendie, l'absorption s'exerce jusque
sur sa membrane muqueuse, que Hunter, avant ces physiologistes, a dit avoir trouvé corrodée chez un homme
mort d'abstinence. Cette prétendue *corrosion* n'était
sans doute qu'un ramollissement consécutif à l'inflammation. Cette absorption universelle et prodigieuse a
pour but de fournir des matériaux au sang, et de faire
vivre l'économie d'elle-même. Mais ces emprunts faits
aux organes, ont un terme; ce sang, qu'aucune substance extérieure ne renouvelle, diminue de volume
en même temps qu'il acquiert, par un excès d'animali-
sation, des propriétés irritantes. C'est ce changement
de quantité et de qualité qui produit en partie et cette
excitation du cerveau, et ces contractions du cœur qui
se multiplient pour suppléer, par leur vitesse, au trop
peu de matériaux que chacune d'elles envoie aux organes. Le pouls enfin devient de plus en plus petit et
fréquent, et la vie cesse dans un accès de délire, de
convulsions ou au milieu d'un évanouissement.

Les cadavres des individus morts d'abstinence présentent, au dire des divers auteurs, les vaisseaux vides
de sang, les solides et les fluides dans un état phospho-
rescent. Suivant M. Magendie, les chiens morts par insuffisance d'alimentation présentent des ulcérations de
la cornée; suivant M. J. Cloquet, des inflammations de
la muqueuse gastro-intestinale. Le docteur Vimont,
médecin à Caen, m'a assuré avoir ouvert le cerveau de

beaucoup d'oiseaux et de quadrupèdes qu'il avait laissés mourir de faim, et avoir trouvé constamment chez ces animaux les deux substances cérébrales très-rouges. Cet état n'implique pas contradiction avec la vacuité des vaisseaux; car une inflammation locale peut exister chez l'individu le plus exsangue. Cette rougeur des substances cérébrales, si elle se rencontre chez l'homme, ne peut-elle pas, d'un autre côté, rendre compte du délire auquel il est en proie dans les derniers temps de l'abstinence?

Il est impossible de préciser l'époque de la mort chez les individus soumis à l'abstinence. Hippocrate prétend qu'elle ne peut laisser subsister la vie au delà du septième jour. Il existe des exemples d'abstinence prolongée pendant un temps plus considérable; mais ils ont été observés chez des femmes valétudinaires, très-faibles, ne faisant point d'exercice, et ne perdant que très-peu par les divers émonctoires. Le sommeil et certains états du cerveau, pendant lesquels l'organisme dépense peu, permettent une longue abstinence. On cite, dans des ouvrages de médecine, l'exemple d'un homme qui ne s'éveillait que tous les huit jours pour prendre des aliments, et tout le monde sait que les animaux dormeurs, tels que la marmotte, par exemple, observent l'abstinence complète pendant toute une saison. Les effets de l'abstinence varient, au reste, suivant les âges, les tempéraments, les sexes, les saisons, les climats et les localités. Tout le monde connaît les aphorismes suivants d'Hippocrate : *Senes facillime jejunium ferunt ; secundo œtate consistentes, minime adolescentes, omnium minime pueri ; ex his autem qui inter ipsos sunt alacriores* (Sect. I., Aph. 13). *Æstate et autumno cibos difficillime*

ferunt; hieme facillime; deinde vere (Sect. I, Aph. 18).
Il est facile d'expliquer ces sentences du père de la médecine. L'activité de l'estomac est, par une admirable sympathie, en rapport avec les besoins généraux de l'économie. Cette activité est donc plus vive dans l'enfant
qui se nourrit et s'accroît, que dans l'adulte qui n'a besoin que d'entretien. Par la même raison, elle est moindre
dans le vieillard que dans l'adulte dont les mouvements
sont plus rapides, les pertes plus considérables. Il résulte
de ce qui précède, que l'enfant supporte plus difficilement
l'abstinence que l'adulte, et celui-ci plus difficilement
que le vieillard. Il en est de même des tempéraments :
les plus actifs, ceux chez lesquels la vie marche avec
le plus de rapidité, sont ceux qui supportent le moins
bien l'abstinence. On peut dire la même chose des sexes ;
la femme, en admettant que sa constitution porte à
moins de dépense que celle de l'homme, supportera mieux
l'abstinence que lui. Pour ce qui est des saisons, des
climats et des localités, on peut avancer que si l'abstinence est plus difficilement supportée pendant l'hiver
que pendant l'été, dans un climat froid que dans un climat chaud, sur un lieu élevé que dans un fond, c'est
parce que les fonctions de l'estomac se font avec plus
d'activité sous l'influence des premières circonstances,
que sous celle des secondes. La thérapeutique tient
compte de ces faits, et la même sévérité dans l'observation de l'abstinence ne sera jamais exigée de l'Anglais
intempérant et du sobre Espagnol.

L'abstinence de courte durée, prescrite par le défaut
d'appétit, a des avantages incontestables. Ses effets ne
diffèrent que par une moindre intensité, de ceux que
produit une abstinence prolongée ; ainsi elle repose l'es-

tomac, rend les digestions plus faciles, plus rapides, plus complètes, augmente l'absorption dans les parenchymes, laisse aux vaisseaux chilifères le temps d'enlever aux surfaces muqueuses digestives les produits de digestions antérieures imparfaites et de toutes ces sécrétions altérées ou augmentées qu'on désigne sous le nom de *saburres*, fait retrouver l'appétit et fait rentrer dans la circulation beaucoup de produits sécrétés, épanchés ou attirés dans des tissus irrités.

L'abstinence de certains aliments produit des effets subordonnés à l'espèce d'aliment dont on s'abstient, à ceux dont on se réserve l'usage, à la constitution, au climat et à la profession des individus soumis à cette abstinence relative. Prescrite par certaines institutions religieuses, cette sorte d'abstinence l'est aussi par la nature, qui, pendant une saison, nous refuse les aliments qu'elle nous fournit dans une autre. Elle jouit d'avantages réels pour la santé, en réduisant ce nombre si considérable et si varié de mets, qu'invente chaque jour, au préjudice de l'estomac, une sensualité déréglée; disons pourtant que cet usage exclusif de certains aliments aurait des inconvénients graves, si le choix des mets qu'on se réserve n'était pas fondé sur les considérations relatives aux saisons, aux climats, aux tempéraments, aux sexes, aux âges, aux professions, etc.

L'abstinence, soit *complète*, soit *incomplète*, soit *relative à certains aliments*, est un moyen extrêmement important dans la thérapeutique; nous ne pouvons guère ici présenter, à ce sujet, que des propositions générales. Dans toutes les maladies aiguës, intenses, l'abstinence est un moyen de guérison puissant, pour ne pas dire indispensable; cependant on ne peut l'employer complète que dans les cas où l'estomac des malades, phlogosé à un haut degré, rejette jusqu'à l'eau pure donnée par cuillerées. L'abstinence incomplète est encore, dans beaucoup de maladies chroniques, un puissant moyen de traitement.

Dans presque toutes les affections du premier âge, l'abstinence, dont alors il est si important de surveiller les résultats, puisqu'à cette époque elle peut devenir bien promptement mortelle, est pourtant le seul moyen qu'on puisse mettre en usage. Elle est surtout indispensable pour dissiper ces symptômes bilieux, muqueux, ces nausées, ces vomissements, ces diarrhées, que les enfants éprouvent si souvent pour avoir été gorgés par leur nourrice d'une trop grande quantité de lait. Dans toutes les affections éruptives, le moyen de ne pas occasionner sur les viscères intérieurs, et surtout sur la membrane muqueuse gastrique, de révulsion funeste, est de prescrire l'abstinence des aliments solides; c'est aussi le moyen de combattre avec succès les inflammations des membranes muqueuses, qui précèdent, accompagnent ou terminent quelques-unes de ces éruptions, la variole et la rougeole, par exemple.

L'abstinence, observée dans des bornes convenables, remédie encore bien plus efficacement que tous les stimulants à la plupart des subinflammations désignées sous les noms de *scrofules*, *tumeurs blanches*, *carreau*, etc., surtout quand elles sont accompagnées d'un état d'irritation des muqueuses gastriques. L'abstinence est, dans la plupart de ces cas, un résolutif puissant.

Dans l'adolescence, la réduction des aliments, ou la privation de quelques-uns d'entre eux, est, avec l'exercice des membres, le moyen le plus efficace pour diminuer cette surabondance de sucs nutritifs qui, à cet âge, se porte vers la poitrine, la tête et les organes de la génération. L'abstinence d'une classe d'aliments est donc le meilleur moyen de remédier aux palpitations, aux hémorrhagies, aux éblouissements, aux céphalalgies, quand toutefois ces symptômes résultent de la pléthore seule. On sait que l'abstinence presque complète est, pour la cure des anévrismes, la base du traitement de Valsalva; et elle peut être avantageuse dans les cas d'hypertrophie des ventricules, qui ne sont pas compliqués de rétrécissement des orifices. Je dis *peut*, car ici, comme dans beaucoup de cas où l'abstinence est prescrite par le médecin, ce n'est plus l'organisme qui s'exprime par la voix des sensations.

L'abstinence absolue est l'absorbant le plus puissant dont on puisse user dans les cas d'épanchement de liquides. Nous avons vu qu'aussitôt que les matériaux réparateurs manquent aux organes indispensables à la vie, les parties qui ne jouent qu'un rôle secondaire sont dépouillées pour fournir à l'entretien de ces organes; à plus forte raison donc sont enlevés les liquides inutiles ou nuisibles au maintien de la santé. L'abstinence, ou plutôt le passage d'un régime ordinaire à un régime plus sévère joint à des travaux pénibles, a été regardée comme guérissant, sans le secours des médicaments, la syphilis chez les forçats. Il est certain que, lors même qu'on emploie, contre plusieurs des symptômes de cette maladie, les médicaments usités, ils n'ont d'effet prompt que lorsqu'ils sont secondés par un peu d'abstinence. Il en est de même dans la goutte et dans beaucoup d'autres, affections.

3.

Si l'abstinence est un moyen puissant dans les maladies, elle est pourtant soumise à des règles qui doivent en limiter l'emploi. Ainsi, il est dangereux de faire persister dans une abstinence complète un homme atteint d'une inflammation chronique, lorsque l'on voit les forces diminuer sans que l'inflammation cède. Il est également dangereux de prolonger l'abstinence prescrite à l'occasion d'une inflammation aiguë récente, quand on sait que cette inflammation aiguë a fait suite à une phlegmasie chronique du même organe. Dans ces cas on ne doit chercher, par l'abstinence complète, qu'à replacer le malade au point où il était avant d'être frappé par l'inflammation aiguë. Dans beaucoup de maladies chroniques, c'est moins l'abstinence que l'on doit mettre en usage, que la privation d'un ordre particulier d'aliments.

L'abstinence a paru nuisible dans la dilatation simple du cœur. MM. Mérat et Piorry ont vu de bons aliments calmer les souffrances des anévrismatiques. M. Piorry penche à croire qu'un régime substantiel est, dans l'anévrisme des gros vaisseaux, plus convenable qu'un régime végétal. Tout le monde sait combien l'abstinence est nuisible et exaspère, dans certains cas, les palpitations nerveuses et la dyspnée. Suivant M. Piorry, l'abstinence ne convient pas chez les vieillards et les sujets affaiblis, dans ces stases du sang noir qui se font dans les vaisseaux du poumon consécutives aux maladies du cœur. Il existe, comme on le comprend bien, encore quelque dissidence sur ces points, de sorte que l'on peut regarder la sensation de la faim clairement exprimée, comme l'indice auquel on doit le plus sûrement s'en rapporter dans la plupart des cas.

Pour terminer maintenant ce qui concerne la quantité des aliments, disons qu'en général elle doit être en rapport avec les pertes que font les organes, avec l'énergie de l'estomac, et surtout avec le sentiment de ses besoins; car, dans l'état de santé, c'est l'estomac qui se charge de *porter la parole* pour les organes souffrants de l'absence des matériaux réparateurs, et il ne se *plaint* pas parce qu'il est vide, comme on l'a quelquefois avancé; mais il se plaint parce qu'une admirable sympathie l'associe, si je puis le dire, aux peines d'autrui, le fait souffrir du seul besoin des autres organes.

5°. *Effets relatifs à la qualité des aliments considérés d'une manière générale.*

Les aliments seront, relativement à leurs qualités, étudiés dans les articles suivants; cependant nous pouvons présenter ici d'une manière générale quelques propositions qui résultent d'observations que nous avons faites sur des malades atteints d'anus contre nature. Ces propositions, corollaires extraits du mémoire que nous avons publié sur les aliments, sont en rapport avec les conséquences d'observations semblables qu'a publiées dans sa thèse M. Lallemand, professeur à Montpellier; sont en rapport avec quelques observations inédites que M. Bouillaud m'a dit avoir faites sur des sujets atteints de même maladie, et se rapprochent enfin, sous le point de vue principal, des résultats d'expériences faites par un médecin étranger, sur un jeune homme affecté d'une fistule de l'estomac, suite d'un coup de feu reçu entre les cinquième et sixième côtes, expériences

rapportées dans le *Medical Recorder* (janvier 1828).
Cette coïncidence doit donner quelque poids à nos recherches.

1°. Les aliments animaux apaisent plus et pour plus
longtemps la faim, que les végétaux. Ce fait a été observé dans tous les temps et dans tous les lieux. Je laisse
donc de côté celles de mes observations qui pourraient
l'appuyer.

2°. Les aliments animaux sont plus propres à être
attaqués par les organes digestifs que les végétaux, ou,
si l'on veut, sont plus aptes que les végétaux à mettre en
jeu la force assimilatrice de l'estomac; en voici la preuve:
le résidu que l'une de mes malades, madame Laf****,
rendait par l'anus contre nature, était tel, quand elle
avait mangé du poulet ou des côtelettes, qu'il m'était
impossible d'y rien retrouver d'analogue à la substance
ingérée. Au contraire, quand madame Laf**** avait mangé
des épinards, de la soupe aux herbes, de la soupe grasse
avec des carottes, je reconnaissais, à leur sortie de la
plaie, les divers légumes, assez peu altérés pour que la
malade et moi nous pussions distinguer parfaitement
des épinards les différentes herbes qui étaient entrées
dans la composition de la soupe maigre. L'anatomie com-
parée semble venir fortifier cette seconde proposition :
la nature, en effet, a multiplié et compliqué les organes
digestifs, chez les herbivores, bien davantage que chez
les carnivores. Ce fait aurait dû faire soupçonner que
les légumes herbacés sont plus difficilement convertis
en chyle, plus réfractaires aux organes digestifs, que
les substances animales.

3°. Les aliments animaux séjournent plus longtemps
dans le tube digestif que les végétaux. — *Preuve*. La sa-

lade, les pruneaux, les pommes, les épinards se sont toujours présentés, chez mes malades, à la plaie de l'intestin, au bout d'une heure : les aliments animaux ne sont
jamais arrivés avant trois heures.

4°. Les aliments, soit animaux, soit végétaux, séjournent d'autant plus dans le tube digestif qu'ils contiennent davantage de sucs nutritifs, et que l'état de cet
appareil lui permet d'extraire une plus grande quantité
de ceux-ci. — *Preuve.* Nous venons de dire que les substances végétales arrivent plus rapidement que les substances animales. Ajoutons à ce fait les suivants : j'ai
donné plusieurs fois à madame Laf**** du vermicelle à
l'eau et au beurre, et des panades ; ce n'est jamais que
deux heures après leur ingestion que ces deux aliments
sont arrivés à la plaie : ils étaient toujours assez déna-
turés pour être méconnaissables. Nous avons vu, au
contraire, que la salade, les pruneaux, etc., étaient
rendus au bout d'une heure, sans être beaucoup altérés.
Dans ce dernier cas, la faim revenait bien plus promptement. — *Autre fait.* Le résidu des viandes bouillies
arrivait chez madame Laf**** plus vite à la plaie que
celui des viandes grillées. — *Autre fait.* J'ai prescrit
pendant cinq jours à un malade qui n'avait sans doute
qu'une médiocre plaie à l'intestin, puisque des lavements
et même un peu d'eau miellée lui ont occasionné des garde-
robes par les voies naturelles ; j'ai prescrit, dis-je, pour
chaque repas, tantôt un beefsteak, tantôt une côtelette,
tantôt une aile de volaille : mais j'ai toujours fait accompagner ces aliments soit d'épinards, soit de pruneaux, soit
de salade, et le malade a rendu au bout d'une heure les
végétaux, tandis que les substances animales ont continué de cheminer le long de l'intestin pour être rendues

plus tard par l'anus, à l'aide de lavements. Il en a été
de même de la soupe grasse aux carottes; celles-ci ont
été seules rendues; le bouillon et le pain ont continué
leur route dans l'intestin. Il semble que le tube digestif,
pressé de se débarrasser de ces végétaux dont il ne pouvait rien extraire, et se contractant toujours pour les
chasser, ait saisi l'occasion que lui offrait l'ouverture
accidentelle pour les rejeter au-dehors, tandis qu'il re-
tenait avec une sorte de prédilection, ou plutôt par une
attraction élective bien réelle, les substances animales
qui pouvaient encore faire les frais de son travail. Si la
difficulté qu'ont dû présenter les expériences de M. Beau-
mont (*voyez* les *Archives de médecine*, juillet 1828), si
la circonstance dans laquelle elles ont été faites ne sont pas
un motif pour s'abstenir de s'en appuyer, nous voyons que
divers morceaux de viande placés à l'aide de fils de soie,
et à certaine distance l'un de l'autre, dans l'estomac fistuleux d'un malade, sont à peine altérés, que déjà un
morceau de chou placé dans le même estomac est séparé de son fil par l'action du viscère; nous voyons encore que le pain, le bœuf et le lard bouillis sont ensuite
séparés du fil longtemps avant les mêmes substances
données crues.

5°. Il est probable que l'habitude d'aliments peu assimilables développe la force de la membrane musculeuse
de l'estomac, puisqu'il se contracte à chaque instant pour
envoyer ces substances aux intestins; il est probable
que cette habitude laisse dans l'inaction la membrane
muqueuse; que l'habitude, au contraire, d'une alimentation composée de substances dans lesquelles les principes nutritifs sont très-concentrés, excite vivement
l'action de la membrane muqueuse et donne plus de

relâche à la musculeuse; mais ces résultats ne peuvent être admis que par induction.

6°. Relativement à l'influence qu'a la cohésion des aliments sur leur manière d'agir, voici ce que j'ai observé : à quantité égale de sucs nutritifs, l'aliment qui a le moins de cohésion traverse le plus vite le tube digestif. — *Preuve.* J'ai fait prendre plusieurs fois, par cuillerées, des œufs peu cuits, et sans pain, aux malades atteints d'anus contre nature; le résidu était rendu une heure trois quarts après l'ingestion des œufs : les œufs durs ont, au contraire, toujours mis beaucoup plus de temps à arriver à la plaie. — Lorsqu'au contraire deux aliments quelconques contiennent une quantité très-inégale de sucs nutritifs, l'influence de la cohésion ne se fait presque plus sentir, et l'aliment le plus nutritif, quand même il n'aurait aucune cohésion, n'en séjourne pas moins le plus longtemps dans le tube digestif. — *Preuve.* J'ai donné des fruits cuits et crus, des légumes cuits, tels que carottes, poireaux, etc.; en une heure, ils étaient arrivés à la plaie. Le résidu du bouillon très-concentré a toujours mis, pour arriver à la plaie, deux heures; et deux heures trois quarts, quand j'y faisais ajouter du pain.

7°. L'altération que subissent les aliments dans le tube digestif est aussi en rapport avec les besoins des autres organes. (Ce fait, si l'on n'y faisait attention, pourrait donner lieu à des conséquences qui paraîtraient en opposition avec celles qui viennent d'être émises.) — *Preuve.* Après avoir obtenu d'un malade affecté d'anus contre nature, qu'il suivît pendant quelques jours un régime sévère, je lui fis prendre en petite quantité divers aliments végétaux; tous furent extrêmement altérés. Je donnai même une salade à la scarole sans pain, et, une heure après son ingestion, il commença à s'écouler par la plaie, goutte à goutte, un résidu jaunâtre, de consistance crêmeuse, dans lequel je ne trouvai aucune trace de salade.

Comme cette expérience était une des premières que je faisais, je crus que, contre l'opinion de M. Lallemand, ces végétaux herbacés étaient parfaitement altérés par les organes digestifs; mais bientôt j'eus l'occasion de reconnaître et mon erreur, et l'exactitude des résultats présentés par un des bons observateurs de notre époque.

8°. Quand les besoins des organes ne sont pas grands, la digestion, ou, si l'on veut, l'altération des substances peu assimilables, comme les fruits cuits ou crus, les carottes, les épinards, les poireaux et beaucoup d'autres substances végétales, commence vers l'iléon. J'ai toujours vu ces substances résister à l'action des sucs acide et muqueux gastriques, ainsi qu'à celle des sucs pancréatique et biliaire; je ne les ai jamais vus avoir subi aucune altération en arrivant à un anus contre nature, que j'ai jugé, tant par le temps que la faim mettait à reparaître, que par l'odeur et la couleur du résidu, exister vers l'iléon; cependant ces substances ont subi un certain degré d'altération chez la plupart des individus, quand elles sont rendues par les voies naturelles.

9°. L'art culinaire agit sur les aliments en détruisant la cohésion des uns, en augmentant celle des autres. Nous avons tenu compte de cette qualité physique des aliments. Il agit encore en changeant leur sapidité, leur odeur, qui quelquefois pourraient répugner à deux

sens (l'odorat et le goût) qui sympathisent assez intimement avec l'estomac pour paralyser son action. L'art
culinaire dépouille les aliments de certains principes
solubles, amers, âcres, ou vireux, qui peuvent nuire à
l'estomac ou à l'économie entière. Relativement aux propriétés stimulantes ou sédatives que l'art culinaire communique aux aliments, on peut avancer ce qui suit :
dans le premier cas, les aliments sont assimilés plus
rapidement, et distribuent plus rapidement aussi à
toutes les fonctions de l'économie une activité nouvelle.
Dans le second cas, ils peuvent ne pas stimuler suffisamment la muqueuse gastrique, pour lui faire déployer
ses facultés assimilatrices; mais s'ils la stimulent assez
pour être digérés, ils ralentissent toutes les fonctions.
En général, les aliments les moins apprêtés, sont ceux
qui précipitent le moins la marche de l'action vitale :
les brames, vivant de mets simples, deviennent presque
tous centenaires, quoiqu'ils habitent un climat très-
chaud; les paysans de la Suisse, se nourrissant de pain,
de lait, de fromage, vivent très-vieux et n'en jouissent
pas moins de grandes forces. C'est, au reste, seulement
à l'occasion de chaque classe d'aliments qu'on doit parler des préparations auxquelles on peut les soumettre
et des effets de ces préparations.

10°. L'altération spontanée des aliments, lorsqu'elle est
maintenue dans de justes bornes, est un moyen prépa-
ratoire très-efficace pour les rendre plus digestibles,
mais en même temps moins nourrissants. Cette altération spontanée agit de deux manières: d'abord, très-évi-
demment, en désunissant leurs principes et en diminuant leur degré de cohésion; ensuite, en développant
dans la matière nutritive des principes stimulants.

C'est fondés sur la connaissance de ces faits, que nous laissons, pour les rendre plus tendres et plus digestibles, les chairs de certains animaux faire un premier pas vers la fermentation alcaline; c'est pour la rendre également plus digestible, que nous laissons fermenter la pâte destinée au pain; enfin, que nous laissons contracter aux fromages, pour les rendre plus stimulants et en faire de véritables assaisonnements digestifs, un haut degré d'alcalescence. Nous verrons à l'article *Boisson*, que ce qui a lieu pour les aliments solides a aussi lieu pour les liquides; que les propriétés nutritives des sucs avec lesquels on prépare les boissons diminuent par la fermentation, qui n'est qu'une altération spontanée, tandis que leurs propriétés digestives et stimulantes augmentent par ce travail. Les altérations des aliments leur donnent donc souvent des propriétés opposées à celles dont ils jouissaient; ces altérations rendent souvent les meilleurs aliments nuisibles, dangereux et quelquefois mortels. Les moyens de les reconnaître doivent être indiqués à la fin de chacun des articles où sont traitées les diverses espèces d'aliments.

11°. Les falsifications des aliments altèrent souvent leurs propriétés, les rendent quelquefois nuisibles et dangereux. Les moyens de reconnaître les falsifications alimentaires doivent donc être également indiqués avec soin.

§ II. — *Classification des aliments.*

Nous avons dit précédemment que les aliments ont été tantôt tout simplement divisés en végétaux et en animaux, tantôt classés suivant la prédominance de

leur principe immédiat; d'autres fois, suivant la quantité d'azote qu'on supposait entrer dans chaque aliment.
Nous avons donné la préférence à la classification fondée sur la considération des principes immédiats : c'est
celle aussi que nous adopterons. La meilleure manière,
en effet, de classer les aliments, est d'établir parmi
eux les groupes les plus naturels possibles, c'est-à-dire
rapprochés par une communauté de propriétés, et de
donner le plus que l'on peut à l'étude isolée de chaque corps; c'est ce que nous tâcherons de faire. Tous
ces groupes, fondés sur les principes qui prédominent,
ont des effets spéciaux sur l'économie; mais nous devons
avertir que beaucoup de causes annulent ces effets.

1°. *Causes qui annulent les effets que doivent avoir les différentes*
classes d'aliments.

Les causes qui annulent les effets que doivent avoir
les différentes classes d'aliments, sont la préparation et
le mélange de ces aliments, le peu de persévérance
dans le régime alimentaire adopté. Ainsi, d'après ce
que nous avons dit (page 42) en parlant de l'art
culinaire, il est bien positif que les différentes substances mucilagineuses, surtout après avoir été soumises à l'eau en ébullition et y avoir déposé leurs principes âcres, ne contiennent plus que des propriétés
adoucissantes : le chou-fleur, le navet, et beaucoup
d'autres aliments, sont dans ce cas. Cependant, si on
prépare ces substances avec des aromates, tels que le
poivre, la muscade, elles acquièrent des propriétés très-
excitantes, sans devenir plus nutritives, et deviennent
par là aussi nuisibles dans certains cas, les gastrites, par

exemple, qu'elles pouvaient y devenir avantageuses. Il en
est de même des mucilagineux crus, comme la laitue-ro-
maine et autres, que l'on mange en salade, et que le peuple
croit encore très-rafraîchissants lorsqu'il les a inondés
de vinaigre, assaisonnés d'estragon, de poivre et de
piment. Nous verrons que des assaisonnements doués de
propriétés douces, comme le beurre, en acquièrent d'opposées, c'est-à-dire d'âcres et d'irritantes, lorsqu'on élève
jusqu'à un certain degré leur température, comme dans les
préparations connues sous les noms de *roux* et de *friture*.

Quant à ce qui est du mélange des aliments entre
eux, il est bien clair que des effets mixtes doivent résulter de l'ingestion d'aliments opposés par leurs propriétés ; mais un autre point, qui, pour n'être pas aussi
certain, n'en paraît pas moins probable, c'est que des
aliments doués de propriétés analogues peuvent, par
leur mélange dans un estomac un peu inerte, en acquérir d'opposées : ainsi, par exemple, des matières sucrées, introduites dans l'estomac après ou avec des fécules, ne peuvent-elles pas produire chez un individu
dont les fonctions sont peu actives, une espèce de fermentation analogue à celle qui se passe dans un vase,
accompagnée de dégagement de gaz, etc., et cette fermentation ne peut-elle pas donner aux aliments doux
ingérés des qualités assez irritantes pour produire une
entérite, une diarrhée ? Je n'ose résoudre cette question,
mais je ne la crois pas hors de toute vraisemblance.

L'ordre d'ingestion des aliments a aussi des effets
qui doivent être étudiés. Les aliments les plus stimulants,
réservés pour la fin des repas, aident la digestion, qui
est ordinairement ralentie par des substances douces ou
sapides ; celles-ci sont au contraire déposées avec avan-

tage sur l'estomac lorsqu'il est encore vide. Mais l'abus des stimulants à la fin des repas peut produire à la longue l'irritation du cardia.

Il est clair qu'une certaine persévérance dans le régime alimentaire est indispensable pour que ce régime opère quelque changement dans l'économie. Ce fait n'a pas besoin de preuves.

ARTICLE PREMIER.

Effets des aliments fibrineux.

La base qui donne le nom à cette classe d'aliments est la fibrine ; elle se trouve dans le chyle, dans le sang et dans les muscles. C'est une substance solide, blanche, insipide, inodore, plus pesante que l'eau, molle et légèrement élastique ; devenant jaune et cassante lorsqu'on la dessèche. Elle est composée, d'après MM. Gay-Lussac et Thénard, de 53,360 de carbone, de 19,685 d'oxygène, de 7,021 d'hydrogène et de 19,934 d'azote[1].

[1] Les analyses des principes immédiats que nous plaçons encore dans cette édition, comme nous l'avons fait dans la première, n'en représentent nullement, suivant M. Raspail, l'organisation. La chimie les désorganise tellement, qu'ils finissent par donner les mêmes produits que les substances inorganiques. M. Raspail étudie donc les principes immédiats avant qu'ils ne soient désorganisés, et les caractères qu'il en présente, d'après l'examen microscopique, sont tirés de leur forme, de leur volume, des phénomènes de réfrangibilité qu'ils présentent d'après le grossissement et les modifications du microscope, etc. C'est certainement là un moyen d'étude, qui, s'il n'est pas meilleur que les analyses chimiques, doit au moins leur servir de complément, ou plutôt d'introduction ; mais, comme pour l'objet qui nous occupe, une étude approfondie des principes immédiats, qui ne sont jamais donnés seuls comme aliment, serait superflue et occuperait trop de place dans un travail d'hygiène, nous ne saurions mieux faire que de renvoyer, pour les caractères et la composition de ces produits immédiats, au savant *Traité de Chimie organique* de M. Raspail.

L'aliment qui a pour base la fibrine est la chair musculaire des animaux adultes. Dans celle-ci, la fibrine
est associée à la gélatine, à l'albumine, à ce principe
brun-rougeâtre, aromatique, sapide, qui donne au
bouillon sa saveur et sa couleur, et que l'on appelle
osmazôme, etc. C'est donc de la chair musculaire que
nous allons considérer les effets.

Effet local. — De tous les aliments, le fibrineux est
celui qui séjourne le plus dans le tube digestif, qui en
exige le plus de travail, qui y développe le plus de chaleur, qui active le plus la circulation de la membrane
muqueuse, et détermine la sécrétion la plus abondante
des divers sucs nécessaires à la digestion. Il est un de
ceux qui sont le plus altérés par le canal digestif, et qui
y laissent le moins de résidu.

Effet général. — Pendant la digestion de l'aliment
fibrineux, la circulation s'accélère, la chaleur animale
s'élève; en un mot, l'aliment fibrineux, lorsqu'il n'a pas
été privé de l'osmazôme, est, de tous les aliments, le
plus excitant et le plus nourrissant.

Effet consécutif. — L'aliment dans lequel la fibrine
prédomine sur tous les autres principes donne à tous
les organes une grande somme de forces, qui tourne
toujours au profit des plus exercés.

L'excès d'une pareille alimentation peut devenir pernicieux et causer l'apoplexie, la goutte, des rhumatismes, des hémorrhagies, en un mot des congestions
irritatives de toute espèce.

La soustraction de l'alimentation fibrineuse diminue
au contraire la force des organes et l'énergie de leurs
fonctions. C'est par cette seule diminution d'énergie,
qui s'opère à la fois dans toutes nos facultés, qu'on

doit concevoir la diminution des passions par la sous-traction de l'alimentation fibrineuse, remplacée par une alimentation moins excitante, moins nourrissante.

A cette première classe d'aliments se rapportent les chairs des animaux adultes qui suivent :

MAMMIFÈRES.

Bœuf.	Cheval [1].	Chevreuil.	Lièvre.
Mouton.	Sanglier.	Cerf.	Lapin.
Cochon.			

OISEAUX.

Coq	Canard.	Gelinotte.	Bécassine.
Pintade.	Oie.	Outarde.	Étourneau.
Paon.	Pigeon.	Perdrix.	Cul-blanc.
Grive.	Alouette.	Pluvier doré.	Vanneau.
Merle.	Caille.	Râle.	Sarcelle.
Coq de bruyère.	Ortolan.	Bécasse.	Poule-d'eau.
Faisan.			

Ces différents aliments ne donnent lieu à aucune re-marque assez particulière d'hygiène pour qu'on doive les étudier isolés ; il suffit de se rappeler ce que nous avons dit de leurs effets communs. On peut y ajouter

---

[1] La chair du cheval est un aliment fibrineux, au moins aussi bon que l'est celle du bœuf. Elle est, comme cette dernière, plus ou moins dure, se-lon l'âge du sujet, son état d'embonpoint ou de maigreur, le travail auquel il a été soumis, etc. ; mais elle peut, pour l'homme en santé comme pour l'homme malade, parfaitement suppléer la chair du bœuf. On ne peut plus conserver de prévention sur la bonté de la chair de cheval, employée comme aliment, quand on a lu ce qu'en dit M. le baron Larrey, qui en a si souvent usé et fait user à ses malades en Égypte, en Syrie, dans les campagnes du Rhin, dans celles de la Catalogne, après les batailles d'Eylau, d'Esslingen, et dans la malheureuse campagne de Russie.

que les parties musculeuses qui constituent l'aliment fibrineux présentent d'autant plus de résistance aux organes digestifs, qu'elles ont été plus exercées, qu'elles appartiennent à des animaux plus âgés, et contiennent moins de graisse dans leurs interstices; enfin qu'elles sont d'autant plus stimulantes et réparatrices, que leur couleur est d'un rouge plus prononcé et qu'elles sont plus chargées d'osmazôme.

Les aliments fibrineux, doués d'une certaine cohésion, et tirés de la classe des mammifères, conviennent particulièrement aux individus exerçant les professions qui exigent un violent exercice musculaire ; les chairs fortement colorées conviennent aux constitutions molles, aux tempéraments lymphatiques, aux habitants des climats froids : c'est pendant l'hiver surtout qu'on doit en user. Les chairs blanches sont avantageuses aux tempéraments bilieux et sanguins, aux personnes livrées aux travaux de cabinet.

A. Préparation des aliments fibrineux. — Toutes les préparations conservent d'autant plus les qualités nutritives et stimulantes de l'aliment fibrineux, qu'elles retiennent davantage de parties solubles; de sorte que les qualités réparatrices et stimulantes se retrouvent à un plus haut degré dans les viandes rôties et grillées que dans les viandes bouillies : aussi avons-nous vu que celles-ci séjournent moins que les premières dans le tube digestif.

Bouillon. — Cette décoction de viandes contient une partie de ce qu'elles ont perdu de principes nutritifs et excitants. « Le bouillon est formé d'eau, de gélatine, de créatine [1], d'osmazôme, de deux matières azotées, pro-

---

[1] La créatine, admise comme produit nouveau par M. Chevreul, ne serait,

venant, l'une, de l'altération de la fibrine, et l'autre, de l'albumine; de différents sels, parmi lesquels on retrouve le chlorure de sodium ajouté, et les sels de l'eau employée. Les légumes qui concourent au bouillon, y fournissent de la gomme, du sucre, des principes aromatiques, de la matière colorante, quelques acides et quelques sels. »

On a calculé que le bouillon résultant de la décoction prolongée de la viande de bœuf, dans trois fois son poids d'eau, ne contient que 0,013 environ de matières organiques, et 0,03 de matières salines. Suivant M. Chevreul, le bouillon que l'on fait en mettant la viande dans l'eau froide et en la faisant chauffer ensuite, est plus riche que celui que l'on a préparé en plongeant la viande dans l'eau bouillante.

Le bouillon est un aliment réparateur; il se digère facilement à cause de son peu de cohésion, mais n'en exige pas moins plus de travail de la part de l'estomac, que tous les fruits cuits et que beaucoup d'autres aliments. Quant à ses propriétés excitantes, elles varient suivant l'espèce de viande dont on extrait les sucs, ainsi que suivant le plus ou moins de concentration de ceux-ci. Les viandes les plus excitantes qui servent à la confection du bouillon, sont le bœuf; dans la campagne, le bœuf et le porc; dans certains pays, le mouton. On ne doit jamais, dans les convalescences d'inflammations aiguës, commencer la prescription des aliments par celle du bouillon de bœuf : il peut réveiller les symptômes locaux et généraux de l'inflammation; il augmente

suivant M. Raspail, qu'une cristallisation du sel marin, entourée de diverses autres substances : huile, sucre, albumine, sels ammoniacaux, réduites par la chaleur.

4.

immédiatement, surtout quand il est pris très-chaud, le nombre des pulsations artérielles. Je n'ai pas besoin de dire que les bouillons de viandes blanches, comme ceux de poulet, de veau, etc., doivent lui être préférés, comme moins excitants, à moins que l'estomac ne soit trop inerte (*voyez* le chapitre suivant).

On prépare encore, à l'aide des chairs désignées ci-dessus ou plutôt de leur décoction rapprochée jusqu'à consistance d'extrait, une sorte de pâte brune, élastique, soluble dans l'eau, et qui constitue les tablettes de bouillon; mais le plus ordinairement ces tablettes renferment les neuf dixièmes de leur poids de gélatine insipide (*voyez* l'article suivant), ce qui leur donne une couleur plus claire et beaucoup moins de saveur. Sans cette sorte de falsification, elles seraient d'un prix trop élevé, puisque Proust a démontré qu'une livre de bœuf désossé n'en fournit qu'une demi-once. Elles sont d'une grande commodité en voyage : en les dissolvant dans l'eau chaude, on se procure instantanément du bouillon.

Une autre préparation des aliments fibrineux est leur cuisson dans leur propre jus ou à l'aide d'une très-petite quantité d'eau, dans des vases bien clos. Dans ce mode de cuisson, auquel on soumet quelquefois le bœuf, l'oie, le mouton, la vapeur chaude pénètre les chairs, en diminue la cohésion, les attendrit, les rend plus facilement attaquables par les organes digestifs, sans les priver de leurs sucs, comme le fait la décoction.

B. CONSERVATION DES ALIMENTS FIBRINEUX. — On conserve la chair de plusieurs animaux, mais principalement celle du porc, ou simplement en la couvrant de sel, ou bien en l'exposant en outre à l'action d'un cou-

rant d'air chaud, chargé de fumée de bois ; enfin, en
l'entassant, salée et remplie d'épices, dans des intestins
préparés de porc ou de bœuf. Par ces conservations, qui
toutes ont pour but la dessiccation, les viandes perdent
leurs sucs séreux et lymphatiques, leur osmazôme, leur
saveur, une grande partie, en un mot, des qualités
qu'elles avaient étant fraîches, et acquièrent des propriétés plus ou moins stimulantes. Les viandes ainsi
conservées sont généralement moins salutaires que les
viandes fraîches, et la nécessité seule devrait faire recourir à leur usage ; elles ne conviennent que dans les
pays où la température est très-basse et très-humide :
cependant, comme dans plusieurs circonstances on est
obligé de recourir à la moins nuisible de ces conservations, la simple salaison, nous emprunterons quelques-
uns des détails que M. le docteur Foullioy, chirurgien
de notre marine, a adressés à M. Keraudren, sur les procédés en usage chez les Anglais, dont les salaisons, pour
les voyages de long cours, se conservent infiniment mieux
que les nôtres.

Les salaisons, suivant M. Foullioy, ne s'apprêtent,
en Angleterre, que lorsque le temps est froid. La chair
de la vache est regardée comme ne supportant pas l'action du sel, et considérée comme impropre à fournir
de bonnes salaisons. Les bœufs sont choisis grands,
épais, gras, et surtout exempts de maladie. On doit préférer ceux de ces animaux qui ont vécu en liberté
dans les pâturages, à ceux qui ont été nourris dans
les étables : les premiers sont mieux portants ; ils ont
la chair plus ferme et la graisse plus également ré-
partie, tandis que les autres, privés d'air et d'exercice,
sont presque artificiellement engraissés par le repos,

et au moyen d'une nourriture particulière, telles que des céréales moulues, des légumes secs, ou des gâteaux de graine de lin dont on a exprimé l'huile.

Lorsqu'un bœuf a été abattu, que les vaisseaux jugulaires ont été ouverts, et qu'on a favorisé l'écoulement du sang, le mufle est écorché, les cornes sont coupées au ras du crâne, et la tête elle-même est emportée. Les Anglais ne soufflent pas l'animal; ils pensent que l'air introduit dans le tissu cellulaire, à l'aide d'un soufflet plus ou moins malpropre, ne peut que nuire à la qualité de la viande et à sa conservation. On a soin de lier l'œsophage, afin de prévenir l'écoulement des matières qui souilleraient la viande. La bête étant alors tournée sur le dos, le ventre est ouvert et vidé avec précaution, et les membres sont convenablement dégagés. Les bouchers unissent après cela leurs efforts pour enlever l'animal et le suspendre; ils achèvent ainsi plus commodément de l'écorcher au moyen de crochets; ils divisent le sternum, détachent les organes pectoraux avec leurs annexes qui s'étendent le long du col, et retirent soigneusement la graisse des flancs, qui est mise en réserve pour la préparation des *puddings*. Enfin la colonne vertébrale est fendue par derrière, dans toute sa longueur, et les deux moitiés du bœuf se séparent. On les laisse suspendues pendant un jour pour en faire découler l'eau et les mucosités : on extrait alors les os longs des membres, et les chairs sont ensuite livrées aux hommes chargés de les saler. Tout est disposé dans un vaste atelier pour que les diverses parties de l'opération se succèdent sans interruption et avec rapidité. Le bœuf est partagé en quatre bandes subdivisées en morceaux de huit livres, qui sont pendant une minute, un à un, frottés fortement de sel sur toutes les faces, par des hommes dont les mains sont garnies de gants de grosse flanelle. Ainsi salé, le bœuf est laissé pendant sept jours dans de grandes caisses carrées, dont le fond, placé au-dessus d'un réservoir, est percé d'un grand nombre de trous; pendant ce temps, il est arrosé deux fois de saumure; on le place ensuite, pendant sept autres jours, dans de nouvelles caisses, et on a le soin de mettre au fond de celles-ci les couches de viande, qui, dans l'autre, étaient les plus superficielles, et *vice versa*. La quantité de sel commun employée jusqu'à cette époque de l'opération est d'une livre par pièce de bœuf de huit livres. On présume que les deux tiers du sel restent adhérents à la viande ou combinés avec elle, tandis que l'autre tiers s'écoule en saumure dans les barils. Voici comment on y place la viande : le fond est couvert d'une couche de deux sels différents, le *bay-salt* et le salpêtre : celui-ci conserve, dit-on, la viande fraîche et colorée. Le *bay-salt*, ainsi nommé parce qu'on le retire de la baie de Vigo, persiste pendant plusieurs années à l'état cristallin, et développe ses propriétés préservatives quand celles du sel commun sont déjà épuisées : c'est à lui qu'est attribuée la conservation de la viande au delà des premiers mois. Au lieu de le pulvériser, on se borne à le briser en petits fragments qu'on mêle au nitre. La dose de celui-ci est de dix onces pour quarante-deux pièces ou trois cent trente-six livres de bœuf, que doit contenir chaque baril. Sur cette première couche, deux hommes placent alternativement les pièces de bœuf, de manière à ne pas laisser entre elles d'intervalle; dès qu'ils en ont placé deux couches, ils les condensent en les frappant avec une masse qui pèse vingt-cinq livres, et dont l'action ressemble à celle de l'instrument qui sert à enfoncer les pavés pour les affermir. Au milieu de la barique un mélange des deux sels est étendu et forme une barrière capable d'empêcher l'altération d'une moitié de la salaison de se propager à l'autre moitié. On achève de combler le baril en se servant toujours de la masse, et quand on est arrivé à la ligne que le couvercle doit occuper, on verse sur la viande une forte saumure qui doit remplir les interstices des pièces. Enfin on étale une nouvelle couche de *bay-salt* mêlée de salpêtre, et le tierçon fermé est emmagasiné dans un lieu frais.

On emploie le même procédé pour le porc; seulement, comme la portion qui doit composer le repas du marin est moins forte, on divise l'animal en morceaux de six livres.

Le point le plus important dans le mode de salaison employé par les Anglais, est le désossement de la viande, sans lequel elle ne peut être exactement salée, sans lequel les parties huileuses et grasses que renferment les os, la substance médullaire, la moelle de l'épine, que le sel ne peut atteindre, et qui sont très-putrescibles, s'altèrent promptement et gâtent le reste de la salaison (*voir* les *Annales d'hygiène*).

Un procédé meilleur que tous les précédents est celui de M. Appert: ce procédé consiste à renfermer à l'abri du contact de l'air, dans des boîtes de fer-blanc ou dans des vases de verre exactement bouchés, des aliments tout préparés, comme pour la table. Lorsqu'on veut faire usage de ces aliments qui peuvent se conserver pendant très-longtemps, il suffit de plonger dans l'eau bouillante le vase qui les renferme.

Ce procédé ne peut être appliqué à de grands approvisionnements, mais on peut le mettre en usage pour le régime des malades. Il est en activité dans notre marine, mais il ne serait pas, suivant M. Kerandren, constant dans ses résultats.

C. Altération des aliments fibrineux. — L'altération de cette classe d'aliments est de deux sortes : ou les aliments proviennent d'animaux malades, mais sont frais, ou les aliments proviennent d'animaux sains, mais sont gâtés. Je n'ai point assez d'observations personnelles bien positives pour déterminer les effets que produit l'usage de la chair bien fraîche d'animaux tués dans un état de maladie. Plusieurs exemples prouvent que la chair d'animaux morts enragés peut être mangée sans communiquer la rage. Les porcs se portent parfaitement bien, nourris souvent avec la chair de chevaux malades; des chiens et des chats nourris avec des chairs cancéreuses engraissent sous l'influence de ce régime; suivant Desgenettes et M. Larrey, les chiens et les chacals déterraient, dans l'épidémie de Jaffa, les cadavres des pestiférés, et mangeaient leurs bubons, sans que cette nourriture ait paru les incommoder. Dans la première révolution, des habitants de Saint-Germain et des environs d'Alfort ont mangé sept à huit cents chevaux morveux et farcineux, sans que cette nourriture ait nui à un seul d'entre eux. Enfin on consomme dans Paris, d'après M. Huzard fils, la chair des vaches attaquées de phthisie pulmonaire, sans qu'il en résulte aucun inconvénient. Malgré ces faits, des auteurs d'articles d'hygiène publique avancent que l'usage des chairs d'animaux malades a des inconvénients attestés par un grand nombre d'exemples, et qu'il faut empêcher la vente de ces animaux. Nous regardons cette mesure comme très-sage, et nous croyons que la surveillance doit toujours être exercée à cet égard; car si, d'un côté, les muscles sont rarement malades, et si la cuisson paraît détruire jusqu'aux virus les plus contagieux; d'un autre côté, le dépécement des animaux malades n'est pas sans danger; celui, par exemple, des animaux morts du charbon communique la pustule maligne, et d'ailleurs les chairs qui résultent d'animaux malades sont presque toujours de mauvaise qualité : la ladrerie des porcs, par exemple, sans rendre la chair de ces animaux dangereuse, la rend, par la quantité de kystes acéphalocistes dont elle est parsemée, et qui durcissent par la cuisson, croquante sous la dent, coriace, sèche, sans goût, et en fait un aliment très-mauvais, très-indigeste, peu nutritif, et qui, à la longue, est préjudiciable à l'organisme.

Quant aux chairs d'animaux abattus bien portants ou malades, du moment qu'elles sont altérées, qu'elles ont subi une décomposition, quelle que soit la manière dont elles sont préparées, il est certain que leur usage plus ou moins prolongé peut donner lieu à une espèce d'empoisonnement qui porte ses terribles effets sur le système nerveux et les voies digestives. Le malade meurt après avoir éprouvé le délire, des syncopes, des vomissements, et l'ouverture du cadavre présente de larges plaques gangréneuses dans les organes digestifs. L'empoisonnement par les viandes altérées a été observé en Allemagne, produit par des saucisses et par des boudins (voyez *Aliment albumineux*), dont on fait en ce pays fréquemment usage; par le mélange de viandes qu'on appelle *fromage d'Italie*, par du bœuf gras salé et par du jambon gâté. Des accidents semblables à ceux obser-

vés en Allemagne se sont manifestés, à Paris, chez un
grand nombre de personnes qui avaient mangé des pâtés
de jambon achetés rue Montorgueil, chez un des pâtissiers les plus renommés. Les symptômes éprouvés
étaient les suivants : malaise général suivi de sueurs
froides, de frissons accompagnés de violentes douleurs
d'estomac et de vomissements répétés ; soif ardente,
ventre douloureux, déjections alvines abondantes, succédant à des coliques excessivement aiguës. Des essais
furent faits sur les restes du pâté et sur les matières des
déjections alvines pour découvrir si le sous-deuto-carbo-
nate de cuivre (vert-de-gris), qui eût pu être communiqué par les moules dont se servent les pâtissiers, n'était
point la cause des accidents éprouvés : ces expériences
ne purent démontrer la présence d'aucune particule de
ce sel ; d'ailleurs, les recherches qui furent faites par
l'autorité chez le pâtissier prouvèrent que tout y était
préparé avec la plus grande propreté. Diverses autres
expériences ne purent faire découvrir aucune trace de
matière organique vénéneuse, ni de sels métalliques à
base d'arsenic, de cuivre, d'antimoine ou de plomb. Ces
résultats négatifs portèrent à croire que les accidents
éprouvés étaient dus à une altération du jambon, semblable à celle dont les effets étaient observés depuis
longtemps en Allemagne, et que subissent des viandes
de même espèce : cette opinion de MM. Barruel, Du-
four et Ollivier (d'Angers), a été confirmée par les
observations de M. Schumann, de Berlin, qui trace
dans son mémoire, avec beaucoup de détails, les symptômes de l'empoisonnement produit par les viandes altérées, tant chez l'homme que chez les animaux. Nous
ne reproduirons pas ces détails rapportés dans les *Ar-*

chives (tome XXII, février 1830, pages 195 et suiv.).
Le principe délétère produit par la fermentation putride
des viandes fumées agit à la manière des poisons irritants. On reconnaît l'altération de ces viandes, lorsqu'en les coupant on voit leur centre d'une consistance
molle pâteuse, tandis que les couches extérieures ont
un aspect grumeleux, sec et moisi; en outre, elles ont
une odeur désagréable, une saveur acide et rance, et
peu après leur ingestion, elles causent un sentiment de
brûlure dans l'estomac.

Ce que nous avons dit des propriétés nutritives des
produits immédiats isolés peut s'appliquer même à la
fibrine. Suivant M. Chevreul, elle ne peut, à l'état de
pureté, servir d'aliment.

ARTICLE II.

Effets des aliments gélatineux.

La base qui donne le nom à cette classe d'aliments
est la gélatine; elle se trouve, suivant l'opinion des
anciens chimistes, dans la chair musculaire, la peau,
les ligaments, les tendons, les aponévroses, les membranes, les os, etc. Suivant l'opinion des modernes, la
gélatine n'existerait pas toute formée dans ces tissus
organiques, et sa formation serait due à l'influence des
agents qu'on emploie pour l'obtenir. Quoi qu'il en soit
de cette dernière opinion, sur laquelle nous reviendrons,
on donne communément le nom de *gélatine* à une substance demi-transparente, incolore, inodore, insipide,
plus pesante que l'eau; composée, suivant MM. Gay-

Lussac et Thénard, de 47,881 de carbone, de 27,207 d'oxygène, de 7,914 d'hydrogène, et de 16,988 d'azote.

Tous les animaux que nous avons désignés en parlant de l'aliment fibrineux constituent, quand ils sont très-jeunes, l'aliment gélatineux. On peut encore ranger au nombre des aliments gélatineux les quatre estomacs du bœuf, ses pieds, et les tendons que l'on mange préparés sous les noms de *gras-double*, *tripées*, et plus communément *tripes.* Les parties tendineuses qu'on désigne dans l'économie domestique sous les noms de *jarret*, etc., sont également des aliments gélatineux. Les proportions comparatives de fibrine et de gélatine ne sont pas la seule différence qui existe entre les animaux très-jeunes et les animaux adultes; les premiers paraissent encore manquer d'osmazôme ou n'en être pourvus que dans de très-faibles proportions : aussi ces jeunes animaux sont-ils moins excitants que les animaux adultes.

Effet local. — L'aliment gélatineux sollicite quelquefois si peu d'action de la part de l'estomac, qu'il a besoin, pour être digéré, d'être associé à des stimulants. Il est quelquefois expulsé du tube intestinal très-promptement, ce qui lui a fait attribuer une propriété laxative; sa digestion n'élève pas la température. Mais à quoi tient cette expulsion de l'aliment gélatineux, soit par l'estomac, soit par l'intestin? Certes, on ne saurait avancer qu'il irrite la muqueuse, et cependant la musculeuse se contracte pour l'expulser. C'est donc précisément parce qu'il stimule trop peu la membrane muqueuse digestive, parce qu'il ne détermine la sécrétion d'aucun suc digestif, que, ne pouvant être altéré, attaqué, il devient pour l'estomac un corps étranger : l'aliment gélatineux est, dans ce cas, expulsé comme le serait l'eau tiède.

Effet général. — L'aliment gélatineux n'accélère aucune fonction, ne cause dans les organes aucune excitation, et, comparé au fibrineux, est un véritable adoucissant.

Effet consécutif. — Il nourrit beaucoup quand il est bien digéré.

C'est dans cette classe d'aliments que doit être prise la nourriture animale des personnes d'un tempérament bilieux, d'une constitution sèche, etc. ; des hommes adonnés aux professions qui n'exigent pas un exercice trop violent ; de l'habitant des pays tempérés ; cette classe d'aliments ne convient pas aux tempéraments lymphatiques, qui ne pourraient la digérer, si elle n'était assaisonnée de quelque substance stimulante.

A. PRÉPARATIONS DES ALIMENTS GÉLATINEUX. — Elles sont, à peu de chose près, les mêmes que celles des aliments fibrineux (*voyez* l'article précédent) ; disons seulement que, quand on prépare les aliments gélatineux pour des personnes dont l'estomac a peu de réaction, personnes auxquelles ces aliments ne conviennent pas, il faut les assaisonner plus fortement que les fibrineux ; c'est aussi ce que l'on a soin de pratiquer à l'égard des têtes et des pieds de veau, du cochon de lait, de l'agneau, des estomacs et pieds de bœuf, etc. Le rôti est la meilleure préparation à laquelle on puisse soumettre les aliments gélatineux. Le veau ne peut pas être mangé, même sous forme de rôti, avant l'âge de cinq à six semaines ; ce n'est qu'à cette époque que la gélatine, qui le constitue en quelque sorte, a acquis un peu de consistance et commence à offrir quelques proportions de fibrine et d'osmazôme. Mangé avant l'âge d'un mois, et à plus forte raison à l'âge de quatre à cinq jours, comme cela se pratique à la porte des grandes villes, parce qu'il y a plus de profit à vendre le lait qu'à en nourrir le veau, cet animal n'offre qu'une chair gluante et visqueuse qui devient corps étranger dans l'estomac, n'y provoque aucune action digestive, est quelquefois rejetée par le vomissement, ou traverse rapidement le canal intestinal et donne lieu à des diarrhées assez opiniâtres. Les tripées doivent être lavées et échaudées avec un soin tout particulier, égouttées, coupées par morceaux, convenablement assaisonnées et cuites au four, dans des vases bien clos. La gélatine est fournie en abondante quantité par les pieds, les os et les tendons ajoutés aux autres parties, et constitue la sauce de ce mets auquel, d'après un rapport de Parent du Châtelet (avril 1830), ne peut convenir aucun autre mode de cuisson que celui-ci.

Les décoctions légères des aliments gélatineux, principalement celles du poulet, des parties charnues du veau, des cuisses de grenouille, de la tortue, sont employées avantageusement, comme premiers aliments, dans la convalescence des inflammations. Ces décoctions ne contiennent pas d'osmazôme. Trop concentrées, elles se prennent en gelée par le refroidissement, sont moins digestibles et doivent être aromatisées. On prépare un excellent bouillon pour les convalescents d'inflammations aiguës, en faisant bouillir dans trois parties d'eau, jusqu'à réduction de moitié, un poulet dans lequel on a préalablement mis une douzaine d'amandes et une cuillerée de riz.

B. CONSERVATION. — Voyez le procédé de M. Appert

(article précédent), par lequel, dit-on, on peut conserver pendant un an une fricassée de poulets.

C. ALTÉRATION. — Elle a les mêmes résultats sur l'économie que celle des aliments fibrineux. Pour ce qui est de la solution de la gélatine dans l'eau, son altération a lieu rapidement par la chaleur et l'action électrique. « Lorsque la température dépasse 15°, dit M. Gannal, la gelée est très-exposée à la fermentation putride; au-dessus de 25°, la solution ne se prend même plus en gelée, et se putréfie très-rapidement. La fermentation putride se manifeste plus rapidement dans la gelée qui provient des os, que dans toutes les autres. Souvent on la remarque même avant que le liquide ait eu le temps de se refroidir. » (*Gelée, géline et gélatine*, 2ᵉ partie, page 27.)

Continuation de l'Article II.

En traitant de l'aliment gélatineux, nous n'avons indiqué que les effets de l'aliment duquel la gélatine peut être extraite en proportion dominante; il nous reste à traiter d'autres questions : *la gélatine, isolée des principes auxquels la nature la tient unie, est-elle nutritive? peut-elle contribuer à l'alimentation? est-elle suffisante à l'alimentation? est-elle nuisible à l'organisation?*

En Angleterre, vers 1681, Papin, réfugié français, imagina un appareil pour soumettre les os à l'action de l'eau portée à une température plus élevée que le point d'ébullition de ce liquide, à la pression ordinaire de l'atmosphère, et destinée à dissoudre la matière animale qu'ils renferment. Quelques personnes, entre autres l'abbé Changeux, Grenet, Proust, Darcet père et Cadet de Vaux, dans l'intention de faire servir la découverte de Papin à procurer un adoucissement aux privations des malheureux, conseillèrent, pour éviter les dangers inhérents à son appareil, de pulvériser les os et de les traiter par l'eau bouillante à la pression ordinaire de l'atmosphère, procédé coûteux qui ne sépare pas tout le principe gélatinifiable. Plus tard Hérissant prouva que l'on pouvait, par le moyen des acides, obtenir une substance animale conservant les formes des os d'où elle était extraite, et que des lavages convenables pouvaient procurer à l'état de pureté. M. Darcet fils, en 1813, revisa les procédés de Papin et de Hérissant; parvint, en 1817, à extraire la gélatine des os par le moyen de la vapeur, et présenta, en 1828, son procédé perfectionné de manière à pouvoir obtenir immédiatement, des os, et avec plus d'économie qu'on ne l'avait fait, le bouillon ou les gelées alimentaires. Ce procédé de M. Darcet, que nous ne pouvons décrire ici, mis en usage dans beaucoup d'établissements, dans la vue d'améliorer le régime alimentaire des pauvres, adopté par les classes moyennes et élevées de la société, paraissait réaliser tout ce qu'on en pouvait attendre, quand M. le docteur Donné publia quelques résultats d'essais faits sur la nutrition par la gélatine, dans le but de provoquer un nouvel examen de cette question de la part des savants. Cet auteur ne voulait exprimer, dit-il, que des doutes, et ses expériences devinrent comme le signal d'attaques très-vives dirigées contre l'emploi de la gélatine dans le régime alimentaire des hôpitaux. Il essaya de remplacer par de la gélatine et du pain, la portion de nourriture qu'il avait l'habitude de prendre, chaque jour, depuis le matin jusqu'à six heures du soir; il donna à un chien de la gélatine et du pain; à un autre, de la gélatine et de l'eau. A l'égard de ce dernier, M. Donné fait remarquer qu'à cette époque, on soutenait encore l'action nutritive de la gélatine pure, et que l'on s'appuyait sur l'expérience publiée par M. Darcet et par M. de Puymaurin, directeur de la Monnaie des médailles en 1829, qui avançaient qu'un chien nourri cinquante-quatre jours à la gélatine et à l'eau distillée était bien portant, conservait sa gaieté et son appétit; or, M. Donné, pendant le temps de ses expériences, diminua en poids de deux livres, fût tourmenté par le sentiment de la faim, par des défaillances qui ne se calmaient qu'après le dîner ordinaire, n'éprouva, du reste, aucune autre incommodité. Les chiens diminuèrent en poids, et bientôt refusèrent de manger la gélatine, de quelque façon qu'on la leur masquât. M. Donné appuie ses expériences d'un rapport des médecins de l'Hôtel-Dieu, ainsi conçu :

« 1°. Le bouillon préparé avec la dissolution gélati-
« neuse et de la viande, a une couleur louche; il ne
« peut être clarifié; il a une odeur et une saveur nau-
« séabondes; il n'a ni les qualités odorantes, ni la lim-
« pidité indispensables pour que le bouillon soit de
« bonne qualité; il n'exerce pas sur les organes digestifs
« l'action excitante nécessaire pour que la digestion soit
« facile et les produits nutritifs.

« 2°. La viande cuite dans la dissolution gélatineuse,
« pour faire le bouillon a une couleur rouge, qui in-
« spire de la répugnance à ceux qui en font usage.

« 3°. Le procédé de l'extraction, fût-il plus parfait,
« ne changerait pas la nature de la gélatine, qui n'est
« pas un bon aliment, si même elle est nutritive. »

Ce rapport est terminé par la demande à l'Administration de faire cesser l'emploi de la gélatine dans le régime alimentaire des malades de l'Hôtel-Dieu, ce qui fut accordé.

D'autres personnes étudièrent la question sous le point de vue à la fois chimique et hygiénique. M. Gannal offrit, sous le premier point, des idées qui paraissent nouvelles : ce chimiste considère comme trois produits différents la substance à laquelle on a jusqu'ici donné le nom de *gélatine*. Ces produits sont la *géline* : c'est la substance telle qu'elle existe dans les tissus animaux ; la *gelée* : c'est le produit de la décomposition de ces tissus par la coction dans l'eau, pris en gelée par le refroidissement ; enfin la *gélatine* : c'est cette gelée elle-même, desséchée par l'action de l'air et du calorique. Suivant M. Gannal, la géline est alimentaire comme les substances de l'animal dont elle provient : par exemple, le pied de veau, cuit entre deux feux, est alimentaire ; la gelée ou le bouillon provenant de la dissolution d'un pied de veau n'est plus alimentaire : elle est laxative ; enfin la gélatine, ou colle forte, est nuisible à la santé. De même encore, suivant ce chimiste, dans aucun cas, la gelée n'augmente les qualités alimentaires des substances auxquelles on l'associe.

En 1832, la question fut reprise par MM. Edwards et Balzac : ces physiologistes soumettent des chiens à un régime de pain et de solution de gélatine, dans des proportions telles, qu'il représente leur nourriture ordinaire de pain et de bouillon, sans les principes sapides et odorants qui distinguent les bouillons de viande. (Il ne faut pas oublier que, suivant M. Magendie, le pain de froment seul ne suffit pas pour entretenir la

vie.) Les animaux sont pesés à des époques successives :
les expériences sont d'abord faites sur de jeunes chiens,
parce que leur nutrition, plus rapide, donne des résultats plus prompts et plus marqués.

Le premier chien, encore susceptible d'accroissement,
pesant 2,250 grammes, soumis au régime de pain et de
gélatine inférieure pendant onze jours, avait perdu,
au bout de ce temps, 124 grammes. Le régime était
donc nutritif, mais insuffisant.

La petite chienne, n° 2, venait d'être sevrée; elle
pesait 107 grammes; au bout de onze jours, elle avait
gagné 140 grammes. Le régime était donc nutritif;
mais il paraissait insuffisant; car d'abord, en examinant
la marche de la nutrition pendant cette période, on
avait constaté une fluctuation continuelle dans les sept
pesées faites dans cet intervalle; de plus, la chienne
avait maigri.

Le chien n° 1, qui avait perdu, après onze jours
du premier régime, 124 grammes, fut mis de suite
au nouveau régime de pain et de gélatine, meilleure
que la précédente, et que les expérimentateurs appellent *alimentaire;* ce régime fut continué pendant
soixante-quinze jours; le chien acquit alors une aug-
mention de poids de 159 grammes : d'où il suit qu'il
avait non-seulement regagné ce qu'il avait perdu par
le régime précédent, mais aussi qu'il avait dépassé de
35 grammes le premier point de départ. Si ce fait
ne prouve pas que le régime de pain et de gélatine est
suffisant, il prouve incontestablement, au moins, qu'il
est nutritif.

La petite chienne, n° 2, fut préparée à de nouvelles
expériences par un bon régime. Dans cet état, elle fut

mise au régime de pain et de gélatine alimentaire, pendant vingt-un jours, et, à la fin de cette époque, il y avait une augmentation de poids de 29 grammes.

Cinq autres séries d'expériences ont été faites d'après les mêmes principes; elles ont donné les mêmes résultats. Ainsi, d'après les expérimentateurs, les sept séries d'expériences sur des chiens ont prouvé que le régime composé de pain et de gélatine, était nutritif, quoique insuffisant.

Pour déterminer la part de chacune de ces substances, on prit le chien n° 1, après quatre-vingt-six jours de régime de pain et de gélatine; il avait alors une augmentation de 35 grammes; on le met aussitôt au régime du pain seul et de la quantité d'eau nécessaire, en l'assaisonnant même d'un peu de sel, pour lui donner de la saveur. Il fut ainsi nourri pendant vingt jours, au bout desquels il avait perdu 402 grammes.

Le chien n° 2, après vingt-un jours du régime au pain et à la gélatine, avait augmenté de 29 grammes; mis aussitôt au régime du pain seul et de l'eau, au bout de trente-trois jours, il avait perdu 333 grammes.

Le n° 3, pendant les quatre-vingt-un jours qu'il avait été au pain et à la gélatine, avait fluctué au-dessus et au-dessous du point primitif; le dernier jour, il était en perte de 112 grammes; mis alors au régime du pain et de l'eau, il perd en dix-neuf jours 196 grammes; c'est-à-dire que, dans le quart du temps, il perd presque le double du poids.

Le n° 4, après quatre-vingt-six jours de nourriture au pain et à la gélatine, durant lesquels le poids avait aussi fluctué au-dessus et au-dessous du point de départ, était en perte de 277 grammes; le même, mis aussitôt au pain et à l'eau, perd, dans vingt-trois jours, c'est-à-dire dans le quart du temps précédent, 477 grammes.

Enfin le n° 5 est mis successivement aux deux régimes différents pendant le même espace de temps. Nourri de pain et de gélatine, il perd, dans trente-quatre jours, 209 grammes; et dans le même intervalle de temps, mis au pain et à l'eau, il perd 464 grammes, c'est-à-dire plus du double.

Voilà cinq séries d'expériences en faveur de l'influence nutritive de la gélatine. Pour prouver maintenant que ce régime est insuffisant et conduirait à la mort, on a soumis un chien exclusivement à ce régime et sans interruption (les auteurs ne disent pas combien de temps) : il est mort en n'offrant que des symptômes de langueur et de faiblesse; ses tissus n'ont présenté qu'un aspect de pâleur et d'amaigrissement.

Les chiens soumis aux deux régimes précités n'étaient en danger de mourir que lorsqu'ils étaient réduits au sixième de leur poids primitif, soit qu'ils arrivassent lentement à cette limite, sous le régime de pain et de gélatine, soit qu'ils y arrivassent promptement sous le régime de pain et d'eau.

Or, pour rechercher à quelle époque il était encore temps de ranimer la vie, et quel changement il fallait apporter pour y réussir, les auteurs ont, sur le chien n° 1, à l'époque où il était prêt de mourir, substitué à la solution de gélatine le bouillon dans la même mesure; le chien a continué de vivre, et, le septième jour, il avait gagné 725 grammes, c'est-à-dire presque tout ce qu'il avait perdu précédemment; et dans les sept jours de plus, il dépassa le poids primitif de 693 grammes.

Le même résultat eut lieu sur les n°s 2 et 3, dans les mêmes circonstances, c'est-à-dire lorsque l'animal était réduit par la perte du poids, à la limite où la mort est imminente.

On sait depuis longtemps que la solution de gélatine dans l'eau, et le bouillon de viande, ne diffèrent que par quelques principes sapides et odorants contenus dans ce dernier, et que c'est à ces principes tellement fugitifs, qu'ils sont presque insaisissables, tellement minimes en quantité, qu'ils sont presque impondérables, que sont dues les différences extrêmes des deux régimes. Or, il restait à MM. Edwards et Balzac, pour arriver à une application pratique, à déterminer quelle était la quantité rigoureuse des principes sapides et odorants du bouillon de viande, qu'il convenait d'ajouter à la solution de gélatine, pour nourrir complétement, et jusqu'à quel point on pouvait économiser ces principes pour utiliser la gélatine des os, tout en obtenant une nutrition complète.

Pour obtenir ce résultat, le chien n° 8, âgé de trois mois, bien portant, et dans la plénitude de sa croissance, est mis, le 10 décembre, au régime le plus succulent (pàtée de pain et de viande). La marche de son développement est notée jusqu'au 2 janvier; il est pesé trois fois, à des intervalles presque égaux, et son accroissement est trouvé progressif et presque parfaitement régulier. Ces accroissements forment à peu près une progression arithmétique, représentée par les nombres 29, 47, 64 grammes : dans ces seize jours, il avait gagné de la sorte 140 grammes; il fut mis alors au régime de la gélatine et du pain, comme dans les expériences précédentes, jusqu'au 31 janvier. Dans cet intervalle de trente jours, sous l'influence de ce régime, il avait perdu non-seulement les 140 grammes qu'il avait gagnés sous le régime précédent, mais aussi 427 grammes de plus, au-dessous du premier point de départ, c'est-à-dire qu'il avait définitivement perdu un cinquième de son poids primitif. On connaît, d'après les expériences précédentes, le danger d'une pareille réduction.

Alors, à ce même régime de pain et de gélatine pure continué exactement dans les mêmes proportions, on ajoute seulement deux cuillerées de bouillon de viande de cheval sur quatorze de solution de gélatine, que l'on mêle à la pâtée deux fois par jour. Or, se demandent les expérimentateurs, que peuvent contenir de principes sapides et odorants, outre la gélatine qui s'y trouve en grande proportion, ces quatre cuillerées de bouillon dans les vingt-quatre heures? Cependant cette légère addition a suffi complétement et au delà de toute attente et de toute prévision: dès la première pesée, on trouve une augmentation de poids; le chien prend dès lors un élan rapide d'accroissement, et dans vingt-cinq jours non-seulement il remonte au poids primitif, mais le dépasse, jouissant de toute la plénitude de la force et de la santé.

Les conclusions empreintes de réserve, tirées par MM. Edwards et Balzac eux-mêmes, sont celles-ci: toutes ces expériences concourent à prouver, 1° que le régime de pain et de gélatine est nutritif, mais qu'il est insuffisant; 2° que la gélatine associée au pain a une part effective dans les qualités nutritives de ce régime (cette conclusion n'est donnée que comme probable); 3° que le régime de pain et de bouillon, remplaçant la solution de gélatine dans le régime précédent, est susceptible d'opérer une nutrition complète, c'est-à-dire d'entretenir la santé et de développer le corps; 4° qu'une addition de bouillon en petite proportion au régime de pain et de gélatine alimentaire, le rend susceptible de fournir une nutrition complète, c'est-à-dire d'entretenir la santé et de développer le corps.

A l'époque de ces recherches, on a proposé comme aliment salutaire et économique un bouillon fait avec la gélatine des os et un quart de la quantité de viande employée pour le bouillon ordinaire; une bien moindre proportion de bouillon de viande suffit, comme on le voit d'après les recherches qui précèdent, d'autant que, dans le régime, le bouillon n'est qu'un aliment nutritif qu'il faut associer avec tout ce que l'on peut se proposer d'ailleurs de nutritif.

Dans un second mémoire, lu à l'Académie des Sciences le 16 février 1835, M. Edwards a eu pour but d'évaluer, par des expériences faites à l'aide du dynamomètre, les effets de la gélatine sur les variations des forces musculaires de l'homme. Le résultat de ces expériences a été, suivant M. Edwards, tel, que l'on peut énoncer en thèse générale, que l'intensité d'action de la gélatine sur les forces musculaires, tend à croître avec la proportion de cette substance : d'où il suivrait que le bouillon fait avec deux onces de gélatine et une livre de viande, agirait ou tendrait à agir plus énergiquement sur les forces musculaires, que le bouillon ordinaire préparé avec quatre livres de viande.

De tout ce qui précède, nous pouvons conclure :

1°. Que, de même que tous les produits immédiats, soit végétaux, soit animaux, lorsqu'ils sont donnés isolément, la gélatine donnée seule est insuffisante à l'alimentation ;

2°. Que, bien qu'insuffisante à l'alimentation, la gélatine n'est pas insalubre ;

3°. Que la gélatine contribue à l'alimentation et y est suffisante lorsqu'elle est unie à une quantité déterminée d'autres produits, qui, donnés seuls, ne suffiraient pas ;

4°. Que, la gélatine extraite des os étant identique à celle que l'on extrait des autres parties ; que les os étant plus riches en principes gélatinifiables que tous les autres tissus, et pouvant fournir les deux cinquièmes de leur poids de gélatine, il y a avantage incontestable à faire servir les os à la nutrition, à les faire concourir à la préparation du bouillon, des gelées et des pâtes dites *tablettes de bouillon* ;

5°. Que, pour que le bouillon de gélatine égale en principes réparateurs et digestibles le bouillon préparé avec la viande seule, il suffit de mêler un quart de bouillon de viande à trois quarts d'une solution de gélatine (nous devons ajouter à cette conclusion, qu'on ne s'aperçoit d'aucune différence entre le bouillon ainsi préparé et celui qu'on prépare avec le bouillon de viande seul, et que les plaintes, sans doute fort justes, des médecins de l'Hôtel-Dieu, ne prouvent que contre la négligence des gens employés à la confection du bouillon) ;

6°. Qu'en préparant ainsi le bouillon, il existe un avantage très-grand pour la nutrition des individus, puisque, ce bouillon ayant les mêmes qualités nutritives que le bouillon ordinaire, on conserve en plus, pour un autre mode de préparation (le rôti), toutes les propriétés nutritives des trois quarts restant de la viande ;

7°. Que les gelées doivent, ainsi que nous l'avons dit,

être associées à quelque autre principe immédiat, pour être digestibles et nutritives.

ARTICLE III.

Effets des aliments albumineux.

La base qui donne ce nom à cette classe est l'albumine; elle se rencontre dans le sang, dans le blanc d'œuf et dans diverses parties des animaux. A l'état liquide, c'est une substance incolore, transparente, inodore, plus pesante que l'eau, douée d'une légère saveur, composée, suivant MM. Gay-Lussac et Thénard, de 52,883 de carbone, de 23,872 d'oxygène, de 7,540 d'hydrogène, et de 15,705 d'azote; elle contient en outre un peu de soufre.

Effets. — L'aliment dans lequel prédomine l'albumine séjourne d'autant moins dans l'estomac, qu'il est moins cuit. Ce n'est pas en changeant les qualités nutritives de l'aliment albumineux, que la cuisson influe sur le séjour qu'il fait dans l'estomac; mais c'est en produisant une cohésion plus ou moins forte de ses molécules. L'aliment albumineux, cru et étendu d'eau, se digère rapidement, ne développe pas de chaleur pendant la digestion; cuit, il agit d'une manière différente : du reste, il nourrit beaucoup et laisse peu de résidu.

Les aliments albumineux dont nous faisons le plus d'usage sont : les œufs de gallinacés et ceux de poissons; quelques mollusques, comme les huîtres, les moules; le cerveau, le foie, le sang, le thymus (*ris*) de quelques mammifères.

Huîtres. — Elles se digèrent facilement lorsqu'elles sont mangées crues et bien vivantes, non-seulement parce que l'albumine dont elles sont en partie composées a très-peu de cohésion, mais encore à cause de l'eau, ou plutôt de la sécrétion abondante qu'elles contiennent. Si les huîtres sont soumises à la coction, elles séjournent beaucoup plus longtemps dans l'estomac; leur cohésion se détruit plus difficilement, et ne permet pas d'en manger sans inconvénient la cinquième partie de la quantité qu'on mangerait si elles étaient crues. L'huître qui vient d'être pêchée dans la mer est âcre; elle ne perd cette âcreté que par un ou deux mois de séjour dans un réservoir d'eau salée, d'environ cinq cents mètres de longueur sur cinq pieds de profondeur, garni, pour en conserver la limpidité, d'une couche de petit galet, et communiquant avec la mer au moyen d'un conduit. Ce réservoir, appelé *parc*, doit être à l'abri des vents; l'eau y entre d'ordinaire à chaque marée; elle doit au moins y être renouvelée deux fois par mois, aux nouvelles et pleines lunes. Immédiatement retirées du parc, les huîtres sont encore extrêmement salées et un peu âcres; elles stimulent assez souvent l'intestin, et sont au reste peu agréables au goût. Ce n'est qu'après avoir été conservées deux jours hors de l'eau, qu'elles deviennent très-bonnes. Le transport des huîtres, des côtes de Normandie à Paris, ne nuit en rien à leur qualité, quand il est rapide, et on les mange, au contraire, à leur arrivée dans cette ville, bien meilleures qu'à leur sortie du parc.

Moules. — Leurs effets sont à peu près les mêmes que ceux de l'aliment précédent.

OEuf. — Si cet aliment, dont le blanc est de l'albu-

mine pure, dont le jaune contient, outre l'albumine,
une huile grasse animale et une matière colorante jaune,
n'est pas bien digéré, à l'état de crudité, par quelques
personnes, c'est parce que sa viscosité leur répugne, ou
parce que ses membranes ne sont pas divisées. Lorsqu'il
est durci par la coction prolongée, il devient lourd.
C'est à l'état laiteux qu'il acquiert par deux ou trois
minutes de coction dans l'eau bouillante, que l'œuf est
le plus facile à digérer. Il est pourtant encore plus digestible lorsqu'on le donne étendu d'eau et sous forme de
boisson.

Œufs de poisson. — Ils produisent les mêmes effets
que le précédent aliment; mais ces effets varient, parce
qu'on laisse ordinairement les œufs dans l'intérieur du
poisson, et qu'ils subissent la même préparation que celui-ci. En outre, quelques-uns d'entre eux, les œufs de
barbeau, par exemple, produisent des effets irritants
sur le tube intestinal.

Cerveau des animaux. — Il contient beaucoup d'albumine unie à une matière grasse et à différents sels;
cependant, soumis à la coction, il conserve sa mollesse;
il se digère facilement, il est très-réparateur, et il doit
être modérément cuit et un peu assaisonné. Du reste,
il produit les mêmes effets que les aliments précédents.

Foie. — Il a les mêmes propriétés que le cerveau;
mais il est doué de plus de cohésion, et offre plus de résistance aux organes gastriques : on le prépare cuit dans
son jus; on peut également le piquer de bandes de lard
et le faire rôtir. On se rappelle ce que nous avons dit
de ces deux modes de préparation en parlant de l'aliment fibrineux.

Sang. — C'est ordinairement avec le sang du porc

qu'on prépare l'aliment appelé *boudin*. Cet aliment, très-frais, n'est lourd et excitant qu'à cause du lard et des aromates qu'on joint au sang.

Ris de veau. — Effets et préparations analogues à ceux des aliments précédents.

Les aliments albumineux dénués de propriétés stimulantes, comme les œufs, le cerveau des animaux, conviennent aux estomacs irritables, aux convalescents, aux vieillards, aux femmes, aux gens de lettres.

Les aliments albumineux auxquels est associée une propriété stimulante, les huîtres, par exemple, conviennent aussi aux personnes dont la force digestive est faible, mais sont très-contraires à celles qui ont les membranes muqueuses de l'intestin irritables.

A. ALTÉRATION DES ALIMENTS ALBUMINEUX. — *Moule.* — Soit que la moule éprouve un genre d'altération dû à quelque maladie que nous ne pouvons connaître, soit qu'elle contienne, sans être malade, quelque substance âcre, susceptible d'agir sur les organes de l'homme à la manière des poisons irritants, comme le frai des astéries ou étoiles de mer, ou simplement des petites méduses, toujours est-il vrai que, sans avoir éprouvé la moindre putréfaction, elle est susceptible de causer des symptômes gastro-céphaliques accompagnés de rougeur et d'éruption à la peau. Il est donc prudent de s'abstenir des moules dans les mois de mai, juin, juillet et août, mois pendant lesquels l'observation a démontré qu'elles peuvent être malfaisantes. On pourrait, si l'on voulait user de moules pendant cette époque, les bien nettoyer et les faire dégorger pendant une heure dans un seau d'eau à laquelle on ajouterait deux poignées de sel; le plus prudent est de s'abstenir de ce coquillage. C'est un préjugé d'attribuer aux crabes qu'elles contiennent les propriétés malfaisantes des moules.

Les moules peuvent naturellement contenir une assez grande quantité de cuivre pour empoisonner. M. Bouchardat (*Débats* du 15 septembre 1837) rapporte deux cas d'un pareil empoisonnement. Il est probable que les moules dont il a fait l'analyse avaient été recueillies sur le doublage en cuivre des vaisseaux.

Huîtres. — Les huîtres exposées à l'eau douce enflent et meurent en peu de jours. Les grands froids qu'elles peuvent éprouver dans l'eau des parcs ne leur sont pas moins funestes, et, suivant M. Lair (de Caen), auquel nous devons la plupart de ces détails sur l'huître, il n'y a, dans les temps de grandes pluies ou de gelées, d'autre moyen de conserver ces mollusques que de les reporter à la mer. Les huîtres deviennent souvent malades pendant la saison chaude; elles sont alors molles; leur eau est laiteuse et insipide, au lieu d'être claire et salée. Il est bon d'appliquer à leur usage le précepte que nous avons émis relativement aux moules, et l'on devrait, à Paris surtout, s'en abstenir depuis le mois de mai jusqu'au mois de septembre. C'est pendant ce temps que l'huître jette son frai; aussi la pêche en est-elle défendue (elle commence le 15 octobre et finit le 30 avril). Les huîtres s'altèrent promptement et causent les symptômes attribués aux substances animales putréfiées. La cupidité a trouvé, dit-on, le moyen de communiquer aux huîtres, en les plongeant dans une teinture, cette couleur verdâtre recherchée des amateurs, qu'elles prennent dans les parcs abrités des vents, et disposés de manière à se charger d'un dépôt verdâtre, mais qu'elles ne doivent prendre que dans le parcage. L'autorité ne saurait trop surveiller une pareille falsification, si l'on y employait des substances nuisibles.

L'altération des autres aliments albumineux produit les mêmes résultats que celle des aliments fibrineux.

Plusieurs personnes ont été empoisonnées, au rapport du docteur Kerner, médecin à Winsberg, par l'usage de boudins que l'on avait exposés à l'action de la fumée immédiatement après leur confection, et que l'on y avait laissés pendant des mois entiers. L'empoisonnement s'est manifesté par des symptômes gastriques, cérébraux et cardiaques extrêmement graves; les boudins qui ont causé ces accidents avaient une saveur et une odeur putrides.

———

ARTICLE IV.

Effets d'une classe d'aliments dans laquelle les bases précédentes, c'est-à-dire la fibrine, la gélatine et l'albumine, sont à peu près dans des quantités égales.

Ces aliments sont les poissons, qui diffèrent des mammifères et des oiseaux par le manque d'osmazôme, ce principe savoureux, excitant, qui donne la couleur aux viandes rôties, etc. On doit encore ranger dans cette classe quelques crustacés, comme le homard, la langouste, l'écrevisse, la crevette, etc.

Effet local. — Nous pouvons appliquer aux poissons ce que nous avons dit des mammifères : les poissons dont les tissus sont denses et serrés, dans lesquels la fibrine prédomine, exigent un plus long travail du tube digestif que ceux où prédominent l'albumine et la gélatine. Ceux-ci excitent moins l'estomac que les premiers, qui sont quelquefois colorés et toujours plus savoureux. Quelques poissons, imprégnés abondamment d'une matière grasse, sont peu digestibles.

Effet général. — La chair des poissons développe peu de chaleur pendant la digestion, nourrit sans exciter; c'est assez dire qu'elle n'active aucune fonction. C'est un préjugé, de lui attribuer des propriétés aphrodisiaques lorsqu'elle est fraîche.

Le poisson convient aux tempéraments bilieux, aux personnes qui ont besoin de réparer sans être stimulées.

A. PRÉPARATIONS. — Les préparations des poissons, comme celles de tout autre aliment, peuvent se réduire à deux modes principaux : l'un, qui consiste à leur conserver toutes leurs qualités et leur goût, et l'autre, à modifier les unes et l'autre. Les poissons de mer, ordinairement plus sapides que ceux d'eau douce, peuvent être préparés par le premier mode; les poissons de rivière, par le second.

Les poissons savoureux, mais très-onctueux, comme la lamproie, l'anguille, doivent être grillés : par cette préparation, ces poissons, qui se laissent difficilement attaquer par les organes gastriques, et ne conviennent qu'aux estomacs forts, deviendront plus digestibles tout en conservant leurs propriétés nutritives. On les relève encore avec la *moutarde* (*voyez* l'art. *Assaisonnement*).

On soumet souvent aussi au grillage la *truite* et le *saumon*, ces deux poissons si délicieux, que l'on rencontre le premier dans les eaux vives et limpides des petites rivières, le second dans les fleuves, pour lesquels il quitte la mer, et que, malgré les plus puissants obstacles et les chutes d'eau les plus considérables, il remonte à de très-grandes distances, après les pluies abondantes.

La *carpe* et les autres poissons d'eau douce sont ordinairement cuits à l'*étuvée*, préparation au beurre dans laquelle on prodigue le vin et les épices. Si l'on est économe de ce dernier assaisonnement, ce mode de préparation n'a rien de malfaisant, d'autant plus que souvent on enflamme le vin, et que l'alcool se trouve presque entièrement détruit par la combustion. Il est un inconvénient, quelquefois même un danger, qu'on a de la peine à éviter en mangeant la carpe : c'est celui qui résulte de la multiplicité d'arêtes qui croisent en tous sens la chair de ce poisson.

La préparation qui consiste à soumettre les poissons à une simple ébullition dans l'eau, est celle qui les rend le plus légers; mais n'oublions pas que c'est en leur enlevant une partie de leurs principes nutritifs. Ce mode de cuisson, auquel on peut soumettre beaucoup de poissons, comme l'*éperlan*, la *limande*, le *rouget*, le *merlan*, convient parfaitement aux estomacs faibles et aux convalescents. Il en est de même de la cuisson sur le gril, ou même dans la friture quand on a la précaution d'enlever le léger enduit qu'elle forme (voyez *Beurre*).

Tous les poissons doivent être mangés le plus frais possible. La *raie* seule, poisson peu agréable et très-coriace, fait exception à cette règle.

Les poissons salés et séchés à la fumée constituent des aliments âcres, irritants, dont l'usage peut à peine être toléré chez les habitants des pays froids et humides. Partout ailleurs un pareil aliment n'est propre qu'à causer des irritations de toute espèce, et particulièrement à la peau, comme les dartres, la lèpre, etc.

Il en est de même des poissons salés, saumurés,

marinés, etc., comme le *thon*, les *sardines* et les *anchois*, qui, d'ailleurs, servant de sauce aux différents mets, devront être examinés à l'article des assaisonnements.

B. ALTÉRATIONS. — Les poissons frais, les poissons salés et fumés qu'on a placés dans des endroits humides, s'altèrent comme les viandes, et peuvent causer des accidents graves.

On pêche, dans les Indes Occidentales, des poissons qui, sans être altérés, acquièrent comme les moules, dans certains mois, des propriétés délétères.

ARTICLE V.

Effets des aliments féculents.

La base qui donne le nom à cette classe d'aliments est la *fécule* ou *fécule amylacée*, appelée aussi *amidon;* elle se rencontre dans les graines de toutes les légumineuses et des graminées, dans les palmiers, les marrons, les châtaignes, les pommes de terre, les racines d'arum, de bryone, de plusieurs espèces de *jatropha*, d'orchis, etc.

« Obtenu à l'état de pureté, l'amidon est une poudre blanche, cristalline, sans saveur et inodore, craquant sous les doigts, insoluble dans l'eau froide, l'alcool, l'éther ; se dissolvant en apparence dans l'eau chaude, formant un *magma* épais avec elle *(l'empois, la colle)*, selon les proportions qu'on emploie, et, sous cette forme, se coagulant par l'alcool ; se changeant en sucre par l'ébullition dans certains acides étendus, et par sa fermenta-

6.

tion avec le gluten, et en acide malique et oxalique (*et oxalhydrique*) dans l'acide nitrique bouillant, sans donner aucune trace d'acide mucique; enfin, jouissant de la propriété de se colorer en bleu plus ou moins violet par le contact de l'iode (M. Raspail pourrait ajouter : lorsque l'amidon est humide, et en jaune d'or, lorsqu'il est sec). Sa pesanteur spécifique est de 1,53 [1]. »

Les proportions des principes élémentaires qui entrent dans la composition de la fécule, sont données un peu différemment par les chimistes dont le nom se trouve ci-après en tête de chacune des colonnes de chiffres :

	SUIVANT MM.		
	GAY-LUSSAC et THÉNARD.	BERZÉLIUS.	TH. DE SAUSSURE.
Carbone......	43,55	44,26	43,39
Oxygène......	49,68	49,07	48,31
Hydrogène....	6,77	6,67	5,90
Azote.........	0,00	0,00	0,40

La différence de ces analyses résulte probablement des circonstances au milieu desquelles a séjourné la fécule, de son plus ou moins de vieillesse et de dessiccation par exemple.

Examinée au microscope, la fécule offre des petits

[1] RASPAIL, *Nouveau Système de chimie organique*, 2° édition, tome 1; Paris, 1838.

grains brillants, comme des gouttelettes de rosée, arrondis, isolés, de formes et de dimensions variables, non-seulement dans les divers végétaux, mais encore dans le même végétal. Ces grains, qui varient de dimensions depuis $\frac{1}{300}$ et $\frac{1}{8}$ de millimètre, sont, suivant M. Raspail, des organes vésiculaires, des vésicules pleines d'une substance gommeuse qui durcit, au contact de l'air, par l'évaporation de ses parties aqueuses. Ce mode d'organisation est important à noter pour comprendre la théorie de la panification présentée par M. Raspail.

Dans les substances féculentes qui nous servent d'aliments, la fécule n'est jamais pure; elle est toujours associée à différentes substances, telles que le gluten, le sucre, l'albumine, des résines, des sels, du mucilage, etc.

Effets. — En général, l'aliment où prédomine la fécule traverse plus promptement l'estomac que ne le font les viandes fibrineuses, gélatineuses et albumineuses. J'ai constaté ce fait par des expériences.

L'aliment féculent séjourne d'autant moins sur l'estomac, et nourrit d'autant moins, qu'il a davantage fermenté. S'il n'a pas du tout fermenté, ses molécules adhèrent trop fortement entre elles pour être promptement digérées. Les aliments féculents qui ne contiennent pas de gluten se gonflent soit dans l'estomac, soit dans les intestins, et donnent lieu à une grande formation de gaz. L'aliment féculent m'a toujours paru, aux plaies des anus artificiels, tout aussi altéré par les organes gastriques que les aliments précédents; mais la faim revenait bien plus vite si les malades n'avaient usé que de cet aliment, surtout lorsqu'il était fermenté.

La digestion de l'aliment féculent élève peu la chaleur

animale, n'accélère pas sensiblement la circulation. Il est, de tous les végétaux, celui qui nourrit le plus.

Ses effets consécutifs sont de rendre l'économie riche de sucs nutritifs, sans faire marcher la vie aussi rapidement que le font les aliments fibrineux. Il est facile de constater ce fait, si l'on observe la diminution d'activité qui frappe toutes les fonctions, tous les mouvements organiques, lorsqu'on passe d'une nourriture animale à une alimentation uniquement composée de substances féculentes. Cette alimentation n'est pas aussi propre que l'est la fibrineuse à faire résister l'homme à d'excessifs travaux, aux rigueurs d'une température basse.

A cette classe d'aliments se rapportent les suivants :

Farines de......
- froment.
- seigle.
- orge.
- avoine (gruau).

Riz.
Pommes de terre.
Châtaignes.

Fécules de........
- riz.
- pommes de terre.
- châtaignes.
- marrons d'Inde.
- maïs.
- sagou.
- languas (appelée *arrow-root*).
- orchis (appelée *salep*).
- tapioka.

Haricots.........
Pois............
Fèves...........
Lentilles........
} secs.

Plusieurs préparations féculentes, connues sous les noms de :

Vermicelle,   Semoule,   Macaroni, etc.

Les fécules parfaitement pures, de quelques végétaux qu'elles soient extraites, sont chimiquement identiques ; mais comme les aliments dans lesquels prédomine la fécule contiennent, en outre, d'autres substances spéciales à chacun ; comme quelques fécules elles-mêmes, telles qu'on les prépare, retiennent certaines substances étrangères qu'il est utile de leur conserver à cause de leurs propriétés spéciales sur l'économie animale ; comme quelques fécules enfin peuvent même contenir des propriétés vénéneuses dont on doit les dépouiller, nous devons nécessairement entrer dans l'examen particulier de quelques substances féculentes.

1°. La *pomme de terre*. Elle a été, dans ces derniers temps, signalée par le chirurgien d'un navire baleinier, M. Roussel de Vauzême, comme un puissant préservatif du scorbut, et comme un remède très-efficace contre cette maladie. Pour remplir ces indications, on la donne aux marins cuite dans l'eau ou hachée avec la viande. Suivant l'auteur, les précautions hygiéniques les plus minutieuses deviennent impuissantes contre le scorbut dans les voyages de long cours, si la pomme de terre vient à manquer ; le scorbut, paraissant au milieu des circonstances les plus graves, est à l'instant arrêté par une baille de pommes de terre placée au pied du grand mât, et mangées toutes crues par l'équipage ; dans d'autres circonstances enfin où le pain frais, les légumes et les antiscorbutiques échouent, des pommes de terre, don-

nées cuites d'abord, à cause de la débilité de l'estomac;
ensuite crues, au nombre de quatre par jour, deux le matin et deux le soir, à l'état de pulpe râpée, guérissent
promptement tous les scorbutiques. Ce tubercule est,
en un mot, pour nous servir de l'expression de l'auteur,
la providence des navires dans les voyages de long cours.
Nous ne saurions trop conseiller la lecture de ce petit
mémoire [1].

La fécule de la pomme de terre est celle que l'on consomme presque toujours dans les préparations culinaires.
Cette grande consommation tient au bas prix de cette
fécule, et ne peut qu'être avantageuse, puisque, pour
toutes les préparations, le pain excepté, la fécule de
pommes de terre est réellement une des plus pures et
des meilleures que l'on puisse employer, une de celles
qui se dépouillent le plus complétement, par les lavages,
des substances étrangères que peuvent renfermer les
tubercules [2]. Cependant nous ne croyons pas tout à fait,
avec M. Raspail, qu'il y ait charlatanisme à imposer aux
malades atteints d'affections gastro-intestinales, des
bouillies ou potages de sagou ou d'arrow-root, en
place de ceux de fécule de pommes de terre.

2º. *La fécule de sagou.* — Elle est extraite de la
moelle de certains palmiers. Cette substance est versée

---

[1] *Annales d'hygiène publique*, t. XI, p. 362; 1834.

[2] Pour l'extraire, on lave à grande eau ceux-ci, et, au besoin, on les
brosse; on les soumet ensuite à l'action d'une râpe mécanique, sur laquelle on
fait parvenir un filet d'eau qui entraîne le marc sur un tamis, à travers les
mailles duquel la fécule seule se rend un vase placé au-dessous de l'appareil. Quand l'opération est terminée, on décante l'eau, on lave la fécule, on
décante encore, et cela jusqu'à ce que l'eau n'enlève plus rien de soluble au
précipité; enfin, on fait sécher la fécule au soleil ou à l'étuve. (RASPAIL,
page 514.)

dans le commerce sous forme de petites boulettes, qui
varient depuis la grosseur d'une tête d'épingle jusqu'au
double, et qui, suivant quelques auteurs, résultent du
passage de la fécule humide à travers un crible ou
passoire, sous lequel se trouve une surface échauffée à 100°. M. Raspail pense que, comme la fécule de
sagou est très-chère en France, on fait torréfier la fécule
précédente, et on la vend pour du sagou. En examinant,
suivant lui, au microscope un fragment de la superficie
d'une des boulettes de la soi-disant fécule de sagou, on
voit que les téguments féculents sont crevés par la torréfaction. Mais à cette assertion on peut opposer les
suivantes de M. Planche[1], savoir : 1° que toute fécule
torréfiée est soluble dans l'eau froide, et que le solutum
prend par l'iode la couleur bleue; qu'au contraire les
boulettes qui composent le sagou sont insolubles dans
l'eau froide, à l'exception de celles du sagou blanc des
Moluques; 2° que, lorsqu'on traite à chaud par l'acide
sulfurique affaibli, le sagou de la Nouvelle-Guinée, qui
par sa couleur prête le plus à cette supposition de torréfaction, la dissolution s'opère et prend une teinte rosée
assez faible; elle paraît transparente à l'œil nu; mais si
on l'examine plus attentivement à la loupe, on voit
qu'elle tient en suspension de petits corps colorés, trans-
parents et très-déliés, qu'ils se précipitent avec le temps,
et ne sont autre chose que des débris de téguments.
M. Planche pense en outre que la fécule de pommes de
terre a un goût vireux dont on la débarrasse très-diffi-
cilement, et qui ne permet pas de la confondre avec les

---

[1] *Mémoires de l'Académie royale de médecine*, t. vi, in-4°, p. 605 ; Paris,
1837.

autres fécules. Il y a, dit ce chimiste, entre la fécule de
pommes de terre et le sagou la même différence qu'entre
le vin de Surêne et le vin de Volney. A ces faits avancés
par M. Planche j'ajouterai qu'ayant attentivement examiné à l'œil nu et au microscope les diverses espèces de
sagou, je n'ai rien vu qui me démontrât la torréfaction.
Bien au contraire, les boulettes de celui qu'on pourrait
croire torréfié sont colorées d'un côté et blanches de
l'autre, ce qui, ce me semble, n'aurait pas lieu, si,
après avoir été passée à travers un crible, la fécule eût
été remuée et roulée sur une tôle chaude, pour prendre
la forme ronde. J'ai en outre laissé ces mêmes boulettes
séjourner trois à quatre heures dans l'eau froide, je les
ai remuées en exerçant sur elles une assez forte pression;
l'iode ajoutée n'a pas changé la couleur de l'eau : quelques parcelles de croûte de pain, placées dans un verre
d'eau, beaucoup moins de temps, ont, au contraire,
donné par l'iode une belle couleur bleue. Le sagou de
pommes de terre qu'on fait à Gentilly n'a même rien qui
indique la torréfaction, et, quoique imitant par sa dureté le véritable sagou, il en sera toujours facilement
distingué par la saveur et par le blanc mat uniforme de
son grain. Le sagou est un aliment adoucissant et analeptique qu'on peut prescrire avec beaucoup d'avantage
aux enfants, aux convalescents des maladies inflammatoires de la poitrine et de l'estomac, et aux sujets
épuisés par des excès vénériens, etc.

3°. L'arrow-root ou fécule des tubercules du languas
à feuilles de balisier, est plus rude au toucher que celle
de la pomme de terre, presque autant que celle du froment. M. Raspail la croit aussi torréfiée; elle a les mêmes
propriétés que la précédente.

4°. La fécule de la racine de l'espèce de tapioka appelé *manioc doux*, offre un aliment très-agréable, qui ne diffère point des précédents.

5°. Le *salep*, qu'on obtient par l'exposition à la vapeur des tubercules d'orchis, retient, qu'il soit indigène ou asiatique, une matière mucilagineuse qui en fait un aliment nutritif à la fois et adoucissant, et très-avantageux dans les cas où il convient de nourrir sans exciter.

6°. La *châtaigne* et sa fécule constituent un aliment nourrissant qui supplée au pain pour les habitants de quelques-uns de nos départements.

Le *marron d'Inde* n'est pas employé comme aliment, à cause de son principe amer et de la quantité très-notable de potasse qu'il contient; cependant il est possible d'utiliser ce fruit, qui donne plus de fécule que la pomme de terre même. Pour cela, on le râpe comme la pomme de terre dont on veut obtenir la fécule; on lave le dépôt avec l'eau très-légèrement acidulée avec l'acide sulfurique (Raspail), ou avec une eau alcalinisée avec de la potasse (Baumé); on lave ensuite à grande eau, pour dépouiller la fécule de toute âcreté.

Nous indiquerons ce qu'offrent de particulier les autres fécules, en parlant des préparations auxquelles on les soumet.

A. PRÉPARATION DES SUBSTANCES FÉCULENTES. — *Pain.* — C'est avec les deux premières substances, froment et seigle, à cause de la plus grande quantité de gluten qu'elles contiennent, qu'on prépare de préférence le pain. Voici, suivant M. Raspail, la théorie de la préparation de cet aliment : « La panification a pour but de faire éclater tous les grains de fécule qui se

trouvent associés à une substance éminemment fermentescible (le gluten). Les pains les plus beaux et les
mieux cuits sont ceux qui proviennent des farines
riches en un gluten élastique; car alors le gluten, se
soulevant en larges crevasses, par la dilatation des gaz
qu'il emprisonnait, permet à chaque grain féculent
d'assister à la communication du calorique et d'éclater
comme par l'ébullition. Aussi, après la panification, si
la pâte a été préalablement bien pétrie, ne trouve-t-on
plus dans la pâte un grain de fécule intègre. Le pain
sera donc d'autant plus mat et moins bien cuit, qu'il
renfermera moins de ce gluten élastique. Voilà pourquoi
les pains de seigle et d'orge, toutes choses égales d'ailleurs,
sont moins nourrissants que les pains de froment. Le
pain de froment sera à son tour d'autant plus mat et
moins parfait, que la farine aura été plus ou moins mélangée avec telle ou telle farine, ou avec telle ou telle
fecule.

« On a observé que, plus on mêlait de fécule étrangère à la farine, moins le pain acquérait de poids.
Ainsi, 6 livres de farine donnent 8 livres de pain,
tandis que 3 livres de froment, mélangées à 3 livres de
fécule de pommes de terre, ne donnent que 6 livres
de pain. En voici la raison : les grains de fécule ne
s'imbibent pas d'eau; ils ne font que s'en mouiller;
en d'autres termes, ils ne retiennent l'eau que par
adhérence; le gluten, au contraire, s'imbibe d'eau,
comme le ferait une éponge; plus on le pétrit, et plus il
en absorbe. Or, c'est l'eau, dans cette circonstance, dont
le poids s'ajoute au poids de la farine. Deux raisons
s'opposent donc à ces sortes de mélanges; et cette sophistication, pour n'être pas un crime, n'en est pas

moins une fraude, puisque le résultat immédiat est de diminuer à la fois le poids et la qualité nutritive du produit. » (*Chimie organique*, page 546.)

Il nous est impossible de partager les conséquences que M. Raspail tire de sa théorie de sa fermentation. L'observation journalière leur est opposée, de même que l'opinion des hommes qui se sont le plus occupés d'hygiène; ainsi le pain est d'autant plus digestible, contient d'autant plus d'air, mais est d'autant moins nourrissant, qu'il est plus fermenté et mieux cuit. Il séjourne, au contraire, d'autant plus dans l'estomac, est d'autant plus savoureux et nourrit d'autant plus, qu'il est moins fermenté. L'expérience prouve que les hommes conservent, malgré les pénibles travaux auxquels ils se livrent, de très-grandes forces, en usant des substances féculentes et du pain le plus grossier et le plus mal cuit, tandis qu'ils dépérissent rapidement et ne peuvent plus supporter leurs travaux en usant de pain blanc léger, bien cuit, délicat, semblable, par exemple, à celui qu'on mange à Paris. Hippocrate regardait les *petits pains* comme moins nourrissants que les *grands*, parce qu'ils avaient été plus pénétrés par le feu. Le pain doit être mangé frais; il expose les personnes faibles à de dangereuses indigestions lorsqu'elles en font usage dès qu'il sort du four : il constitue la base de l'alimentation. On peut faire entrer, sans inconvénient pour la santé, dans la composition du pain, plusieurs des substances dont nous avons donné la liste, pourvu que celles qui contiennent du gluten s'y trouvent mélangées en certaine quantité : sans cette condition, le pain ne lève pas, est mat et ne convient qu'aux estomacs robustes. On peut mêler par moitié avec le froment, le maïs, l'orge, le seigle, l'avoine, le sarrasin ou la pomme de terre, etc.

En Lombardie, suivant M. Carron [1], on fait fermenter le maïs avec un levain de seigle ou de froment, et on en fait des pains bien supérieurs aux gâteaux sans levain et pesants que l'on confectionne en Bresse. Trois livres de polenta faite avec un mélange de maïs jaune et blanc, nourrissent mieux un homme que trois livres de pain bis. M. Carron est parvenu à faire avec le maïs du Piémont de très-bon pain, en y ajoutant une petite quantité de fécule de pommes de terre.

MM. Bouchardat et le duc de Luynes (voyez *Annales d'Hygiène*, tome 2, p. 467) ont conçu l'idée de panifier la pomme de terre à l'aide de la partie caseuse du lait, ce qui serait d'un avantage immense, puisqu'un champ planté de pommes de terre rapporte, année moyenne, sept fois plus de matière nutritive qu'un champ pareil ensemencé en blé, puisque la pomme de terre, qui se gâte assez rapidement, serait désormais conservée sous forme de fécule et pourrait être livrée sur tous les marchés de France à raison de 10 fr. les 100 kilogrammes, puisqu'enfin, par l'augmentation de cette culture, on pourrait élever davantage de bestiaux, et obtenir par là, la quantité de caséum nécessaire à la confection de cette nouvelle espèce de pain.

Biscuit de mer. — C'est une espèce de pain à peine fermenté, privé d'humidité, dont la pâte a été préparée sans levain, avec de l'eau, à la température de 55 degrés, fortement pétrie, comprimée, roulée en feuillets, à l'aide d'un rouleau, et piquée, afin que les surfaces ne

---

[1] *Archives de médecine*, p. 120; janvier 1831.

se détachent pas du centre. Après la cuisson au four, le biscuit est replacé dans des espèces d'étuves, pendant six semaines, pour y être débarrassé des restes d'humidité qu'il pourrait contenir. Le biscuit, contenant, à poids égal, moins d'eau que le pain, nourrit davantage et séjourne plus longtemps dans les organes digestifs. Déjà mentionné par Hippocrate, le biscuit était, dès l'antiquité, employé dans des cas particuliers de régime.

Vermicelle. — C'est la pâte passée à une filière qui lui donne la forme de petits vers; on le mange bouilli dans l'eau avec le beurre, dans le lait ou dans le bouillon; il est d'une digestion facile et nutritif.

Semoule. — C'est la pâte passée à travers le crible qui lui donne la forme de petits grains, ou, comme son nom l'indique, d'une farine grossière. Mêmes préparations; mêmes propriétés.

Macaroni. — C'est la pâte de froment ou de farine de riz moulée en tuyaux. Cette préparation a les mêmes propriétés que les autres; mais, plus épaisse, elle est plus difficilement ramollie et pénétrée par le calorique, que ne le sont les deux précédentes; elle pèse conséquemment dans l'estomac, est difficilement attaquée par cet organe, et n'est jamais donnée aux convalescens.

Bouillie. — C'est la coction dans le lait, des substances féculentes ou simplement des fécules; c'est la moins excitante et la plus nourrissante des préparations auxquelles on les soumet. La bouillie de farine de froment succède ordinairement, pour l'enfance, au lait maternel. Elle ne doit pas être trop épaisse; elle ne convient pas aux enfants très-lymphatiques. Selon M. Carron (ouvrage cité), quand on prépare la bouillie avec du maïs, il ne faut pas le faire préalablement torréfier, parce que

cette opération détruit son principe gommoso-sucré.
Le sagou demande à peu près une demi-heure de cuisson. Il est suffisamment cuit quand il est transparent.
Le salep exige soixante fois son poids de liquide pour
sa solution.

Cuisson dans l'eau. — Les légumes secs, haricots,
pois, fèves et lentilles, avec lesquels on ne fait ordinairement pas de pain, se mangent entiers, cuits dans
l'eau avec des assaisonnements divers, ou bien en *purée*,
espèce de pâte liquide formée de la partie farineuse extraite, par pression, de son enveloppe, après la coction
de la graine. Soumis au premier mode de préparation,
ces légumes séjournent longtemps dans l'estomac, et donnent lieu à un dégagement de gaz dans les intestins. Ils
résistent quelquefois tellement aux forces digestives
qu'on les retrouve intacts dans les matières excrémentielles. Soumis au second mode de préparation, ils sont
plus altérés par les organes digestifs.

Pâtisserie. — La préparation des fécules, connue sous
ce nom, résulte d'un mélange de farine, de beurre,
d'œufs, et quelquefois de matière colorante propre à servir d'enduit et à flatter la vue. Cette préparation est,
en général, malfaisante, tantôt à cause de la rancidité
du beurre qu'on emploie, tantôt à cause de la manière
dont est préparé le mélange. Les pâtisseries les moins
réfractaires aux organes digestifs, sont le *buiscuit*,
préparation composée de farine, de sucre, et aromatisée avec l'eau de fleurs d'oranger; *l'échaudé* est encore
préférable au biscuit : quant aux *tartes* et à la plupart
des *gâteaux* débités dans les rues, ils doivent être entièrement rejetés du régime des enfants.

La composition de la plus grande partie des substances ci-dessus mentionnées (tant céréales que légumineuses), est indiquée dans les divers ouvrages de chimie; nous ne la reproduisons pas, parce que nous ne regardons pas les quantités de fécule contenues dans chacune d'elles comme représentant d'une manière exclusive et absolue leurs qualités nutritives. Dans les substances qui contiennent peu de fécule, il se rencontre du sucre, de la gomme, de l'albumine végétale, des matières végéto-animales, corps qui peuvent, qui doivent même suppléer la trop faible quantité de fécule, et rendre nutritives les substances dont il est question. Les farines légumineuses, dit M. Gay-Lussac, réunies à lla pomme de terre, la rendent plus propre à la nourriture des hommes et à celle des animaux.

L'aliment féculent convient peu aux tempéraments lymphatiques, à moins qu'il ne soit pris sous la forme de pain et associé aux aliments fibrineux. Il convient, au contraire, parfaitement aux tempéraments bilieux, aux constitutions nerveuses, aux personnes sèches, trop actives, à celles chez lesquelles la nutrition a souffert, qui sont convalescentes de gastrites ou de gastro-entérites. Il doit entrer pour beaucoup dans le régime des personnes irritables, dont les passions sont violentes, ou, pour parler plus physiologiquement, dont les sentiments naturels s'élèvent facilement jusqu'au degré de passion. Ces aliments, ainsi que d'autres que nous verrons bientôt, n'ont pas, pour cela, une influence spéciale sur les sensations, sur les actes moraux et intellectuels, de manière à causer une espèce de stupidité : ils ne font, sur les fonctions du cerveau, que ce qu'ils font sur celles des autres viscères : il les calment, les ralentissent, les engourdissent toutes également. C'est parce que toute autre opinion est inadmissible, qu'on ne trouvera pas dans ce travail un article spécial et portant pour titre : *Influence des aliments sur les passions.*

B. FALSIFICATION DES ALIMENTS FÉCULENTS. — Il résulte d'un travail de M. Chevallier, dans lequel ont été recueillis les principaux faits relatifs à la falsification du pain, qu'on le frelate par la fécule de pommes de terre, par celle d'iris de Florence, par le carbonate d'ammoniaque, par le carbonate de potasse, par le carbonate de magnésie, par le sel de morue, par l'alun, par le sulfate de zinc, par le sulfate de cuivre.

D'autres falsifications sont employées par certains fournisseurs d'établissements publics, et avec la coupable connivence des agents de l'administration : elles consistent à sophistiquer les farines de froment avec les farines de féveroles, de mauvais pois, de vesce, de lentilles, etc.

1°. *Falsification du pain par le carbonate d'ammoniaque.* — Elle a pour but de rendre le pain poreux. Son effet est caustique, ou au moins irritant, et se fait sentir sur toutes les muqueuses digestives. — *Moyens de la reconnaître.* Faire digérer dans l'eau le pain coupé par tranches minces; filtrer et évaporer la liqueur jusqu'en consistance d'extrait, et traiter le résidu par la potasse pour en dégager l'ammoniaque. Ce n'est que par le dégagement considérable d'ammoniaque qu'on peut juger qu'il en a été introduit dans le pain, puisque le pain non frelaté fournit de l'ammoniaque.

2°. *Falsification du pain par le carbonate de potasse.* — Elle a pour but de faire lever la pâte et de favoriser la cuisson du pain. — *Moyens de la reconnaître.* Émietté et macéré dans l'eau pendant vingt-quatre heures, il donne à ce liquide la propriété de bleuir le papier de tournesol. Évaporé jusqu'à l'état d'extrait, le liquide cède à l'alcool son carbonate de potasse : cette nouvelle liqueur précipite en jaune-serin par l'hydro-chlorate de platine. — *Autre moyen.* Le pain incinéré donne des cendres très-riches en potasse. On prononce encore ici d'après le plus ou moins de cette substance.

M. Bolland, boulanger de Paris, a bien voulu mettre à ma disposition un de ces pains : la mie en était pleine de taches couleur de rouille, qui, seules, devaient faire soupçonner une substance étrangère à la farine.

3°. *Falsification du pain par le carbonate de magnésie.* — Ce sel améliore le pain fait avec de la mauvaise farine; on en mêle vingt-cinq grains par livre; les cendres de ce pain sont plus blanches. Dissoutes par l'acide acétique, évaporées à siccité, traitées par l'alcool, évaporées de nouveau, traitées par l'eau, elles laissent précipiter la magnésie, si l'on verse dans la liqueur un excès de bicarbonate de potasse.

4°. *Falsification du pain par le sel de morue.* — Elle a lieu dans un but d'économie ; elle est sans effet.

5°. *Falsification du pain par l'alun.* — Elle a pour but de rendre plus blanc le pain fait avec des farines de mauvaise qualité, celles dans lesquelles il entre de la farine de pois, par exemple. — *Effets.* Les mêmes que les précédents. — *Moyens de la reconnaître.* Incinérer 200 grammes de pain, porphyriser les cendres, les dissoudre par l'acide nitrique, évaporer la liqueur à siccité, délayer le produit de l'évaporation dans 20 grammes d'eau distillée, ajouter à la liqueur un excès de potasse pure, chauffer et filtrer; précipiter ensuite l'alumine par l'hy-

7.

drosulfate d'ammoniaque, faire bouillir pour que la précipitation soit complète; recueillir l'alumine pour en déterminer le poids. » (DEVERGIE.)

6°. *Falsification du pain par le sulfate de zinc.* —
Elle a pour but d'économiser la levure et de faire lever
le pain; elle n'atteint pas ce but. — *Effets.* Les mêmes
que les précédentes. — *Moyens de la reconnaître.* Émietter
le pain et le faire macérer dans l'eau; filtrer; chercher à
constater la présence de l'acide sulfurique par le nitrate
de baryte; évaporer, jusqu'en consistance visqueuse, le
reste de la liqueur; verser alors un léger excès d'ammoniaque liquide; agiter et filtrer; rendre la liqueur faiblement acide par l'acide nitrique, et la traiter isolément
par le ferro-cyanate de potasse et l'hydro-sulfate d'ammoniaque pour obtenir des précipités blancs qui déno-
tent la présence du zinc. (DEVERGIE.)

7°, *Falsification du pain par le sulfate de cuivre.* —
Elle a pour but d'économiser la levure et de faire lever le
pain; elle atteint parfaitement ce résultat. Mêmes effets
que les précédents poisons. Celui-ci est néanmoins plus
dangereux, et, sous un plus petit volume, cause la mort
au milieu de douleurs atroces; il est susceptible d'être
absorbé. — *Moyens de la reconnaître.* Faire chauffer
une portion de ce pain dans un creuset ouvert; il brûle
avec une flamme bleue d'abord, et ensuite d'une couleur verte. Si les cendres sont traitées par l'acide sulfurique affaibli, et la dissolution filtrée, celle-ci précipite
brun-marron par le prussiate de potasse, en noir par
l'hydrogène sulfuré, en vert blanchâtre par l'ammoniaque. On reconnaît toujours cette falsification par
l'incinération du pain qui contient le sulfate de cuivre;

mais il ne faut pas se borner à la carbonisation. (Chevallier, Kuhlmann, etc.)

8°. *Falsification du pain par la fécule de pommes de
terre ou celle d'iris de Florence.* — *Motif : cupidité.* —
Suivant M. Devergie (tome II, page 873), il serait impossible de reconnaître ces falsifications. Rien n'est
plus facile pourtant, et si l'on ne peut se procurer un
peu de la farine qui a servi à faire le pain, on rencontre
presque toujours dans ce pain un de ces grumeaux intacts que les boulangers nomment des *marrons.* Or cela
suffit, comme nous allons le voir en parlant des farines.

9°. *Falsification de la farine de froment avec les autres farines.* — Elle a lieu dans des vues de cupidité. Les
farines que l'on mêle au froment peuvent être celle de
pommes de terre d'abord, ensuite toutes celles d'un prix
beaucoup moins élevé et de mauvaise qualité, celles de ha-
ricot, par exemple, de vesce, de lentille, etc. Les moyens
donnés par les auteurs de médecine légale pour reconnaître ces falsifications se tirent de l'analyse de la farine,
de la quantité d'eau qu'elle absorbe pour se transformer
en pâte, des proportions de gluten qu'elle contient, de la
comparaison des colorations que donne l'iode aux différents mélanges. Tous ces procédés, très-difficiles pour les
personnes qui ne sont pas habituées aux manipulations chimiques, sont loin d'être infaillibles. Voici le procédé de
M. Bolland pour reconnaître les proportions de fécule de
pommes de terre dans le froment : Prendre 20 grammes
de farine à essayer, en faire une pâte, malaxer cette
pâte dans le creux de la main, sous un très-petit filet
d'eau, pour séparer le gluten, de l'amidon ; faire arriver
dans un vase conique l'eau de lavage, qui entraîne cette
substance ; laisser reposer cette eau pendant une heure ;

ôter celle qui surnage le dépôt, à l'aide d'un siphon ; laisser déposer de nouveau pendant deux heures, aspirer avec une pipette le reste de l'eau qui a encore surmonté le dépôt. Celui-ci est formé par deux couches : l'une supérieure est grise : c'est le gluten non élastique ; l'autre, d'un blanc mat : c'est l'amidon. On enlève, avec une cuiller à café, la couche grise ; on laisse sécher la couche blanche pendant à peu près douze heures, et jusqu'à ce qu'elle soit solide ; on la détache en masse du verre, en lui conservant sa forme conique. S'il existe de la fécule de pommes de terre, comme elle est plus pesante que celle de blé et qu'elle s'est précipitée la première, elle se trouve placée à l'extrémité supérieure du cône. On enlève de cette extrémité, avec un couteau, et successivement, des couches du poids d'un gramme chacune ; on les triture isolément et successivement dans un petit mortier d'agate, avec un peu d'eau froide. La liqueur additionnée d'une goutte de teinture d'iode concentrée, prend immédiatement une belle couleur bleue, tant que les couches éprouvées contiennent de la pomme de terre, et une teinte jaunâtre violacée, quand les couches éprouvées sont prises près de la base du cône, où ne se trouve plus que la fécule de blé. M. Chereau (*Archives*, juin 1829, p. 298) propose, pour découvrir le mélange de fécule de pommes de terre et de farine, la torréfaction et le traitement par l'eau, moyen basé sur ce que la farine pure torréfiée serait très-peu soluble dans l'eau, tandis que la fécule torréfiée se dissout très-bien. J'ai peine à croire à l'efficacité de ce moyen, parce que j'ai, en quelques minutes, donné à un verre d'eau froide, par l'addition d'une ou deux gouttes de teinture d'iode et de quelques parcelles de croûte de pain, une belle couleur bleue, ce qui prouve que la farine torréfiée est soluble dans l'eau, à moins qu'on ne prétende qu'il entrait dans ce pain, de la fécule de pommes de terre. Il existe un moyen, à la portée de tout le monde, de reconnaître, en quelques minutes, la falsification qui nous occupe. Ce moyen résulte des travaux de M. Raspail, et consiste à examiner les diverses farines au microscope : un coup d'œil suffit pour reconnaître les différences dans la forme et la grandeur du grain de fécule; on y joint l'étude des autres caractères physiques. Ainsi, si une farine est présentée comme résultant du froment, et que les grains de fécule les plus gros, au lieu d'atteindre un vingtième de millimètre, restent presque au-dessous d'un quarantième, il sera évident que l'assertion est fausse. On déterminera ensuite la nature des diverses fécules ajoutées par la grandeur, la forme et les autres caractères physiques de leurs grains.

10°. *Falsification de la farine par le plâtre (sulfate de chaux); par la craie (carbonate de chaux).* — Ces falsifications n'ont d'autre résultat que d'augmenter le volume et le poids de la farine à l'aide de substances non alimentaires. Si on les soupçonne, on fait bouillir pendant deux ou trois minutes, dans une livre d'eau distillée, environ deux onces de cette farine : celle-ci est délayée par l'eau, tandis que le plâtre et la craie insolubles dans l'eau, se précipitent au fond du vase.

11°. *Falsification par la céruse (sous-carbonate de plomb).* — *Effets.* Ceux de toutes les préparations saturnines, c'est-à-dire coliques, paralysie, etc. — *Moyens de reconnaître cette falsification.* On délaye la farine dans l'eau bouillante, et l'on obtient la céruse à l'état pulvérulent. Elle est soluble avec effervescence dans l'acide nitrique. Le nitrate résultant précipite en blanc par les alcalis et par les acides sulfurique et hydrochlorique, en jaune par le chrômate de potasse, et en noir par les hydrosulfates.

12°. *Falsification par le blanc de fard (sous-nitrate de bismuth).* — *Effets.* Irritation locale d'abord, puis, par absorption, action sur le système nerveux et le cœur, suivant M. Orfila. — *Moyens de reconnaître cette falsification.* On délaye la farine dans l'eau bouillante, pour en séparer le blanc de fard sous formes de paillettes nacrées. Il se dissout avec effervescence dans l'acide nitrique (Orfila), sans effervescence dans l'acide nitrique (Guibourt). Il prend une couleur noire par l'acide hydrosulfurique [1].

C. Altération des aliments féculents. — 1°. La farine attire rapidement l'humidité de l'air, se pelotonne et s'altère dans l'espace de quelques jours ; alors elle contient moins de gluten. La blatte, le charançon et autres insectes détruisent aussi le gluten de la farine ; on détermine, à l'aide d'une loupe, leur présence ou celle de leurs larves.

2°. *Altération par le sable, provenant de meules trop friables.* — On reconnaît cette altération en délayant la farine dans l'eau froide : le sable se précipite au fond du vase.

3°. *Pain altéré par le seigle ergoté.* — Il produit un empoisonnement caractérisé par des accidents cérébraux et la gangrène des membres.

---

[1] Ces deux dernières falsifications sont indiquées dans la *Médecine légale* de M. Orfila. Il est difficile de croire qu'on les ait jamais mises en usage à Paris ; du moins aucun des renseignements que nous avons pris à cet égard n'a pu constater qu'elles y aient été employées.

On reconnaît la pâte et le pain contenant du seigle ergoté, aux taches violettes qu'ils présentent.

4°. *Altération du grain par la graine de mélampyre.* — Les semences du *melampyrum arvense* (blé de vache), mêlées au froment et réduites en farine avec lui, communiquent au pain une couleur rougeâtre violacée et une saveur désagréable. La teinte violacée ne se développe pas dans la pâte du pain azyme ou non levé. Elle se montre dans la pâte qui, subissant la fermentation panaire, dégage l'acide acétique. Pour découvrir cet semences dans une farine quelconque, M. Dizé[1] donne le moyen suivant, comme le plus prompt et le plus facile: on forme une pâte molle avec la farine à essayer et une suffisante quantité d'acide acétique affaibli de deux tiers d'eau; ou fait cuire dans une cuiller, et, s'il s'y trouve de la graine de mélampyre, l'intérieur du petit pain qui en résulte est coloré en rouge violacé.

5°. *Altération des pommes de terre par la gelée.* — Le docteur Al. Peddie rapporte, dans le *Journal de médecine et de chirurgie d'Édimbourg* (n° d'avril 1833), un cas de gangrène et deux cas d'hydropisie qu'il croit déterminés par l'usage exclusif des pommes de terre de mauvaise qualité. Ces pommes de terre, trouvées à la surface de la terre et rejetées par les cultivateurs, étaient gelées, aqueuses; quelques-unes étaient vertes, d'autres d'un pourpre foncé, et elles avaient toutes un goût amer très-prononcé: cette alimentation avait duré plus de six semaines. Ces pommes de terre étaient si mauvaises, qu'elles inspiraient un vif dégoût à la malheu-

[1] *Mémoires de l'Académie royale de médecine,* t. III, p. 340; in-4°; Paris, 1837.

reuse famille qui en faisait usage, malgré les divers modes de préparation imaginés pour les rendre moins désagréables. Après avoir usé de cette nourriture pendant quelques jours, toute la famille fut prise de violentes tranchées dans les intestins, suivies d'une diarrhée aqueuse et verte. Ces symptômes fâcheux persistèrent, à de courts intervalles, pendant tout le temps que cette alimentation fut continuée; mais les enfants ne les avaient pas éprouvés avec autant d'intensité et de constance que leurs parents, ce qui fut attribué à ce qu'ils recevaient quelquefois du pain de quelques voisins.

Des phénomènes semblables sont produits, chez les chevaux et les bestiaux, par l'ingestion des pommes de terre qui ont subi l'influence de la gelée. Le docteur Peddie s'est assuré que, si l'on nourrit ces animaux avec de telles pommes de terre, même pendant un petit espace de temps, ils deviennent inévitablement hydropiques, à moins qu'on ne leur donne en même temps une abondante ration de fourrage. Dans le Bauff-shire, ces hydropisies sont très-communes parmi les bestiaux, que l'on nourrit trop exclusivement de cette manière. Les symptômes qui sont engendrés par cette alimentation, sont : d'abord des tranchées qui s'annoncent par l'agitation de la tête, les mouvements des membres, surtout ceux de derrière, parce que les animaux qui souffrent se roulent par terre; ensuite, il se manifeste des évacuations écumeuses, et la respiration devient difficile. Enfin il se forme un épanchement de sérosité qui devient promptement mortel, si les forts purgatifs, les diurétiques, et, pour dernière ressource, la paracentèse, ne réussissent pas. Suivant le docteur Peddie, l'absence de l'hydropisie chez le père et la mère des

enfants qui sont les objets de ses observations, vient de
ce que la diarrhée avait été intense ; il pense que si la nature avait, chez les enfants, fait les mêmes efforts pour
rejeter le poison, ils auraient évité l'épanchement fatal.
Il y avait, chez un des enfants, dégénération des glandes
mésentériques, telle qu'il était impossible que les liquides y pussent circuler librement.

Les pommes de terre qui ne sont pas entièrement
mûres, donnent aussi lieu à des coliques et à d'autres
accidents plus ou moins graves.

D. CONSERVATION DES ALIMENTS FÉCULENTS. — On
conserve les pommes de terre en les mettant dans un
lieu où elles soient à l'abri de la gelée, en plaçant dans
le tas, lorsqu'on en amoncelle une grande quantité,
quelques branchages entrecroisés, propres à former des
espaces vides qui puissent laisser dégager les gaz qui
pourraient résulter de la fermentation intestine de
quelques pommes de terre meurtries. On conserve encore les pommes de terre en les privant du contact de
l'air extérieur : pour cela, on les place dans des tonneaux qu'à cet effet on a préalablement défoncés, et
qu'on refonce ensuite lorsqu'elles y sont contenues.

Les farines sont altérées, dans les voyages de long
cours, par les insectes ou l'humidité. Franklin a proposé de faire doubler en étain les tonneaux destinés à
contenir la farine et le biscuit. L'effet de ce procédé
a réussi au capitaine King, qui a ramené en Angleterre les vaisseaux du capitaine Cook. Beaucoup de ca-
pitaines font tout simplement brûler des mèches sou-
frées, dans les soûtes des vaisseaux, pour détruire les
insectes qui attaquent le biscuit. Si, malgré ces précautions, cet aliment vient à être altéré, il faut le sou-

mettre de nouveau à la chaleur du four, qui a le double avantage de le priver d'humidité et de détruire les insectes et leurs larves.

M. Sochet, officier du génie maritime, a inventé un nouveau système de four, à l'aide duquel on pourra désormais se passer de biscuit, obtenir quatre fournées par heure, d'un pain d'aussi bonne qualité que celui qui est confectionné dans les meilleurs fours, et remplacer par du charbon de terre le bois, dont l'encombrement est immense dans les bâtiments de guerre. Ce four, qui donne une économie si considérable de combustible et de temps, consiste en une sorte de tube horizontal en fonte de fer, sans ouverture à l'une de ses extrémités, où il se termine en forme de calotte sphérique ; et offrant à l'autre une porte de la dimension requise pour l'enfournage. Les pains se placent au milieu de la capacité, sur un plateau en tôle, disposé de manière qu'il n'adhère point au four, et que celui-ci puisse recevoir un mouvement de rotation sur deux tourillons, comme un cylindre à rôtir le café, sans que le plateau y participe et cesse de conserver son immobilité. La chaleur se communique successivement à toute la surface extérieure, au moyen du mouvement de rotation, et cette chaleur, rayonnant dans tous les sens sur les pains qui y sont renfermés, opère la cuisson rapidement et également. »

Nous avons abrégé et nous aurions pu retrancher de cette seconde édition le détail de tous les moyens chimiques de reconnaître les falsifications des farines et du pain, dont nous avons fait mention dans notre première édition; l'usage paraît en effet désormais placer dans les traités de médecine légale les falsifications alimentaires.

ARTICLE VI.

Effets des aliments mucilagineux.

On pourrait appeler également ces aliments, *gom-meux*; car le mucilage, qui en est la base, n'est autre chose que la gomme, c'est-à-dire un produit immédiat, incristallisable, insoluble dans l'alcool, formant avec l'eau un mucilage, se présentant sous la forme de petites masses jaunâtres, transparentes, fragiles et faciles à réduire en poudre, composé, suivant MM. Gay-Lussac et Thénard, de carbone 42,23, oxygène 50,84, hydrogène 6,93.

Dans les substances mucilagineuses qui nous servent d'aliments, le mucilage n'existe jamais seul; s'il s'y trouvait même en quantité trop considérable, elles seraient trop peu stimulantes pour exciter la force assimilatrice de l'estomac, et seraient rendues par le vomissement, ou au moins sans être digérées. La nature a toujours associé dans ces substances le mucilage à quelque corps amer, sucré, âcre ou acide, etc.

Effet local. — En général, l'aliment mucilagineux excite peu la membrane muqueuse de l'estomac, ou du moins la force assimilatrice de ce viscère; il ne séjourne pas longtemps dans le tube digestif, contient peu de molécules alibiles, laisse plus de résidu que les aliments précédents; et ce résidu est beaucoup moins altéré (*voyez* les généralités de cette section).

Effet général. — L'aliment mucilagineux développe peu de chaleur, est peu nutritif, produit un grand relâchement de tous les tissus, et diminue d'une manière remarquable l'énergie de toutes les fonctions. Malgré la fécule verte qu'il contient quelquefois, il ne peut servir à la nutrition que quand il est associé à l'aliment farineux. Il compose alors un régime nourrissant, calmant, et bien propre à ralentir l'activité de tous les mouvements vitaux.

A cette classe d'aliments se rapportent les suivants :

Carotte.	Cardon.
Betterave.	Haricots verts.
Navet.	Petits pois verts.
Salsifis.	Courge.
Panais.	Concombre.
Asperge.	Melon.
Laitue.	Potiron.
Chicorée.	Topinambours.
Épinards.	Choux.
Bette.	Choux-fleurs.
Blette.	Choux-broccoli.
Escarole.	Oseille.
Mâche.	Rave.
Artichaut.	Radis.

Les aliments mucilagineux conviennent en général aux personnes pléthoriques, irritables, etc.; associés aux féculents, ils sont favorables aux tempéraments bilieux et nerveux. Ils ne conviennent pas aux tempéraments lymphatiques. Les personnes dont l'assimilation est très-active et qui sont sujettes aux congestions sanguines du poumon ou autres organes, feront usage avec beaucoup de succès de l'alimentation mucilagineuse associée aux aliments féculents. Les aliments mucilagineux, diminuant l'activité de toutes les fonctions, sont employés avec avantage pour remédier aux passions, donner moins de prise aux affections violentes, rappeler à leur rhythme naturel les fonctions du cœur et des poumons, etc. Cette alimentation ne saurait convenir aux hommes dont les travaux exigent l'emploi de forces musculaires considérables.

Bien que la base des aliments que nous venons d'indiquer soit le mucilage, il entre dans la composition de quelques-uns, certains principes qui différencient un peu leurs effets.

Artichaut. — Cet aliment, par exemple, produit presque, sur quelques personnes, l'effet du café.

Navet. — Il contient un principe âcre commun aux crucifères; mais ce principe n'a aucun effet sur l'économie, parce qu'il se dissipe par la cuisson, et ne laisse plus qu'un mucilage aqueux, doux et sucré, qui constitue un aliment extrêmement adoucissant.

Chicorée. — Son principe amer disparaît également par la cuisson ; elle constitue alors un aliment émollient et très-léger.

Oseille. — Son principe mucilagineux est uni à un acide très-marqué. Suivant M. Magendie, son abus pourrait déterminer la *gravelle jaune* ou *d'oxalate de chaux*.

Radis et raves. — Ils contiennent, unis au mucilage, un principe âcre très-marqué, sont difficilement digérés, occasionnent des rapports d'une nature semblable au principe aromatique qu'ils renferment.

Le radis noir ou *raifort* contient le principe volatil dont nous venons de parler, plus encore que les deux aliments précédents; il a une saveur âcre très-piquante, une odeur fortement pénétrante. On le mange cru, plutôt comme assaisonnement que comme aliment; il est très-stimulant, et cependant il résiste quelquefois assez à l'action de l'estomac.

Melon. — Il a des propriétés douces, peu excitantes, quelquefois fades, associées à un parenchyme assez ferme. C'est pour cela qu'il séjourne si longtemps dans l'estomac de certaines personnes, s'il n'est associé à quelque stimulant, comme le sel, le poivre, etc.

On trouve à Marseille une espèce de melon dont le parenchyme, dénué de toute consistance, ne peut résister à l'action de l'estomac : c'est la *pastèque* ou *melon d'eau*, avec laquelle se désaltèrent les habitants des contrées méridionales. Elle est d'une forme ovale, sa peau est lisse, d'un vert foncé ; ses graines sont noires, et son parenchyme, d'un rose clair, est si aqueux, qu'il se fond sous la moindre pression des doigts. Cette espèce de melon n'est, à proprement parler, qu'une liqueur douce et légèrement sucrée, déposée dans un tissu aréolaire très-lâche ; elle n'est que très-rafraîchissante, et ne peut constituer un aliment.

A. Préparation. — La plupart des aliments mucilagineux se mangent cuits dans l'eau, qui les débarrasse ordinairement de leurs principes âcres ou aromatiques. Pour qu'ils ne perdent pas toutes les qualités douces qui en font la base, ils ne doivent point être assaisonnés avec des épices. Mangés crus, ils contiennent souvent un principe excitant. Les assaisonnements avec lesquels on mange l'artichaut ne sont propres qu'à accroître sa propriété somnifuge.

Continuation de l'article VI.

Fruits. — Ils sont en général composés de mucilage, de gelée végétale, de sucre, d'eau, des acides malique, acétique, citrique, tartarique, oxalique et gallique. Quelques fruits conservent, étant mûrs, le principe acerbe qu'ils contenaient avant leur maturité.

Effets. — En général les fruits séjournent peu sur le tube digestif. M. G. H. Nick prétend (*Archives*, mai 1831, page 112) qu'après l'ingestion des fruits, le nombre des pulsations diminue un peu; mais il n'indique pas après qu'elle espèce de fruits. Les fruits desséchés séjournent plus sur l'estomac que les fruits frais; les fruits mûrs, plus que les fruits verts; les fruits où le mucilage et le sucre sont très-concentrés, plus que ceux dans lesquels ces corps sont très-étendus d'eau. Les fruits sont d'autant plus nourrissants, qu'ils sont plus abondamment doués des propriétés qui prolongent leur séjour dans l'estomac.

Aux plus nourrissants se rapportent :

Les figues, surtout les sèches.	Les raisins secs.
Les dattes.	Les pruneaux.

Les moins nourrissants sont :

Les oranges.	Les framboises.
Les groseilles.	Les mûres.
Les cerises.	Les pêches.
Les fraises.	

Les fruits conviennent presque à tout le monde; mais les mêmes fruits ne conviennent pas à tous les tempé-

II.   8

raments, et notre goût, dans ce cas, est un guide infaillible; ainsi, les mucilagineux fades ne seront pas digérés sans assaisonnement par les personnes d'un tempérament lymphatique, qui ont du dégoût pour ces fruits,
et auxquelles conviennent mieux les fruits acerbes. Les
fruits acides incommoderont les personnes irritables,
auxquelles conviennent mieux les mucilagineux sucrés;
tandis que les individus d'un tempérament sanguin et
bilieux savoureront avec délices les fruits acidules, qui
leur sont si utiles pendant les chaleurs de l'atmosphère.

C'est pendant les saisons et dans les climats où la nature les produit, que les divers fruits doivent être mis en
usage; et dans leur choix, je le répète, le plaisir et le
goût sont d'aussi bons guides que l'expérience du médecin.

Les fruits ne peuvent constituer la nourriture exclusive de l'homme. Ils ne peuvent surtout entrer que pour
très-peu dans le régime des habitants des contrées sep-
tentrionales, et dans celui des hommes adonnés à de
grandes fatigues.

A. Préparation. — Le trop d'acidité des fruits est
détruit par le sucre. Ce mode de préparation convient à
la groseille; il convient encore aux fruits muqueux qui
n'ont pas assez de saveur.

Coction. — La dureté du parenchyme des fruits peut
être détruite par la coction simple ou par la coction
dans l'eau et le sucre. Ce mode de préparation rend
les pommes plus digestibles; il supplée encore à leur maturité, mais imparfaitement. Les fruits mangés cuits
avant leur maturité sont toujours dénués de saveur,
quoique moins malfaisants que lorsqu'ils sont mangés
crus. L'acerbité des fruits peut aussi être dissipée par
la coction ou par leur altération spontanée.

Glaces et sorbets. — Ils résultent du mélange des fruits acidules avec le sucre, la crême et l'eau glacée. Ces substances peuvent, par la réaction qui suit un froid violent, causer des gastrites; elles peuvent aussi, par l'action directe du froid, arrêter la digestion lorsqu'elles sont prises après le repas. Elles sont nuisibles aux dents.

Gelée. — C'est la matière tremblante en laquelle se transforme le suc des fruits acides soumis à la coction avec le sucre; ces préparations sont agréables, saines et légères.

Les fruits conservés dans l'alcool sont malfaisants : leur parenchyme se durcit et s'imprègne des propriétés stimulantes de ce liquide (voyez *Alcool*).

Les fruits ont souvent été accusés de produire des épidémies de dysenteries : en supposant qu'aucune autre cause que les fruits n'ait concouru à la production de ces épidémies, c'est le défaut de maturité des fruits, dû à des étés trop froids, et l'usage immodéré de ces mauvais fruits dans des circonstances propres déjà par elles-mêmes au développement de ces maladies, qu'on doit seuls accuser.

———

ARTICLE VII.

Effets des aliments oléagino-féculents.

La base qui donne le nom à cette classe d'aliments est, outre la fécule, sur laquelle nous ne reviendrons pas, l'huile, liquide légèrement odorant, doué d'une saveur faible, d'une couleur jaunâtre ou jaune-verdâtre, d'une pesanteur spécifique moindre que celle de l'eau, composé de 1,000 parties de vapeur de carbone, de 1,437 de gaz hydrogène et 46 d'oxygène en volume.

8.

Les aliments oléagino-féculents ne sont autres que les graines huileuses.

Effets. — Elles auraient les mêmes effets que les substances féculentes, si l'huile ne les rendait un peu plus lourdes, c'est-à-dire moins facilement attaquables par les organes d'assimilation. Quelques-unes contiennent cependant un principe amer, l'acide prussique, qui en rend la digestion moins pénible; mais on fait peu d'usage de celles-ci. En général, les graines huileuses sont nutritives et peu excitantes quand elles sont fraîches.

Les plus usitées sont :

Les amandes douces.	Les noix.
Les faînes.	La noix du cocotier.
Les noisettes.	Le cacao.

Les quatre premières graines de cette liste se mangent dans nos climats, sans préparation; une opinion vulgaire les accuse de gâter la voix. L'excitation légère du gosier, qu'elles déterminent, tient d'abord à leur pellicule, qui est un peu âcre et qui doit toujours être enlevée; mais ensuite, comme l'effet a encore lieu lorsque la pellicule a été enlevée, il ne peut être attribué, je crois, qu'à l'action purement mécanique qu'exercent sur les voies aériennes les morceaux extrêmement ténus de la noix qui s'attachent à la membrane muqueuse du gosier. L'obstacle qu'elles apportent à la perfection du chant ne peut s'expliquer que de cette manière, puisque l'analyse chimique de l'aliment n'y démontre la présence, lorsqu'il est frais, d'aucun principe irritant, et que, longtemps après l'usage des noix, si l'on se gargarise le gosier, on voit sortir, mêlée à l'eau que l'on rejette, une quantité plus ou moins grande de parcelles de ces graines.

Des observations faites en Allemagne, ont prouvé que l'amande des faînes, soit fraîche, soit conservée, est un aliment dangereux pour les animaux et pour l'homme; que le principe délétère ne réside pas uniquement dans la pellicule; que des quantités peu considérables suffisent pour déterminer des accidents très-manifestes: enfin, qu'un usage immodéré de ces fruits pourrait, surtout chez des sujets faibles, avoir des suites très-graves, si le sentiment de malaise qu'ils produisent promptement n'empêchait d'en manger avec excès. Les symptômes éprouvés sont des nausées, des vomissements, des coliques, de la céphalalgie. Le principe délétère est inconnu.

La noix de cocotier, qui contient en grande abondance une substance mucoso-sucrée, constitue, en Asie et en Amérique, un aliment doux et rafraîchissant. On peut tirer de cette noix, avant la maturité du coco, jusqu'à trois livres d'une liqueur douce, claire et odorante, qui, à mesure que le fruit mûrit, se convertit en moelle blanchâtre, puis en chair blanche et ferme, de manière qu'il ne reste plus dans l'intérieur de l'amande que très-peu de liqueur.

L'amande de cacao, qui contient une grande quantité d'huile épaisse, est digérée difficilement sans préparation.

A. Préparation. — La plupart des graines huileuses se mangent sans préparation; on ajoute aux noix, du sel, de l'eau, du verjus ou du vinaigre : cette préparation les rend digestibles.

Avec le cacao on prépare le chocolat, qui résulte de

parties égales d'amandes torréfiées et de sucre. Il se prend ou sec en tablettes, ou bouilli dans l'eau ou dans le lait. Il constitue un aliment très-doux, assez nourrissant. Dans cet état de simplicité, il n'a aucune propriété excitante; mais il est quelquefois digéré difficilement, à cause du peu d'action qu'il sollicite de la part de l'estomac. On a coutume de remédier à cette propriété trop peu excitante du chocolat, en triturant avec le sucre qui doit entrer dans la pâte, trois onces de vanille et deux onces de cannelle, pour une quantité de vingt livres de chocolat; mais alors il perd ses propriétés adoucissantes. Je n'ai pas besoin de dire qu'il en acquiert d'incendiaires quand on mêle à la pâte, comme le font les Mexicains, le piment, le gingembre et le girofle.

Les graines huileuses, sans préparation, conviennent peu aux personnes dont l'estomac n'est pas sain et doué d'énergie; au reste, elles ne constituent qu'une faible partie de l'alimentation, puisqu'on n'en fait usage qu'au dessert, en petite quantité et mêlées au pain. Elles sont nuisibles aux personnes dont les voies aériennes sont irritables; au contraire, le chocolat est, lorsqu'on n'y fait entrer aucun aromate, très-convenable aux estomacs irritables, aux tempéraments nerveux, aux personnes dont les travaux exigent peu de mouvements et l'emploi de peu de forces musculaires.

B. ALTÉRATIONS ET FALSIFICATIONS. — Les graines huileuses sont toutes susceptibles de devenir très-irritantes quand elles ont été longtemps conservées; l'huile qu'elles contiennent devient rance et leur communique un goût âcre. Dans cet état, elles agissent à la manière des poisons âcres : elles sont au moins très-nuisibles aux estomacs irritables.

La cupidité mercantile fait mêler, dans la France, surtout en temps de guerre maritime, diverses fécules au
chocolat; cette fraude n'a d'autre effet que d'augmenter
un peu ses propriétés nutritives. On la découvre en
comparant les chocolats falsifiés avec le bon chocolat;
celui-ci ne présente dans sa cassure, rien de graveleux,
il se fond dans la bouche, en y faisant naître la sensation
d'une espèce de fraîcheur. Cuit dans l'eau et refroidi, il
n'a qu'une faible consistance et ne se prend point en
gelée. Lorsqu'au contraire le chocolat contient une fécule (c'est ordinairement celle de pois ou de lentille,
qui se lie mieux que les autres espèces), il répand dans
la bouche un goût pâteux; en le préparant, il exhale,
au premier bouillon, une odeur de colle; il se prend en
gelée par le refroidissement. Un autre moyen consiste
dans le procédé suivant : on fait bouillir pendant huit ou
dix minutes une partie de chocolat avec vingt-cinq parties d'eau distillée, afin de dissoudre la fécule faisant
partie de la farine; on verse dans la liqueur quelques
gouttes de teinture d'iode : elle devient d'un beau bleu.

Si le chocolat ne se dissout point entièrement et
laisse au fond de la tasse quelques petits corps, c'est
une preuve qu'il n'a point été bien criblé.

S'il est fait avec du cacao avarié, il offre une saveur
de moisi.

Si par la vétusté il contracte une odeur rance ou de
fromage, c'est une preuve qu'il entre dans sa composition des graisses ou du beurre.

Un journal (*la Sentinelle des Pyrénées*) a signalé,
en 1835, l'augmentation du poids des chocolats à bas
prix, par le sulfure de mercure, l'oxyde rouge de mercure, l'oxyde de plomb et les terres rouges ocracées.

Examiné à la loupe, ce chocolat présente des traînées d'une couleur rouge-brique, encore plus vive par conséquent que celle du bon chocolat. Délayé dans une grande quantité d'eau et bien agité, il donne également un dépôt plus rouge : ce dépôt, calciné, présente du mercure sur les parois du tube, si c'est avec l'oxyde rouge de ce métal que le chocolat a été falsifié, et forme, avec l'acide nitrique, un nitrate de plomb, si la falsification a eu lieu avec l'oxyde de plomb.

ARTICLE VIII.

Effets des aliments caséeux.

Ces aliments comprennent le lait et ses préparations.

Plusieurs espèces de lait servent à la nourriture de l'homme : elles diffèrent un peu par leur composition.

Le lait de *vache* est formé, d'après Fourcroy et Vauquelin, d'eau et d'acide acétique libre, de 0,02 de sucre de lait, d'une matière animale analogue au gluten fermenté, d'hydrochlorate et d'hydrophlorate de potasse (fluate), et d'hydrochlorate de soude : ces principes sont dissous dans le lait. Il renferme en outre 0,08 de matière butyreuse, de 0,006 à 0,007 de phosphates de magnésie, de chaux et de fer, substances qui se trouvent seulement en suspension ; il contient encore 0,1 de caséum. Abandonné à lui-même, il se sépare en trois parties : crême, caséum et petit-lait.

D'après Deyeux et Parmentier, et les ouvrages élémentaires qui ont reproduit l'opinion de ces chimistes, le lait de *femme* renferme plus de sucre de lait et plus de crême, et moins de caséum que le lait de vache. Il ne peut être coagulé, il a peu de consistance; sa crême ne fournit point de beurre, même par une agitation très-prolongée. Il est d'autant plus séreux et moins nourrissant, qu'on le recueille à une époque moins éloignée de l'accouchement. — Le lait de *chèvre* est analogue au lait de vache; seulement sa matière butyreuse est plus solide. — Le lait de *jument* tient le milieu, par sa consistance, entre le lait de femme et celui de vache. Il fournit une crême qui ne donne point de beurre; son caséum est plus mou que celui du lait de vache; il contient plus de sérum que ce dernier. — Le lait d'*ânesse* a aussi beaucoup d'analogie avec celui de femme; il contient moins de crême, un caséum plus mou et un peu plus abondant; le beurre ne se sépare qu'avec difficulté de ce lait, qui, par sa saveur, son odeur, sa consistance, ressemble à celui de la femme.

Rapprochons de ces opinions qui, depuis longtemps, ont cours dans la science, l'analyse du lait de vache et du lait de chèvre, par MM. Van Stiptrian, Liuscius et Bondt; l'analyse du lait de femme, par Meggenhofen, et l'analyse du lait d'ânesse, par M. Péligot.

	LAIT de femme.	LAIT de vache.	LAIT de chèvre.
Beurre..............	8,97	2,68	4,56
Sucre de lait.......	1,20	3,68	9,12
Matière caséeuse...	1,93	8,95	4,38
Matières solides...	12,10	15,31	18,06
Eau.................	87,90	84,69	81,94
	100,00	100,00	100,00

D'après une moyenne tirée de seize analyses, cent parties de lait d'ânesse renferment :

Matières solides...	9,53	1,29 beurre.
Eau..............	90,47	6,29 sucre de lait.
		1,95 caséum.
100,00	9,53	

La densité de ce dernier lait, d'après M. Péligot, varie entre 1030 et 1035, la densité de l'eau étant représentée par 1000; elle est à peu près la même que celle du lait de vache, lequel renferme cependant un poids plus considérable de matières solides. Ce résultat, qui paraît contradictoire, s'explique en raison de la grande quantité de beurre que renferme le dernier lait, comparativement à celle que contient le lait d'ânesse : cette quantité tend à diminuer la densité.

Disons enfin que, d'après M. Donné (*Lettre à l'Académie des Sciences,* du 4 septembre 1837), le lait est constamment alcalin dans l'espèce humaine et chez la vache, l'ânesse, la chèvre, etc., quoique l'on dise positivement le contraire dans les traités de chimie.

Ces dernières analyses sont, comme on le voit, quelque peu différentes de celles de Déyeux et Parmentier, puisqu'il en résulte que le lait de femme, qu'on disait ne pouvoir point fournir de beurre, est celui qui en contient le plus; qu'au contraire il contient moins de sucre de lait que le lait de vache, bien qu'on ait prétendu qu'il en contenait davantage, etc., etc.

La première de ces dissidences n'est probablement qu'apparente, et vient sans doute de ce que, pour les médecins étrangers que nous avons cités, les mots *beurre* et *créme* sont synonymes; et cette opinion que le mot *beurre* remplace le mot *créme* est d'autant plus probable, que ce dernier mot n'est pas énoncé parmi les noms des trois parties constituantes du lait.

Enfin, bien que dans l'analyse comparative des laits de femme, de vache, de chèvre, ces auteurs étrangers n'aient pas, comme l'a fait M. Péligot, tenu compte de la nourriture dont faisaient usage les animaux, et de quelques autres circonstances qui influent sur la composition du lait, il n'en paraît pas moins à peu près certain que le lait d'anesse, qu'on emploie si fréquemment comme moyen hygiénique et thérapeutique, diffère des autres par une proportion plus considérable de sucre.

Un autre résultat des expériences de M. Péligot, contradictoire avec celui que jusqu'à présent on avait cru observer, c'est que plus le lait séjourne dans les mamelles, plus il s'appauvrit; en un mot, le lait contient plus de beurre, de sucre de lait et de caséum, et moins d'eau, six heures après la dernière traite, qu'après douze heures.

Enfin, un dernier résultat des expériences de M. Péligot, qui concorde avec celles de Déyeux et Parmentier, c'est que, dans une même traite, le lait le plus riche est celui qu'on obtient le dernier. Le lait de vache tiré le dernier est plus chargé de beurre que le premier, et par conséquent spécifiquement plus léger. Ce dernier résultat des expériences de M. Péligot conduit naturellement à prescrire aux enfants ou aux valétudinaires, pour lesquels on veut un lait léger, la première portion d'une traite faite après un long intervalle, et aux personnes pour lesquelles on veut un lait riche en principes nutritifs, le lait récolté le dernier dans une même traite et après un court espace de temps.

Effet local du lait. — Peu de temps après être arrivé dans l'estomac, le lait se caille. Des deux parties qui en résultent, le sérum est absorbé soit dans l'estomac, soit dans l'intestin grêle; le caillot formé par le caséum est au contraire digéré, et le chyme qui en résulte parcourt, comme celui qui vient de tout autre aliment, toute la longueur du tube digestif. Il agit sur cet appareil à la manière de tous les aliments doux, à la tête desquels on pourrait le placer; il y séjourne peu, et n'y active guère la circulation capillaire. Il est quelquefois promptement rejeté de l'intestin, et d'autant plus promptement, que les personnes qui en font occasionnellement usage sont habituées à une nourriture plus excitante; d'autres fois, et principalement dans des circonstances opposées, le lait produit la constipation. Hippocrate, qui attribuait au lait, et particulièrement à ceux de jument et d'ânesse, une propriété laxative, regardait celui de brebis et de chèvre comme resserrant.

Effet général. — Ni la digestion du lait, ni l'hématose du chyle qu'il fournit, n'élèvent sensiblement la température du corps, n'accélèrent aucune fonction, hors celle du rein, qui se trouve forcé à débarrasser l'économie de la partie non nutritive du lait. En général, le lait est d'autant plus nutritif que le sérum y entre dans des proportions moins considérables.

Effets consécutifs. — Les effets consécutifs du lait, lorsqu'il est parfaitement digéré, sont donc sur l'économie presque analogues à ceux des végétaux mucilagineux, des fruits mucoso-sucrés, etc. Cependant il paraît plus propre que ceux-ci à communiquer de l'embonpoint, une pléthore graisseuse. Ce qui prouve qu'il fournit à l'alimentation d'abondants matériaux, c'est l'accroissement rapide que, dans les premiers temps de la vie, prennent les jeunes animaux, et l'ample provision de sucs qu'ils font, sans user d'autre nourriture que de lait.

On a souvent répété que le lait a une influence spéciale sur le moral, qu'il calme les passions, qu'il communique de la douceur au caractère des peuplades qui en font usage, etc. Il est inexact d'attribuer des effets spéciaux, à des modificateurs généraux de l'économie : le lait calme les passions comme il calme la respiration; il communique de la douceur au caractère comme il communique de la lenteur aux mouvements; mais il n'agit pas autrement.

Le lait est la nourriture de l'homme au premier âge. Pris seul, cet aliment lui devient néanmoins bientôt insuffisant, et le donner pour seul aliment à l'enfant dont les dents sont poussées, serait méconnaître les besoins de l'organisme, auquel deviennent nécessaires une alimentation plus forte et plus d'obstacles de la part des aliments. Les fécules sont alors ceux qu'on associe avec le plus d'avantage au lait, lorsqu'on veut augmenter ses propriétés nutritives sans diminuer ses propriétés adoucissantes.

Le lait convient, en général, aux sujets nerveux; son usage, longtemps continué, est propre à ramener à son type naturel une sensibilité exagérée, une irritabilité portée, par l'abus des stimulants, au delà des bornes nécessaires à l'entretien de la vie. Il est surtout propre à redonner aux organes cette fraîcheur, ce coloris, ce léger embonpoint, cette jeunesse, que fait perdre, dans

les grandes villes, l'abus des stimulants de toute espèce.
Aussi l'expérience a-t-elle démontré que le lait convient
aux personnes dont la nutrition a été écartée de son
type normal, par l'action des substances minérales, telles
que le mercure, l'or, l'arsenic, le cuivre, etc., et tout
le monde sait qu'il est un contre-poison des sels de zinc,
d'étain, de plomb, de cuivre, de mercure.

Le lait pris dans les grandes villes ne produit pourtant plus, comme aliment, tous ces effets avantageux,
et pour beaucoup de raisons. D'abord, il est la plupart du temps falsifié. Seconde raison : il ne vaut rien,
même quand il est naturel, s'il provient de vaches
nourries à la ville, à Paris surtout; car elles y sont
renfermées dans des espaces étroits, mal aérés, souvent dans des caves humides; elles y sont nourries de
verdure, c'est-à-dire des débris des marchés, feuilles de
rebut de légumes et de salade; elles manquent d'exercice, et sont presque toutes phthisiques. Troisième raison : les organes de la plupart des habitants des
grandes villes sont soumis à trop de causes qui les éloignent de l'état naturel, pour qu'on puisse, au milieu
même de l'action de celles-ci, user d'un moyen bon
en lui-même, mais qui n'est plus en harmonie avec
les agents de surexcitation et de faiblesse qui surgissent
de toutes parts. Ces différentes raisons expliquent pourquoi, à Paris, un enfant dépérit avec du lait, et conserve sa santé avec du bouillon; pourquoi, dans la même
ville, tant de femmes du peuple, qui se nourrissent de
pain et de lait, sont dans un si déplorable état, tandis
que celles qui se nourrissent de viandes et d'alcooliques,
jouissent d'une santé si florissante. Il semble qu'on soit
obligé, dans les grandes villes, de hâter la combustion

de la vie, pour que son flambeau ne s'éteigne pas, ou, ce qui revient au même, d'employer, au préjudice de la durée de la vie, tous les moyens qui en assurent l'exercice pour le moment présent. Le lait doit donc être pris à la campagne, si l'on veut qu'il produise tous les avantages indiqués. De plus, il ne faut lui associer que les aliments féculents, si l'on ne veut pas voir neutralisée l'action qu'il détermine dans la texture des organes.

Le lait est éminemment contraire aux tempéraments lymphatiques, aux personnes renfermées dans des lieux bas, humides et mal aérés, ces personnes fussent-elles des enfants; il faut à tous ces individus, des aliments qui excitent plus de réaction que ne le fait le lait, pourvu toutefois que l'estomac soit dans un état d'intégrité parfaite.

Les inconvénients qu'a le lait, pris seul ou joint aux farineux, de causer aux habitants des pays bas et humides une lenteur de toutes les fonctions, un empâtement souvent morbide de tous les tissus, ces inconvénients n'existent plus pour l'habitant des pays élevés. Il trouve dans les qualités stimulantes de l'air vif et sec qu'il respire, une compensation aux qualités adoucissantes et tempérantes du lait, qui, à son tour, lui offre un puissant moyen de diminuer l'activité des mouvements vitaux, toujours si rapide dans les lieux élevés. Cette heureuse combinaison se fait sans nuire en rien aux forces de l'individu. La preuve de ce que je viens d'avancer se rencontre chez les robustes montagnards de la Suisse, qui, tout en se nourrissant de lait, ne sont jamais attaqués d'irritations lymphatiques, comme le sont les habitants des vallées.

Des différentes espèces de lait dont nous avons présenté la composition, celui d'ânesse et celui de jument ont, à peu de chose près, les mêmes propriétés : on les regardait, avant les analyses récemment faites, comme se rapprochant de celui de la femme. Si ces analyses sont exactes, ils s'en éloigneraient au contraire beaucoup.

Nous ne saurions donc trop le dire pour le lait comme pour toute espèce de substance alimentaire : c'est d'après l'expérience qu'on a faite d'un aliment, bien plus que d'après la connaissance des principes qu'il fournit à l'analyse chimique, que le médecin hygiéniste doit se prononcer tant au sujet des propriétés de cet aliment, et de ses effets sur l'organisme, que des cas dans lesquels on doit en user. C'est aussi donc d'après l'observation et l'expérience, que le lait d'ânesse est depuis longtemps regardé comme plus avantageux que les autres espèces, dans les affections d'estomac; que le lait de vache est, pour les besoins hygiéniques de l'homme, préféré à celui des autres ruminants; que l'on croit devoir couper ce lait, soit avec le petit-lait, soit avec un autre liquide, pour l'adapter à la faiblesse des organes du nouveau-né, et le rapprocher, au moins par sa légèreté, de celui que sécrète la femme peu de temps après l'accouchement. Les autres données que la science possède relativement aux qualités distinctives des autres espèces de lait, sont trop contestées aujourd'hui pour pouvoir être émises comme positives.

Ainsi, le lait de vache était, après celui de jument et d'ânesse, regardé comme le plus riche en sucre de lait et en sérum, et comme l'emportant par ses qualités sur le lait des autres ruminants; le lait de chèvre, comme contenant le moins les propriétés adoucissantes communes aux divers laits, comme ne convenant que plusieurs mois après la naissance. Cependant, beaucoup d'enfants, dans certains pays, sont nourris avec le lait de chèvre pur, et beaucoup de malades, épuisés par des affections mortelles, trouvent encore dans ce lait, que l'analyse nous montre le plus riche de tous en matière solide, un aliment en harmonie avec la faiblesse de leurs organes. Revenons donc aux qualités communes aux différentes espèces de lait.

Le lait des animaux diffère de qualités suivant les aliments dont ils se nourrissent. Il est plus aqueux et moins nutritif quand les animaux sont nourris avec les végétaux frais des marais : ces joncs et ces laîches ne donnent qu'un lait fade et séreux. Le lait des vaches qui paissent sur le penchant des coteaux est, au contraire, plus riche de propriétés nutritives. D'après les expériences de M. Péligot, les betteraves rouges seraient, au moins pour les ânesses, la nourriture qui fournit le lait le plus riche en matières solides; le mélange de luzerne et d'avoine viendrait en second lieu, puis les pommes de terre, et enfin les carottes (voir le *Journal des Connaissances médicales et chirurgicales*, novembre 1836). Les herbes odoriférantes communiquent au lait une espèce d'arôme, comme on peut le constater par le lait de chèvre. Enfin, le lait peut se charger de divers stimulants, lorsque ceux-ci sont susceptibles d'être introduits dans la masse du sang par les absorbants. Ces faits démontrent qu'on peut varier jusqu'à certain point les propriétés du lait, et que l'hygiène peut tirer de cet avantage diverses applications pratiques: si, par exemple, dans les premiers jours de la vie, on ne peut se dispenser de nourrir un enfant avec le lait d'un animal, on alimentera celui-ci d'herbes marécageuses, auxquelles on ne substituera les herbes plus nutritives des coteaux et des bois, que quand l'enfant pourra supporter une nourriture plus forte. On pourra encore, suivant la constitution de l'enfant, varier les propriétés du lait ; enfin, la possibilité d'introduire, à l'aide des aliments, diverses substances dans la sécrétion laiteuse, nous prouve que les dangers attribués aux écarts de régime de la nourrice ne sont pas illusoires, et découvre une cause naturelle à des accidents survenus à l'enfant, et qu'on ne savait à quoi attribuer, à des convulsions ou à des coliques, par exemple, lorsque la nourrice aura bu de l'eau-de-vie ou toute autre liqueur enivrante (voyez *Sécrétion laiteuse*). Le lait diffère encore, suivant les climats, suivant l'âge de l'animal, suivant l'époque plus ou moins rapprochée de la parturition.

A. Préparations subies par le lait. — La meilleure manière de prendre le lait est d'en user sans aucune préparation, il conserve son arôme. Le lait doit être administré à l'enfant à la température à laquelle la nature le lui fournirait s'il le recevait des couloirs naturels. Pour cela, on fait légèrement tiédir le lait ou le liquide avec lequel on le coupe, immédiatement avant de le verser dans le biberon.

Évaporé jusqu'à siccité, et mêlé avec des amandes pilées et du sucre, le lait constitue la frangipane, aliment doué de propriétés émollientes et nutritives.

De la crême. — Nous avons dit que lorsqu'on abandonne le lait à lui-même, il se sépare en trois parties : la crême, le caséum, qu'on appelle ordinairement *lait caillé*, et le petit-lait. La crême, qui se trouve à la partie supérieure, est formée de beaucoup de beurre, d'une certaine quantité de caséum et de petit-lait; c'est une substance onctueuse, agréable au goût, qui serait difficilement digérée si on la mangeait pure, mais qui, mêlée au lait caillé, modifie ses qualités, et forme un aliment très-agréable, très-nourrissant et très-adoucissant.

Du caséum. — Il est sans onctuosité, il a peu de saveur. M. Nick prétend qu'après son ingestion, le pouls diminue de deux ou trois pulsations. Le caséum est peu nourrissant; il passe facilement sur le tube digestif, et constitue un aliment rafraîchissant fort agréable dans l'été.

Du sérum. — Séparé du caséum, le sérum nourrit trop peu pour constituer un aliment; il est employé comme délayant dans les maladies aiguës.

Beurre. — Il résulte, comme on le sait, de l'agitation, de la percussion, imprimées à la crême dans un petit tonneau appelé *baratte*, au moyen d'un moussoir ou disque de bois fixé à l'extrémité d'un long bâton. Pendant cette opération, le beurre se forme, se rassemble, s'attache autour du moussoir, et il ne reste dans la baratte qu'un liquide formé de sérum et de caséum, qu'on nomme communément lait de beurre. Le beurre qui n'est falsifié par aucune matière colorante, est d'une teinte jaunâtre très-légère; il ne contient pas d'azote. Frais, non salé, le beurre est un aliment doux, émollient, nourrissant. La plupart des personnes, celles même qui ne s'accommodent pas du lait, digèrent le beurre; il est pourtant certains estomacs habitués aux stimulants, dont le beurre ne pourrait solliciter l'action assimilatrice, s'il n'était associé au sel : c'est dire assez que le beurre salé, tant qu'il n'est pas rance, est plus facilement digéré, et est doué de propriétés moins émollientes que le beurre frais. Les autres manières d'employer le beurre regardent l'article des *assaisonnements*.

Fromages. — Les divers fromages sont formés de crême et de caséum, isolés ou réunis dans différentes proportions; on les prépare de mille manières différentes, qui toutes peuvent être rangées dans les trois divisions suivantes :

Fromage récent et sans sel. — Il est d'autant plus nutritif, et séjourne d'autant plus longtemps dans l'estomac, qu'il est formé de plus de crême. C'est un aliment doux, très-nourrissant, à moins que le caséum n'y domine trop, comme dans ce que nous appelons *fromage à la pie.* Parmi les fromages de cette classe, les plus délicieux et les plus nutritifs sont ceux de la vallée d'Auge et de Neuchâtel, frais.

Fromage récent et salé. — Il est nourrissant comme le précédent, mais moins adoucissant; il est plus facilement digéré, parce que le sel lui a communiqué une propriété excitante. C'est dans cette division que se trouve le fromage de Brie frais.

Fromage fermenté et alcalescent. — Les effets des fromages contenus dans cette classe varient depuis une légère stimulation, propre à faire sécréter à la muqueuse de l'estomac une certaine quantité de fluides, jusqu'à une sorte de rubéfaction de cette membrane muqueuse. Ainsi, les fromages qui n'ont subi qu'un premier degré de fermentation, ne diffèrent guère, pour leurs propriétés, des fromages récents et salés; ils sont seulement un peu plus animalisés: dans cette classe se rencontrent les fromages de Brie, de Neufchâtel, de Livarot, de Marolles, de Pont-l'Évêque. Tous ces fromages conservent leur humidité, et restent très-onctueux; ils sont enveloppés d'une croûte de moisissure plus ou moins épaisse, qui les préserve du contact de l'air. Ces fromages ne sauraient se conserver très-longtemps, à moins qu'on ne les dépouille de la moisissure humide qui les entoure, et qu'on ne les place sous une cloche de verre. Le livarot ainsi nettoyé peut se conserver des mois entiers. Mais ce sont les suivants qui seuls semblent destinés à être conservés. En effet, ils n'ont pas seulement été égouttés et séchés à l'air, comme les premiers; ils ont encore été soumis à l'action de la presse et à celle du feu. Dans la plupart d'entre eux, les éléments primitifs du lait ont été transformés en gluten huileux et alcalescent; aussi sont-ce plutôt des assaisonnements que des aliments. Les moins stimulants sont le gruyère, le hollande, le sassenage (fromage vert des environs de Grenoble), le schester; les plus stimulants sont ceux qu'on dépose dans les caves de Roquefort; enfin, ces fromages couleurs vert-de-gris, et de consistance molle, que l'on conserve dans des pots de grès, sorte de détritus des plus forts fromages, mêlé à des liquides alcooliques. Ces derniers causent sur la muqueuse de la bouche au moins autant d'irritation que la moutarde. Je n'ai pas besoin de dire quel effet peuvent avoir sur l'estomac de semblables aliments, mis seulement en usage par les hommes dont le goût blasé a besoin, pour être réveillé, des plus forts excitants.

Les personnes dont l'estomac est irritable doivent s'abstenir des fromages fermentés, même des moins stimulants. Ces aliments produisent vers le cardia une chaleur qui, répétée, finit par avoir de funestes résultats.

B. CONSERVATION DU LAIT. — D'après les expériences de M. Bouchardat, le lait se conserve d'une ma-

nière inégale, suivant les vases dans lesquels on le recueille. Les vases de laiton non étamé sont ceux qui
éloignent le plus le terme de sa coagulation spontanée ;
mais la conservation dans ces vases peut devenir dangereuse, car, chaque jour, ils se chargent de quelques
traces de ce métal. Après le laiton vient le zinc, puis
successivement l'étain, le fer-blanc, le verre. L'expérience a démontré à M. Bouchardat, qu'un des moyens
de conserver le lait, est de ne le point transvaser dans
des vases de matière différente; car, dans ces cas, la
durée de sa conservation est toujours de beaucoup dimi-
nuée. M. Bouchardat pense, avec raison, que, pour l'usage
économique, il faut s'en tenir aux vases de fer-blanc, en
évitant de le transvaser. Si on veut l'obtenir promptement coagulé, il faut le mettre dans des vases de porcelaine.

Le lait peut être réduit à un petit volume, et conservé, pour les voyages de long cours, par le procédé
suivant, dû à M. Braconnot : Exposer deux litres et demi
de lait à une température d'environ 45°; y ajouter, à
différentes reprises, en l'agitant, de l'acide hydrochlorique étendu, qui en sépare du sérum tout le beurre et
le caséum; mélanger peu à peu à cette masse environ cinq
grammes de sous-carbonate de soude cristallisé, réduit
en poudre, et soumettre à une douce chaleur : on obtient une sorte de crème qui offre de grandes ressources
dans l'économie domestique.

Si l'on restitue à cette crème une quantité d'eau égale
à celle du sérum qui en a été séparé, et qu'on y ajoute
un peu de sucre ordinaire, on produit une liqueur de
la plus parfaite homogénéité, semblable au lait, mais
d'une saveur plus agréable.

Si l'on fait chauffer cette liqueur laiteuse concentrée

avec environ son poids de sucre, elle acquiert une fluidité remarquable, et il en résulte un sirop de lait excellent, parfaitement homogène. Étendu d'une assez grande quantité d'eau, il donne une liqueur d'un blanc opaque, absolument comme du lait sucré, mais d'un goût plus exquis, qui offrira aux malades et aux convalescents un aliment très-sain.

Ce sirop réduit par la chaleur, agité sans relâche, suffisamment évaporé, donne une sorte de confiture qui se conserve longtemps sans subir d'altération. On la dissout dans l'eau bouillante pour préparer le café, qui, au dire de M. Braconnot, est alors plus savoureux que celui qu'on pourrait obtenir avec le meilleur lait.

MM. Grimaud et Gallais ont employé, pour la concentration du lait, le procédé usité dans les sucreries de betteraves pour concentrer le sirop : Ils font passer dans une masse de lait un courant d'air très-rapide, à la température de *40° cent.* : l'eau s'évapore, et le lait arrive promptement à la consistance d'une crème épaisse. Il conserve toutes ses propriétés. Il suffit, pour lui rendre ses qualités physiques, d'y ajouter de l'eau. Le lait ainsi concentré a reçu des auteurs du procédé, le nom de *lactoline*.

Conservation du beurre. — Le procédé le plus ordinaire, et le seul quand on agit sur de grandes quantités, est la salaison.

Un autre procédé est celui d'Appert : « Il consiste à prendre six livres de beurre frais battu, bien lavé, et essuyé sur un linge ; à le mettre par petits morceaux en bouteille ; à le tasser pour remplir tous les vides, de manière que la bouteille soit pleine jusqu'à quatre pouces de la bague. Après l'avoir hermétiquement bouchée, on

la soumet au bain-marie jusqu'à ébullition seulement;
on la retire aussitôt que le bain-marie a été refroidi.
Au bout de six mois, ce beurre est aussi frais que le
premier jour. » (Aulagnier, *Dict.*)

C. ALTÉRATION DU LAIT. — On sait peu de choses
sur le lait provenant des animaux malades. Balthasar
Timœûs assure qu'un paysan, sa femme, ses enfants et
plusieurs autres personnes, furent attaqués de la rage
pour avoir bu du lait d'une vache enragée. Baudot
avance (*Société royale de Médecine*) qu'un enfant a été
allaité sans aucune suite fâcheuse, par une chèvre, pendant trois semaines, et jusqu'au jour où elle est morte
de la rage, et cet auteur ajoute grand nombre de faits
desquels il résulte que le lait et le beurre de beaucoup
de vaches mortes de la rage, n'ont produit aucun mal
à ceux qui en ont usé. Nous nous bornerons à dire que
cette sécrétion d'abord doit être tarie dans certaines
maladies aiguës, et que l'on peut ensuite supposer que,
dans les maladies chroniques, le lait subit une altération. Avons-nous besoin d'ajouter que cette supposition est fondée sur ce qu'une action insolite quelconque ne se développe et ne se soutient dans l'organisme
qu'aux dépens de ses actions habituelles? Quant à la
nature des changements qui se passent dans le lait,
bien peu d'expériences ont été faites pour les connaître. L'analyse du lait d'une vache phthisique, faite
par Labillardière, a fourni sept fois plus de phosphate calcaire que le lait d'une vache saine. On ne peut
rien conclure d'un fait isolé. Quoi qu'il en soit, les vaches enfermées dans les grandes villes, et destinées à
fournir leur lait aux habitants, devraient être un objet
de surveillance pour l'autorité.

Altération du beurre. — Le beurre est sujet à devenir *rance* par la vétusté. On le débarrasse de sa rancidité en le faisant bouillir avec le charbon végétal pilé,
après l'avoir fait fondre, l'avoir lavé et pétri à l'eau froide.
On le débarrasse du charbon en le passant à travers un
linge.

Le beurre fondu du commerce s'est quelquefois, lorsqu'on l'a fait fondre et laissé refroidir dans des chaudières de cuivre, assez chargé d'oxide de cuivre pour
donner lieu à des empoisonnements. On constate chimiquement la présence de cet oxide, en essayant, par
l'hydrocyanate ferruré de potasse, une petite portion
de beurre que l'on fait fondre, et laissant refroidir : elle
prend une teinte cramoisie. Une autre portion est décomposée par le feu, incinérée, et la cendre reprise par
l'acide nitrique, pour obtenir du nitrate de cuivre, que
l'on essaie par les réactifs des sels cuivreux (Devergie).
On reconnaît la présence de l'oxide de cuivre en mêlant
de l'ammoniaque au beurre fondu, qui prend alors une
couleur bleue (Aulagnier, *Dict.*).

Le fromage peut subir par la même cause, c'est-à-dire
lorsqu'il a séjourné dans des vases de cuivre, une altération semblable à celle du beurre. On constate le fait
« en laissant un peu de ce fromage pendant vingt-quatre
heures dans de l'ammoniaque; au bout de ce temps, le
mélange présente une couleur bleue, s'il contient de
l'oxide de cuivre (Orfila). »

D. Falsifications du lait. — Depuis la première
édition de ce travail, dans laquelle nous avions tenu
compte des falsifications du lait par l'eau, par la farine,
par l'oxide de zinc, par le sous-carbonate de potasse,
M. Barruel a publié des *Considérations hygiéniques sur*

le lait vendu à Paris comme substance alimentaire [1], dans lesquelles il pose en fait que l'extension considérable de l'usage du café au lait, a depuis dix-huit à vingt ans, doublé le nombre des laitières qui se placent au coin des rues; que, dans les campagnes voisines de la capitale, le nombre des vaches laitières n'a pas augmenté dans la même proportion; que, conséquemment, les laitières puisent leur lait ailleurs que dans le pis des vaches. M. Barruel a surpris quelques falsifications que nous joindrons à celles qui étaient déjà connues.

1°. *Écrèmage du lait.* — Une première et constante tromperie des débitants est de vendre leur lait écrémé, non dans le sens qu'on l'entend ordinairement, c'est-à-dire privé d'une crême consistante, séparée, par plusieurs jours de repos, du caséum et du sérum, mais seulement privé de la portion de matière crèmeuse qui, par un repos de quelques heures après la traite, a pu monter dans les trois à quatre pouces supérieurs du vase. Ces trois à quatre pouces de lait riche sont enlevés avec précaution et vendus séparément dans de petits vases de grès d'une capacité arbitraire, à un prix plus élevé, sous le nom de *crême*. On peut reconnaître le lait écrémé par l'excédant de caséum qu'il présente comparativement au bon lait : 300 grammes de celui-ci donnent constamment de 29 à 30 de caséum.

2°. *Falsification avec l'eau.* — Quand le lait est falsifié avec une trop grande quantité d'eau, sa saveur est aqueuse, sa couleur est affaiblie et présente un léger reflet bleuâtre. L'indication fournie par la pesanteur

[1] *Annales d'hygiène*, t. 1ᵉʳ, pag. 404.

spécifique, au moyen du galactomètre de Krumes, est un moyen tout-à-fait illusoire. Cet instrument distingue cependant parfaitement le lait pur, du même lait étendu avec l'eau pure : ainsi, on voit la densité du lait diminuer et l'instrument s'enfoncer dans le liquide, à mesure qu'on y verse l'eau; mais d'abord le goût décèle la fraude tout aussi bien que le galactomètre; ensuite, à pureté égale, un lait riche en matière butyreuse sera plus léger qu'un autre lait moins riche en beurre, mais plus riche en caséum; et, d'un autre côté, les laitiers ne sont pas assez simples pour se borner à ce seul mélange qui prive le lait de saveur. C'est aussi pour lui rendre celle-ci, qu'ils lui font subir les falsifications suivantes, qui augmentent précisément sa densité et mettent le galactomètre en défaut.

3°. *Falsification avec la cassonade.* — Les laitières ajoutent donc au lait coupé avec l'eau, une certaine quantité de cassonade; et c'est pour faciliter la dissolution de cette substance qu'elles remuent si souvent leurs vases. On s'aperçoit de cette fraude, par le dépôt que fait la cassonade au fond du vase. On peut encore la reconnaître en séparant, par la coagulation, le petit-lait, du caséum, en évaporant le premier jusqu'à consistance d'extrait, en reprenant le produit de l'évaporation par l'alcool bouillant, qui dissout le sucre, et qui, filtré et évaporé à la vapeur, le donne ensuite sous la forme de cristaux.

4°. *Falsification avec l'eau dans laquelle a été délayée de la farine.* — Elle se reconnaît en versant dans le liquide quelques gouttes de teinture alcoolique d'iode. Le mélange devient d'un bleu gris. Le même résultat a lieu si l'on fait bouillir préalablement la farine dans

l'eau ; même résultat encore lorsqu'on a joint la cassonade au mélange. Au contraire, la même quantité de teinture d'iode versée dans le lait pur, froid ou chaud, n'en
change pas la couleur dans ce sens ; bien plus, elle lui
donne une nuance plus riche ; sa couleur blanche tire
un peu davantage sur le jaune, sans néanmoins que le
mélange , lorsqu'il est suffisamment agité, prenne cette
teinte *tabac d'Espagne*, signalée par M. Orfila, et qui
provient sans doute de la trop grande quantité d'iode
ajoutée, ou de ce que cette substance n'a pas été suffisamment mélangée avec le lait.

5°. *Falsification par l'émulsion d'amandes douces ou
de graines de chenevis, à laquelle on ajoute une petite
quantité de cassonade.* — M. Barruel prétend que, par
cette fraude, on peut, sans qu'il en coûte plus d'un
franc, colorer en blanc de lait trente pintes d'eau. Le
lait coloré par ces émulsions présente à sa surface,
après son ébullition, quelques gouttes huileuses. Si l'on
presse le caséum entre deux feuilles de papier, le coagulum du lait émulsionné laisse suinter de l'huile, et
graisse le papier sur lequel on le place ; ce qui n'arrive
pas au caséum retiré du lait pur.

6°. *Falsification par le sous-carbonate de potasse ou
de soude, pour empêcher, pendant les chaleurs de l'été,
le lait de se cailler ; pour saturer l'acide acétique, au fur
et à mesure qu'il se forme dans le lait ; s'opposer à la
combinaison de cet acide avec la matière caséeuse.* —
On doit supposer cette falsification chez les laitières qui
se donnent la réputation de vendre du lait qui *ne tourne
pas*. Le lait ainsi frelaté rend au papier de tournesol
rougi par un acide sa couleur bleue, et fait effervescence avec les acides (Orfila). M. Barruel s'est servi d'un

autre moyen, basé sur la comparaison du maximum
d'alcali que peu donner par la calcination le sérum d'un
poids connu de lait pur. « Il s'est assuré que la quantité d'acétate de potasse que le lait contient naturellement, était telle, que, si après avoir séparé le coagulum
de 100 grammes de lait, et l'avoir épuisé par l'eau, on
évaporait le sérum, et on le calcinait jusqu'à incinération, puis on reprenait par l'eau, on obtiendrait une
liqueur dont le degré alcalimétrique, constaté par le procédé de Decroisil, serait de 1 à 2. Par conséquent, tout
ce qui irait au delà pourrait être considéré comme le
résultat d'une falsification. » (Devergie.)

7°. *Falsification du lait avec l'oxyde de zinc.* —Elle
n'est plus usitée sans doute, puisque, bien qu'elle ait été
indiquée dans la *Médecine légale* de M. Orfila, MM. Barruel et Devergie n'ont pas cru devoir la mentionner.
Elle a pour but d'épaissir le lait; elle peut avoir des effets funestes. Pour la reconnaître, on verse dans le lait
quelques gouttes d'acide sulfurique concentré, qui le
caillent sur-le-champ; on filtre la liqueur. Elle a une saveur métallique, et précipite en blanc par les alcalis et
les hydrosulfates; évaporée jusqu'à siccité, et calcinée
avec de la potasse et du charbon, elle donne du zinc
métallique.

Falsifications du beurre. — Lorsque de la fécule de
pommes de terre a été incorporée au beurre, la fraude
se reconnaît de deux manières. *Premier moyen :* On triture le beurre dans un mortier, avec une petite quantité d'iode; le mélange devient bleu s'il y a de la fécule,
jaune orangé s'il n'en contient pas. *Second moyen :* On
fait fondre le beurre dans un tube de verre, au bain-
marie; le beurre vient à la partie supérieure du tube;

le sérum et les flocons de caséum faisant partie du beurre, occupent, ainsi que la fécule, la partie inférieure du tube. On verse de l'ammoniaque, qui dissout le caséum : la fécule de pommes de terre reste sous forme de grumeaux.

Lorsque le beurre a été falsifié par de la craie ou autres matières analogues, il craque sous les dents. Si on le fait bouillir avec dix parties d'eau, les matières terreuses se déposent au fond du vase.

Falsification du fromage. — Celle qui résulte de la farine ou de la fécule de pommes de terre se découvre par l'iode, comme celle du beurre.

§ II. — *Effets des divers assaisonnements.*

Les assaisonnements sont des substances solides ou liquides, qui, mêlées aux aliments, en relèvent la saveur, ou modifient et changent leurs qualités. L'effet des assaisonnements pris dans les mesures conformes aux lois de l'hygiène, est l'augmentation de la digestibilité des aliments. Ils atteignent ce but, ou en stimulant tout simplement la membrane muqueuse de l'estomac, en activant sa circulation capillaire, la sécrétion de ses fluides acides et muqueux; ou bien en étendant en outre leurs effets à toutes les fonctions, de telle façon que ces effets généraux deviennent eux-mêmes à leur tour une cause d'activité des fonctions de l'estomac. La première manière de remplir l'indication détermine un surcroît de vitalité dans cet organe; la seconde étend ce surcroît de vitalité, de cet organe à toute l'économie, c'est-à-dire détermine un mouvement fébrile passager.

L'usage peu modéré des assaisonnements a pour résultat, d'abord de produire un appétit artificiel, de solliciter l'ingestion d'une plus grande quantité d'aliments que ne peut digérer l'estomac, de déterminer, par cet exercice outré du viscère, son irritation aiguë ou chronique, lorsqu'ils ne la causent pas par l'action directement stimulante qu'ils exercent sur sa membrane ; ensuite, d'amener à la longue l'inactivité, la langueur de toutes les fonctions, l'usure prématurée de tous les organes.

La privation des assaisonnements a pour résultat de laisser séjourner longtemps dans l'estomac beaucoup de substances relâchantes et émollientes, qui ne sollicitent pas assez d'action de la part de ce viscère.

En assaisonnant certains aliments dans de justes bornes, nous ne faisons qu'imiter la nature, qui nous offre des aliments salubres et agréables dans l'association au mucilage d'acides propres à en faire disparaître la fadeur, dans la combinaison du sucre avec certaines fécules, etc.

Les assaisonnements actifs conviennent aux tempéraments lymphatiques, à la vieillesse, aux hommes adonnés aux professions qui exigent l'emploi de beaucoup de forces, à l'habitant des climats très-froids et à celui des climats très-chauds, parce que le premier a besoin d'être stimulé dans son appareil circulatoire, et le second, dans son appareil nerveux. Ils sont contraires aux tempéraments sanguins, aux bilieux, au jeune âge, à l'âge adulte, dans les climats tempérés, enfin aux femmes qui nourrissent, parce que les effets trop excitants de ces substances peuvent être transmis aux organes délicats du nourrisson.

Faisons observer qu'il est quelques substances, rangées par l'usage au nombre des assaisonnements, et auxquelles ce qui précède ne peut s'appliquer, parce que, bien que propres à changer la saveur des aliments, elles sont néanmoins incapables par elles-mêmes d'en augmenter la digestibilité, et conservent même, tant qu'elles n'ont pas été altérées, des propriétés relâchantes; par exemple, le beurre, la crême, l'huile, etc.

L'habitude rend les assaisonnements aussi indispensables que les aliments. Elle met ceux-ci dans l'impossibilité de servir à la nutrition sans l'aide des premiers. Quand on veut soustraire, sans inconvénients, à l'habitude des assaisonnements forts, un individu auquel un tempérament énergique et des travaux peu épuisants les rendent inutiles, mais qui se plaint de ne pouvoir rien digérer sans leur secours, il faut commencer par le réduire à une moindre quantité d'aliments, avoir soin que ceux-ci exigent peu de travail de la part de l'estomac, augmenter ensuite peu à peu leur dose et leur consistance, et le viscère, dont l'excitabilité avait été épuisée, aura bientôt recouvré la vigueur nécessaire à la digestion.

Mais si cet état d'apathie de l'estomac coïncide avec de grands travaux musculaires qu'on ne peut suspendre, il devient utile de prendre, pour la réparation, beaucoup d'aliments : alors l'usage des assaisonnements stimulants devient indispensable; car, sans eux, l'estomac, épuisé comme le reste de l'économie, ne pourrait digérer. Le moyen de remédier à cet inconvénient funeste à la santé est de réduire à une juste mesure les travaux musculaires, ou plutôt tous les actes susceptibles de jeter l'économie dans l'épuisement; par exemple, l'acte vénérien, la contention intellectuelle trop répétée, etc.

Si l'état d'apathie de l'estomac tient à l'apathie générale, comme cela a lieu chez les sujets d'un tempérament extrêmement lymphatique, il faut, pour remédier à cet état, agir sur tous les organes à la fois ; car des assaisonnements stimulants, sans autre changement dans le régime, ne feraient qu'irriter la membrane muqueuse de l'estomac, sans donner plus d'énergie à ce viscère. Il faut faire coïncider avec les stimulants de l'estomac, ceux de la peau et des poumons, tels que l'air sec et chaud, la lumière solaire, les vêtements, les frictions, etc. (*voyez* ces articles).

Il est bien rare que les langueurs des digestions ne soient pas le résultat de gastrites chroniques. Il faut bien prendre garde de commettre de méprises à cet égard, car celles-ci sont mortelles. Il existe un moyen sûr de les éviter : ce moyen se tire d'une connaissance exacte des symptômes de la gastrite, ensuite de l'effet produit par l'ingestion des premiers assaisonnements. Ceux-ci, en effet, concourent à la digestion, si la langueur habituelle est due à la simple faiblesse de l'estomac; ils augmentent, au contraire, le malaise éprouvé après l'ingestion des aliments, si celui-ci doit son origine à une irritation gastrique; de sorte que quelques verres de vin pur, ou quelques épices, sont une pierre de touche pour décider si les langueurs des digestions sont dues à l'inertie de l'estomac ou à son irritation, en supposant que les symptômes laissent quelque obscurité sur ce point.

Il y a pourtant une observation à faire sur ce que nous disons, c'est que certaines personnes, bien qu'atteintes évidemment de lésions gastriques, digèrent mieux les aliments lorsqu'elles y ajoutent des substances stimulantes; mais ce résultat n'empêche pas l'usage conti-

II.

10

nué de celles-ci, d'augmenter l'excitation du viscère, et d'en amener à la longue la destruction. Il vaut donc mieux, dans ce cas, aussi pour hâter l'acte digestif, diminuer la quantité d'aliments, que d'avoir recours aux assaisonnements trop actifs.

Tout ce que je viens d'exposer dans ce dernier passage est applicable, non-seulement aux assaisonnements solides, mais encore aux boissons fermentées, aux boissons alcooliques, aux boissons aromatiques, qui ne sont réellement que des assaisonnements.

ARTICLE PREMIER.

Effets particuliers des assaisonnements les plus usités.

1°. *Sucre.* — C'est une substance d'une saveur douce, qu'on extrait de la tige de toutes les plantes du genre *arundo*, et principalement de l'*arundo saccharifera*, qu'on trouve aussi dans la betterave, la châtaigne, etc. Associé aux aliments peu stimulants, le sucre, à une dose modérée, stimule légèrement l'estomac, et rend la digestion plus prompte. Pris seul et en plus grande quantité, il produit une impression de chaleur à l'arrière-gorge, et une semblable impression dans l'estomac; il laisse peu de résidu dans les intestins; fournit, suivant M. Magendie, un chyle abondant, transparent, opalin, plus aqueux que celui de l'huile (*Physiol.*, t. II, p. 502), qui ne contient que très-peu de fibrine (p. 174). Pris exclusivement comme aliment, de même que tous les produits immédiats, le sucre est insuffisant à la nutrition. Seul, il ne peut, d'après les expériences de

M. Magendie, nourrir les chiens au delà de trente ou quarante jours, et ces animaux meurent atteints d'ulcérations à la cornée.

Le sucre est presque toujours associé dans la nature à des principes qui neutralisent la propriété un peu échauffante et resserrante que nous venons de mentionner; en sorte que les aliments où se rencontre le sucre, sont précisément, comme nous l'avons vu en parlant des mucilagineux et des fruits, des aliments doux, rafraîchissants, et même un peu laxatifs.

Le sucre rend plus digestibles les aliments mucilagineux et fades, tels que les petits pois verts, les épinards, etc.; les aliments féculents avec lesquels on fait les bouillies, etc. Il tempère le principe acide de certains fruits, tels que les groseilles.

Le sucre convient à tous les tempéraments, à tous les sexes, à tous les âges, dans tous les climats. Il est presque le seul assaisonnement que puissent se permettre les sujets irritables, les convalescents de gastrites, d'entérites, de pneumonies, etc. Mais j'ai souvent observé qu'il est, ainsi que les préparations alimentaires sucrées non stimulantes, très-nuisible aux personnes tourmentées par les vents, les tiraillements d'estomac et tous les symptômes qu'on réunit sous le nom de *gastralgie*, et qui se dissipent si bien par la simplicité du régime, l'équitation, les amers et le vin pur.

Le sucre doit être, suivant les expériences faites par M. Postel sous les yeux de M. Blanche, professeur de médecine légale à Rouen, rangé parmi les antidotes du vert-de-gris et du verdet, puisqu'il les décompose, non-seulement à la température habituelle de l'estomac, mais même à la température ordinaire.

On dit souvent que le sucre gâte les dents ; mais cette assertion est contredite par l'observation de beaucoup de gens, qui conservent de belles dents, tout en mangeant beaucoup de sucre, et par l'exemple du duc de Beaufort, qui, d'après Barbeu-Dubourg[1], conserva jusqu'à soixante-dix ans ses dents fermes et entières, quoiqu'il eût mangé, chaque jour, plus d'une livre de sucre, pendant quarante ans.

Falsification. — On falsifie les sucres et cassonades par le sucre de lait. Pour reconnaître cette falsification, on prend un gros de sucre ou de cassonade soupçonné, on le réduit en poudre, et, après l'avoir mis dans un verre à liqueur, on verse dessus une cuillerée d'eau-de-vie à vingt degrés, puis on agite le tout. Si le sucre est pur, la dissolution sera complète et la liqueur limpide ; dans le cas contraire, elle devient louche, et dépose tout à coup le sucre de lait, très-facile à distinguer de l'amidon, en ce qu'il se dissout complétement dans l'eau froide (*Bulletin de pharm.*, t. v, p. 536).

On falsifie les préparations sucrées connues sous les noms de *bonbons*, sorte de sucre durci ; de *dragées*, c'est-à-dire d'amandes, pistaches ou petits fruits recouverts également de sucre durci, en les colorant :

1°. En *jaune*, avec la gomme gutte, le chrômate de plomb, le sulfure jaune d'arsenic, le jaune de Naples contenant des oxides de plomb et d'antimoine ;

2°. En *pourpre* ou *violet*, avec l'orseille, qui contient de l'urine putréfiée employée à sa préparation, et quelquefois de l'oxide d'arsenic et du bi-oxide de mercure ;

3°. En *bleu*, avec le carbonate de cuivre ;

_____

[1] *Anecdotes de médecine*, Lille, 1766, t. II, p. 33.

4°. En *vert*, avec le soi-disant vert de Schweinfurt (arsenite de cuivre). D'après M. Tripier, pharmacien, dix à douze dragées fourniraient deux grains de ce poison;

5°. En *rouge*, avec le vermillon (sulfure rouge de mercure); avec le minium (oxide rouge de plomb).

On les peint en blanc avec le *blanc de céruse* (carbonate de plomb).

Le papier est également colorié avec ces substances; ce sont surtout, d'après un rapport de M. Andral [1], les papiers qui servent à faire les petites capsules dans lesquelles on coule certaines préparations de sucre, telles que les *sucres soufflés à la fleur d'orange et à la rose*, qui doivent être spécialement surveillés. L'un de ces papiers, enveloppant ces *gâteaux de fleur d'orange*, retiré de la bouche d'un enfant par un membre du conseil de salubrité, a fourni une certaine quantité d'arsénite de cuivre; et c'est avec beaucoup de raison que les délégués du conseil prescrivent d'enjoindre aux confiseurs de ne se servir, pour envelopper les bonbons, que de papier blanc ordinaire (les papiers lissés contiennent une proportion assez considérable de carbonate de plomb), de proscrire de leurs couleurs toutes les substances minérales, excepté le *bleu de Prusse;* de n'employer, pour colorer les bonbons, dragées, pastillages et papiers, que les laques végétales; par exemple, celles de cochenille et le carmin pour le rouge, celles de bois d'Inde pour les teintes violettes, celles de graines de Perse pour les couleurs jaunes, etc., etc.

Les falsifications que nous venons de mentionner,

---

[1] *Annales d'hygiène*, t. IV, p. 48.

usitées depuis longtemps en Allemagne, furent signalées en 1827, en France, par MM. Chevallier, Barruel
et autres chimistes, et depuis cette époque, en Angleterre, par M. O'shaughnessy. Des ordonnances sévères
ont été, en 1831, rendues à ce sujet à Paris, et plus
tard à Rouen.

Ces falsifications causent des empoisonnements à des
degrés divers, dont les effets communs se passent dans
le tube digestif, et sont les suivants : douleurs dans
l'arrière-bouche, l'estomac, envies de vomir, vomissements; douleurs d'entrailles et diarrhée, quelquefois san-
guinolente, si le poison est arrivé jusqu'à l'intestin;
constipation, s'il a été vomi, et que tout le désordre soit
borné à l'estomac. Si l'empoisonnement doit se terminer
par la mort, le pouls devient petit, serré; il se manifeste de la difficulté de respirer, des crampes; enfin, surviennent un froid glacial, la décomposition des traits et
la mort. Outre ces effets communs, il y en a de spéciaux
à quelques poisons énoncés. Ainsi la gomme-gutte est
un drastique violent qui porte spécialement son action
irritante sur le tube intestinal; les préparations de
plomb causent de douloureuses coliques, un resserrement à la gorge. A faible dose, elles déterminent une
maladie chronique, analogue à la colique des peintres,
et, dans certaines circonstances, une véritable paralysie; le vert de Schweinfurt produit, indépendamment
des symptômes gastriques, un sentiment de constriction
à la gorge. Il en est à peu près de même des préparations antimoniales, qui produisent aussi, suivant M. Orfila, de la difficulté de respirer, des crampes très-dou-
loureuses, et une sorte d'ivresse. Le sulfure jaune d'arsenic, comme toutes les préparations arsénicales, outre

les effets communs aux poisons métalliques, détruit, suivant M. Orfila, les propriétés vitales du cœur, enflamme et ulcère cet organe. Lors même qu'il n'agit pas instantanément, il dispose aux affections du cœur.

Les bonbons falsifiés par les substances que nous venons de mentionner, ont causé la mort de plusieurs personnes. Les papiers servant d'enveloppe ont également, au dire de M. Chevallier (*Pétition à la Chambre*), donné lieu à des empoisonnements.

Un moyen très-simple de faire d'abord présumer l'existence d'une matière colorante minérale suspecte dans les bonbons, est d'en gratter les couleurs, et de faire dissoudre ce grattage dans l'eau bouillante. Si ce liquide reste trouble avec un dépôt au fond, il existe probablement une substance minérale, tandis que les couleurs de nature végétale se dissolvent parfaitement, ainsi que les portions de sucre, et laissent pour l'ordinaire l'eau plus limpide. Cependant, comme il entre quelquefois dans la préparation des dragées, des fécules qui peuvent troubler l'eau, et que des laques végétales peuvent aussi avoir ce résultat, on ne peut conclure avec certitude l'existence d'une substance minérale, qu'après avoir usé des procédés chimiques propres à déceler les substances vénéneuses énoncées; puis, comme la gomme-gutte, qui se trouve rangée parmi les substances nuisibles, se dissout dans l'eau comme les autres matières colorantes végétales, on emploiera, pour reconnaître cette substance, un procédé particulier. Nous renvoyons, pour ces objets divers, aux ouvrages élémentaires de médecine légale les plus récents; on y trouve décrits avec soin les moyens de constater la présence des substances vénéneuses mentionnées.

2°. *Miel.* — C'est le suc sucré et visqueux que les abeilles recueillent avec leurs trompes dans les nectaires et sur les feuilles de quelques végétaux, et qu'elles déposent ensuite dans leurs cellules, après lui avoir fait subir, dans leur estomac, une élaboration particulière. C'est un assaisonnement doux; il exerce sur l'estomac et sur l'économie une action émolliente, relâchante, lorsqu'il est pur, blanc, liquide, transparent, et qu'il ne contient, outre le sucre liquide incristallisable et le sucre cristallisable, qu'un principe aromatique agréable. Le miel du mont Hymette, celui du mont Ida, celui de Cuba et celui de Mahon, jouissent de ces propriétés. Celui de Narbonne et celui du Gâtinais contiennent un peu de cire et d'acide; cependant ils n'ont pas de propriétés trop inférieures à celles du miel des lieux les plus renommés. Quant à celui de Bretagne, qui est d'un rouge-brun, d'une saveur âcre et d'une odeur désagréable, il excite l'intestin de beaucoup de personnes, cause des flatuosités et la diarrhée; on accuse même les meilleurs miels de déterminer un certain relâchement du canal intestinal.

Le miel convient dans les mêmes circonstances que le sucre; aussi les anciens n'employaient-ils que le miel, et dans ces derniers temps on l'a souvent substitué au sucre, lorsque la guerre maritime rendait trop élevé le prix de ce dernier. Il n'est guère probable qu'on ait à présent recours à cette substitution, puisqu'on est parvenu à obtenir aujourd'hui, avec 150 kilogr. de fécule verte de pommes de terre, 100 kilogr. de sucre, et avec 100 parties d'amidon, 110, 114 de sucre.

3°. *Huile (voyez* p. 111). — La meilleure est celle qu'on extrait de l'olive; la verte (huile d'Aix) ne diffère, dit-

on, de la jaune, que parce qu'elle est préparée avec
des olives qui n'ont point atteint leur maturité ; elle retient une grande quantité de matière verte, et conserve
la saveur de son fruit. La jaune, lorsqu'elle est bonne,
est à peine colorée, son odeur est peu sensible. La plus
mauvaise est trouble, d'un jaune verdâtre, d'une odeur
et d'une saveur plus fortes et moins agréables. L'huile
de noix contient un principe âcre. L'huile ne communique aux aliments qu'une saveur douce et des propriétés émollientes. Si on la prend seule et en certaine quantité, elle est purgative ; ce qui est probablement dû à
ce qu'elle ne peut exciter la force assimilatrice du
conduit alimentaire. Si pourtant l'économie avait beaucoup souffert de l'abstinence, l'huile serait probablement digérée, et fournirait du chyle. C'est au moins ce
qui est arrivé lorsque M. Magendie a nourri des chiens
exclusivement avec l'huile. Dans ce cas elle fournissait
un chyle d'un blanc laiteux prononcé ; la matière grasse
y était en abondance. Si l'on élève beaucoup la température de l'huile, elle se convertit en substance âcre, et
perd ses propriétés adoucissantes pour en prendre de
stimulantes.

Altérations. — L'huile qui a été enfermée dans des
vases de cuivre, peut contenir de l'oxide de cuivre ; on
constate la présence de cet oxide, en la traitant comme
le fromage (*voyez* ce mot).

Falsification. — On a donné, dit M. Devergie, pour
reconnaître l'huile d'olive pure, le moyen suivant : Si l'on
abaisse la température de l'huile de manière à la ramener
un peu au-dessus de zéro, elle se prend en masse cristalline, ayant assez de solidité pour être prise à la cuiller,
et ne pouvoir couler, en vertu de la stéarine qu'elle

contient en grande quantité; si, au contraire, elle est mélangée d'une huile étrangère, elle n'acquiert jamais cette consistance, ou bien la stéarine se dépose, et l'huile étrangère surnage (*Méd. lég.*, t. II, p. 881).

4°. *Graisse.*—Huile concrète, extraite des quadrupèdes et des oiseaux. La nature nous l'offre comme aliment, déposée dans les aréoles du tissu cellulaire, ou bien interposée dans la partie fibreuse de l'animal. Dans le premier cas, elle est difficilement digérée, elle ne stimule pas assez l'estomac; dans le second cas, celui où elle se trouve associée à la substance fibreuse, elle rend celle-ci plus tendre, plus digestible. Cet effet se rencontre dans la chair des bœufs qui arrivent à Paris, après une longue route. On dit d'eux que *la graisse est passée dans les chairs.* Le chyle qui résulte de la digestion de la graisse, contient, suivant M. Magendie, comme celui qui résulte de l'huile, une matière grasse extrêmement abondante. La graisse, considérée comme assaisonnement, ne jouit pas d'une propriété différente de celle des huiles; elle est employée à peu près aux mêmes usages; ses qualités douces, lorsqu'elle est fondue dans l'eau pour faire de la soupe ou un autre aliment, se convertissent, comme celles de l'huile, en propriétés stimulantes, irritantes, par une certaine élévation de température.

Falsification.—On a quelquefois substitué à la graisse des animaux comestibles la graisse humaine, que l'on a employée aux fritures et autres usages domestiques. Dans les premières années de mon séjour à Paris, le concierge de l'École pratique et plusieurs garçons d'amphithéâtre, concurremment avec un restaurateur de ce quartier, M. N...., chez lequel mangeait grand nombre d'étudiants, furent condamnés pour cette substitution à quelques semaines de prison. La vente de la graisse humaine avait déjà eu lieu en 1803. A cette époque on en trouva, suivant Parent-Duchâtelet et M. d'Arcet [1], 2,000 litres dans la demeure d'un garçon de l'École de Médecine, 20 litres chez un autre, 400 kilogr. chez un troisième. Deux fontaines de grès, remplies de cette graisse, furent saisies chez un quatrième. Il fallut enfin une charrette à deux chevaux et trois hommes de peine pour porter cette énorme quantité de graisse à la voirie de Montfaucon. Elle était en partie vendue aux émailleurs, qui ont besoin d'un feu très-ardent pour alimenter leurs lampes. La vente de la graisse humaine se renouvela en 1817; on en trouva, disent Parent et M. d'Arcet, des masses considérables dans la rue de Scipion, chez un homme qui s'entendait avec les garçons de l'École de Médecine. La science manque encore de caractères propres à faire distinguer la graisse humaine de celle des animaux comestibles. Dupuytren, dans un rapport fait à ce sujet, se borna à dire : « Qu'on pouvait reconnaître les graisses de chien et de chat à leur couleur blanche, à la promptitude avec laquelle elles se figeaient (7 à 8 degrés centigrades), à la couleur verdâtre de la flamme qu'elles répandaient, et à la grande chaleur qu'elles produisaient... Que les graisses d'homme, de cheval et d'âne ne pouvaient être distinguées entre elles, parce qu'elles ont toutes une couleur jaune, une concrescibilité très-faible, une très-grande fétidité, et qu'elles se précipitent en globules. »

5°. *Beurre.* — Voyez ce que nous en avons dit à l'ar-

---

[1] *Annales d'hygiène*, t. v, p. 272. — Parent-Duchâtelet, *Hygiène publique*, t. ii, p. 24.

ticle *Lait*. C'est un assaisonnement doux, dont les propriétés changent lorsqu'on élève sa température.

6°. *Sel*; *chlorure de sodium*, lorsqu'il est sec; *hydrochlorate de soude*, lorsqu'il est dissous dans l'eau. — Il sert de base à tous les assaisonnements dans lesquels on ne fait pas entrer le sucre; il excite la digestion, en déterminant une abondante sécrétion des fluides de l'estomac. Cette sécrétion est si considérable quand on a mangé beaucoup de sel, que la digestion ne se termine pas sans qu'une soif insupportable se fasse sentir. Sans le sel, une grande quantité d'aliments mucilagineux seraient digérés avec difficulté; et, dans l'état actuel de la civilisation, il est peu d'aliments qu'on puisse digérer sans sel. Cet assaisonnement n'a pas d'effet général apparent, au moins lorsqu'on n'en fait pas un usage immodéré. Dans le cas contraire, on l'accuse de causer le scorbut, et cette accusation n'est pas vraie. Il est beaucoup de personnes cependant qui ne pourraient faire trois repas de suite avec du jambon, sans avoir mal aux dents. Mais cette douleur, dont la cause et la nature n'ont nul rapport avec celles du scorbut, tient à l'irritation mécanique produite par le durcissement de la viande et par la stimulation toute locale exercée par la combinaison de cette viande au sel.

Altération. — Le sel commun est susceptible d'être altéré par les oxides de cuivre et de plomb. Dans le premier cas, sa dissolution précipite en brun-marron par le prussiate de potasse, en noir par les hydrosulfates; elle bleuit par l'addition de l'ammoniaque. Dans le second cas, la dissolution précipite en blanc par l'acide sulfurique, en jaune par le chrômate de potasse, et en noir par les hydrosulfates solubles. On sent combien sont dangereuses ces altérations du sel, si l'on se rappelle ce que nous avons dit des préparations de cuivre et de plomb.

Falsification. — Les recherches faites par MM. Comesnil, Sérullas, Barruel, Henry, Guibourt, Latour de Trie, Le François, Emmanuel Rousseau, Boutigny (d'Évreux), Lemercier, etc., à l'occasion d'accidents produits par des sels falsifiés, ont mis au courant des fraudes qui se commettent à cet égard, et le Mémoire analytique de MM. Chevallier et Trevet (de Caen), sur les différentes falsifications qu'on fait subir au sel de cuisine, a établi que, même depuis l'éveil donné aux fabricants sur leur coupable industrie, un dixième de sel était encore falsifié. Il résulte des recherches de ces chimistes, que les fraudes consistent, 1° à mouiller le sel pour en augmenter le poids; 2° à le mêler avec le sel marin des salpêtriers (sel dit *de salpêtre*); 3° à y ajouter du plâtre cru réduit en poudre (appelé *poudre à mêler au sel*); 4° à y mêler du sablon ou autres substances insolubles; 5° à y ajouter une plus ou moins grande quantité de sel de varech; 6° à y ajouter, tantôt du sulfate de soude, tantôt de l'hydrochlorate de potasse, substances qui, provenant des fabriques de produits chimiques, ne sont pas toujours à l'état de pureté.

Il est encore résulté d'essais faits sur 3,023 échantillons prélevés chez les débitants du département de la Seine, que la falsification des sels gris se fait au moyen du plâtre et du sel de varech; que celle des sels blancs se fait à l'aide des sels de varech bruts ou raffinés; que la falsification avec le sulfate de soude est la plus rare, parce que cette substance est plus chère que le sel de varech; enfin, MM. Chevalier, Henri père, Trévet, etc., ont établi que la présence de l'iode, dans le sel, est tou-

jours le résultat d'une fraude, de son mélange avec les
sels de varech, et qu'en quelque endroit que l'eau de la
mer ait été prise, elle a toujours fourni par l'évaporation
un sel qui n'est nullement ioduré.

Ces différentes falsifications du sel causent des dérange-
gements plus ou moins prononcés dans les fonctions des
voies digestives ; et comme quelques-unes des substances
énoncées proviennent, ainsi que nous venons de le dire,
de fabriques de produits chimiques, elles peuvent se
trouver mêlées à des matières minérales très-dangereu-
ses. « En 1829, dit M. Chevallier, un produit destiné à
la falsification du sel livré au commerce, contenait de
l'arsenic. Le sel marin, ainsi mêlé, donna lieu, dans le
département de la Marne, à une épidémie funeste qui
causa la mort de plusieurs individus. Dans les cantons
de Sézane, de La Fère et de Vitry-le-Français, quatre
cents personnes furent frappées à la fois, par suite de
l'usage de ces sels falsifiés. » (*Pétition à la Chambre des
députés*, août 1834.)

On reconnaît que le poids du sel a été augmenté par de
l'eau, si, en pulvérisant 100 grammes, les mettant dans
une assiette, laissant celle-ci, pendant une heure, sur
un vase contenant de l'eau bouillante, ces 100 grammes
ont perdu plus de 10 grammes. Pour reconnaître la falsification avec le sel de varech, on mêle deux parties de
solution d'amidon et une de solution de chlore; on jette
dans ce mélange une pincée de sel à examiner, après
avoir préalablement pulvérisé le sel gris; si le sel a été
falsifié, le mélange prend une teinte bleue, ou d'un
violet rougeâtre, suivant la quantité de sel de varech
ajoutée et son état de pureté. L'hydrochlorate de potasse
se décèle en versant de l'hydrochlorate de platine dans

la solution concentrée du sel que l'on veut examiner :
il se produit à l'instant un précipité jaune orangé. Si le
sulfate de soude était en assez grande quantité dans le
sel, pour produire quelque effet, on le reconnaîtrait à
sa saveur amère, et à ce que sa solution dans l'eau précipite abondamment par l'hydrochlorate de baryte. Pour
reconnaître si le sel contient du plâtre, de la chaux, du
sable, ou autres matières insolubles, on le fait dissoudre
dans l'eau ; on jette la solution sur un filtre, on lave le
résidu insoluble, et on le soumet à un examen ultérieur
pour en reconnaître la nature : tout sel blanc qui ne se
dissout pas complétement dans l'eau, est falsifié; et le
sel gris ne doit jamais fournir plus de 1 à 3 pour cent
de matières insolubles.

7º. *Vinaigre.* —Liqueur aigre produite par la fermentation acéteuse du vin. Lorsqu'il est pris dans des doses
modérées, son action n'est que locale, comme celle du
sel ; il excite, comme lui, les glandes salivaires, les
cryptes muqueux de la bouche. M. G.-H. Nick prétend
que la viande froide mangée quand on est au lit, augmente le pouls de deux ou trois pulsations; mais que,
si on la prend avec du vinaigre, le nombre des pulsations diminue un peu. Pris en trop grande quantité, cet
assaisonnement peut déterminer dans l'estomac une irritation, qui, agissant sympathiquement sur les voies respiratoires, occasionne la toux. La prétendue propriété
qu'on attribue au vinaigre de diminuer l'embonpoint, ne
se manifeste qu'aux dépens de la santé et au détriment de
quelque organe essentiel à la vie. Cet assaisonnement ne
convient guère aux personnes très-nerveuses; il est très-
nuisible à celles dont les organes respiratoires sont irritables.

Les vinaigres divers qu'on n'obtient pas avec le vin, sont loin de valoir ceux qui résultent de la fermentation acide de ce liquide. Les acides minéraux qu'on substitue au vinaigre, ne sont dangereux que par leur concentration; mais en cela, le vinaigre ordinaire n'a guère de moindres inconvénients. Le vinaigre de vin se distingue des autres, par les cristaux de tartrate acide de potasse, qui s'en séparent à l'aide d'une évaporation lente; le vinaigre de bois est incolore. D'après M. Chevallier, qui a fait beaucoup de recherches sur les falsifications du vinaigre, si cet assaisonnement contient de l'acide sulfurique, et que l'on chauffe fortement vers la fin de l'opération, on aperçoit des vapeurs blanches, ce qui n'a pas lieu par l'évaporation du vinaigre, qui ne contient point de cet acide. S'il contient de l'acide hydrochlorique, on s'en aperçoit en soumettant le produit de la distillation du vinaigre à l'action du nitrate d'argent, qui donne un chlorure d'argent, blanc, caillebotté, insoluble dans l'eau et dans l'acide nitrique, soluble dans l'ammoniaque. L'acide nitrique est aussi décelé par la distillation du vinaigre dans une cornue placée dans un bain de chlorure de calcium. Pour constater la présence du poivre et autres substances âcres, avec lesquelles on falsifie le vinaigre, on fait tout simplement évaporer, et l'on obtient ces substances pour résidu. Quant aux effets des oxides de cuivre et de plomb qui peuvent avoir été fournis par les vases dans lesquels a séjourné le vinaigre, ils seront indiqués en parlant de l'eau ou du vin (voyez *Boisson*).

8º. *Ail.* — Ce végétal exerce sur l'estomac un effet stimulant dû à un principe âcre, très-volatil et soluble dans l'eau. Il contient peu de matière nutritive; il est

propre à exciter la digestion des aliments mucilagineux
et visqueux. Ses effets généraux sont une certaine excitation des exhalants, due à la vive stimulation qu'il
produit sur l'estomac, peut-être aussi au passage dans
le sang, de son principe volatil, qui n'infecte pas seulement la bouche de celui qui a mangé de l'ail, mais encore sa sueur, son urine, etc. L'ail convient aux estomacs paresseux des lymphatiques, aux habitants des
pays froids, à ceux des montagnes couvertes de neige,
aux individus dont la nourriture se compose de pain
mal fermenté, de bouillies épaisses, et qui ont, avec
une pareille nourriture, à lutter contre la rigueur du
climat, ou à déployer de grandes forces musculaires pour
vaincre l'aridité du sol. L'ail s'emploie, soit en substance, incorporé aux viandes, soit en décoction, dans
les ragoûts, etc. Enfin, quelques montagnards le mangent
cru, et en font l'assaisonnement de leur mauvais pain.

Si l'ail met à l'abri des miasmes contagieux, c'est en
déterminant, comme le font tous les excitants possibles,
une vive stimulation des organes intérieurs, suivie d'un
mouvement des fluides, du centre à la périphérie; c'est
en augmentant les exhalations externes. Lui attribuer
une vertu particulière pour neutraliser les miasmes, est
une erreur.

9°. *Oignon, civette, rocambole, échalote, poireau,
ciboules.* — Ces plantes, de la même famille que l'ail,
jouissent des mêmes propriétés à des degrés moins prononcés. La rocambole et l'échalote sont les bulbes qui
se rapprochent le plus de l'ail; le poireau ne sert guère
d'assaisonnement que pour le bouillon; il y perd ses
propriétés excitantes, et n'est plus, lorsqu'il est bien
cuit, qu'un aliment mucilagineux et émollient.

II.   11

10°. *Poivre* (semence du poivrier). —.Cette semence des régions équatoriales est âcre, brûlante, aromatique; elle stimule énergiquement l'estomac, y produit un vif sentiment de chaleur. Le poivre, en petite quantité, est associé avec avantage aux viandes blanches et gélatineuses, comme le veau, les parties tendineuses des mammifères, etc.; aux poissons huileux, comme l'anguille, etc.; aux mollusques, qui ne contiennent pas de principes excitants; enfin, aux végétaux mucilagineux, fades, comme les cardons, les choux-fleurs, les concombres, les asperges, etc. Il aide la digestion de tous ces aliments, qui sollicitent, par eux-mêmes, peu d'action de la part de l'estomac. Pris en trop grande quantité, il détermine l'inflammation de l'estomac, et même du canal intestinal. Introduit dans les aliments à la plus faible dose, il réveille, comme je l'ai observé plusieurs fois, les gastrites, plus énergiquement que le vin et tout autre stimulant; il est même nuisible dans les gastralgies.

Le poivre n'a pas seulement sur l'économie une action locale; il stimule vivement, soit par sympathie, soit par son introduction dans la circulation, tous les organes de l'économie. Après avoir augmenté l'activité du cœur, il cause à la peau des démangeaisons vives, et souvent des éruptions. Le poivre ne convient nullement aux habitants des pays tempérés; il abrége leur vie, et n'est propre qu'à leur causer des irritations de toute espèce. La nature l'a placé dans les contrées brûlantes, pour exciter des organes énervés et plongés dans la stupeur par une chaleur accablante; c'est assez dire que, dans nos climats, les personnes d'un tempérament lymphatique, les vieillards d'un tempérament peu irritable, pourront seuls, lorsque leur estomac est parfaitement sain, se permettre l'usage du poivre en petite quantité. Cet assaisonnement est contraire aux tempéraments bilieux, aux sanguins, aux jeunes gens. C'est un véritable poison pour les personnes irritables, convalescentes de quelque irritation que ce soit.

Nous pouvons appliquer en grande partie ce que nous avons dit du poivre aux assaisonnements suivants :

Muscade (l'amande du fruit du muscadier, *myristica aromatica*).

Cannelle (la seconde écorce du cannellier).

Gingembre (la racine).

Piment (les baies mûres, ou confites dans le vinaigre avant leur maturité).

Girofle (la fleur non épanouie).

Vanille (le fruit).

Tous ces assaisonnements sont beaucoup plus usités dans le Midi que dans le Nord; ils devraient être abandonnés aux habitants du Bengale et de l'Inde, qu'énerve le climat, à ces parias infortunés, qui ne craignent pas de manger le piment, sans préparation, pour ranimer des organes languissants. Pourquoi la nature aurait-elle fait croître le piment dans les deux Indes, s'il eût dû être mangé dans la France ?

Les assaisonnements qui suivent sont plus usités que les précédents dans le Nord et dans les pays tempérés. La plupart d'entre eux jouissent de propriétés beaucoup moins stimulantes que ceux que nous venons d'examiner. Cette action stimulante se dissipe promptement, s'épuise même pendant le cours de la digestion. Ces assaisonnements sont :

Raifort (la racine). *Voyez* les aliments mucilagineux.

Moutarde (les graines broyées avec du vinaigre ou du moût
    de vin).

Cochléaria. . . . .
Estragon. . . . .
Pimprenelle. . . . . } les plantes.
Persil. . . . .
Cresson. . . . .

Il faut prendre garde de confondre avec cette dernière plante le *sium odiflorum*, ou panais aquatique,
plante nuisible, de la classe des ombellifères, qui croît,
mêlée avec le cresson d'eau, sur les sources et sur les
ruisseaux. « Lorsqu'elle n'est pas en fleurs, elle ressemble
tellement à ce dernier, qu'elle n'en peut être distinguée
que par un botaniste. Le cresson d'eau est d'un vert
plus foncé, et présente quelquefois des taches brunes ;
ses feuilles sont plus arrondies vers l'extrémité, surtout
les dernières. Le panais aquatique, au contraire, est
d'un vert uniforme ; ses feuilles, plus longues et plus
étroites, se terminent sous forme de cône, et sont garnies de dents sur leurs bords. Le meilleur moyen de
bien distinguer ces deux plantes, est de les examiner
dans le mois de juillet : c'est l'époque où elles sont en
fleurs, et où il est facile de ne pas les confondre. » (*Gazette des Hôp.*, t. III, n° 24).

Cerfeuil (la plante entière) : propriétés douces.
Raiponces (racines et jeunes feuilles).
Thym. . . . .
Sarriette. . . . . } les branches.
Serpolet. . . . .
Sauge. . . . .
Laurier. . . . . } les feuilles.
Romarin. . . . .
Capucines (les fleurs et les fruits).

Câpres (les boutons des fleurs du câprier confits dans du vinaigre).

Les olives (fruits de l'olivier) saumurées.

Plusieurs poissons marinés, tels que

Les anchois.

Le caviar (œufs de poissons confits dans l'huile).

Les sardines.

Le thon.

Ces trois derniers assaisonnements sont très-stimulants, et ne conviennent qu'à très-peu de personnes (*voyez* l'article *Poissons*).

11°. *Truffes.*—Cryptogame très-recherché; il contient de la fécule; il est stimulant et nutritif. Les meilleures truffes sont noires en dehors et en dedans : ce sont celles du Périgord. Celles de Bourgogne sont noires en dehors, et blanches en dedans; elles viennent après celles du Périgord, pour la qualité. Enfin, celles de Provence, grisâtres en dehors et en dedans, sont les moins estimées des trois espèces. Les truffes ne jouissent pas de propriétés plus aphrodisiaques que les assaisonnements aromatiques dont nous avons fait mention précédemment.

12°. *Champignons.* — Ce dernier assaisonnement eût pu être rangé au nombre des aliments; en Russie, en Pologne et en Toscane même, il tient, dit-on, lieu de pain pour les pauvres pendant un certain temps de l'année : il est composé de fungine, d'acide fungique, d'osmazôme, d'une matière insoluble dans l'alcool, d'albumine, d'adipocire, d'huile et de sucre.

Les champignons sont donc un aliment très-azoté, tenant beaucoup de la nature des chairs, très-nutritif, et d'une digestion assez pénible pour quelques personnes. Un certain nombre d'entre eux sont vénéneux. L'empoisonnement qu'ils causent est, dans beaucoup de cas, promptement suivi de la mort. Ses symptômes sont ceux de l'inflammation aiguë des voies digestives, accompagnée des plus vives douleurs, et se manifestant de six à quinze heures après le repas. Aux symptômes gastro-intestinaux se joignent, dans certains cas, de la stupeur, des défaillances, un coma profond et un état apoplectique; parfois des convulsions et du délire, quelquefois enfin un état de mort apparente : serrement des mâchoires, raideur de tout le corps, battements du cœur à peine perceptibles. Les altérations cadavériques sont des rougeurs et des plaques gangréneuses de la membrane muqueuse gastro-intestinale, souvent détruite, ainsi que la musculeuse, jusqu'à la péritonèle, qu'on aperçoit tachetée de noir.

Les signes extérieurs sont insuffisants pour distinguer les champignons comestibles des champignons vénéneux. La description des caractères botaniques peut seule suffire, et cependant les espèces les plus saines peuvent devenir vénéneuses lorsqu'on les récolte trop tard, lorsqu'elles sont développées dans des lieux humides, lorsqu'on les conserve trop longtemps, tandis que d'autres espèces également comestibles se conservent parfaitement bien.

Caractères des champignons comestibles les plus journellement usités.

Dans le *genre agaric*, qui comprend toutes les espèces de champignons dont le chapeau est garni, à sa face inférieure, de lames perpendiculaires et rayonnantes, simples et entières, mais qui sont dépourvues de bourse, se trouvent :

1°. *L'agaric ordinaire, agaric esculent, agaricus campestris* de Bulliard, *champignon* proprement dit, *champignon de couche.* Couleur blanche, quelquefois légèrement brunâtre; pédicule plein, non renflé, haut d'un à deux pouces; chapeau convexe, lisse, glabre, large de deux à trois pouces, dont la face inférieure est garnie de feuillets d'une couleur vineuse un peu terne; chair tendre quoique cassante; odeur agréable, dite *de champignon.* C'est le seul qu'il soit permis de vendre publiquement à Paris. Les marchands, à cause de l'immense débit qu'ils en font, sont obligés de se le procurer artificiellement, en projetant du *blanc de champignon* sur des couches de fumier.

2°. *L'agaric élevé, agaricus colubrinus* de Bulliard, *agaricus procerus* (Persoon). Stype d'un pied d'élévation, renflé à sa base, écailleux et creux dans son intérieur; chapeau d'une teinte bistre, large de deux à douze pouces, couvert d'écailles. Moins usité que le précédent et que le suivant.

3°. *L'agaric mousseron, agaricus mousseron* de Bulliard. Distinct du champignon de couche par son manque de collier; du reste, pédicule d'un pouce et demi; chapeau convexe, sinueux à sa circonférence; lames blanches, étroites, très-serrées. Il se rencontre dans les environs de Paris. Beaucoup d'autres champignons de ce genre sont comestibles; par exemple, *l'agaric faux-mousseron, l'agaric du houx et l'agaric délicieux;* mais ils sont moins usités : le dernier ne l'est que dans le nord de l'Europe; il est âcre.

Dans le genre *amanite*, qui se distingue du genre *agaric* par son pédicule renflé et bulbeux à sa base, par la bourse ou volva qui recouvre le champignon avant son développement, se rencontre seulement l'*amanite oronge vraie*. Elle se présente, lorsqu'elle commence à paraître, sous la forme d'un œuf, c'est-à-dire que son volva blanc la recouvre en presque totalité. Bientôt il se sépare à la partie supérieure en plusieurs lobes ; et le chapeau, ainsi que le pédicule, se développent rapidement. Ce chapeau est convexe, d'une belle couleur rouge-orangé, strié, large de quatre à cinq pouces. Son stype est cylindrique, plein, jaune, portant un collier membraneux et rabattu ; ses feuillets sont inégaux, épais et jaunes. L'oronge vraie croît en automne, dans les bois, et surtout dans les provinces méridionales de France ; elle est, comme nous le verrons, très-facile à confondre avec la fausse oronge, qui est très-vénéneuse.

Dans le genre *bolet*, qui comprend tous les champignons dont le chapeau porte, à sa face inférieure, des tubes perpendiculaires rapprochés ou soudés entre eux, toutes les espèces dont la chair est tendre et ne change pas de couleur sont bonnes à manger. Le meilleur des bolets est le *boletus edulis* de Bulliard. Il n'existe pas, dans le genre bolet, d'espèce qui soit vénéneuse.

C'est donc seulement des genres *amanite* et *agaric* que nous avons à signaler les caractères.

Caractères des champignons vénéneux.

Dans le genre *agaric* se trouvent :

1°. L'*agaric annulaire*, *agaricus annularis* de Bulliard. — Couleur fauve-rousse ; pédicule cylindrique, charnu, de trois à quatre pouces de hauteur, écailleux dans sa partie supérieure garnie d'un collier annulaire et concave redressé en forme de godet; chapeau convexe, mamelonné à son centre, large de trois pouces, tacheté de petites écailles noirâtres. Ses lames, d'abord blanches, finissent par devenir rousses. Il croît en automne, dans les bois, sur les vieilles souches, et en groupes composés quelquefois de quarante à cinquante individus.

2°. *Agaric de l'olivier, agaricus olearius* de Cand. — Couleur rousse dorée très-vive; il forme des touffes implantées sur les racines de l'olivier et de quelques autres arbres. Pédicule court, arqué; lames du chapeau décurrentes sur le pédicule; chair filandreuse; saveur désagréable.

3°. *Agaric brûlant, agaricus urens* de Bulliard. — Il croît par touffes dans les bois humides, et principalement sur les feuilles mortes. Jaune terne ou brunâtre; pédicule cylindrique, glabre, long de cinq à six pouces, strié de roux à sa partie supérieure, velu à sa base; chapeau d'abord convexe, ensuite plane et de deux pouces de largeur; feuillets inégaux bruns; suc âcre et brûlant.

4°. *Agaric caustique, agaricus pyrogalus* de Bulliard. — Chapeau couleur rouge, convexe dans sa circonférence, concave dans son centre, souvent marqué de zones concentriques noirâtres; pédicule haut d'un à deux pouces; suc jaunâtre et caustique. Il se trouve dans les bois.

5°. *Agaric meurtrier, agaricus necator* de Bulliard. — Il vient par touffes dans les bois, parmi les gramens. Brun-rougeâtre; chapeau d'abord convexe, puis plane, puis concave dans le centre, dont la circonférence est roulée en dedans; feuillets inégaux; pédicule de deux à trois pouces de hauteur et cylindrique; suc blanc, âcre et caustique.

6°. *Agaric styptique, agaricus stypticus* de Bulliard. — Il croît sur les vieux troncs d'arbres. Jaune fauve, couleur de cannelle; pédicule de huit à dix lignes, inséré latéralement à la circonférence roulée en dessous du chapeau, dont le diamètre est d'un pouce; feuillets égaux se détachant facilement de la chair mollasse du chapeau; saveur âcre et astringente.

7°. *Agaric âcre, agaricus acris* de Bulliard. — Chapeau charnu, large de trois à quatre pouces, convexe d'abord, puis devenant concave; circonférence velue, roulée en dessous, onduleuse; blanc implanté sur un pédicule épais d'un pouce de long; saveur âcre, poivrée.

8°. *Agaric laiteux âcre, agaricus lactifluus acris* de Bulliard. — Chapeau blanc; circonférence arrondie et cotonneuse, devenant inégale dans la vieillesse, en même temps que le chapeau devient concave et perd sa blancheur; pédicule court; lames rares, blanches d'abord, puis ensuite jaune clair; saveur analogue au précédent.

Ces champignons sont loin d'être aussi malfaisants que ceux qui suivent. On peut toujours en faire usage en leur faisant subir les préparations qui seront indiquées.

Les champignons vénéneux du genre *amanite* sont :

1°. L'*amanite fausse-oronge, agaricus pseudo-aurantiacus* de Bulliard, *amanita muscaria* de Persoon. — Elle diffère de l'oronge vraie par son volva, qui n'est jamais complet, qui ne recouvre jamais le champignon en totalité; par son chapeau marqué de plaques jaunâtres et irrégulières; par son pédicule et ses feuillets, blancs et jamais jaunes. Elle est très-vénéneuse.

2°. *Amanite bulbeuse blanche, agaricus bulbosus vernus* de Bulliard, *amanita bulbosa alba* (Persoon). — Entièrement blanche dans toutes ses parties. Elle se distingue du champignon de couche, avec lequel elle pourrait être confondue, par son pédicule bulbeux entouré à sa base d'un volva. Saveur âcre et nauséabonde.

3°. *Amanite sulfurine, agaricus bulbosus* de Bulliard, *amanita citrina* (Persoon). — Chapeau et collier d'une couleur jaune citron; pédicule bulbeux, strié à son sommet, et long de trois à quatre pouces; saveur âcre et nauséabonde. On la trouve dans les bois sombres pendant l'automne.

4°. *Amanite verdâtre, agaricus bulbosus* de Bulliard, *amanita viridis* (Persoon). — Chapeau vert foncé, sans débris de volva; pédicule plus haut que les précédents, ayant le bulbe de sa base plus arrondi que les deux variétés qui pécèdent.

Les trois variétés décrites ci-dessus sont très-vénéneuses, souvent confondues avec le champignon ordinaire, dont elles sont distinctes par un pédicule toujours bulbeux, environné à sa base par une bourse et par un chapeau garni d'écailles (*voyez* Bulliard, Persoon, Paulet).

Les champignons suivants, qui sont encore du genre *amanite*, ne sont décrits que par Paulet.

5°. *Oronge croix de Malte, hypophyllum crux melitensis* (Paulet). — Champignon bulbeux, à bourse; couleur de chair pâle; chapeau découpé en cinq ou six parties égales, ce qui lui donne presque l'aspect d'une croix de Malte, offrant au centre un bouton arondi, un peu relevé et régulièrement circonscrit. Ses lobes ont environ deux lignes d'épaisseur. Feuillets presque tous égaux

et de la couleur du chapeau; ils s'insèrent, circulairement et en rayonnant, à une espèce de bourrelet, sans
toucher à la tige. Pédicule droit et colleté, haut de trois
ou quatre pouces, d'abord plein, et qui finit par se vider en grande partie pour devenir fistuleux. Collet et
bourse d'un beau blanc; chair fraîche, un peu humide,
de la même couleur en dedans qu'en dehors. On le
trouve, pendant le mois d'août, dans le bois de Pan-
tin, près Paris. (Paulet.)

6°. *Oronge souris, ou serpent, hypophyllum angui-
neum* (Paulet). Champignon élancé, de forme conique,
de couleur gris-de-souris, et comme satiné en dessus,
avec des feuillets blanchâtres et une tige blanche, un
peu tortueuse, qui s'élève à la hauteur de quatre à cinq
pouces, portant un chapiteau qui peut en avoir un et
demi d'étendue, et dont la substance intérieure, étant
coupée, semble résulter de petits grains gris qui, à quelque
distance, la font paraître de couleur cendrée. Ses feuillets entremêlés de petites portions de feuillets, sont d'un
blanc lavé et d'une légère teinte jaune. La tige, d'un
blanc sale, est pleine d'une substance très-blanche, et
porte à sa base les débris d'une enveloppe mince qui
couvrait le champignon. On le trouve, en automne surtout, en Piémont. (Paulet.)

Oronge dartreuse, hypophyllum maculatum (Paulet).
— Champignon blanc ou d'un blanc tirant sur le gris,
dont la grandeur varie, mais qui a, pour l'ordinaire,
trois ou quatre pouces de hauteur, et qui offre des pellicules grisâtres, des feuillets, une tige, une bulbe parfaitement blancs, et une surface visqueuse. Chapeau tendre, large de trois à quatre pouces, et à peine charnu;
il est légèrement rayé, facile à peler, et sujet à se fen-

dre. Feuillets entremêlés de petites portions de feuillets vers les bords : ils sont blancs, et ont leur tranche taillée un peu en dents de scie; ils s'insèrent circulairement comme à un bourrelet qui ne touche point à la tige, et sont couverts, en naissant, d'un voile qui se rabat sur la tige en manière de manteau, et forme un collet plus ou moins apparent. Le pédicule, d'abord plein, finit par devenir creux, en grande partie, ainsi que le bulbe. On le trouve aux environs de Lagny et dans la forêt de Sénart. (Paulet.)

Oronge blanche ou *citronnée, hypophyllum albo-citrinum* (Paulet).—Champignon de taille moyenne et de forme irrégulière, tantôt d'un blanc sali de jaune, avec des parcelles de coiffe jaunâtre ou terreuse, ou d'un brun sale; tantôt avec un chapiteau uni, d'un blanc quelquefois net, et d'autres fois avec une légère teinte jaune. Bulbe fort, saillant et très-arrondi. Pédicule droit et cylindrique, blanc, ou diversement coloré, comme nous venons de le dire en parlant du champignon en général : il est d'abord plein; puis il se creuse en partie, et s'évase à son insertion au chapeau, avec lequel il semble se confondre. Chapeau circulaire, à surface plus ou moins humide. Feuillets blancs, dont la tranche forme une surface égale et unie; presque tous de longueur égale, à l'exception de quelques petites portions de feuillets qu'on trouve vers les bords, et dont la base semble tenir aux autres feuillets complets, comme par de petites brides : ces feuillets s'insèrent circulairement sur une sorte de bourrelet qui leur sert de soutien, et ne touchent point au pédicule. Ce champignon présente assez constamment un léger collet, qui était primitivement un voile fin qui couvrait les feuillets. On le trouve, en automne, dans les bois des environs de Paris. (Paulet.)

Oronge à pointes de trois-quarts, hypophyllum tri-cuspidatum (Paulet). — Champignon haut de cinq à six pouces, blanc, avec des feuillets qui tirent sur le vert. Chapeau régulièrement circulaire, couvert de pointes triangulaires, égales, de forme pyramidale, d'un blanc sale, fortement adhérentes par leur base à la peau qui recouvre le chapeau. Feuillets ordinairement couverts d'une poussière semblable à une fleur de farine, et d'un voile fin qui finit par tenir uniquement à la tige, et lui sert de collet. Pédicule blanc, cylindrique, plein, offrant à sa base un bulbe, qui finit par devenir creux comme la tige. On le trouve, en automne, dans le parc de Saint-Maur. (Paulet.)

Oronge à pointes de râpe, hypophyllum rapula (Paulet). —Petit champignon dont le chapeau, de couleur noisette en dessus, offre une multitude de pointes inégales, semblables à celles d'une râpe ordinaire, et d'une couleur plus foncée que celle du chapeau. Feuillets minces, très-serrés, blancs, couverts d'abord d'un voile tendre, mais très-apparent, qui se déchire en plusieurs portions, et finit par s'effacer entièrement. Pédicule blanc, plein d'une substance moelleuse. On le trouve, en automne, dans la forêt de Saint-Germain. (Paulet.)

Laiteux pointu rougissant, hypophyllum pudibundum (Paulet). — Chapeau dont le centre est élevé en pointe aiguë, qui finit par s'effacer pour faire place à une cavité. Il est blanc; mais sa chair, ainsi que le suc qu'il fournit, lorsqu'on le coupe, acquièrent une couleur rouge carmin, par leur exposition à l'air. Les feuillets sont blancs, taillés en biseau et de longueur inégale. Sa tige, qui est une continuité de la substance du chapeau, est cylindrique et pleine d'une substance moelleuse. Ce champignon est plus rare en France qu'en Italie et dans le Piémont. (Paulet.)

Oronge peaussière de Picardie. — Son pédicule est cylindrique, gros, un peu renflé à sa partie inférieure, qui paraît nue. Il est haut d'environ six pouces; vers sa partie supérieure il présente un collet circulaire, rabattu, membraneux et inégalement frangé à son bord libre. Ce pédicule est d'un blanc sale. Le chapeau est inégalement convexe, d'environ six pouces de diamètre; son contour est comme sinueux; il est d'un gris jaunâtre à sa face supérieure, et recouvert de petites plaques irrégulières plus foncées, qui paraissent les restes du *volva* dans lequel toutes les parties du champignon étaient renfermées avant leur entier développement. Il croît en Picardie.

Les descriptions précédentes, qui se trouvent dans les ouvrages de Bulliard, de Paulet, de Persoon, dans l'article *Champignon* de M. Richard (*Dict. de Méd.*), etc., etc., ont toutes, excepté les espèces comestibles et l'agaric de l'olivier, été reproduites par M. Orfila, qui les a rendues plus faciles à saisir, en y joignant dans sa *Médecine légale*, de très-belles planches que nous ne saurions trop engager à consulter.

A. *Précautions relatives à l'usage des champignons.* — *Préparation.* Après l'étude des caractères botaniques des espèces vénéneuses, voici les moyens les plus propres à éviter l'empoisonnement : 1°. Lorsqu'on récolte soi-même les champignons, on doit suspecter et même rejeter ceux qui ont une odeur fétide, une saveur âcre, amère ou très-acide, qui causent de l'astriction à la gorge, qui croissent dans les cavernes, les troncs d'arbres pourris, ou autres lieux très-humides, ou sur des animaux putréfiés : ceux dont la chair est molle, aqueuse, se décompose facilement, passe à la couleur bleue lorsqu'on les casse. On doit, au contraire, choisir ceux dont l'odeur est suave, ceux qui croissent dans les lieux découverts et exposés au soleil, sur la lisière des bois, dans les haies, les buissons, sur les pelouses vertes, etc. Mais néanmoins (nous le répétons) ces différents signes ne sont jamais assez constants pour inspirer une entière confiance, et les caractères botaniques restent encore les seuls sur lesquels on puisse baser avec certitude la distinction des espèces vénéneuses [1]. 2°. Lorsqu'on use de champignons à Paris, il ne faut les acheter que dans les marchés, où la police a soin de les faire visiter par un botaniste. Il faut se garder de ceux qu'on colporte dans les rues, à plus forte raison de ceux qu'on achète dans les campagnes. Grand nombre d'individus sont apportés aux hôpitaux de Paris, pour avoir mangé des champignons cueillis dans le bois de Vincennes. 3°. Enfin, lorsqu'on craint les méprises, il faut, avant d'apprêter les champignons, les couper par petits morceaux, les laisser quelque temps séjourner dans du vi-

[1] On a cherché à isoler, pour en connaître mieux la nature, le principe vénéneux des champignons. M. le docteur Letellier, entre autres, a fait sur ce sujet un très-grand nombre de recherches. Ainsi, il a retiré des amanites vénéneuses un principe particulier qu'il a nommé *amanitine*, et dont l'action délétère ne saurait être mise en doute. Malheureusement, les caractères de cette substance ne sont pas assez tranchés pour qu'on puisse facilement en constater la présence. Peut-être, si l'on parvenait à isoler l'amanitine, et à l'obtenir à l'état de pureté, arriverait-on en même temps à un caractère chimique propre à faire connaître les espèces vénéneuses. Mais de nombreux essais sont encore à faire pour arriver à ce point.

(*Note communiquée par M. Richard.*)

naigre, ou de l'eau très-acidulée, ou dans de l'eau très-salée (les Russes se bornent à les faire bouillir). Par cette précaution, qu'il est toujours prudent de prendre, les champignons comestibles résistent moins à l'action de l'estomac, et les vénéneux, principalement l'amanite bulbeuse et la fausse oronge, perdent leur principe vénéneux, qui reste dissous dans le vinaigre ou l'eau salée, liquides que l'on doit soigneusement rejeter, car ils n'ont pas neutralisé le poison, mais ils s'en sont emparés, et sont devenus eux-mêmes des poisons très-violents. C'est un contre-sens funeste, que d'administrer des acides végétaux dans un empoisonnement par les champignons, puisque ce liquide, en dissolvant la partie vénéneuse du champignon, augmente l'action de celui-ci sur la surface gastrique, et n'a d'autre résultat que de rendre la mort plus prompte et plus certaine. M. Devergie (*Méd. lég.*) émet une opinion opposée à celle que nous exprimons. « Il est important, dit-il, de savoir que l'eau vinaigrée, l'eau salée, et surtout le jus de citron, paraissent avoir la propriété de *neutraliser* l'action délétère des champignons; qu'en Italie, par exemple, on les mange presque tous indistinctement, en les assaisonnant toutefois avec ce dernier suc; que de nombreux essais ont été tentés à cet égard, et presque toujours suivis de succès. » (T. II, p. 842.) Il est fâcheux que M. Devergie ne cite aucune expérience à l'appui de cette opinion opposée à celle qui est généralement reçue. Il est facile et très-important de la vérifier : facile, puisqu'il suffit d'injecter dans l'estomac d'un animal, de l'eau vinaigrée ou salée dans laquelle on aura mis des champignons à macérer ou à cuire; important, parce que, dans le traitement de l'empoisonne-

II.   12

ment, la première chose à faire, si l'opinion de M. Devergie est reconnue exacte, sera d'administrer de l'eau acidulée ou salée. Jusqu'à vérification bien faite, les conseils que nous donnons sont les plus prudents à suivre.

Les champignons peuvent être mangés crus au moment où on les cueille. Dans ce cas, ils empoisonnent rarement, et cela par une raison toute simple : c'est que les champignons vénéneux ont une saveur très-repoussante, qui les fait promptement rejeter de la bouche. Les champignons se mangent le plus ordinairement cuits : on commence par les débarrasser de leur épiderme, de leur stype et de leurs parties frugifères (*foin*). On leur fait ensuite subir la préparation indiquée ci-dessus, puis on les fait cuire : ou sur le gril, assaisonnés avec un peu de beurre et de sel, ou, ce qui est plus ordinaire, dans une casserole, après les avoir passés à l'eau bouillante et séchés; ou bien enfin on leur fait subir seulement un commencement de cuisson, pour les associer ensuite aux sauces des fricassées, des tourtes, des matelotes, etc.; leurs effets sur l'économie animale sont alors, dans ce dernier mode de préparation, masqués par les propriétés excitantes que nous avons reconnues aux *roux*, aux *ragoûts*, etc.

§ III. — *Effets des boissons.*

Les boissons sont des liquides que nous introduisons dans notre estomac pour étancher la soif ou stimuler nos organes. Elles sont de différentes natures. On peut les diviser en *boissons non fermentées et rafraîchissantes*, comme l'eau et les boissons aqueuses; en *boissons fermentées simples*, comme le vin, le cidre, etc.;

en *boissons fermentées distillées*, ou tout simplement *boissons alcooliques* ou *spiritueuses*, comme l'eau-de-vie, le rhum, etc; en *boissons non fermentées et stimulantes*, comme le thé, le café. Celles-ci sont dites *aromatiques*.

Toutes ces boissons n'ont qu'un bien petit nombre d'effets qui leur soient communs. La plupart d'entre elles, après s'être mises en équilibre de température avec l'estomac, délayent les aliments qui y sont contenus, facilitent leur mélange tant entre eux qu'avec les sucs gastriques, qui, seuls, ne seraient pas suffisants pour détruire la compacité du bol alimentaire; étendent celui-ci de façon qu'il présente à l'estomac une surface plus considérable, lui offre moins de résistance, et soit plus promptement chylifié; augmentent le volume du sang et en diminuent la consistance; enfin réparent, au moins pour le moment, les pertes qu'ont éprouvées les fluides de notre corps par les voies différentes d'évacuation.

M. Magendie s'est assuré, en recueillant le chyle d'animaux auxquels il avait, pendant qu'ils digéraient des aliments solides, fait avaler une certaine quantité d'alcool étendu d'eau, une dissolution de camphre ou tout autre liquide odorant, que dans aucun cas les boissons ne paraissent se mêler au chyle. Celui-ci ne contenait en effet, dans ces circonstances, aucune trace de la matière odorante, tandis que le sang de l'animal en était très-fortement imprégné.

Les effets particuliers des boissons sont différents suivant le principe qui en fait la base.

ARTICLE PREMIER.

Effets de l'eau et des boissons aqueuses rafraîchissantes.

Eau. — C'est la plus simple des boissons. Elle est composée de deux parties d'hydrogène et d'une d'oxygène en volume, ou de 88,29 d'oxygène et de 11,71 d'hydrogène en poids. L'eau est, comme on sait, un liquide transparent, incolore, inodore, susceptible de mouiller et de dissoudre une très-grande quantité de corps, et pesant à la température de 4° + 0 therm. centigr., un gramme par centilitre. L'eau, pour être potable, doit en outre contenir de l'air, ainsi que nous le verrons.

Effets. — En passant sur les surfaces muqueuses auxquelles est rapportée la sensation de la soif, l'eau humecte ces surfaces, et fait taire cette sensation pénible; arrivée dans l'estomac, elle y remplit les diverses indications dont nous venons de parler en énumérant les effets communs aux boissons, et remplit ces indications, sans activer, même au plus faible degré, aucune fonction. Elle est, de toutes les boissons, celle dont l'usage non interrompu peut le plus contribuer à prolonger la vie de l'homme, et rien n'est plus absurde que le préjugé qui attribue à l'eau des qualités échauffantes. Suivant M. G. H. Nick, l'eau fraîche, bue en petite quantité, et à différentes reprises, n'a pas d'action sensible sur le pouls; prise en grande quantité, elle le ralentit de deux à quatre pulsations, et cet effet se prolonge environ une demi-heure (*Archives*, t. XXVI, mai 1831, page 113).

On prétend généralement que l'eau pure, c'est-à-dire distillée et sans air, produit dans l'estomac une sensation de pesanteur; cette assertion pourrait être révoquée en doute, ou du moins l'effet signalé doit dépendre, en grande partie, de dispositions individuelles.

L'eau prise à dose immodérée, quand il y a des aliments dans l'estomac, rend la digestion lente et pénible, en diminuant l'excitation qui doit avoir lieu dans ce viscère pour l'accomplissement de la fonction. Cet effet est d'autant plus marqué que l'individu a l'estomac moins vigoureux et moins capable de réaction. Dans ce cas, il semble que les aliments s'altèrent spontanément; il survient des rapports sans odeur, un sentiment de froid. C'est surtout, comme nous l'avons fait observer à l'égard du lait, chez les personnes habituées aux toniques, que l'eau, prise immodérément, produit ces effets; elle détermine même quelquefois le vomissement ou la diarrhée.

Ingérée en trop grande abondance hors le temps de la digestion, l'eau se mêle avec les sucs muqueux et acides de l'estomac, et avec la salive qui s'y rencontre; se trouble, se met de niveau avec leur température et avec les parois du viscère; reste dans celui-ci pendant un intervalle de temps variable suivant diverses circonstances (la nature de l'eau, les besoins de l'organisme, etc.), mais toujours moindre que celui du séjour des aliments solides; est absorbée en partie dans l'estomac, sans subir, d'après M. Magendie, ni *élaboration* ni *transformation*, en partie dans l'intestin grêle, non par les vaisseaux chylifères, comme le chyle, ainsi que le pensait Hunter, mais par les veines mésaraïques, comme le prouvent les expériences de M. Magendie; surcharge le système circulatoire d'une inutile quantité de liquides, qui sollicitent, pour sortir de l'économie, une action plus active des reins ou de la surface cutanée. Après la disparition de l'eau de l'estomac, il reste, suivant M. Magendie, une certaine quantité de mucosité, qui est bientôt réduite en chyle, à la manière des aliments.

L'effet de l'eau sur la membrane de l'estomac est en général asthénique, sédatif; cependant, chez les individus vigoureux, l'eau, à une très-basse température, détermine dans l'estomac une réaction semblable à celle qu'elle produit à la peau. L'eau pure très-froide, en gargarisme, produit cet effet sur la membrane pharyngienne dans les maux de gorge : elle les aggrave constamment.

La privation d'eau, pendant le séjour des aliments dans l'estomac, développe dans ce viscère une sensation de chaleur qui peut aller jusqu'à l'état d'irritation. Voici, ce me semble, la manière dont ce phénomène peut être expliqué : tout aliment, en raison directe de ses qualités stimulantes et de son degré de cohésion, produit à la surface interne de l'estomac une excitation en vertu de laquelle sont déterminées une circulation plus active et une sécrétion plus abondante de la part des villosités qui semblent continuer les artères, et de la part des cryptes muqueux. Or, il doit résulter de cette dépense de liquides nécessaires, et tous employés à la dilution de l'aliment, un effet absolument analogue à celui qui se passe dans la bouche et dans le pharynx, lorsqu'à l'occasion de l'action de parler, de déclamer, de fumer, etc., l'humidité de ces parties est enlevée; il en doit résulter, dis-je, un sentiment de sécheresse, de chaleur, puis enfin d'irritation, phénomène qui n'aurait

pas lieu si l'eau coopérait, pour la dilution des aliments, aux dépenses de fluides qu'est obligé de faire seul
l'estomac.

L'eau est la boisson la plus salutaire dont puissent
user les hommes nerveux et tous ceux qui sont d'une
constitution sèche excitable, ceux dont l'estomac digère facilement, dont la peau est chaude et âcre. Je
dirais la même chose de tous les individus, s'il ne s'en
rencontrait qui, soit à cause d'un tempérament très-
lymphatique, soit à cause du peu de réaction de l'estomac, dû à une longue habitude de toniques, soit à cause
de travaux de cerveau ou de muscles, portés assez loin
pour faire *diverticulum* aux forces de l'estomac; s'il ne
se rencontrait, dis-je, des individus qui, à raison de
l'un de ces cas, ne peuvent digérer que difficilement
des substances alimentaires un peu résistantes, lorsqu'ils se sont bornés à l'eau pure pour boisson. Encore
l'observation m'a-t-elle plusieurs fois convaincu qu'un
peu d'habitude et quelques précautions, comme celle de
n'user d'abord de l'eau qu'en très-petite quantité, et après
l'avoir bien mêlée à la salive, de manger d'abord peu
d'aliments, et de n'en augmenter que peu à peu la dose,
de s'abstenir, après le repas, de tout exercice autre que
la conversation ou la lecture à haute voix, etc., rendent
bientôt la faculté de digérer, quand même on n'use que
d'eau.

L'eau ne gâte pas les dents, ou du moins ne les
gâte pas par un effet immédiat. Si l'eau chargée de
sels calcaires produit les ravages qu'on lui attribue,
elle doit, ce nous semble, avoir préalablement dérangé
les digestions. Il en est tout autrement des eaux minérales acidulées : leur action sur les dents est directe

(*voyez* ce que nous avons dit en traitant l'hygiène des dents).

L'eau, pour être potable, doit réunir les conditions suivantes : elle doit être fraîche, limpide, inodore, sans saveur désagréable, fade, piquante, salée ou douceâtre. Elle doit être aérée, dissoudre le savon sans former de grumeaux, cuire les légumes secs. Les chimistes ajoutent à ces conditions : celles de ne se troubler que légèrement par le nitrate d'argent et par l'hydrochlorate de baryte dissous, ce qui prouve qu'elle contient peu d'hydrochlorates, de sulfates et de carbonates ; de ne pas précipiter abondamment par l'oxalate d'ammoniaque, ce qui indique peu de sels calcaires ; de ne pas précipiter sensiblement par le chlore et l'infusion de noix de galle, ce qui indique l'absence de matières animales.

M. Payen vient d'annoncer à l'Institut un nouveau moyen d'apprécier le degré de pureté des eaux potables. Ce moyen est fondé sur la contractilité de la substance amylacée par les sels neutres, et son extensibilité par les solutions de soude et de potasse.

Le moyen le plus simple pour s'assurer de la quantité de matières étrangères que contient l'eau, c'est de la faire évaporer. Si elle ne laisse que peu de résidu, c'est une preuve de sa pureté.

Le moyen le plus simple pour s'assurer si elle est aérée, c'est d'élever la température d'une partie d'eau jusqu'à l'état voisin de l'ébullition ; si elle contient de l'air, il se dégage sous forme de bulles. Un autre moyen, c'est de verser dans une partie de l'eau qu'on examine, et qu'on a préalablement placée dans un flacon à l'émeri, une petite quantité d'une dissolution de sulfate de fer au *minimum* d'oxydation : si l'eau contient de l'air, il se forme, après quelques instants, un précipité d'oxyde de fer rouge au *maximum* d'oxydation. Si cet effet n'a pas lieu, l'eau ne contient pas d'air. On peut encore, d'après MM. Chevallier et Payen (*Traité des réactifs*), employer pour cet essai le protoxyde de fer, préparé d'après la méthode de Vastner, et conservé humide. Cet oxyde, mis en contact avec une eau aérée, prend une couleur ocracée. L'eau pure, qui ne contient pas d'air, sera toujours fade et sans saveur. Pour l'aérer, il faut la laisser exposer à l'air, et, mieux encore, l'y agiter.

L'*eau de pluie* est la meilleure et la plus pure qu'on puisse rencontrer; elle contient presque un vingtième de son volume d'air atmosphérique et un peu d'acide carbonique. Il est quelques précautions à prendre pour la recueillir et la conserver : elles seront indiquées plus loin.

L'*eau qui provient de la fonte des neiges* n'a d'autre inconvénient que de ne pas contenir d'air. Nous venons d'indiquer le moyen d'y remédier.

L'*eau de source* n'est que de l'eau de pluie, qui, après avoir filtré à travers la terre, s'être amassée à la surface de couches imperméables, se fait jour au dehors; elle contient, à sa sortie de la terre, moins d'air que l'eau de pluie; elle est chargée de substances diverses qui résultent des différentes couches qu'elle a traversées, et desquelles dépend sa qualité. Souvent cette eau contient trop de sulfate et de carbonate de chaux pour être potable. Ces deux sels sont tenus en dissolution par un excès d'acide carbonique, qui, venant à se dégager, les laisse se précipiter, et l'eau en devient plus potable. On reconnaît d'ailleurs la trop grande quantité de ces sels dans l'eau, par la difficulté qu'on éprouve d'y faire cuire des légumes ou dissoudre du savon. Celui-ci, en effet, se caillebotte par la combinaison de son huile avec la chaux du sulfate. Cette eau trouble les digestions lorsqu'on n'y est pas habitué. Divers auteurs attribuent à ces eaux la production des goîtres et des scrofules; le fait suivant prouve jusqu'à quel point on doit ajouter foi à cette assertion. Il existe dans la Savoie deux villages dont les habitants boivent les mêmes eaux séléniteuses; l'un est situé sur la montagne, l'autre dans la vallée. Aucun montagnard n'a le goître; presque aucun habitant de la vallée n'en est exempt : cependant celui-ci boit la même eau que l'habitant de la montagne; il la boit même plus aérée et plus saine, puisque c'est en formant mille cascades qu'elle tombe jusqu'à lui. Ce fait m'a été communiqué par M. Lachaise.

L'*eau de puits* ne diffère de l'eau de source qu'en ce que, pour obtenir la première, on est obligé de creuser plus ou moins profondément la terre. Comme cette eau reste stagnante, elle contient moins d'air que l'eau de source; elle se charge surtout de beaucoup plus de matières étrangères, principalement de sulfate de chaux, qu'elle enlève, soit au sol, soit aux matériaux de construction du puits. Elle précipite abondamment par l'hydrochlorate de baryte et par l'oxalate d'ammoniaque. Elle est plus insalubre que celle de source. Si l'on est forcé d'en faire usage, et qu'on y ait reconnu la présence d'une trop grande quantité de sulfate de chaux, on peut diminuer les proportions de ce sel en versant dans cette eau un peu de carbonate de potasse, et en séparant ensuite par décantation le carbonate de chaux précipité. Il vaut encore mieux, lorsqu'on le peut, s'abstenir de l'eau de puits. Les conditions dont on doit tenir compte dans la construction des puits seront indiquées à l'article *Habitation*.

L'eau des puits improprement appelés *artésiens*, puisque les habitants de l'Artois n'ont fait que conserver un art pratiqué depuis des siècles, est celle qui, à l'aide d'un forage profond de la terre, ou de quelque circonstance géologique, jaillit à la surface du sol par une force ascensionnelle due à ce que le réservoir d'où l'eau provient se trouve placé plus haut que le point d'où elle sort. Les qualités de cette eau dépendent, comme celle de l'eau des puits ordinaires, des couches de terrain qu'elle a traversées. L'eau des puits artésiens diffère pourtant de celle des puits ordinaires, en ce que les nappes qui constituent la première sont animées d'un mouvement continu, et que la dernière est, au contraire, dans la plus parfaite immobilité. L'eau des puits artésiens doit donc être plus aérée.

L'*eau de rivière* résulte du mélange des eaux de source et des eaux de pluie. Moins pure que celles-ci, elle l'est plus que celles de source. Elle devient la meilleure de toutes les eaux quand elle coule rapidement sur un fond rocailleux ou sur un lit de sable : elle s'imprègne d'air en abondance. Pour la débarrasser des substances étrangères qui s'y mélangent, il faut quelquefois la passer au filtre ; alors elle perd un peu de l'air qu'elle contenait. L'eau de la Seine, à Paris, est presque toujours dans ce cas : une quantité énorme de matières végétales et animales putréfiées est portée, dans la rivière, de tous les points de cette immense cité, par un nombre considérable d'égouts, par des lieux d'aisance, etc., et rend impure cette eau, si bonne lorsqu'elle est dépouillée de ces matières étrangères. Ce ne sont pourtant pas les immondices de

Paris qui troublent le plus les eaux de la Seine; et pour se convaincre de cette vérité, il suffit de comparer la limpidité du fleuve, lorsque le ciel est depuis longtemps pur, avec la couleur jaunâtre qu'il manifeste, aussitôt que des orages ont éclaté vers sa source, et soulevé de son lit, ou entraîné de ses rives la vase et le limon. Hors ces moments, la présence des impuretés qu'y versent les égouts est bientôt inappréciable.

L'eau de la Seine, analysée avant son entrée dans Paris, n'offre pas la même composition sur les deux rives. D'après Vauquelin, on trouve sur la rive droite, en proportion bien appréciable, le carbonate, le sulfate et l'hydrochlorate de magnésie; sur la rive gauche, il n'y a ni carbonate, ni sulfate de cette même base. Sur la rive droite, les sels déliquescents ne donnent aucun indice de nitrate : le contraire a lieu sur la rive gauche. La nature des sels ne peut motiver l'exclusion d'aucune des rives dans le puisage de l'eau; le motif qui pourrait déterminer le choix du lieu où l'on puise, est purement physique. Le voici : avant d'entrer dans Paris, la Marne coule sur la rive droite. Cette rivière arrose un terrain meuble, charrie, plus souvent que la Seine, des matières en suspension, et exige un temps plus considérable pour sa dépuration. On doit donc, suivant Vauquelin, préférer les eaux de la Seine coulant sur la rive gauche, prises au-dessus du pont d'Austerlitz.

Les *eaux des canaux* contiennent beaucoup plus de matières organiques et de sels que les eaux des rivières. D'après Vauquelin, il existe dans l'eau du canal de l'Ourcq, six fois plus de sulfate de magnésie, deux fois plus de sulfate et de carbonate de chaux, que dans l'eau de la Seine. L'eau du canal ayant en outre moins de mouvement, est moins aérée, et se débarrasse moins des substances organiques en dissolution. Elle n'est pourtant point impropre à tous les usages économiques; mais l'eau de la Seine doit lui être préférée.

Les *eaux des lacs, des marais, des étangs,* excepté celles qu'on trouve dans quelques tourbières, contiennent plus ou moins de matières végétales ou animales. Si l'on est forcé de se servir de ces eaux, il faut les faire bouillir : les gaz malfaisants se dégagent, les matières organiques se cuisent; on filtre les eaux à travers le sable, ou mieux encore le charbon pulvérisé, puis on leur redonne l'air dont elles sont privées.

A. *Préparation.* — Les préparations de l'eau consistent dans le filtrage et dans les moyens de rendre l'eau de mer potable.

On dépouille, à Paris, l'eau de la Seine de toutes les matières en suspension et non dissoutes qui s'y rencontrent, au moyen de fontaines domestiques, dans lesquelles sont des filtres, soit de couches plus ou moins épaisses de sable de rivière, soit de pierre poreuse. Il convient de nettoyer ces fontaines, des matières terreuses que l'eau dépose à la surface des filtres; elles retardent la filtration, laissent croupir l'eau, et lui communiquent une saveur désagréable. Depuis les travaux de Berthollet, on a appliqué la poudre de charbon au filtrage. Ainsi il existe à Paris des établissements dont les appareils sont disposés de manière que l'eau traverse d'abord des éponges qui la débarrassent des matières les plus grossières; ensuite qu'elle filtre au travers du charbon en poudre; enfin que, pour reprendre l'air qu'elle a perdu en filtrant, elle tombe sous forme de pluie, d'une certaine hauteur, en formant plusieurs cascades, dans un grand réservoir en bois de 14 à 15 pieds de large. Dans la séance de l'Institut du 14 août 1837, M. Arago, au nom d'une commission, a rendu compte d'un appareil de filtrage de M. Henri Fonvielle, qui paraît propre à satisfaire à tous les besoins : il se compose de petites caisses remplies de sable, comme tous les appareils de filtrage de cette espèce; mais il s'en distingue par un perfectionnement dont on obtient les plus heureux résultats : en fermant hermétiquement les caisses, l'auteur de ce procédé a su profiter de la pression que fournit la chute même et le poids de l'eau. Cette simple modification augmente les produits dans l'énorme proportion de dix-sept pour un. Quoique fonctionnant, dans un même espace de temps, dix-sept fois plus que les autres, cet appareil n'exige pourtant pas de nettoyages plus fréquents, et voici pour quelle raison : les couches de sable n'agissent guère, dans les filtres ordinaires, que par leur surface, et dès qu'une certaine épaisseur de limon est déposée, il est indispensable de l'enlever. A l'aide de la pression, au contraire, toute la masse du sable concourt à la fois au tamisage; le limon y pénètre même à une certaine profondeur : en sorte qu'avec la même surface les filtres peuvent servir à clarifier une bien plus grande quantité d'eau. On débarrasse l'appareil du limon qu'il contient, en faisant subitement passer, à travers le sable, deux courants d'eau en sens contraire, qui l'agitent, le secouent, et entraînent en peu d'instants toute la matière boueuse dont il était imprégné.

L'eau de mer peut être rendue potable, 1° par l'évaporation : on recueille les vapeurs qui sont pures et débarrassées de sels; 2° par la congélation : la quantité d'eau qui n'est pas nécessaire à la dissolution du sel, passe à l'état de glace; on sépare celle-ci de l'eau salée; on la fond, et on obtient de l'eau pure. Le premier de ces procédés est si ancien, qu'il paraît avoir été connu de Pline. Il exige trop de combustible pour être mis en usage à bord des vaisseaux; cependant beaucoup de navigateurs en ont fait usage, et M. Kéraudren a fait dessiner (*Dict. des Sciences méd.*) les appareils qui servent à la distillation de l'eau de mer. M. Périnet, pharmacien à l'Hôtel royal des Invalides, a proposé, en 1834, de distiller l'eau de mer avec 5 millièmes de son poids de peroxyde de manganèse et autant de charbon, l'un et l'autre en poudre. Il assure que l'eau distillée, ainsi préparée, est préférable à celle qu'on obtient sans cette addition. Le second procédé est trop dispendieux sans une température basse. On se borne donc à la conservation de l'eau douce, dans les voyages de long cours (*voyez* ci-dessous *Conservation*).

B. *Conservation.* — Dans les lieux où il n'existe pas de sources, où il ne passe pas de rivières, etc., on conserve l'eau de pluie. Pour cet effet, 1° on ne doit pas recueillir la première qui tombe, lorsque le temps a été longtemps pur, parce qu'elle rencontre dans les couches inférieures de l'atmosphère beaucoup de corps qui finissent par la corrompre; 2° on doit recueillir l'eau loin des maisons, parce que, outre ces mêmes corps qu'elle rencontre aussi sur les toits, elle entraîne avec elle différents sels de chaux qui viennent des débris de couverture; 3° par la même raison, pour conserver l'eau, il ne faut pas laisser arriver dans les citernes la première qui tombe, puisqu'elle a lavé les gouttières, ou qu'elle est chargée des substances étrangères de l'atmosphère; 4° il faut entretenir la propreté des citernes, dont il serait utile, d'après M. Chevallier, de garnir le fond avec la poussière de charbon, et dont la construction exige les mêmes précautions que celle des puits (*voyez* l'article *Habitation*); 5° on conserve l'eau, dans les voyages de long cours, en charbonnant fortement l'intérieur des tonneaux avant de les remplir. M. Périnet assure que si l'on ajoute à l'eau un 166ᵉ de son poids de peroxyde de manganèse, elle se conserve sans altération, pendant plusieurs années, dans des tonneaux, et à plus forte raison dans des caisses en fer.

C. *Altération.* — Outre les substances que nous avons signalées, comme se rencontrant naturellement dans différentes espèces d'eaux, il en est d'autres qui peuvent s'y rencontrer accidentellement, et qui sont encore plus nuisibles que les premières. Ainsi, par exemple, l'eau conservée dans des vases de plomb neuf à l'air, l'eau de pluie reçue dans des gouttières de plomb, l'eau de source transmise par des aqueducs du même métal, causent des coliques, troublent les digestions ; et si ces eaux n'empoisonnent pas, elles déterminent des accidents plus ou moins graves. Une eau ainsi altérée se reconnaît facilement à sa saveur douceâtre, sucrée, métallique : si l'on y verse du sous-carbonate de soude, elle donne, au bout de quelques heures, un précipité blanc de sous-carbonate de plomb; si l'on ajoute de l'hydriodate de potasse, elle donne lieu à un précipité d'un jaune brillant (l'iodure de plomb); si l'on y ajoute de l'eau hydrosulfurée, on obtient un précipité noir de sulfure de plomb.

L'eau qui coule sur les toits en zinc contient toujours, d'après les ingénieuses expériences de M. Boutigny, pharmacien à Évreux, une combinaison quelconque de ce métal, et, nonobstant l'opinion de plusieurs auteurs, elle donne lieu à des coliques, et peut altérer profondément la santé. Le zinc des toitures est d'abord oxydé aux dépens de l'air atmosphérique, et l'eau pluviale se charge de cet oxyde, qui passe à l'état de carbonate ou d'hydrocarbonate, quand l'eau qui coule sur le zinc est chargée de sulfate et de carbonate de chaux. Il est donc dangereux de se servir pour boisson, de l'eau qui a coulé sur du zinc, ou qui a été conservée à l'air dans des vases de ce métal.

Suivant un rapport fait le 6 de novembre 1827, à l'Académie royale de Médecine, par M. Robiquet, au nom d'une commission, l'opération du rouissage du chanvre peut introduire dans l'eau quelques principes délétères; mais elle n'y en introduit pas assez pour rendre ce liquide vénéneux. Les accidents qui atteignent ceux qui s'occupent de l'opération du rouissage, proviennent moins des principes particuliers du chanvre, qui restent dans l'eau, que des émanations qui se dégagent par la fermentation putride qu'on fait subir alors à ce végétal. (Ces accidents frappent également les voisins des routoirs, surtout lorsqu'une atmosphère chaude et humide favorise les décompositions organiques.) Tout dépend, au reste, de la quantité dans laquelle ces principes délétères du chanvre sont concentrés dans l'eau. Pour rendre cette eau potable, lorsqu'elle est stagnante, il faut user à son égard des précautions que nous venons d'indiquer, en parlant de l'eau des étangs et des marais. Si, au contraire, l'eau qui a servi à l'opération du rouissage est courante, il suffira de la puiser à quelques mètres du routoir, et de la filtrer à travers le sable

ou le charbon, pour la débarrasser des molécules organiques qui y ont été introduites; car, quant aux gaz
nuisibles qu'elle renferme, pour peu que son cours soit
rapide, elle s'en sera débarrassée dans ce trajet. Ils s'y
forment d'ailleurs en bien moindre quantité que dans
l'eau stagnante, puisque la fermentation putride, inséparable du rouissage, est moins prononcée que dans
celle-ci. Les moyens de combattre l'insalubrité des routoirs seront ultérieurement indiqués (voyez *Appareil
respiratoire*).

Boissons aqueuses rafraîchissantes. — On peut rapporter aux boissons aqueuses rafraîchissantes ce que
nous avons dit de l'eau. On les prépare avec des sucs
ou des sirops acidules ou mucilagineux, ou avec du sucre. On en fait aussi avec les graines dites *émulsives*.
C'est ordinairement avec l'orange, le citron, la groseille,
qu'on fait ces sortes de boissons. Pour avoir une idée
juste de leurs effets, il suffit de se rappeler ce que nous
avons dit des aliments mucilagineux, acides et sucrés,
et d'y joindre ce que nous venons de dire de l'eau.
Ainsi, un acide étendu d'eau sera rafraîchissant; mais
si l'acide domine trop, l'estomac s'en trouvera agacé.
Cette boisson conviendra mieux au tempérament sanguin qu'au tempérament très-nerveux. Le mucilage et
le sucre rendront la boisson douce et convenable à ce
dernier tempérament.

On se sert encore généralement, pour étancher la
soif, de vin étendu d'une grande quantité d'eau, de
bière légère ou de petit cidre. Ces différentes boissons
étanchent parfaitement la soif; mais elles ne sont rafraîchissantes que d'une manière relative. Ainsi, l'homme
habitué aux liqueurs fermentées et alcooliques, trouve

dans la bière ou l'eau rougie une boisson désaltérante
et rafraîchissante; l'homme, au contraire, qui fait un
usage habituel de l'eau pure, trouve dans la bière et
l'eau vineuse bien fraîche, un liquide qui le désaltère,
mais qui n'est rafraîchissant que pour le moment; en
un mot qui communique bientôt à ses organes une légère dose d'excitation que ne leur causait pas sa boisson habituelle. Cette excitation, qui n'existe pas pour
l'homme habitué au vin, est due à la petite portion
d'alcool que contient la bière ou l'eau vineuse. Ces boissons doivent donc être rangées dans la classe des boissons fermentées, dont nous allons maintenant nous occuper.

ARTICLE II.

Effets des boissons fermentées simples.

Les boissons fermentées proviennent de la réaction,
à une certaine température, des corps suivants : eau,
sucre et ferment. Elles ont un effet commun : il résulte
de l'alcool qu'elles contiennent dans des proportions
plus ou moins considérables; mais elles ont des effets
différents, qui tiennent, dans chaque liqueur fermentée,
aux différents corps combinés avec l'alcool.

Considérées d'une manière générale, et indépendamment des différences provenant des divers principes
constitutifs combinés à l'alcool, les boissons fermentées,
prises dans des doses modérées, excitent, comme les assaisonnements solides, l'estomac, en activent la circulation, en augmentent les sécrétions; en un mot, aident
et accélèrent la digestion. Elles sont, pendant sa durée,

13.

et comme les aliments solides, acidifiées dans le viscère, et absorbées avec, ou plutôt avant ceux-ci, et probablement par des voies différentes, ainsi que nous l'a-
vons dit précédemment. Prises hors les heures du repas,
elles ont, sur l'estomac vide, un effet plus stimulant encore, effet inutile au moins à la digestion subséquente,
puisque la stimulation ne dure qu'un instant plus ou
moins long, après lequel l'organe qui y a été soumis revient à son état ordinaire. Telle est l'action qui se passe
dans l'estomac; elle n'est autre jusqu'ici que celle des
assaisonnements solides.

Mais ce que l'assaisonnement solide ne produit que
rarement, et ce que déterminent toujours les boissons
assaisonnantes, c'est le résultat suivant : la boisson fermentée étend rapidement son effet stimulant à toutes
les fonctions de l'économie, sans exception, de telle façon que l'estomac en reçoit encore sa part, et que cette
seconde stimulation est une nouvelle cause d'activité
de la digestion.

Les boissons stimulantes excitent tous les organes et
toutes les fonctions à la fois; elles n'excitent pas plus
une faculté qu'une autre; elles n'excitent pas plus le courage que la locomotion, etc. Toute autre opinion de leur
effet nous paraît opposée aux lois de l'organisme; mais
voici ce qui a lieu dans la stimulation générale, et ce
qui trompe, tous les jours, beaucoup de monde : les organes les plus irritables, hors le temps de l'ingestion des
boissons, sont le plus excités après l'ingestion de celles-
ci. Ce fait, bien différent de celui qu'émettent les auteurs sur les effets du vin, ou même du café, est fort
simple à interpréter. Dans l'état ordinaire, si un organe
se trouve, ou par trop d'exercice, ou par une cause ir-

ritante quelconque, plus irritable que les autres, pour-quoi, lorsqu'une boisson spiritueuse les influence tous également, cet organe, tout en ne recevant que sa part de l'effet de la boisson, ne conserverait-il pas sur les au-tres la dose prédominante d'excitation qu'il avait avant l'ingestion de cette même boisson? Ce fait a lieu pour l'état d'excitation compatible avec la santé, comme pour l'état d'excitation morbide; nous l'observons dans l'in-fluence nuisible qu'exerce sur un poumon malade, ou sur une plaie extérieure, l'ingestion d'une faible dose de vin ou d'eau-de-vie.

La gaieté que produit une dose modérée de boissons stimulantes est le résultat du sentiment de bien-être, d'activité, de vigueur, que le cerveau perçoit dans tous les organes, bien-être auquel participent également les fonctions de ce viscère. Ce sentiment de gaieté est néces-sairement suivi d'un état de langueur. Celui-ci est d'au-tant plus considérable que le premier a été plus vif.

Les effets des boissons assaisonnantes fermentées, prises avec excès, sont: 1° sur l'estomac, une excitation trop considérable de ce viscère, quelquefois portée au point d'enchaîner son action, comme le ferait une in-flammation très-intense: alors il en résulte une véritable indigestion avec vomissement de matières d'une odeur aigre et piquante; 2° sur les autres organes : une ex-citation trop considérable du cœur, d'où résultent des palpitations, un état fébrile; une excitation trop forte du cerveau, d'où résulte une aberration de toutes les facultés intellectuelles et morales; en un mot, une ex-citation générale portée trop loin, qui trouble toutes les fonctions, et que l'on appelle *ivresse*. L'abattement succède à cet état, tantôt immédiatement, lorsque l'on continue d'ingérer des boissons stimulantes : alors l'abattement va jusqu'à la stupeur ; d'autres fois, c'est-à-dire quand on a cessé de boire, l'abattement ne vient que quand le paroxysme d'excitation est passé. Cet abattement dure jusqu'à ce que les organes aient recouvré leur excitabilité. Le sommeil est presque toujours nécessaire pour cet effet : aussi suit-il souvent l'ivresse.

On peut dissiper sur-le-champ cet état, dit-on, en faisant avaler, dans un demi-verre d'eau sucrée, huit gouttes d'ammoniaque, ou mieux encore, de vingt-cinq à trente gouttes d'acétate d'ammoniaque, et en renouvelant la dose au bout de quelques minutes, si le sujet rejetait le liquide.

Le renouvellement fréquent de l'ivresse, ou seulement d'un usage trop considérable de boissons fermentées, maintient l'estomac dans un état habituel d'irritation, qui devient la source d'une foule de maladies. Il produit le même effet sur tous les autres organes, et cela quelquefois sans endommager l'estomac, et en ne le modifiant que passagèrement. C'est ainsi que l'habitude de l'ivrognerie peut causer et cause souvent des anévrismes, des apoplexies, la démence ; mais le plus ordinairement cette habitude porte ses effets sur l'estomac même, le duodénum ou le foie, et cause des gastrites, des duodénites, des hépatites, tantôt aiguës, tantôt chroniques, des altérations organiques plus ou moins profondes, et variées suivant le tempérament des ivrognes, et la manière dont leurs organes sont modifiés par les stimulants.

Est-ce en influençant les nerfs de l'estomac, et, par ce moyen, les organes qui sont en rapport d'action avec ceux de la digestion ; est-ce en passant dans la circulation, que les boissons fermentées excitent les organes éloignés de l'estomac? Il est probable que les boissons agissent par l'absorption de quelques-uns de leurs principes, puisqu'il existe toujours un certain intervalle depuis l'instant de l'ingestion jusqu'à celui où la boisson produit son effet. Cependant l'ivresse commence avant que la plus grande partie des spiritueux ait quitté l'estomac, et le rejet de ceux-ci la fait cesser.

Dans quelles circonstances peut-on user, en général, des boissons fermentées? Les boissons assaisonnantes fermentées conviennent à peu près dans les mêmes circonstances que les assaisonnements solides. Ainsi : tempérament lymphatique, peu d'excitabilité de l'estomac, travail des muscles pénible, âge avancé, température froide ou extrêmement élevée et énervante, aliments résistant aux forces gastriques, et ne sollicitant pas assez d'action de l'estomac : telles sont, en résumé, toutes les circonstances dans lesquelles on peut se permettre les boissons assaisonnantes. Ai-je besoin de dire que celles dans lesquelles on s'en doit abstenir, ou dans lesquelles ces boissons sont au moins inutiles, sont les suivantes : tempérament bilieux ou sanguin, excitabilité suffisante des organes, et notamment de l'estomac; vie sédentaire, action musculaire peu intense, jeunesse, culture des lettres ou des sciences, température moyenne, aliments suffisamment excitants pour être bien digérés? Passons maintenant aux effets particuliers des boissons fermentées qui sont le plus en usage chez les nations modernes.

I. *Vin.* — C'est le produit de la fermentation du suc du raisin appelé *moût*.

A. *Composition.* — Le vin est principalement composé d'alcool, d'eau, de mucilage, de matière végétoanimale, d'un principe colorant, d'acide acétique, de tartrate acide de potasse (tartre), de tartrate de chaux, d'hydrochlorate de soude, de sulfate de potasse, etc., et d'une huile aromatique qui forme le *bouquet* du vin, et qui est spéciale à chaque espèce. Toutes ces substances se trouvent à peu près dans le moût, excepté l'alcool, qui résulte de la réaction plus ou moins complète du sucre et du ferment, et qui donne au moût, des propriétés différentes de celles qu'il possédait dans son état primitif. La formation de l'alcool est donc le principal résultat de l'opération suivante.

B. *Préparation.* — Pour obtenir le vin, on abandonne le moût dans des cuves, à l'air, et à une température de 10 à 12 degrés. La fermentation est à peu près à son *maximum* au bout de trois à cinq jours, et à son déclin, au bout de huit jours, et quelquefois au bout de treize. On verse la liqueur dans des tonneaux, où elle continue encore pendant quelques mois à fermenter.

Les vins *rouges* se préparent avec les raisins noirs revêtus de leur enveloppe (c'est dans cette enveloppe que réside le principe colorant); les vins *blancs*, avec les raisins blancs, ou avec le moût seul des raisins noirs; les vins *mousseux* ne sont que des vins mis en bouteilles avant que la fermentation sensible soit achevée; les vins *doux* sont ceux qui contiennent du sucre qui n'a pas été décomposé, soit parce qu'il était en excès dans le moût, comme cela a lieu dans les pays très-chauds, soit parce qu'on a ajouté du sucre au moût, afin que la quantité de sucre excédât celle qui est nécessaire à la fermentation.

Le détail des procédés à l'aide desquels on pratique ces opérations sort du domaine de l'hygiène.

C. *Effets.*—Les effets tant locaux que généraux des vins, sont d'abord ceux que nous avons énoncés comme communs à toutes les boissons fermentées; de plus, quelques-uns spéciaux, dont nous allons tenir compte en parlant des différents vins.

M. Nick prétend que l'accélération du pouls produite par le vin est quelquefois sensible au bout de deux ou trois minutes, et l'action de l'alcool plus rapide encore (*Archives*, t. xxvi, p. 114).

Si l'effet le plus général, l'effet excitant du vin, tenait uniquement à la plus ou moins grande quantité d'alcool que ce liquide renferme, il suffirait, à l'exemple de quelques auteurs, de transcrire le tableau de M. Brande sur les vins, considérés relativement aux proportions d'alcool qu'ils contiennent, pour donner une idée juste de leurs effets plus ou moins excitants sur l'économie. Mais, ou il n'en est pas toujours ainsi, ou bien il faut accuser d'inexactitude le tableau de M. Brande et les analyses de quelques autres chimistes. Il est en effet des espèces de vins qui sont désignées comme donnant à la distillation moins d'alcool que d'autres espèces, et qui sont pourtant plus excitantes. Cela ne tiendrait-il point à ce qu'une partie de l'alcool ne se trouve pas dans un état assez libre pour agir sur l'économie? Si l'on en croit Neumann, le vin de Bourgogne contient moins d'alcool que le Bordeaux; cependant tout le monde sait que celui-ci est moins excitant que le précédent, qu'il produit moins promptement l'ivresse. Cet exemple, il est vrai, ne prouve pas contre les conséquences qu'on pourrait tirer du tableau de M. Brande, car cet auteur donne au Bourgogne plus d'alcool qu'au Bordeaux; mais l'on peut trouver dans ce tableau beaucoup d'autres exemples qui prouvent ce que je viens d'avancer : ainsi, l'Hermitage et le Côte-rôtie, vins de la côte du Rhône, sont portés dans ce tableau comme contenant douze parties d'alcool sur cent, et le Bourgogne quatorze. Cependant les premiers l'emportent sur le dernier en qualités excitantes; ils sont plus *capiteux*. Les proportions d'alcool ne doivent donc pas seules nous guider pour spécifier l'effet stimulant des différents vins; il faut encore tenir compte de la manière dont la nature a combiné cet alcool. Or, il est probable que dans ces vins peu excitants, qu'on trouve pourtant à l'analyse si riches en alcool, une grande quantité de matière extractive, de matière résineuse, neutralise en partie les effets de cet agent en se combinant avec lui. Peut-être aussi que les vins des différents pays ont été analysés par M. Brande dans des années extrêmement différentes en température. Quoi qu'il en soit, le vrai moyen de déterminer les effets des vins me paraît être de mettre toujours en première ligne l'observation de ces effets; les analyses chimiques servent ensuite à interpréter ce qui a été observé.

On peut avancer d'une manière générale que, dans la même espèce, les vins rouges sont moins excitants que les blancs. Ce fait viendrait assez à l'appui de l'opinion que nous venons de hasarder, savoir, que dans les vins rouges la matière colorante résineuse s'empare d'une portion assez considérable de l'alcool, et neutralise, jusqu'à certain point, l'action irritante que celui-ci va porter dans nos organes. Ce fait vient aussi quelquefois de ce que le vin blanc contient réellement plus d'alcool que le rouge de même espèce; par exemple,

l'Hermitage blanc contient dix-sept sur cent d'alcool, et
le rouge n'en contient que douze.

Les vins rouges les moins excitants sont ceux du Rhin
et ceux de Bordeaux. On leur attribue la propriété tonique par excellence : ils contiennent beaucoup de tartre,
de matière extractive colorante et de tannin. C'est à ces
principes, qui leur donnent de l'âpreté, et qu'ils ne
perdent qu'après plusieurs années, qu'ils doivent cette
propriété tonique. Les vins du Rhin, qui contiennent beaucoup d'acide tartrique, n'ont acquis toute
leur perfection qu'après dix à vingt ans; ils sont peu
alcooliques. Dans le tableau de M. Brande, ils sont
portés comme contenant treize à quatorze parties d'alcool, et les vieux seulement huit. On concevra donc
bien pourquoi ils sont peu excitants, si l'on tient compte
des autres principes qui les composent. Ces vins n'eni-
vrent que pris dans des doses considérables. Ils sont
ceux qui, parmi les vins secs, conviennent le mieux
aux personnes irritables.

Les vins rouges les plus capiteux sont ceux du Lan-
guedoc, du Roussillon, de la Provence. Le Roussillon contient, terme moyen, suivant M. Julia-Fontenelle, vingt-
une parties d'alcool sur cent.

Les vins qui tiennent le milieu pour les qualités excitantes, entre ceux du midi et ceux de Bordeaux, mais
dont la saveur et le bouquet ne souffrent de comparaison avec aucun vin, sont ceux que l'on récolte entre
Châlons et Dijon, tels que les Mercurey, les Santenay,
les Chassagne (parmi lesquels se trouvent les Mont-Ra-
chet); les Meursault (dont les vins blancs sont si esti-
més), les Volney, les Pomard, les Aloxe (parmi lesquels
se trouve le Corton); les Nuits (parmi lesquels se trou-

vent ceux de la Romanée); les Vosne (parmi lesquels
se trouve celui de la Tache); le Clos-de-Vougeot; les Ge-
vrey (qui renferment le Chambertin).

Ce sont ces espèces qui mettent, sous le rapport des
vins, la France au-dessus de tous les pays du monde.
Elles jouissent presque toutes d'une saveur délicieuse,
d'une propriété tonique portée à un haut degré, d'une
digestibilité supérieure à celle de tous les vins, et d'une
propriété excitante moyenne, c'est-à-dire qui tient un
juste milieu entre tous les vins de France.

On trouve encore des vins jouissant à peu près des
mêmes propriétés, mais de qualités savoureuses beaucoup moindres, dans certains cantons du Mâconnais,
tels que celui où se trouve le Moulin-à-vent, tels que
ceux de Thorins, de Fleuri, de Chénas, de Juillennas,
de Brouilli, de Saint-Lager, etc. Ces vins, dans lesquels
les principes acides dominent plus que dans les vins du
midi et dans ceux de Bordeaux, forment, mêlés à l'eau,
la boisson la plus agréable dont on puisse faire usage
pendant le repas.

Les vins blancs dont on fait usage comme boisson
ordinaire, sont ceux qui ne contiennent plus de principe mucoso-sucré; par exemple: les Pouilli, les Fuisset,
les Chintré, les Chablis.

Les vins de *Champagne mousseux* doivent, comme
nous l'avons dit, la propriété de mousser, au gaz acide
carbonique qu'ils contiennent, gaz que dans les autres
vins on a laissé échapper entièrement en les laissant
dans la cuve. La saveur vive et piquante qu'ont ces vins
tant qu'ils contiennent le gaz, se transforme en une
saveur beaucoup moins prononcée dès qu'ils l'ont perdu.
Si ces vins sont aussi excitants qu'on le croit générale-

ment, ils doivent tenir, du gaz acide carbonique, une partie de cette propriété excitante, car les vins blancs de Champagne les plus alcooliques ne contiennent pas plus de treize parties d'alcool, les rouges onze et douze. On fait aujourd'hui des vins mousseux en Bourgogne; ils sont plus stimulants, plus sucrés, plus nutritifs et moins légers que les précédents.

Vins doux. C'est à tort que, dans certains traités d'hygiène, on avance d'une manière absolue que les vins doux sont très-alcooliques. Nous avons vu qu'une proportion de sucre excédante à celle qui est nécessaire à la fermentation de l'alcool, donne seule à ces vins la propriété de rester doux; d'ailleurs beaucoup d'entre eux contiennent moins d'alcool que les vins secs : sur cent parties, le Frontignan ne contient que douze d'alcool, le Lunel quinze; au contraire, le Bourgogne en contient quatorze, le Madère vingt-deux. A quantité égale d'alcool, ils peuvent être plus excitants que les rouges : c'est cela seul qu'il fallait peut-être avancer, mais ce dont encore il faudrait préalablement bien s'assurer. Tout ce qu'on peut dire sur les vins doux, c'est qu'ils contiennent un principe nutritif que ne renferment plus les vins secs, traversent moins rapidement que ceux-ci l'estomac, et jouissent à un moindre degré de la faculté de réveiller son énergie; ils *empâtent*, pour me servir de l'expression vulgaire, et ôtent l'appétit. Ils ne conviennent pas aux estomacs qui digèrent lentement; et comme ils contiennent encore des parties fermentescibles, ils peuvent occasionner des aigreurs; l'ivresse qu'ils provoquent cause des indigestions.

Les principaux vins doux de France sont ceux de Rivesalte, de Frontignan et de Lunel.

Les vins doux exotiques que nous buvons en France appartiennent à la Grèce, à l'Espagne et à l'Italie; mais plus souvent encore ces vins prétendus exotiques sont fabriqués en France.

Les vins *jaunes et secs* sont d'autant plus excitants qu'ils viennent de pays plus méridionaux. Ce sont surtout eux qui sont employés comme assaisonnement pour solliciter l'action de l'estomac. Le principal et le plus alcoolique d'entre eux est le Madère, qui contient jusqu'à vingt-quatre parties d'alcool sur cent. Ces vins ne conviennent pas aux personnes irritables.

Les vins *cuits* sont préparés, ou avec des raisins séchés au soleil, après qu'on a tordu la grappe sur la vigne, ou avec des raisins dont on fait concentrer et réduire sur le feu, jusqu'à consistance sirupeuse, le moût, avant de le laisser fermenter. Ils ont un goût sucré, mais ils manquent de bouquet, parce que celui-ci a été détruit par la cuisson. Dans certaines circonstances, on ajoute avant la fermentation, au moût évaporé, du moût ordinaire : c'est ce qui a lieu pour les vins de Rota et de Malaga. Ces vins peuvent être mis en usage dans les mêmes circonstances que les vins doux : ils sont ordinairement très-forts. Le Malaga contient dix-huit parties sur cent d'alcool. On peut donner avec avantage ces vins aux vieillards, pour ranimer des organes languissants, pourvu toutefois qu'on ne les donne pas (ce qui n'a lieu que trop souvent) quand ces organes sont attaqués d'irritation.

Les vins, pour être potables, doivent avoir au moins un an. Il y a toujours de l'avantage à user des vins vieux : leur digestibilité, leur saveur, leur odeur sont infiniment au-dessus de celles des vins nouveaux. Ceux-ci occasionnent souvent des rapports aigres. L'ivresse des vins vieux n'est pas aussi souvent accompagnée d'indigestion que celle des vins nouveaux.

Les circonstances générales dans lesquelles on doit user du vin, ont été indiquées en parlant de l'effet des boissons fermentées (*voyez* ce passage). Quant au choix des vins, il se déduira des propriétés que nous avons reconnues à chaque espèce de vin, et des circonstances particulières dans lesquelles sera placé l'individu. Des indications plus spéciales seraient superflues après tout ce que nous avons dit; faisons observer seulement que les vins *verts* et tous ceux qui résultent de raisins qui ne sont pas mûrs, peuvent déterminer des coliques (on peut, jusqu'à certain point, prévenir la *verdeur*, en faisant évaporer le jus de raisin s'il est trop aqueux, et en y ajoutant, pour remplacer la matière sucrée qui manque), une certaine quantité de sucre brut : ces vins manquent de bouquet; que l'usage des vins mélangés est malfaisant, à moins que le mélange ne soit fait qu'entre des vins très-alcooliques et des vins légers; enfin qu'il est souvent nuisible de changer de vins dans le repas, et surtout de le terminer par des vins doux.

D. *Altérations.* — *Acidité.* Les vins *aigres* produisent des coliques. « M. Bézu, pharmacien à Bourbonne-les-Bains, est parvenu à suspendre la fermentation acide du vin, en plongeant des vessies pleines de glace dans les tonneaux qui le contiennent (*Archives*). » On arrive au même but avec la craie, c'est-à-dire en saturant, par la chaux de la craie, les acides acétique et tartrique excédants; mais cette désacidification donne au vin un goût désagréable. Les personnes préposées par la police à la visite des caves doivent donc, lorsqu'elles rencontrent des vins aigres, ordonner qu'ils soient versés de suite dans des tonneaux à vinaigre; car si l'appât du gain ne conduit pas à les vendre tels qu'ils sont, il conduit à dénaturer leur saveur par des moyens plus ou moins dangereux. Ces moyens forment l'objet des falsifications diverses, que nous allons bientôt donner les moyens de reconnaître.

Goût de fût. — On enlève au vin, au moyen de l'huile d'olives bien fraîche, le goût et l'odeur de fût qu'il contracte dans des tonneaux recouverts de moisissure, et qui donne des rapports si désagréables. Pour cet effet, on verse l'huile dans le vin détérioré; on agite fortement le mélange, et on laisse reposer le tout pour que les deux liquides se séparent. La quantité d'huile est de deux livres par pièce.

E. *Falsifications du vin.* — On falsifie le vin, 1° *par le protoxide de plomb* (*litharge*), pour masquer son acidité. Les vins lithargirés ont une saveur styptique, métallique, sucrée. Si on les soumet à l'épreuve des réactifs, il faut avoir soin préalablement de les décolorer, si ce sont des vins rouges. Pour cet effet, on les mêle avec du chlore liquide; on chasse l'excès de chlore, en faisant bouillir; on filtre et on traite par l'hydrogène sulfuré, qui donne un précipité jaune, si le vin essayé contient du plomb. Les vins blancs n'ont pas besoin d'être soumis à l'action du chlore.

Enfin, si l'on fait évaporer les vins dans une capsule de porcelaine, et qu'on calcine, à vase clos, le résidu jusqu'au rouge avec du charbon en poudre, ils donnent, après trente à quarante minutes, du plomb métallique. Ces vins peuvent causer de graves accidents. Les symptômes produits dans ce cas, seraient ceux d'une gastrite, si le vin était très-chargé de litharge, et qu'on en eût bu abondamment. Si le vin lithargiré n'était pris qu'à une dose modérée, et que son usage fût continué, il déterminerait, à la longue, une maladie chronique du canal digestif [1].

2°. *Par la craie*, pour faire disparaître l'acidité du vin (*voyez* ce que nous avons dit page 207). Cette falsification n'a pas les funestes effets de la précédente. Pour la reconnaître, on fait évaporer le vin jusqu'à consistance sirupeuse. On traite par de l'alcool à 36°; cette dissolution alcoolique contient de l'acétate de chaux, qui précipite en blanc par l'oxalate d'ammoniaque, et le précipité fournit de la chaux vive, lorsqu'on le calcine dans un creuset. Le vin, sans addition de chaux ou de craie, évaporé jusqu'en consistance de sirop, et traité par l'alcool à 36°, fournit une dissolution qui n'est point troublée par l'oxalate d'ammoniaque.

3°. *Par la potasse*, pour arrêter la fermentation du vin et pour saturer l'acide acétique qu'il contient en excès. Pour reconnaître cette falsification, on fait évaporer; on traite par l'alcool à 35° de l'aréomètre; on chauffe légèrement: l'alcool dissout tout l'acétate de potasse; on filtre; on partage en deux parties le liquide alcoolique d'un jaune rougeâtre: on traite l'une par l'hydrochlorate de platine, qui y fait naître un précipité

[1] On a trouvé que le meilleur réactif, après décoloration préalable, consistait en une dissolution de sulfure calcique dans l'acide hydrochlorique ou tartrique étendu; cette dissolution précipite le plomb à l'état de sulfure noir, tandis que le fer, qui peut se trouver dans le vin, reste dissous dans l'acide hydrochlorique. (Berzélius, t. vi, note de la page 424.)

jaune-serin (preuve de l'existence de la potasse). On évapore l'autre partie jusqu'à siccité, et l'on verse sur le produit, de l'acide sulfurique concentré, qui en dégage des vapeurs d'acide acétique, reconnaissable à son odeur. Lorsque ni la potasse, ni l'acide acétique ne sont en excès dans le vin, les réactifs ne produisent qu'insensiblement les effets désignés (Orfila).

4°. *Par l'alun*, pour les rendre plus rouges, moins altérables, et leur donner une saveur astringente. Ces vins, décolorés par le chlore, comme il a été indiqué, ou par le charbon animal bien lavé avec l'acide hydrochlorique faible, puis ensuite filtrés et évaporés dans une capsule de porcelaine ou de platine, jusqu'au tiers de leur volume; filtrés de nouveau pour être débarrassés du nouveau précipité qui s'est formé pendant l'évaporation, précipitent en blanc par l'ammoniaque et par la potasse (ce dernier alcali doit redissoudre le précipité); par le sous-carbonate de potasse ou de soude; par le nitrate ou l'hydrochlorate de baryte. Les effets que déterminerait l'alun, s'il était en quantité considérable (on le donne en médecine à la dose d'un à six gros, en vingt-quatre heures, dans une ou deux livres de véhicule), seraient l'inflammation vive de l'estomac et des intestins, car il ne paraît agir que localement; mais comme cette substance n'est ajoutée au vin qu'en quantité fort minime, il est difficile de croire que la falsification qui nous occupe puisse jamais produire d'accidents.

5°. *Par de l'eau-de-vie*, pour donner au vin plus de force, et s'opposer à sa décomposition. — Cette falsification n'a d'autre résultat que de changer les propriétés excitantes et la saveur des vins. On la reconnaît à l'odorat et au goût. Si le mélange n'est pas ancien, l'eau-de-vie prend feu lorsqu'on le jette sur des charbons ardents : l'eau-de-vie s'évapore si on le fait chauffer au bain-marie, ce qui n'a pas lieu si l'alcool est combiné par la fermentation vineuse.

6°. *Par le poiré.* — Le vin conserve la saveur de ce dernier corps. Deyeux a proposé de faire évaporer le mélange au bain-marie jusqu'en consistance de sirop clair; de laisser reposer et refroidir; d'en séparer les cristaux de crême de tartre; d'étendre d'eau distillée le liquide sirupeux, pour le faire évaporer et cristalliser de nouveau; de recommencer encore cette opération. Le sirop obtenu a la saveur de la poire.

La fabrication, ou simplement la coloration des vins avec les bois d'*Inde* et de *Fernambouc*, avec le *tournesol en drapeau* et les *baies d'yèble*, de *troëne* et de *myrtille*, se reconnaît à la saveur astringente du vin, aux taches qu'il produit sur le linge, et au moyen des dissolutions d'alun, de protohydrochlorate et de deutohydrochlorate d'étain.

Voici le procédé que conseille M. Orfila : on commence par faire les trois dissolutions suivantes : 1° quatre gros d'alun dans cinq onces d'eau distillée; 2° un demi-gros de liqueur fumante de Libavius dans deux onces d'eau distillée; 3° un gros de protohydrochlorate d'étain dans deux onces d'eau distillée. On verse dans une demi-once de vin dont on veut connaître la nature, à peu près un demi-gros de chacune de ces dissolutions, que l'on décompose au moyen de quelques gouttes d'ammoniaque; l'alumine et les oxydes d'étain se précipitent, entraînent la matière colorante, et on obtient les précipités indiqués dans le tableau suivant.

(Suit le tableau.)

14

NOMS DES VINS ou DES MATIÈRES qui les colorent.	PRÉCIPITÉS PAR L'ALUN et PAR L'AMMONIAQUE.	PRÉCIPITÉS par le PROTOHYDROCHLORATE D'ÉTAIN et PAR L'AMMONIAQUE.	PRÉCIPITÉS par le DEUTOHYDROCHLORATE D'ÉTAIN et PAR L'AMMONIAQUE.
Vins de Bourgogne.	Couleur de bronze foncé.	Bleu sale plus ou moins clair.	Gris foncé bleuâtre.
Vin de Mâcon.	Idem.	Idem.	Bleu très-foncé.
Vin de Bordeaux.	Idem.	Idem.	Bleu ou gris foncé bleuâtre.
Baies de myrtille.	Olive foncé, vu par réflexion.	Gris-ardoise.	Gris-de-fer foncé.
Baies d'yèble.	Olive clair, vu par réflexion.	Vert-olive grisâtre.	Gris vert-bouteille.
Baies de troêne.	Vert foncé.	Gris-ardoise.	Gris-brun.
Bois de Fernambouc.	Rouge violet.	Violet.	Rouge-brun foncé.
Bois d'Inde.	Lie de vin très-foncée.	Idem.	Brun foncé.
Tournesol.	Bleu, vu par réflexion, et rouge, par réfraction.	Bleu d'azur clair.	Bleu d'azur foncé, vu par réflexion.

D'après M. Bouis, l'*indigo* serait peut-être la seule substance employée par les débitants de vin, pour foncer la couleur des vins rouges. D'après MM. Nees et d'Ésenbeck, l'alun et la potasse seraient les deux réactifs qui offriraient les résultats les plus certains pour distinguer le vin naturel, des mélanges colorés artificiellement. Le vin naturel rouge donnerait un précipité gris sale virant sur le rouge; et tous les vins qui donneraient des précipités bleu-violet ou rose, devraient être soupçonnés de coloration artificielle.

Il résulte d'un travail de M. Chevallier, lu à l'Académie royale de Médecine le 28 avril 1827, 1° que la potasse peut être employée comme réactif pour faire reconnaître la couleur des vins naturels, qu'elle fait passer du *rouge* au *vert-bouteille* ou au *vert-brunâtre*;

2°. Que le changement de couleur produit sur les vins par ce réactif est différent sur les vins vieux;

3°. Qu'il n'y a pas de précipitation de la matière colorante par l'addition de la potasse, cette matière restant en dissolution dans la liqueur alcaline;

4°. Que l'acétate de plomb ne doit pas être employé comme réactif, pour reconnaître la coloration des vins, ce sel étant susceptible de donner, avec les vins les plus purs, des précipités de couleurs diverses;

5°. Qu'il en est de même de l'eau de chaux, du muriate d'étain additionné d'alcali volatil, du sous-acétate de plomb;

6°. Que l'ammoniaque peut être employé à faire reconnaître les vins naturels, les changements de couleur qu'il détermine dans ce liquide ne variant pas d'une manière bien sensible;

7°. Qu'il en est de même de la solution d'alun, à laquelle on ajoute une certaine quantité de potasse en solution.

Enfin il résulte d'un procès-verbal d'expertise pour l'examen de liquides saisis chez un marchand de vins de Paris, rédigé par MM. Boutron-Charlard et Bussi, le 16 mai 1836, et par suite duquel les liquides saisis furent répandus sur la voie publique, que l'eau de puits fait la base des liquides colorés qu'on vend pour du vin, puisqu'on retrouve dans ces mélanges la quantité considérable de sulfate de chaux existante dans l'eau des puits de Paris.

Coupage du vin naturel avec l'eau. — Cette manipulation, qui, suivant M. Bouchardat, se pratique à la cave générale des hôpitaux de Paris, pour tous les vins destinés à la consommation de ces établissements, consiste à ajouter à de gros vins foncés du Roussillon, deux parties d'eau sur trois parties de vin, pour la confection du vin dit de *valides*, et une partie d'eau sur deux de vin, pour celui de *malades*.

Ainsi, d'après les nombres extraits du compte de la cave générale, pour 1835, on a employé 395,334 litres de vin en nature, et on a obtenu 668,387 litres de vin de valides. On a employé 353,879 litres de vin en nature, et on a obtenu 465,903 litres de vin de malade. (Les établissements hors barrière ne sont pas compris dans ces quantités.)

Malgré ce coupage, la couleur du vin des hôpitaux n'en reste pas moins foncée. Quant à sa saveur, elle est alcoolique et sucrée. Ce vin, suivant M. Bouchardat, se trouble très-vite; il s'aigrit assez rapidement; il se conserve très-mal, surtout si, par le fait des distributions, il a eu, pendant quelque temps, le contact de l'air; il s'altère, par une conservation qui n'excède pas un mois, dans des tonneaux bien remplis; il ne se conserve également pas en bouteilles. Cette fraude administrative, d'un fort mauvais exemple, a pour but l'économie. M. Bouchardat observe fort judicieusement que cette économie n'est que factice, parce qu'elle porte principalement sur l'eau, qui ne paye pas d'entrée. Si cependant l'administration ne peut donner des vins de Mâcon ou de Basse-Bourgogne aux malades, elle ne saurait guère, d'un autre côté, donner purs les vins trop épais de Collioure ou de Gaiac. Suivant M. Bouchardat, ce vin fabriqué, en admettant même (ce qui est loin d'être toujours vrai) qu'on le distribue aux malades avant d'être altéré, a beaucoup plus de dispositions qu'un vin naturel à s'aigrir sur l'estomac, et à incommoder les personnes encore débiles : on devrait y renoncer.

II. *Cidre.* — C'est le produit de la fermentation du jus de pommes.

A. *Préparation.* — Elle consiste à écraser dans une auge circulaire, au moyen de deux meules verticales mises en mouvement par un cheval ou par tout autre agent d'impulsion, des pommes aigres, acerbes, amères, douces, âcres, ordinairement d'une saveur peu agréable, cueillies et laissées en tas depuis un certain espace de temps. Quand les pommes sont réduites en pulpe, on en verse le jus dans des tonneaux, après l'avoir laissé cuver ordinairement très-peu de temps, quelquefois sans avoir pris cette précaution. Le cidre entre en fermentation, rejette l'écume qu'il contient; on ferme le tonneau, et, vers le mois de mars, la liqueur, de douce qu'elle était, devient piquante; on peut alors la tirer en bouteilles, elle y devient mousseuse. Dans les pays où le cidre est la boisson habituelle, c'est-à-dire en Normandie et en Picardie, on ne met que bien peu de cidre en bouteilles; on laisse achever la fermentation dans le tonneau, et quand le cidre a suffisamment fermenté (est *paré*), ce qui a lieu après environ six ou huit mois, suivant sa force, on en tire, tous les jours, la quantité seulement nécessaire à la consommation de chaque repas : ceci se pratique rarement avant que le cidre ne soit coupé d'eau.

On obtient le cidre léger (*petit cidre*) en soumettant la pulpe des pommes (marc) dont on a exprimé le jus, à la pression et à l'eau, et en faisant fermenter. Celui-ci, contenant moins de parties fermentescibles, est plus promptement paré que le cidre fort (*gros cidre*).

B. *Composition.* — Le suc de pommes contient de l'eau,
du sucre, du ferment, du mucilage, des acides malique
et acétique; le résultat de la fermentation est la décomposition plus ou moins complète du sucre et du ferment
en alcool. Le suc de pommes, ainsi que le cidre, contient encore quelques autres principes, comme une matière extractive amère, un principe colorant, etc.

C. *Effets.* — Les effets du cidre varient suivant
le degré d'ancienneté et la force de celui dont on fait
usage.

Nouveau, d'une saveur douce et sucrée, chargé de
mucilage, et contenant encore très-peu d'alcool, le cidre
excite peu l'estomac, est lourd, produit sur les intestins une action purgative avec formation d'une certaine
quantité de gaz; il n'a pas encore assez fermenté pour
produire, sur les autres organes, d'effet excitant bien
sensible, pour accélérer la marche d'aucune fonction. Il
ne peut être pris dans cet état pour désaltérer, ni pour
accélérer la digestion; il contribuerait plutôt à la ralentir, comme le font toutes les substances mucilagineuses;
il peut convenir aux personnes dont la poitrine est irritable, pourvu que leur estomac et leurs intestins soient
en bon état.

Moins voisin de l'état de moût, mais mis en bouteilles peu après cet état, le cidre subit dans ces vases
une fermentation étouffée, par laquelle est en partie détruit son mucilage sucré, devient piquant, chargé d'acide
carbonique, et mousse beaucoup. Il stimule alors davantage l'estomac, il est plus léger, plus digestible, il
exerce sur tous les organes une influence excitante qui
peut même être portée jusqu'à l'ivresse, et ne permet
plus d'user de cette boisson, comme on le ferait d'un

liquide simplement mucilagineux. Cependant, comme
en cet état le cidre est loin d'avoir perdu toutes ses propriétés nutritives, il n'est pas encore très-propre à aider
la digestion.

Enfin, quand tout le sucre qu'il contenait se trouve
converti en alcool, le cidre est *paré*, ne jouit plus de
sa saveur douce; il stimule assez fortement tous les organes, il est moins lourd à digérer, contient moins de
matières nutritives, et devient capable de donner lieu
à une ivresse tout aussi forte et tout aussi durable que
celle produite par quelque vin que ce soit; c'est dans ce
cas que le cidre peut être employé comme boisson as-
saisonnante (*voyez* les *effets généraux des boissons fermentées*). Relativement à sa force, le cidre paré est di-
visé en *gros* cidre, en cidre *mitoyen* et en *petit* cidre.

Le gros cidre est celui qu'on obtient des pommes avant
l'action de la presse; il n'y entre point d'eau, ou il n'y en
entre qu'une très-petite quantité, qui est versée quand
la meule broie les pommes : c'est le plus excitant. Il est
probable que c'est à cette espèce de cidre que, dans son
tableau, M. Brande donne 9,87 d'alcool sur 100. C'est
ce cidre que nous avons eu en vue en indiquant les effets du cidre paré.

Le cidre mitoyen est celui que l'on obtient, soit en
ajoutant aux pommes une quantité d'eau variable suivant la qualité de celles-ci, et qui peut équivaloir à
une quantité égale de leur jus, et en brassant le tout
ensemble; soit en mêlant les gros et les petits cidres
parés, immédiatement avant de les consommer. Cette
boisson excite beaucoup moins que la première, qu'on
ne peut boire qu'en petite quantité; elle contient encore assez d'alcool et de principe amer pour aider la

digestion, pour agir comme tonique et stimulant, et cependant elle contient assez d'eau pour bien rafraî-chir et pouvoir être prise en certaine quantité pendant l'ingestion des aliments solides.

Les petits cidres, soit qu'ils résultent de la pression du marc sur lequel on a versé une certaine quantité d'eau, soit qu'ils résultent d'une seconde addition d'eau au gros cidre, forment une boisson très-rafraîchissante, qu'on pourrait, pour ses effets, ranger dans la classe des boissons aqueuses acides, si le peu d'alcool qu'elle contient ne lui faisait trouver place ici.

D. *Altérations.* — La mauvaise habitude qu'on a, dans les pays à cidre, de tirer au tonneau, et de mettre en consommation un tonneau souvent très-grand pour peu de monde, fait que, lorsque le vase est aux trois quarts vidé, le cidre s'altère plus ou moins. Alors, ou il perd sa sapidité, et devient *plat*, ou il passe à la fer-mentation acéteuse, devient d'une acidité très-prononcée, et agit sur l'estomac à la manière des acides végé-taux concentrés. On pourrait obvier à cet inconvénient en versant dans le tonneau en vidange une petite quan-tité d'huile; elle formerait une couche propre à inter-cepter toute communication avec l'air.

E. *Sophistications.* — L'emploi de l'oxyde de plomb pour détruire l'acidité du cidre, est rare, mais dange-reux. Le plomb pourrait avoir été introduit innocem-ment dans le cidre par l'habitude qu'ont certaines per-sonnes de remplir de plomb fondu les fissures qui existent dans le bois des auges. Dans tous les cas, ce métal se reconnaît comme nous l'avons dit à l'article *Vin.*

L'usage de la craie et de la cendre pour saturer l'acide excédant du cidre, n'a pas de grands inconvénients (*voyez* l'article *Vin*). Les autres moyens mis en usage pour donner de la couleur au cidre, comme les décoctions de coquelicots, etc., sont peu nuisibles.

III. *Poiré.* — C'est le produit de la fermentation du jus de poires. Sa préparation, sa composition, ses effets sont à peu près les mêmes que ceux du cidre. M. Brande ne lui a trouvé que 7,26 d'alcool sur 100. Cependant il passe, et à juste titre, pour être beaucoup plus capiteux que le cidre; à la distillation, il donne même plus d'eau-de-vie que celui-ci. Il est d'une saveur plus piquante, et moins nutritif que le cidre. Il convient moins que celui-ci aux gens nerveux; il agit sur l'économie à la manière des vins blancs et des vins blancs mousseux. Le poiré se conserve peu; il faut le boire de suite. On en fait rarement une boisson de ménage.

IV. *Bière.* — En France, c'est le produit de la fermentation de l'orge, préalablement germée et torréfiée; en Pologne, celui de l'avoine; dans d'autres pays, celui du froment.

A. *Préparation, à Paris.* — On laisse l'orge dans l'eau pendant quarante-huit heures; on l'étend en couches peu épaisses sur un plancher. Au bout de vingt-quatre heures on la retourne avec des pelles de bois, et on recommence cette opération deux fois par jour, pour que l'orge ne s'échauffe pas trop. Vers le cinquième jour il se manifeste des signes extérieurs de germination, que l'on arrête en soumettant l'orge, sur le plancher d'un fourneau (*touraille*), à une température de 30°, qu'on élève jusqu'à 60°; alors les germes se détachent par le frottement, et l'orge en cet état est appelé *malt*. On moud grossièrement le malt; il prend le nom de *drèche.* On délaye la drèche dans l'eau à la température d'à peu près 80° + o centigr. On laisse infuser pendant deux ou trois heures. L'eau dissout le sucre, une matière analogue au ferment, le mucus, l'albumine, un peu de gluten, de fécule, de tannin; on substitue de nouvelle eau jusqu'à ce que toutes les parties solubles de la drèche soient enlevées. On sépare ces eaux, on les concentre par l'ébullition d'autant plus de temps qu'on veut rendre la bière plus forte. On ajoute pendant l'ébullition une quantité de cônes femelles de houblon, équivalente à peu près à deux ou trois millièmes de la drèche employée. La liqueur prend alors le nom de *moût.* On fait refroidir ce moût en le versant dans des cuves très-larges et peu profondes. Lorsque la température est à 12° + o centigr., on le fait couler dans une grande cuve, on y délaye de la levure (un litre par trois tonneaux); bientôt la fermentation se développe, la liqueur est agitée et couverte d'écume. Aussitôt que le mouvement s'apaise, on verse la bière dans de petits barils, que l'on expose à l'air pendant quelques jours, et dans lesquels continue la fermentation. Quand il ne se forme plus d'écume, on colle. Trois jours après on met en bouteilles. La bière mousse au bout de huit à dix jours.

On économise actuellement l'emploi de l'orge dans la fabrication de la bière, en lui substituant en proportion assez forte le sirop de fécule de pommes de terre.

B. *Composition.* — Ainsi préparée, la bière contient principalement de l'eau, de la gomme, du sucre, de un principe amer, un peu de gluten, moins d'alcool que le cidre. La bière forte contient 6,80 pour 100, de ce principe; le *porter* de Londres, 4,20; la petite bière, 1,28.

M. Orfila donne à la bière de bonne qualité les caractères suivants : 1° Elle doit être transparente et nullement floconneuse; sa saveur doit être aigrelette, alcoolique et légèrement amère. 2° Elle doit contenir une assez grande quantité de gaz acide carbonique pour produire une vive effervescence lorsqu'on la transvase. (M. Orfila n'a pas bu de bière en Belgique : on y fait usage, dans le ménage, de bière qui a achevé sa fermentation alcoolique dans les tonneaux, et n'en est pas moins excellente, et surtout très-convenable à la santé.) 3° Elle doit rougir le papier de tournesol; lorsqu'elle agit fortement sur cette couleur, et qu'elle ne produit point d'écume quand on la transvase, elle a éprouvé la fermentation acide, et sa saveur est désagréable. 4° L'oxalate d'ammoniaque, l'acétate de plomb et le nitrate de baryte doivent y déterminer des précipités peu abondants. 5° L'hydrochlorate de platine doit la troubler à peine, parce qu'elle ne renferme qu'une petite quantité de sels à base de potasse (*Méd. lég.*, t. III, p. 665).

C. *Effets.* — La bière forte, celle dans la préparation de laquelle il entre beaucoup de grain, comme celle de Belgique, de Hollande, d'Allemagne, etc., excite vivement l'estomac et toute l'économie; elle contient des principes nutritifs. Prise en trop grande quantité, elle produit une ivresse accompagnée d'indigestion. Cette bière bien brassée est un tonique généreux. Celle qui n'a pas été bien brassée, qui tient de la levure en suspension, etc., occasionne des coliques avec dégagement de gaz, la dyssenterie et quelquefois l'ischurie; mais plus ordinairement, même quand elle a été bien brassée, des écoulements muqueux aux parties génitales. On ne doit user de la bière forte que comme assaisonnement ; elle peut, quoique imparfaitement, remplacer le vin, dans les pays froids et humides où manque ce cordial.

M. Nick prétend que la bière agit sur le pouls comme le fait l'eau, c'est-à-dire qu'ingérée en petite quantité, elle n'a pas sur lui d'action sensible, et que, prise en grande quantité, elle le ralentit de deux à quatre pulsations, et que cet effet se prolonge environ une demi-heure (*Archives*, t. xxvi, mai 1831, p. 114); cette assertion n'est d'aucune valeur, car, pour qu'elle en eût, il faudrait tenir compte, et de l'espèce de bière ingérée, et des liquides qui composent la boisson ordinaire du sujet qui fait l'expérience. S'il est habitué au vin pur, la bière sera pour lui un sédatif; s'il est habitué à l'eau, un excitant; la bière forte n'agira pas comme la bière légère.

La petite bière ne stimule que légèrement la membrane muqueuse de l'estomac; elle contient peu de molécules nutritives, est digestible, désaltère subitement et d'une manière durable. C'est sa propriété si peu excitante, qui la rend nuisible à la digestion pour les personnes habituées au vin. Prise en trop grande quantité, elle excite, comme toutes les boissons aqueuses, la sécrétion rénale; elle active aussi les sécrétions muqueuses du canal intestinal, et quelquefois (comme la bière forte) celles de l'urètre et du vagin.

La bière légère est, après l'eau, la boisson qui convient le mieux aux tempéraments secs, bilieux, nerveux, et à tous ceux dont les organes sont doués d'une force de réaction suffisante.

La bière, forte ou légère, n'est bonne à boire, n'est

suffisamment stimulante pour l'estomac, et digestible, que lorsque sa fermentation est développée.

Falsification. — De tout temps, dit M. Devergie, les fabricants de bière ont cherché le moyen de remplacer le houblon dans la fabrication de cette liqueur, puisque c'est lui qui en augmente principalement le prix; ils se servent ordinairement de bois de gayac, et, pour donner de la couleur, ils emploient du jus de réglisse. Dans ces derniers temps, ils ont imaginé de mettre de la strychnine impure, de la coque du Levant et de la coloquinte dans la bière, en sorte que cette falsification peut devenir extrêmement dangereuse. Pour constater l'existence de ce produit dans la bière, il faut évaporer en consistance d'extrait et au bain-marie deux à trois litres de cette substance, reprendre le résidu par l'alcool, et rechercher la strychnine dans la solution alcoolique au moyen des réactifs propres à déceler cette substance (*Méd. lég.*, p. 882).

L'*hydromel vineux* résulte de la fermentation de l'eau miellée mise en contact avec la levure de bière. Cette boisson peut remplacer la bière et le vin.

ARTICLE III.

Effets des boissons fermentées et distillées, ou boissons alcooliques, boissons spiritueuses.

Les boissons alcooliques sont les produits inflammables des liquides fermentés. La base de ces boissons est l'alcool, liquide composé de 51,98 de carbone; 34,32 d'oxygène, 13,70 d'hydrogène.

Théorie de leur préparation. — On extrait les bois-

sons alcooliques, de tous les liquides fermentés en dis-
tillant ceux-ci. Comme l'alcool est beaucoup plus léger
que les liquides auxquels il se trouve combiné, il passe
le premier à la distillation.

Effets. — Les liqueurs alcooliques ont des effets
plus prononcés que les liqueurs fermentées, parce que
dans celles-ci l'alcool est toujours noyé dans une plus
ou moins grande quantité d'eau, et souvent combiné
avec des corps qui neutralisent en partie ses propriétés
excitantes. Pour que l'on se fasse une idée du mode
d'action des liqueurs alcooliques, disons un mot de l'alcool pur. L'alcool très-concentré, marquant 40 degrés
à l'aréomètre, détermine une sensation de chaleur brûlante sur les parties qu'il traverse pour arriver à l'estomac, augmente la sécrétion de la membrane muqueuse
de cet organe, et coagule en même temps tous les fluides
albumineux qu'il y rencontre; il le brûle à la manière
d'un véritable caustique affaibli par la salive et le suc
gastrique auxquels il s'est mêlé, puis rapidement absorbé, il va produire sur le système nerveux un effet
stimulant que suit immédiatement la stupéfaction la
plus complète. Cet effet se manifeste par les convulsions, la dilatation des pupilles, la difficulté de l'inspiration, le coma et la mort.

Les liqueurs alcooliques du commerce, quoique moins
concentrées, n'en produisent pas moins, lorsqu'elles sont
prises à certaine dose, de violentes inflammations de
l'estomac, et des accidents cérébraux très-graves, tels
que le *delirium tremens*, l'apoplexie, l'ataxie; souvent
même ces accidents se terminent par la mort.

L'usage des liqueurs alcooliques, lorsqu'il peut être
continué sans produire l'inflammation aiguë, a toujours

l'inconvénient d'émousser la sensibilité de l'estomac, de diminuer l'appétit. Bien plus ordinairement, l'habitude des liqueurs alcooliques amène des irritations de l'estomac, en épaissit la muqueuse, produit des altérations et des dégénérescences de toute espèce. Cette habitude agit de la même manière sur les autres organes, elle émousse la sensibilité générale, et produit ce qu'on appelle *l'abrutissement physique et moral*, la démence, une vieillesse précoce, la paralysie; enfin, d'après les observations rapportées par M. Pierre-Aimé Lair [1], A. Devergie [2] et beaucoup d'autres auteurs, l'habitude des boissons alcooliques donne aux organes la propriété de s'enflammer jusqu'à leur entière destruction, par et même sans le contact d'un corps en ignition. Il paraîtrait, d'après les expériences faites par M. Magendie sur les animaux, que les alcooliques font violence aux vaisseaux absorbants, et s'introduisent dans la circulation sans être assimilés.

Suivant Fr. Petit [3], « l'alcool, injecté dans la veine jugulaire d'un animal vivant, produit immédiatement la mort en coagulant le sang. » Ce fait est incontestable. On en a inféré que l'alcool introduit avec excès, même par les organes digestifs, ne causerait la mort que par cette coagulation, et que celle-ci produirait l'impossibilité de saigner les individus privés de sensibilité par l'ivresse. Ces inductions me paraissent fondées; cependant, comme on ne s'enivre pas avec de l'alcool pur, mais bien

[1] *Essai sur les combustions humaines, produites par un abus de liqueurs spiritueuses*, Caen, 1823, n° 32.
[2] Art. COMBUSTION HUMAINE du *Dictionnaire de médecine et de chirurgie pratiques*, t. v, p. 367.
[3] *Lettre d'un médecin des hôpitaux du roi*, 1710, p. 23.

avec de l'eau-de-vie ou autre boisson alcoolique ne renfermant que moitié d'alcool, il pourrait arriver que ce
liquide, qui, pour premier effet, accroît l'énergie du
cœur et en accélère les contractions, causât la mort par
compression ou hémorrhagie du cerveau, avant de coa-
guler le sang; et quant à ce qui est de l'impossibilité
d'obtenir du sang par l'ouverture de la veine, ce cas se
présente, chaque jour, quand l'innervation est suspendue, et sans que ce liquide soit coagulé.

On a encore, dit-on, observé, après la mort survenue
par l'excès d'alcool, une coagulation qui se prolongeait
fort avant dans les ramifications vasculaires. Ce résultat,
très-vraisemblable, a aussi été contesté par des auteurs
qui prétendent avoir fait l'autopsie d'individus morts par
suite d'ivresse, et n'avoir rien trouvé de remarquable
relativement à la coagulation du sang. Ce que nous venons de dire, explique cette dissidence.

Une assertion digne d'être soumise à un examen ultérieur, et que nous eussions sans doute dû mentionner
en parlant des boissons fermentées, est celle qui tend à
établir que, dans le vin, l'huile essentielle qui forme
le bouquet, et que MM. Liebig et Pelouse sont enfin
parvenus à saisir, aiderait l'alcool dans la production
de l'ivresse. Depuis longtemps, nous avions avancé que
la quantité d'alcool que renferme le vin, n'expliquait
pas d'une manière satisfaisante son effet principal, ou,
en d'autres termes, que l'effet enivrant du vin ne devait
pas tenir uniquement à la quantité d'alcool qu'il renferme, et nous nous fondions sur ce que le Bordeaux,
contenant autant d'alcool que le Bourgogne, était pourtant loin d'exciter et d'enivrer, comme le faisait ce dernier. Nous avions même cherché et proposé une expli-

cation de ce fait; aujourd'hui, M. Magendie [1] s'exprime ainsi sur cet arôme, isolé de la pellicule du raisin, et que les chimistes précités ont nommé *éther œnantique*: « Une certaine quantité de la liqueur, un gros, mélangée à partie égale d'eau distillée, a été injectée dans les veines d'un chien : aussitôt l'animal est tombé avec tous les symptômes de l'ivresse. Mais il n'a pas été le seul qui en ait ressenti les effets : l'aide chargé de préparer la solution éthérée chancelait en l'apportant, et la manière dont il poussait l'injection nous confirma dans l'idée que la liqueur pouvait agir sous forme de vapeur.... Le chien resté sans mouvement s'assoupit ; sa respiration devint bruyante, stertoreuse ; il succomba au bout de trois quarts d'heure.... A l'autopsie, un sang liquide s'écoule sur les bords de la solution de continuité ; on dirait qu'il ne s'est pas déposé de caillots dans l'intérieur des vaisseaux. Ce fait, curieux sous le rapport physique, est important sous le point de vue pratique, en ce qu'il peut nous mettre sur la voie de l'influence que l'usage immodéré du vin exerce sur la coagulabilité du sang. »

Les autres détails de l'autopsie, fort soigneusement donnés, prouvent que l'économie tout entière, chez cet animal, a été affectée non par un sang coagulé, mais par un sang présentant un autre genre d'altération, une modification physique morbide, cause véritable et première de la mort. Après celle-ci, en effet, ce liquide, qui a charrié le principe perturbateur, est retrouvé partout, noir, visqueux, resté fluide dans ses vaisseaux ; ce liquide, dont les parois vasculaires ne pouvaient plus prévenir l'imbibition, a partout, sur son passage, rougi, tuméfié, engoué les organes, sans que, d'après l'opinion fort juste

---

[1] *Leçons sur les phénomènes de la vie*, p. 320 et suivantes.

15.

de M. Magendie, qui rend compte de l'état de chacun
de ces organes, on puisse regarder cet état comme résultant de l'inflammation. Il serait maintenant très-important de recommencer l'expérience de M. Magendie,
en injectant dans l'estomac lui-même, mêlé à l'eau, et à
diverses doses, l'éther œnantique.

Les liqueurs alcooliques ne sont utiles que dans les
climats très-froids, très-humides ou très-chauds, lorsqu'il
s'agit d'exciter les systèmes nerveux et circulatoire, pour
s'opposer à l'action débilitante d'un froid intense, et aux
effets énervants d'une chaleur excessive. Elles peuvent
être employées à très-petites doses sous ces extrêmes
températures, et dans les circonstances que nous avons
mentionnées en parlant des boissons fermentées (*voyez*
cet article). Elles ne doivent jamais être prises quand
il n'y a rien dans l'estomac, car alors elles stimulent ce
viscère en pure perte, elles en épuisent l'excitabilité
sans profit; de plus elles agissent sur ses parois en
masse bien plus considérable, et dans un degré de concentration plus fort, que lorsqu'elles rencontrent et
saturent un bol alimentaire qui divise leurs molécules
ou y mêle des principes aqueux. C'est surtout chez les
gens du peuple, qui, pendant leur vie, soumis à la
privation de vêtements suffisants, de bons aliments, de
moyens de chauffage, ont eu l'habitude de boire des
alcooliques à jeun, qu'on trouve, après la mort, des traces d'affections anciennes de l'estomac, des épaississe-
ments de sa membrane muqueuse, et des altérations organiques de toute espèce. L'abus des alcooliques, joint
à la multiplicité des arts sédentaires pratiqués dans les
lieux les plus malsains, est, dans Paris, l'une des prin-
cipales causes de la ruine de l'espèce.

Tout ce que nous venons de dire ne doit rencontrer d'exception que dans les circonstances rares où l'on a besoin d'obtenir sur-le-champ un déploiement grand et momentané de forces, une vive et passagère excitation. On peut alors, par l'ingestion à jeun, d'une liqueur alcoolique, obtenir avec plus de promptitude, et à un plus haut degré, cette turgescence vitale, cet accroissement de vitalité, ce mouvement de réaction, propres à disposer à un exercice violent, ou à s'opposer à l'introduction des miasmes délétères. Mais, répétons-le, cette espèce de fièvre ne dure pas longtemps, et lorsque son accès est passé, l'on est moins vigoureux et plus accessible à la contagion. Pour se procurer cette excitation, il ne faut prendre qu'une petite dose de liqueur; car si l'on boit celle-ci en trop grande quantité, des phénomènes de stupeur succèdent à ceux de stimulation, la périphérie du corps se décolore, les extrémités se refroidissent, etc., etc., et l'on manque le but qu'on s'était proposé.

On peut encore employer en petite quantité une liqueur alcoolique, à la suite d'un repas abondant, ou lorsque l'estomac éprouve quelque difficulté à se débarrasser d'un aliment qui, à cause de sa nature, ou d'une idiosyncrasie individuelle, résiste trop aux forces digestives.

On emploie enfin dans les climats très-chauds, et comme boisson rafraîchissante, les alcools du pays, à la dose d'une once étendue dans un litre d'eau froide. Des boissons purement aqueuses laisseraient le système nerveux dans un affaissement trop considérable pour qu'on puisse les mettre en usage dans ces climats.

L'alcool, dans son état de pureté, est identique, de

quelque substance qu'il soit extrait; mais comme on ne le prend jamais pur, il en résulte qu'il conserve la saveur des corps qui l'ont fourni : c'est là ce qui établit la première différence entre les liqueurs alcooliques; la seconde résulte des substances étrangères qu'on fait macérer ou infuser dans ces liqueurs.

Les boissons alcooliques le plus en usage de nos jours sont les suivantes :

1°. *Eau-de-vie de vin.* — C'est le produit de la distillation de ce liquide. Les meilleures eaux-de-vie de vin sont celles d'Aix, de Cognac, de Montpellier, d'Orléans. La pesanteur de l'eau-de-vie à l'aréomètre est de 18 à 22 degrés : elle contient à peu près un poids égal d'alcool et d'eau.

L'acide acétique, qu'elle renferme encore après la distillation, et qui la rend *dure*, se détruit par la vieillesse, ou se neutralise par quelques gouttes d'alcali, qui la vieillit sur-le-champ. On peut employer la craie pour obtenir cet effet. La couleur jaune de l'eau-de-vie résulte du principe colorant du bois, dont elle se charge en vieillissant.

2°. *Eau-de-vie de cidre.* — C'est l'alcool extrait, dans les pays à pommes, du cidre, et le plus souvent du poiré. Elle conserve une saveur particulière qui la distingue et la met au-dessous de l'eau-de-vie de vin.

Altération. — Les eaux-de-vie, comme le vin, sont susceptibles de contracter un goût de fût. On leur enlève ce goût, de même que le principe odorant si désagréable que contiennent quelques-unes d'entre elles, en les rectifiant par de l'huile d'amandes douces.

A. *Sophistications de ces deux espèces d'eau-de-vie, et moyens de les reconnaître.* — 1°. On colore l'eau-de-vie avec le caramel pour la faire passer pour vieille. 2°. Les détaillants, dans la vue de faire passer pour forte une eau-de-vie faible, *animent* cette eau-de-vie, c'est-à-dire lui communiquent, au moyen du poivre, du poivre-long, du stramoine, de l'ivraie, une saveur plus âcre, plus pénétrante, plus brûlante. On reconnaît ces sophistications, 1° en appréciant, au moyen de l'aréomètre, la force réelle de l'eau-de-vie; 2° en chauffant, dans un vase mesuré, un poids quelconque d'eau-de-vie, en y mettant le feu dès qu'elle s'évapore, et en la laissant brûler jusqu'à ce que la flamme s'éteigne d'elle-même. On juge, par la quantité d'eau restante, de la quantité d'alcool contenu dans l'eau-de-vie; on juge, par la saveur du résidu, l'espèce de sophistication dont l'eau-de-vie a été l'objet. Si l'eau-de-vie n'a pas été sophistiquée, sa saveur spiritueuse diminue par l'évaporation. La saveur des substances mêlées à l'eau-de-vie se manifeste au contraire d'autant plus, que l'évaporation a été poussée plus loin.

Si l'eau-de-vie a été animée par le *laurier-cerise*, elle exhale, lorsqu'on l'évapore, une odeur d'amandes amères, et donne un précipité bleu de Prusse, quelques heures après avoir été mêlée avec la potasse, le sulfate de fer et l'acide sulfurique.

L'eau-de-vie produite par la distillation du vin se distingue de celle qui résulte de l'eau mêlée avec l'alcool, en ce qu'elle rougit le papier de tournesol.

3°. *Rhum* ou *Rum*. — C'est le produit alcoolique qui résulte du suc de la canne, fermenté et soumis à la distillation. Le rhum est l'eau-de-vie des pays où la canne remplace la vigne.

4°. *Kirsch-wasser*. — C'est le produit des merises

pilées avec leurs noyaux, et obtenu par les procédés ordinaires. Il a une saveur d'amandes qui est due à l'acide prussique qu'il contient. C'est l'eau-de-vie des pays froids où ne peut croître la vigne.

M. Chevallier a vu l'eau-de-vie et le kirsch contenir des sels de cuivre, résultant du mauvais entretien des vases distillatoires. On reconnaît la présence de ces sels à l'aide d'une lame de fer bien décapée.

On retire encore des liqueurs alcooliques de mille autres substances susceptibles de fermenter, telles que les grains, les pommes de terre, etc. Leurs effets et les circonstances dans lesquelles on doit en faire usage, sont ceux que nous venons de mentionner (*voyez* ce que nous avons dit en parlant des boissons alcooliques en général); cependant, suivant M. Berzelius, ces eaux-de-vie conservent une huile âcre et irritante qui ajoute aux effets de l'alcool, les rend plus enivrantes, et fait suivre leur ivresse, d'un malaise plus considérable que celui qui a lieu après l'eau-de-vie de vin. M. Kraust attribue des propriétés narcotiques et stupéfiantes à la solanine et à l'acide hydrocyanique, qu'il dit exister dans l'eau-de-vie de pommes de terre. Cette assertion, peut-être, devrait être confirmée, au moins pour ce qui regarde l'acide hydrocyanique. On sait, en effet, qu'il est contenu en bien plus forte proportion dans le kirsch, qui pourtant ne paraît pas plus stupéfiant que l'eau-de-vie de vin.

Liqueurs. — Elles ne sont autre chose que de l'eau-de-vie dans laquelle on fait macérer quelques aromates. Ces aromates communiqueraient des propriétés différentes à l'eau-de-vie, s'ils étaient capables de dominer l'alcool, qui sait se faire sentir malgré la saveur délicate et les propriétés stimulantes de la cannelle et de la va-

nillé, malgré la saveur amarescente et les propriétés
toniques de l'écorce d'orange, de l'absinthe ou de l'a-
mande amère. Ces liqueurs composées n'ont donc pas
de propriétés sensiblement différentes des alcooliques,
dont elles partagent presque les inconvénients; cependant, comme il entre toujours une livre de sucre par
pinte dans la composition de ces liqueurs, et souvent
des liquides aqueux, il en résulte que ce sucre et ces liquides font perdre à l'eau-de-vie une partie de sa force;
que les liqueurs sont plus douces, agissent sur nos tissus d'une manière moins corrosive que ne le fait l'eau-
de-vie, et contiennent même quelques propriétés nutritives dont celle-ci est tout à fait dénuée. On avance souvent d'une manière absolue que les eaux-de-vie sont plus
saines que les liqueurs composées. Cette assertion, malgré ce que nous venons de dire, ne peut cependant pas
être regardée, dans tous les cas, comme un préjugé. Si,
par exemple, après un repas copieux, on n'a pour but
que d'aider l'estomac à se débarrasser des aliments dont
il est surchargé, il vaut mieux prendre un alcool sec,
comme l'eau-de-vie ou le rhum, que de le prendre chargé
de sucre, parce qu'il est plus franchement stimulant.
Si, au contraire, par le manque d'aliments solides, on
est forcé d'ingérer un alcoolique à jeun pour lutter
contre une température froide et humide, il faut,
quand on le peut, préférer à l'eau-de-vie une liqueur
dans laquelle les parties irritantes, un peu enveloppées
de parties sucrées, agacent moins les papilles nerveuses
de l'estomac, et se présentent entourées, invisquées d'un
peu de chyle, aux orifices des vaisseaux absorbants.

Altération. — On colore quelques liqueurs de table
avec les substances minérales, précédemment indiquées

en parlant des bonbons; l'absinthe suisse, par exemple, a été colorée, par quelques liquoristes, avec le sulfate de cuivre. (Nous avons indiqué, page 148, les effets de ces falsifications et les moyens de les reconnaître.) D'autres liquoristes emploient, pour clarifier leurs liqueurs, l'acétate de plomb (*voyez* page 208). Enfin, dans l'eau-de-vie de Dantzig, au lieu de mettre des feuilles d'or pur, on met des feuilles d'alliage d'or et de cuivre à bas titre : le cuivre est oxydé, attaqué et dissous, soit par l'acide acétique que contiennent les eaux-de-vie, soit parce que cet acide a été saturé par l'ammoniaque; il y a alors quelquefois formation d'un sel de cuivre et d'ammoniaque. Les inconvénients de cette adultération sont ceux qui résultent de la présence des sels de cuivre.

ARTICLE IV.
Effets des boissons stimulantes non fermentées.

La dénomination que nous donnons aux boissons dont nous allons parler, indique assez qu'elles excitent toutes les fonctions de l'économie. Elles doivent être classées à part des boissons fermentées et alcooliques, parce qu'elles ne produisent ni l'ivresse, ni même la moindre confusion d'idées. Ces boissons sont les suivantes :

Café. — Infusion des semences mondées, torréfiées et pulvérisées du caféier (*coffea arabica*). La torréfaction détruit les caractères féculents et les propriétés nutritives du café; elle y développe une huile empyreumatique, amère et aromatique, à laquelle il doit sa nouvelle propriété. Si l'on grille trop peu le café, ce principe aromatique ne se développe pas; si au contraire on le torréfie trop, ce principe se dissipe. La même chose a lieu si l'on fait bouillir le café au lieu de le faire infuser.

L'infusion de café est excitante par excellence. Injectée par M. Magendie à la dose de deux gros, dans la veine jugulaire d'un chien, qui, pour une autre expérience, avait déjà reçu de l'eau dans les veines, elle accélère la respiration, rend le pouls plus fréquent, plus fort, détermine enfin une telle ascension de *l'hémo-dynamomètre* de Poiseuille, que la colonne dont le niveau était de 30 à 45 millimètres, s'élève de 70 à 105, et que M. Magendie ne doute pas que l'ascension n'eût été beaucoup plus considérable s'il eût fait cette dernière expérience avant l'introduction dans les veines, d'une injection aqueuse.

C'est un préjugé de croire que le café exerce sur le cerveau une action spéciale. Si les fonctions de cet organe sont doublées d'énergie, les fonctions du cœur et de la peau ne le sont-elles pas également? Si la pensée est rapide, vive, exaltée à la suite de l'ingestion du café, est-ce que, dans le même cas, les mouvements des muscles ne sont pas faciles, prompts, énergiques? Ce préjugé, que le *café est une boisson intellectuelle*, vient des gens adonnés aux lettres et aux sciences. Voici ce qui y a donné lieu: comme chez eux le cerveau est l'organe le plus excitable, c'est lui qui devient le plus excité lorsqu'une cause d'excitation est introduite dans l'économie. Or, au lieu de voir que l'excitation générale produite par le café a été détournée et accaparée par l'organe le plus excitable, ils ont trouvé plus simple d'imaginer qu'en raison d'une vertu particulière, le café va directement influencer le cerveau. Si tous les individus qui prennent du café tiraient leurs conclusions à la manière de ceux qui ont accordé à cette substance une action spéciale sur le cerveau, l'athlète, qui a cet organe peu excitable, appellerait le café une *boisson musculaire*, et il n'y aurait pas de raison pour que l'homme atteint d'une irritation de poitrine ne donnât au café le nom d'*excitant du poumon*. Disons, cependant, que cette substance paraît agir plus particulièrement sur le système nerveux, et que c'est pour cette raison qu'elle est regardée comme antidote de l'ivresse produite par les alcooliques et par l'opium.

Le café n'augmente la rapidité des fonctions qu'aux dépens de leur durée, ne double l'énergie des organes que pour en doubler la faiblesse quand l'excitation qu'il procure s'est dissipée. La stimulation produite par le café persiste long-temps; il en résulte, pour les personnes qui n'y sont pas habituées, ou la perte complète du sommeil, ou un sommeil léger et incapable de réparer les forces. Le café cause aux personnes irritables une agitation remarquable, un besoin de mouvement qu'elles ne peuvent réprimer; souvent des tremblements musculaires, des crampes spasmodiques, de l'anxiété, des palpitations.

Le café ne doit être mis en usage que dans les circonstances indiquées en parlant des boissons fermentées et spiritueuses (*voyez* page 225). Il est un agent puissant de stimulation, un très-bon digestif, et la quantité très-notable de fer qu'il contient, pourrait même le faire regarder comme avantageux lorsqu'il est donné à petites doses avec de bons aliments, à ces lymphatiques étiolés et à toutes les personnes chez lesquelles l'hématose est peu active; on le donne aussi pour surmonter l'influence accablante d'une température extrêmement élevée. Un ancien règlement de la marine royale prescrit d'en distribuer, le matin, aux équipages, aussitôt que le navire a passé le tropique. Mais, nous ne saurions trop le répéter, hors de ces circonstances, nul autre motif, pas même la nécessité de l'exercice de l'organe intellectuel, ne doit autoriser l'usage du café. Rien n'est plus propre à augmenter la maigreur, la pâleur, à accélérer l'épuisement des organes chez les personnes irritables, que cette boisson entièrement stimulante et nullement réparatrice. Son usage, dans les cas autres que ceux qui ont été indiqués, produit, à la longue, l'énervation, l'aptitude plus grande à être frappé par toutes les influences morbifiques. Chez les personnes faibles, chez celles qui mènent une vie sédentaire, chez la plupart des femmes des grandes villes, et enfin au milieu des influences qui affaiblissent la constitution, l'habitude du café produit des tiraillements d'estomac, une sensation de vide dans cette partie, très-pénible à supporter, une fausse faim, c'est-à-dire un malaise analogue à celui que détermine la faim, mais qui n'est point cette sensation physiologique, malaise qui devient insupportable, et ne cesse, au moment où l'on prend des aliments, que pour revenir plus tard avec plus d'intensité, malaise enfin auquel il ne faut pas chercher à remédier en mettant des aliments dans l'estomac. Ces symptômes se compliquent fréquemment d'une sensation de gonflement dans la région épigastrique et abdominale, d'étouffements, de dispepsie, de tristesse, de tout ce qui caractérise les gastralgies; enfin, chez les femmes, presque toujours d'écoulements des organes génitaux. Un médecin anglais, M. Colet, dans un mémoire lu à la Société de médecine de Londres, le 3 avril 1833, signale comme effet de l'abus du café et du thé noir, pris à haute dose

et pendant longtemps, une espèce de frisson, de frémis-
sement dans le côté gauche de la poitrine, et un poids
incommode au-devant du thorax, accompagné de dyspnée et de soupirs fréquents, et regarde cet effet comme
constant. Quoi qu'il en soit de l'exactitude de cette
assertion, les personnes qui ne se trouvent pas dans les
circonstances où les boissons stimulantes peuvent être
avantageuses, doivent renoncer à l'usage du café, car
les phénomènes énoncés ne disparaissent que si l'on supprime l'habitude de cette substance, et qu'on la remplace
par une alimentation tonique et réparatrice, sans être
stimulante, jointe à l'exercice en plein air, et à tous les
moyens propres à éloigner l'excitabilité nerveuse.

Le *lait* et la *crème*, mêlés au café, diminuent la concentration de ses principes stimulants, en lui communiquant des principes nutritifs : par réciprocité, le café
augmente la digestibilité de ces deux substances onc-
tueuses. Le café au lait ou à la crème n'en doit pas moins
être supprimé dans les circonstances où le café à l'eau
est contraire, et doit surtout l'être dans les grandes
villes; car aux inconvénients que nous signalons pour
le café, il faut ajouter ceux que nous avons signalés à
l'occasion du lait.

Le *sucre* ajouté au café n'a d'autre effet que d'en changer
le goût et d'en diminuer un peu les qualités stimulantes.

Altération. — Le café peut éprouver dans la cale
des vaisseaux une altération spontanée, par suite de laquelle la matière extractive jaune qu'il renferme acquiert
une teinte verte; il est alors profondément altéré dans
sa constitution chimique; sa décoction ne produit plus
de cristaux de caféine, quel que soit le procédé qu'on
emploie pour en séparer ce principe. Un pareil café,

examiné par M. Girardin, professeur de chimie à Rouen,
a présenté les caractères suivants : les grains sont, à
l'extérieur, d'une couleur brun-noirâtre, et à l'intérieur,
d'une couleur verdâtre; il exhalent une odeur de moisi;
leur saveur, au lieu d'être légèrement amère et herba-
cée, est presque celle d'une dissolution de savon. Grillé
à la manière ordinaire, il ne répand point l'odeur balsamique du café bien conservé. Ses grains, loin de devenir huileux et brillants par la torréfaction, restent
secs et ternes; lorsqu'ils sont refroidis, ils ont l'odeur
et la couleur du jus de réglisse. Non grillé, il communique à l'eau bouillante une teinte brunâtre, au lieu de
la couleur jaune doré que donne le bon café.

Soumises comparativement, par M. Girardin, à l'action de quelques réactifs, les décoctions du café avarié
et celles de bon café ont présenté les résultats suivants :

RÉACTIFS.	BON CAFÉ MARTINIQUE.	CAFÉ AVARIÉ.
Potasse caustique.	La liqueur prend une couleur orange ou de gomme gutte, puis se trouble sensiblement.	La liqueur n'éprouve pas de changements sensibles. Elle précipite seulement à la longue, quelques légers flocons.
Eau de chaux.	Elle prend une couleur jaune intense.	Rien.
Acétate de plomb.	Précipité floconneux abondant, d'un beau jaune.	Précipité floconneux abondant d'un blanc grisâtre.
Sulfate de prot. de fer.	La liqueur prend une couleur verte très-intense, mais ne se trouble pas.	Trouble d'un brun verdâtre, un peu opalescent.
Chlorure de fer.	Elle prend une couleur d'un vert foncé tirant sur le noir et qui se fonce de plus en plus.	Précipité floconneux brunâtre qui ne tarde pas à se rassembler au fond de la liqueur décolorée.
Sulfate de cuivre.	Elle prend une belle cou-	Précipité vert-brun, flo-

RÉACTIFS.	BON CAFÉ MARTINIQUE.	CAFÉ AVARIÉ.
	leur verte qui se fonce par l'addition du réactif, sans se troubler. En ajoutant ensuite de l'ammoniaque, il se fait un précipité de couleur pistache.	conneux, abondant. Par l'addition de l'ammoniaque, le précipité augmente et acquiert une teinte verdâtre.
Protochlorure d'étain.	Précipité blanc-jaunâtre, floconneux.	Précipité grisâtre, floconneux, abondant.
Protonitrate de mercure.	Précipité jaune, floconneux.	Précipité blanc, floconneux.
Gélatine.	Rien.	Trouble léger.
Nitrate d'argent.	Trouble léger qui peu à peu augmente et donne lieu à un faible précipité soluble dans l'ammoniaque.	Précipité blanc, floconneux, abondant, soluble dans l'ammoniaque.
Hydrochlorate de baryte.	Léger trouble.	Léger trouble.
Acide oxalique.	Précipité blanc très-léger au bout d'un certain temps.	Précipité blanc, beaucoup plus abondant au bout de quelque temps.
Hydrogène sulfuré.	Décoloration de la liqueur.	Décoloration de la liqueur sans aucun trouble.
Ferrocyanate de potasse.	Rien.	Rien.

Sophistications.—Le goût fait reconnaître que la chicorée a été mêlée au café : la saveur de ce mélange n'est pas franchement amère comme celle du café pur; elle est amère acidule. La poudre de chicorée produit dans la bouche, outre l'impression amère, une espèce de sensation de fraîcheur analogue à celle produite par un acide faible. On reconnaît encore, dit-on, que le café est mêlé à la chicorée, en triturant la poudre de café entre l'index et le pouce préalablement mouillés; on forme, avec le mélange de chicorée et de café, une boulette ovale;

ce qui ne saurait avoir lieu avec la poudre de café pur, qui reste toujours à l'état pulvérulent, parce que ses particules sont trop dures. Ce dernier moyen, indiqué par M. Orfila, me paraît insuffisant : j'ai mêlé moitié café et moitié chicorée, sans pouvoir faire plus avec ce mélange qu'avec le café pur, des boulettes que l'on fait très-facilement, il est vrai, avec la chicorée pure. Il est inutile, au reste, de s'arrêter à ces falsifications, qui n'ont aucun inconvénient pour la santé. Il en est de même de celles qui consistent à substituer ou à mêler au café les pois chiches, les haricots, les fèves, le maïs, l'orge, l'avoine, le seigle, les racines de carotte, de betterave, les pépins de raisin, les glands, la châtaigne, etc., etc. Ces substances, chez lesquelles la torréfaction ne développe ni la saveur ni l'arôme dont jouit la fève d'Arabie, n'ont aucun inconvénient pour la santé, et leur substitution au café ne peut qu'être avantageuse aux gens excitables qui n'ont pas assez de raison pour renoncer à ce stimulant, ou qui veulent conserver l'illusion produite par la similitude des caractères extérieurs.

Thé. — Infusion des feuilles chauffées et roulées du thé (*thea bohea*). La torréfaction sur des plaques de fer chaud, des feuilles fraîches et nouvellement cueillies du thé, les dépouille de leurs propriétés enivrantes, âcres, vireuses. On les roule ensuite avec la main, tandis qu'elles sont chaudes. A cette coutume, pratiquée au Japon, les Chinois joignent la précaution de plonger les feuilles, pendant une demi-minute, dans l'eau bouillante, avant de les jeter sur la plaque.

Le thé, séché de nouveau plusieurs mois après cette première opération, est conservé, à l'abri de l'air et de la lumière, dans des vases opaques, tels que ceux de bois ou de porcelaine. Du mucilage, de l'extractif, beaucoup de résine, de l'acide gallique et du tannin, paraissent composer le thé, dont l'infusion jouit de propriétés presque analogues à celles du café.

Après l'ingestion d'une trop grande quantité d'aliments, le thé agit à la fois de deux manières pour aider à débarrasser l'estomac. D'abord il délaye la pâte alimentaire, en détruit la compacité, etc. : cette première action est celle des boissons aqueuses; mais il agit ensuite sur le viscère, en raison de ses propriétés excitantes, soit qu'il les lui communique immédiatement, soit qu'il les communique aux systèmes nerveux et circulatoire, par l'intermédiaire desquels l'estomac reçoit une stimulation secondaire.

Suivant M. Nick, prise à la dose d'un quart de litre à un demi-litre, cette boisson élèverait le pouls de six à douze pulsations par minute; mais cette accélération disparaîtrait au bout d'un quart-d'heure (*Archives*). Cette assertion, comme toutes celles que nous avons déjà citées de M. Nick, est trop vague, au moins d'après le journal où nous puisons : je connais des personnes dont une infusion de thé accélère la circulation pendant une demi-journée au moins, et chez lesquelles elle produit une indicible agitation nerveuse.

Quand la digestion est arrêtée plutôt par l'excès des boissons spiritueuses que par la quantité des aliments, il est prudent de s'abstenir de thé. C'est un préjugé de croire que le thé puisse purifier l'eau : il lui communique des propriétés stimulantes, qui remplacent jusqu'à un certain point celles du vin et des liqueurs, dans les pays froids et humides, ou dans les climats que la chaleur rend énervants. Si des eaux malsaines et infectées d'insectes sont rendues plus pures quand on y a fait infuser du thé, c'est parce que l'ébullition a cuit les matières végétales et les insectes que renfermaient ces eaux, et a fait dégager les gaz qui y étaient contenus. Le thé ajoute ensuite à l'eau, des qualités excitantes, dont l'avantage ne saurait être contesté pour l'habitant des pays marécageux. Voilà la seule manière raisonnable dont puisse être expliquée la prétendue vertu que Kalm et M. Mérat attribuent au thé.

Le thé, loin d'avoir des propriétés sédatives, comme l'ont avancé certains auteurs, est employé avec avantage pendant l'absence des aliments dans l'estomac, pour ranimer les organes épuisés après un excès de liqueurs alcooliques.

Ce n'est pas à raison de son état liquide, de sa température chaude, de la prétendue débilité qu'il cause à l'estomac, comme on l'a encore avancé, que le thé, ainsi que le café, produit des accidents nerveux, hypochondriaques, mais bien à raison de ses propriétés stimulantes et non réparatrices, qui ne montent les organes à un haut degré de vitalité, que pour les laisser retomber dans le plus profond affaissement. Les soupes, les bouillies, qui sont des liquides chauds, ne seront jamais accusées de produire les mêmes effets.

On peut dire du thé mêlé au lait ce que nous avons dit du café mêlé avec ce dernier.

Les circonstances générales dans lesquelles on doit faire usage du thé ont été indiquées. Disons encore que le thé remplace très-bien les liqueurs fermentées et spiritueuses dans les pays brumeux, où le système exhalant de la peau a peu d'action.

REMARQUES SUR LES VASES ET USTENSILES SERVANT A LA CON-
SERVATION OU A LA PRÉPARATION DES SUBSTANCES ALIMEN-
TAIRES.

Nous avons vu que la cupidité n'est pas la seule cause
de l'introduction des substances malfaisantes dans les
aliments, et que le défaut de soin peut aussi entraîner
des dangers mortels; on doit donc donner beaucoup
d'attention aux vases de cuisine. Nous avons déjà dit, en
parlant de l'eau, que les vases de zinc et ceux de plomb,
dans lesquels on la conserve à l'air, que les conduits des
mêmes métaux qu'elle traverse, lui communiquent des
qualités malfaisantes (*voyez* page 192); arrêtons-nous
encore un peu à ces deux métaux. Sous le gouverne-
ment impérial, on avait eu le projet d'employer le
zinc pour la fabrication des mesures et celle des vases
et ustensiles nécessaires pour le service des hôpitaux
militaires; mais plusieurs commissions, tant de l'Institut que de divers autres corps savants, établirent que
le zinc est attaqué par l'eau même la plus pure, par
les acides végétaux les plus faibles, ceux du citron,
de l'oseille, du tartre, du lait, des fruits; par le vinaigre; par les sels formés avec les acides précédents, le
sel de cuisine; que ce métal est également attaqué par
le bouillon de viandes, par les acides végétaux empy-
reumatiques, enfin par les substances oléagineuses disposées à la rancidité ou altérées par la chaleur (l'une des
casseroles de zinc présentée aux commissions avait été
percée pour avoir servi seulement à l'opération culinaire
connue sous le nom de *roux*); et que, quand l'oxyde
seul et l'hydrate de zinc ne seraient pas nuisibles à la
santé, il faudrait se garder d'en conclure que des vases
de ce métal peuvent servir aux usages culinaires ou à

mesurer des liquides, puisque ce ne seraient plus de l'oxyde
seul ni de l'hydrate qui se formeraient, mais bien des
composés résultant de l'union de ces corps avec les acides
contenus dans les substances alimentaires, ou employés
à leur préparation; et que ces nouveaux composés ont
des propriétés émétiques, caustiques, vénéneuses, et
sont tous plus ou moins nuisibles à l'économie animale.
On renonça donc au projet d'employer le zinc comme
mesure usuelle de liquides, de l'employer pour la préparation des aliments et des boissons, et de le substituer
au cuivre pour la confection des vases et ustensiles dont
on fait usage dans les hôpitaux militaires [1]. Ce qui précède, relativement aux inconvénients du zinc, peut
s'appliquer au plomb, qui, par son contact avec l'air
atmosphérique ou l'eau aérée, passe à l'état de carbonate; et c'est avec beaucoup de raison que l'article 5
de l'ordonnance de police du 23 juillet 1832, défend
« aux marchands de vin d'avoir des comptoirs revêtus
de lames de plomb; » que l'article 7 de la même ordonnance défend « aux vinaigriers, épiciers, fabricants
et marchands de liqueurs, de déposer et de transporter
dans des vases de cuivre ou de plomb leurs liqueurs,
vinaigres ou autres acides. » Les saloirs en plomb,
dont ne fait pas mention l'ordonnance, doivent être in-
terdits aux charcutiers et remplacés par des saloirs en
bois, qui, comme le dit M. Barruel, contradictoirement
à ce que prétendent les charcutiers, n'ont pas l'inconvénient de piquer la viande, et sont mis en usage pour
les salaisons de la marine; ou bien par des saloirs en
grès, qui sont en usage dans le Nivernais.

[1] On vient, dit-on, de trouver le moyen de rendre le zinc inoxydable.

L'*argile*, l'*étain*, l'*argent*, le *fer* et le *cuivre* sont les matériaux le plus communément employés pour la confection des vases culinaires.

Les pots d'*argile* n'ont aucun inconvénient; ils n'acquerraient de propriétés malfaisantes que si le vernis métallique composé d'oxyde de plomb, dont leur intérieur est enduit, venait à être dissous par un acide soumis, dans ces vases, à une ébullition prolongée.

La *faïence*, la *porcelaine* et le *verre* n'ont aucun inconvénient.

L'*étain* a produit quelquefois des vomissements, probablement parce que des liquides qui y avaient séjourné en avaient oxydé quelques parcelles. On ne doit donc jamais laisser séjourner trop longtemps dans des vases d'étain, des aliments acides, salés ou albumineux.

Le *fer battu* ou le *cuivre doublé d'argent* sont d'excellents ustensiles. Le cuivre employé seul a de grands inconvénients; d'abord le vert-de-gris qui s'y forme, quand on y laisse refroidir des liquides, est un poison mortel; mais, indépendamment du vert-de-gris, le cuivre parfaitement propre peut, suivant Eller, de Berlin, se trouver dissous par de l'eau salée bouillante, et, suivant Vauquelin, par du sang très-chaud, en assez grande quantité pour causer des accidents. Il est donc prudent de ne se servir de vases de cuivre que lorsqu'ils sont étamés, et de veiller à ce qu'aucune partie du cuivre ne reste à nu. L'étamage ne doit présenter aucune fissure, car souvent, entre la couche d'étamage et le cuivre, il existe assez d'espace pour que des liquides puissent y séjourner, et donner naissance, par le contact de l'air, à du vert-de-gris, qui, quoique n'étant pas aperçu, n'en est pas moins porté dans les aliments, et peut causer l'empoisonnement. M. Pelletier m'a dit avoir été témoin d'accidents produits par une bassine en cuivre qui se trouvait dans ce cas, et dans laquelle une famille préparait du petit-lait. Ce professeur explique par une action galvanique l'altération du cuivre qui donna lieu aux accidents dont fut atteinte cette famille. M. Trousseau m'a dit tenir de M. Barruel un fait à peu près semblable : dans une famille du douzième arrondissement de Paris, plusieurs membres éprouvèrent successivement de graves accidents du côté du tube digestif. On remarqua que ces accidents avaient surtout lieu le jour que le porteur d'eau venait. Des soupçons d'empoisonnement planèrent donc sur ce malheureux : il fut arrêté. MM. Gay-Lussac et Thénard furent appelés à analyser l'eau ; ils la trouvèrent saine. M. Barruel, appelé comme troisième expert, découvrit la cause des accidents. Il vit que la fontaine était en cuivre étamé, mais que le marchand, pour frauder sur le poids, avait mis au fond du vase un *culot* de plomb, et avait étamé légèrement par-dessus ; l'étain s'était usé, l'eau séjournait entre le plomb et le cuivre, et il se formait, par une action galvano-électrique, une grande quantité d'oxyde de cuivre qui se mêlait à l'eau dès que le porteur d'eau la versait.

Il est très-important d'entretenir dans tous les vases possibles, qui presque tous ont leurs inconvénients, une extrême propreté ; d'abandonner l'usage de ces robinets de cuivre adaptés aux tonneaux qui contiennent le vin, le cidre et le vinaigre, car le premier flot du liquide qui sort de ces vases est toujours chargé d'une plus ou moins grande quantité de vert-de-gris.

Il convient donc de les remplacer par des robinets en bois ou en verre. L'ordonnance de police du 23 juillet

1832 s'exprime ainsi (art. 8) : « Les robinets fixés aux barils des liquoristes devront être étamés à l'étain fin, ou remplis d'un cylindre d'étain fin dans lequel sera foré le conduit d'écoulement.

« Ces robinets devront être en bois, lorsqu'ils seront fixés aux barils dans lesquels les vinaigriers, épiciers ou autres marchands renferment leur vinaigre. »

La même ordonnance, qui prescrit (art. 1er) « de fréquentes visites des ustensiles et vases de cuivre dont se servent les marchands de vins, traiteurs, aubergistes, restaurateurs, pâtissiers, charcutiers, bouchers, gargotiers, fruitiers, etc., » prescrit (art. 2) « la saisie des ustensiles et vases empreints de vert-de-gris ; défend (art. 5) aux débitants de sel, de se servir de balances en cuivre ; et aux nourrisseurs de vaches, crémiers et laitiers, de déposer le lait dans des vases de cuivre ; défend (art. 6) aux raffineurs de sel, de se servir de chaudière de cuivre pour le raffinage; enjoint (art. 9) la saisie des lames de plomb, des balances, des vases et ustensiles de cuivre qui seraient trouvés chez les marchands désignés dans les articles précédents.

Il serait à désirer que les charcutiers eux-mêmes se servissent exclusivement de marmites et chaudières en fonte de fer et en fer battu, pour cuire leur charcuterie.

Nous avons dit (page 56) quels sont les ustensiles les plus propres à la conservation des viandes (p. 134) quels sont les vases qui conservent le mieux le lait, etc.; ajoutons ici que c'est dans le fer-blanc qu'ont été conservées, suivant le procédé d'Appert, et pendant seize ans, sans altération d'aspect, de saveur, de couleur, d'odeur, etc., ces préparations culinaires (viandes, pois-

sons, légumes, soupes) transportées (pour expérimentation) sous les cieux de l'équateur, rapportées à Londres,
reportées au pôle boréal, restées plusieurs années au
milieu des glaces, et qui, après avoir passé par des
températures si différentes, ont été trouvées, à l'ouverture, des boîtes de fer-blanc, *parfaitement fraîches et
du meilleur goût*. On introduit dans ces boîtes les substances alimentaires à demi-cuites, on soude le couvercle,
puis, par une petite ouverture restée à ce couvercle,
on remplit, à l'aide de jus ou de sauce, tous les vides.
Par là, on a expulsé la plus grande partie de l'air. On
soude ensuite la petite ouverture, puis on expose pendant un quart d'heure la boîte à la température de l'eau
bouillante : l'oxygène de la portion d'air restée est absorbé par la substance alimentaire, produit une nouvelle combinaison qui n'est plus propre à exciter la fermentation, ou devient concret par la chaleur, de la
même manière que l'albumine.

Quant aux bassines en cuivre employées pour la préparation des cornichons, comme on ne pourrait, dit
M. Barruel, leur substituer que des vases en argent et en
porcelaine, puisque le vinaigre attaque tous les autres
métaux, et que ces vases sont d'un prix trop élevé, l'autorité ne peut que faire surveiller pendant deux mois
de l'année la propreté des chaudières ; et, dans tous les
cas, le public doit être prévenu que tous les cornichons
d'un beau vert contiennent de l'acétate et du tartrate
double de cuivre et de potasse, et souvent en assez
grande quantité pour produire des accidents, et que les
cornichons jaunâtres, faits à froid, dans du vinaigre qui
n'a pas bouilli, doivent être préférés aux cornichons
verts, qui, d'ailleurs, ont moins de qualité.

CHAPITRE III.

Règles générales de régime, relatives aux organes digestifs et à l'influence qu'ils exercent sur l'économie.

Si nous ne nous répétons pas, nous avons bien peu de choses à dire dans ce chapitre : nous avons traité des effets des aliments pris dans toutes les quantités; de l'observation de ces effets, nous avons de suite tiré des conséquences relatives à la quantité et à l'espèce d'aliments convenables à l'homme considéré dans les différences qu'il présente, suivant le tempérament, l'âge, le sexe, l'habitude, la profession, le climat, les saisons. Que dire de plus? faire, à l'exemple de certains auteurs, l'éloge de la sobriété? mais nous venons de tracer les effets de l'abus de tous les aliments, assaisonnements et boissons. Indiquer l'heure des repas? mais la nature n'a-t-elle pas fixé cette heure en établissant dans notre estomac le point de départ de cette sensation intérieure qu'on appelle *faim*, sensation qui indique un besoin dont la non-satisfaction devient une torture, et dont la satisfaction nous fait éprouver un plaisir? ne percevons-nous pas également dans la membrane muqueuse pharyngienne, cette autre sensation qu'on appelle *soif*, avertissement non moins impérieux que le précédent, et qu'on doit satisfaire aussitôt qu'il parle (*voyez ce que nous avons dit dans les Prolégomènes*)?

Le repas ne doit donc jamais avoir lieu sans qu'il y ait *appétit*, c'est-à-dire sensation de plaisir résidant dans l'organe du goût, et sensation de besoin paraissant émaner de l'estomac. Cet appétit renaît à des intervalles qui sont en raison directe de l'activité des organes gastriques, de l'exercice musculaire, etc., ce qui doit rendre le nombre et le retour des repas différents pour chaque individu. Avant de présenter des applications, je dois faire remarquer que, pour que l'appétit soit naturel, il ne faut pas qu'il soit provoqué par cet art qui consiste à porter au delà de toute borne les jouissances du goût, en multipliant à l'infini l'attrait des saveurs : dans ce cas, l'appétit n'est plus naturel, et dépasse le besoin réel de réparation qu'ont nos organes. S'il n'est, au contraire, réveillé par aucun artifice, il donne une mesure exacte et précise pour régler le nombre des repas, l'intervalle qui doit exister entre eux, la quantité d'aliments propres à satisfaire les besoins de l'organisation.

Il ne faut pas prendre de repas immédiatement après une forte émotion morale ou une action musculaire violente, et chercher à vaincre la répugnance naturelle qu'on éprouve toujours en ces circonstances pour les aliments; la physiologie peut interpréter ainsi les conséquences qu'aurait la violation de ce précepte : nous avons établi que le suc gastrique est nécessaire à la dilution des aliments, que sa sécrétion progressive est sous l'influence nerveuse, et déterminée par la stimulation qu'ils exercent sur l'estomac : nous devons ajouter ici que la sécrétion de ce suc se supprime comme celle des fluides de la peau, lorsqu'une excitation subite quelconque frappe un organe éloigné. La digestion s'arrête donc ou devient imparfaite : souvent les aliments sont rejetés; il ne convient donc pas d'en prendre dans ces circonstances.

Ce n'est jamais le raisonnement fondé sur l'évaluation des pertes que nous avons faites ou que nous devons

faire, qui doit régler la mesure de notre alimentation :
c'est, je le répète, la sensation interne que donne à tous
les animaux la *nature*, c'est-à-dire ce rapport établi de
toute éternité entre les agents destinés à satisfaire nos
besoins, et les organes qui éprouvent ces besoins. S'il
en était autrement, nous pourrions bien, comme l'a dit,
je crois, Jean-Jacques, mourir mille fois de faim avant
d'avoir appris à nous nourrir. D'ailleurs, souvent nos
raisonnements auraient de funestes conséquences. Par
exemple, un homme, à la suite de grands travaux
musculaires et de grandes pertes de transpiration,
règle la mesure de ses aliments sur le besoin apparent de réparation que, d'après le raisonnement qu'il
fait, doivent avoir tous ses organes. Cet homme éprouve
une indigestion : pourquoi ? c'est qu'il a excédé la mesure des forces de ses facultés digestives, qui ont partagé l'épuisement des autres facultés. Cet homme n'eût
pas eu d'indigestion, si, au lieu de raisonner, il n'eût
écouté, en prenant son repas, que le sentiment de plaisir qui l'invitait à manger, et le sentiment de satiété,
qui l'avertissait que le besoin était satisfait. Ces deux
sentiments intérieurs sont les plus sûres de toutes les
règles, puisque la nature les proportionne toujours aux
facultés des organes.

S'il se trouvait, dans certaines maladies ou convalescences, des cas où la sensation interne de la faim et le
plaisir que nous éprouvons à la satisfaire, excédassent
les facultés de l'estomac, on mesurerait alors la quantité
des aliments sur l'étendue naturelle des facultés de cet
organe. Pour reconnaître l'étendue de ces facultés, il
suffirait d'observer le plus ou moins de facilité et de
promptitude avec lesquelles s'exécute la digestion ; et le

plus ou moins d'aisance et de liberté que l'exercice de cette fonction laisse aux autres actes de l'organisme : à l'exercice de la pensée, par exemple, ou à celui de la locomotion.

Comme les facultés de l'estomac ne sont pas resserrées dans des mesures fixes, on peut quelquefois se permettre, lorsque la santé n'est pas chancelante, quelques écarts de régime : c'est le moyen de faire conserver à cet organe le pouvoir d'étendre son énergie, quand l'occasion se présente, sans qu'il en résulte rien de fâcheux pour la santé.

Il ne faut pas s'imaginer, comme on le répète dans beaucoup de livres d'hygiène, que la mesure des aliments doive être réduite au strict besoin, qu'on ne doive manger que pour faire cesser la souffrance de la faim. Raisonner ainsi, c'est prouver qu'on entend mal la voix de la nature, qui ne nous présente la coupe du plaisir que pour que nous en usions. Il n'y a pas d'inconvénient pour l'homme sain à céder à l'attrait d'un plaisir naturel; car si la cessation de la peine émanée du besoin suffit à la conservation de la vie, la plénitude de la jouissance, qui ne va pas jusqu'à la satiété, a des effets moins restreints : elle agrandit, elle perfectionne cette vie, en laissant plus d'essor à l'exercice des organes ; seulement n'oublions pas qu'il est dangereux de dépasser les limites du plaisir naturel et d'en solliciter d'artificiel : celui-ci est toujours payé par l'irritation ou par l'insensibilié prématurée des organes, par leur destruction ou leur impuissance.

L'habitude d'une tempérance exagérée, de l'abstinence absolue de liquides fermentés, par exemple, n'est même rien moins que conforme aux lois d'une

sage hygiène. D'abord, l'usage d'une boisson fermentée
quelconque n'est pas plus contraire aux vues de la nature
que celui des préparations culinaires : le premier sans
doute est la conséquence du second; et si l'eau fraîche
suffit à la digestion de mets simples comme les fruits et
le pain, elle diminue la digestibilité et rend certainement moins parfaite la digestion des mets plus composés
ou plus résistants dont nous usons journellement. Ensuite, l'usage exclusif de l'eau, tout en étant un excellent moyen de prolonger la vie quand il est continué
sans interruption, est pourtant rendu pernicieux par
les nécessités sociales; car, si dans beaucoup de circonstances, il est difficile de se refuser à user d'une boisson
fermentée, les effets de celles-ci deviennent alors d'autant plus nuisibles, que par leur abstinence habituelle
on a doté l'appareil digestif d'une plus grande susceptibilité. Enfin, cet état pour ainsi dire vierge de l'estomac et de tous les tissus, prive, dès qu'il survient
une maladie, d'une véritable ressource, ou plutôt nécessite un surcroît de moyens thérapeutiques; ainsi, si
pour faire céder une légère inflammation, il suffit de
retrancher les boissons fermentées aux personnes habituées à leur usage, il faudra faire davantage à l'égard
des personnes qui vivent dans l'abstinence de boissons
fermentées, il faudra leur retirer du sang ou user de
tout autre moyen. Rien ne justifie donc, pas plus pour
la membrane digestive, qui est la peau intérieure, que
pour la peau extérieure, les extrêmes précautions que
quelques personnes exagérées prennent pour maintenir
cet organe à l'abri de tout excitant, et de même qu'on
doit éviter de rendre le tact trop impressionnable à
force de le soustraire aux vicissitudes atmosphériques;

de même on doit éviter de rendre trop irritable la membrane muqueuse digestive par un soin trop minutieux à la préserver d'excitants devenus naturels dans l'état social où nous vivons.

Pour que les organes digestifs fassent bien leurs fonctions, les conditions dans lesquelles doivent se trouver les autres organes ne sont pas à négliger : ainsi, nous avons vu, en parlant des organes cérébraux et de l'appareil musculaire, que trop d'activité dans l'action des premiers et des seconds apporte des troubles dans la digestion. Il est donc important, quand cette fonction s'exécute, de ne se livrer à aucun exercice intellectuel ou musculaire trop actif : une conversation agréable, une promenade modérée sont les meilleurs exercices à mettre en usage pour permettre à la digestion de s'exécuter. L'homme adonné à une profession pénible doit se reposer après le repas.

La femme grosse doit, pour se mettre au lit, attendre que sa première digestion soit achevée. Elle ne doit pas user de boissons spiritueuses ; car, outre les effets nuisibles qu'elles ont pour elle-même, elles sont de véritables poisons pour l'enfant qu'elle porte dans son sein (*voyez* page 129 et le chapitre *Allaitement*). Elle doit également se garder d'ajouter foi à ce misérable préjugé qui prescrit de *manger pour deux* : la suspension des pertes menstruelles subvient aux frais qu'exige la nutrition du fœtus. Ne voit-on pas même quelquefois la pléthore survenir pendant la grossesse ; et, d'ailleurs, comment concevoir qu'il soit nécessaire de manger davantage, quand il ne survient pas plus d'appétit ?

Il convient d'apporter un certain ordre dans les repas. L'habitude suffit pour cet effet ; elle naturalise le retour du besoin d'aliments comme celui des autres besoins. Quand la digestion n'est pas arrêtée par une action quelconque d'un autre organe, et que l'on a mangé modérément, la faim chez un adulte se fait ordinairement sentir de cinq à six heures après l'ingestion des aliments. S'il en est autrement, l'estomac est malade, ou les conditions nécessaires à une bonne digestion n'ont pas été remplies.

Nous pouvons maintenant faire une application à la dernière règle générale que nous avons établie dans nos prolégomènes, et poser en principe que les deux repas de la journée doivent être également éloignés du milieu du jour. Cet ordre est le plus naturel, et correspond à celui que nous avons dit devoir être établi, à l'article *Sommeil*, en avançant que le lever et le coucher doivent être également distants du milieu de la nuit. Ce précepte est applicable aux personnes dont le genre de travail n'exige que deux repas : celles dont le travail musculaire en exige trois, devront en faire un à midi, et les deux autres également distants de cette heure ; par exemple, l'un à sept heures du matin, l'autre à cinq heures du soir. Enfin, si ces personnes font quatre repas, elles devront s'arranger de façon que le premier soit aussi distant du milieu du jour que le dernier.

Quand des devoirs sociaux s'opposent à l'ordre naturel dans la distribution des repas, il faut établir un ordre contre nature, et le rapprocher le plus qu'on peut de l'ordre naturel ; mais il convient toujours d'établir un ordre quelconque et de n'en pas briser la régularité : l'habitude, en le naturalisant, lui enlève une partie de ses inconvénients. Il n'y a pas de règles à indiquer pour cette espèce d'ordre : elle dépend des circonstances.

Faut-il régler les repas de l'enfant ? La mamelle doit lui être présentée chaque fois qu'il la réclame. Dans les six premières semaines, il demande souvent le sein et tète peu à la fois. Qu'on n'aille pas prendre ceci pour du caprice : il n'en existe pas à cet âge ; ces repas courts et répétés sont commandés par l'organisation de l'enfant, dont tous les actes sont empreints d'une extrême faiblesse jointe à une étonnante activité. Cette extrême faiblesse empêche ses organes d'élaborer à la fois une grande quantité d'aliments, et des aliments trop consistants ; mais, en même temps, l'activité des fonctions nutritives, à une époque de la vie où l'enfant a besoin d'assimiler, non-seulement pour sa conservation, mais encore pour un accroissement rapide, renouvelle, après de courts intervalles, le besoin de manger. Si l'on écoute ce double vœu de l'organisation, si clairement et si fortement exprimé pendant les six premières semaines, on évite de fatiguer les organes digestifs de l'enfant ; si l'on agit autrement, on le fait dépérir de faim et d'indigestions, et on le dispose à toutes les affections du tube digestif.

L'habitude de régler les repas de l'enfant peut bien avoir sa commodité pour les mères et pour les nourrices ; mais, à coup sûr, elle est au moins inutile et souvent pernicieuse à celui-ci. Point de règles donc autres que le besoin ; mais qu'on ne provoque pas ce besoin ; qu'on le laisse naître ; qu'on n'offre point le sein à l'enfant ; que ce soit, au contraire, lui qui le demande. Celui-là n'a pas besoin de téter, qui prend le sein avec nonchalance et comme par grâce. Celui qui a faim agit tout différemment : tous ses gestes expriment clairement le besoin et le désir ; son œil suit la nourrice, et cherche à interpréter ses moindres mouvements. S'il crie, ses cris cessent à l'approche de celle-ci ; le sourire les remplace. Si vous lui accordez le sein, il s'en saisit avec ardeur, et vous n'avez cédé qu'à un besoin réel. Que si vous agissez autrement, vous surchargez les organes digestifs de l'enfant ; il éprouve des régurgitations, et bientôt une irritation véritable de tout le canal alimentaire : alors il faut recourir à la diète.

Les animaux se laissent tourmenter avant que d'accorder la mamelle. Pourquoi l'homme ne fait-il pas de même ? Ses préjugés seuls l'en empêchent ; il s'imagine qu'une substance liquide comme le lait passe trop facilement pour occasionner le moindre travail des organes digestifs ; il ignore que, quiconque mange du lait digère du fromage, comme le dit Rousseau. S'il savait que le lait parvenu dans l'estomac se coagule, se sépare en deux parties, dont une liquide, le sérum, est absorbée, tandis que l'autre, très-compacte, forme une masse qui exige beaucoup de travail de la part de l'estomac pour être réduite à l'état de chyme ; s'il savait, dis-je, que les choses se passent ainsi, il ne s'empresserait pas de renouveler cette masse avant que la précédente ne fût entièrement élaborée.

Pendant les trois ou quatre premiers mois, l'enfant ne doit recevoir d'autre nourriture que le lait de sa mère ; c'est après cette époque qu'on pourra commencer à lui donner, suivant ses forces digestives, un peu de lait sucré, des biscotes bouillies. Quand le temps du sevrage sera arrivé (voyez *Sécrétion laiteuse*), on donnera des bouillies au lait, peu épaisses et très-cuites ; des bouillies faites avec les farines torréfiées, c'est-à-

dire mises au four dans un plat de terre, puis ensuite
broyées et tamisées; enfin, on en viendra aux panades,
à la chicorée, aux épinards cuits au lait, puis à la
soupe ordinaire. Plus le régime alimentaire sera simple,
mieux il vaudra. Il ne doit entrer de viande dans le
régime de l'enfant que lorsqu'il aura toutes ses dents;
encore cette substance ne doit-elle y entrer qu'en bien
faible proportion, et ne subir que le plus simple ap-
prêt, c'est-à-dire être grillée, rôtie ou bouillie. On doit
bannir du régime de l'enfant les bouillons de bœuf
concentrés, les ragoûts, le café, le vin, la bière et toute
espèce de liqueur fermentée, quelle qu'elle puisse être;
car, en supposant que l'usage de cette nourriture stimulante n'occasionnât aucune maladie, ce qui est rare,
il a toujours au moins l'inconvénient d'accélérer les
actes de l'organisme et d'abréger la vie, en la faisant,
dès le principe, marcher avec trop de rapidité. Si donc
les aliments doivent être nutritifs, ils doivent en même
temps être assez doux pour se trouver en harmonie
avec la grande excitabilité des organes de l'enfant : c'est
assez dire qu'on doit bannir de son régime les épices,
les aromates et toute espèce de stimulant.

Faisons néanmoins observer que la plupart des enfants
élevés dans Paris doivent être l'objet d'une exception
aux préceptes que nous traçons ici, et que la soupe faite
avec le bœuf remplace avec avantage, pour beaucoup
d'entre eux, le lait et les bouillies au lait (*voyez* ce que
nous avons dit précédemment en parlant des circonstances où l'on doit user du lait, article *Aliments ca-
séeux*).

En terminant la Section relative à l'hygiène des organes sécréteurs, et en traitant la sécrétion du lait,

17.

nous reviendrons nécessairement sur le régime alimentaire de la première enfance; car, tant que l'enfant tète, il est en quelque sorte, par la succion qu'il exerce, l'excitant propre des glandes mammaires, et, dans la solution de plusieurs questions, de celles, par exemple, relatives à l'époque à laquelle il convient de donner le sein au nouveau-né, à la quantité de repas qu'il doit faire, aux obstacles à l'allaitement, aux précautions à prendre pour le sevrage, etc., l'enfant et la nourrice ne pourront être envisagés isolément : l'hygiène de l'un est, pour un temps, inséparable de celle de l'autre; elles sont dans une dépendance mutuelle, et en quelque sorte enchevêtrées, si l'on peut se servir de cette expression. Nous reviendrons donc nécessairement sur l'hygiène des organes digestifs de l'enfant, en parlant des organes sécréteurs de la mère, à la fin de la IIIᵉ Section.

Quatre repas seront nécessaires aux jeunes gens. Tout en usant de mets simples, ils devront varier autant que possible leurs aliments, et ne jamais s'astreindre à un régime spécial, à moins qu'il ne soit impérieusement prescrit pour neutraliser une prédominance organique trop fortement prononcée. Celui, en effet, qui s'habitue à une seule classe d'aliments, devient incapable d'en supporter une autre.

Deux repas suffiront aux vieillards; ils pourront cependant en faire trois et même quatre, si leur estomac est faible et qu'il ne puisse en une seule digestion fournir à la réparation de l'économie. Ils devront, à cause de la perte de leurs dents, de préférence user d'aliments doués de peu de cohésion, comme les soupes de bœuf, les gelées de viande, ou bien les légumes et fruits cuits, selon qu'ils auront besoin d'aliments plus ou moins réparateurs. Leur régime alimentaire, comme toute habitude depuis longtemps contractée, ne devra être changé, lorsque le cas l'exige, que par une gradation lente et bien ménagée. S'ils sont forcés de renoncer à des excitants sans l'aide desquels leur digestion ne pouvait se faire, et que ce changement soit subit, leurs aliments séjourneront dans l'estomac, ne seront pas assimilés, etc.; il en résultera des régurgitations, des vomissements, etc. : car le propre des excitants appliqués à l'estomac est de diminuer son aptitude à digérer, de le rendre insensible et paresseux à force d'aiguillon. (Je suppose le cas rare où les excitants ne produisent pas d'irritation.) Pour prévenir donc ces accidents, il faut user de certaines précautions (*voyez* les préceptes que nous avons donnés p. 142, en parlant des *assaisonnements*, et p. 183, en parlant de l'*eau*). Si, au contraire, les vieillards sont habitués aux aliments doux, tels que le lait, les farineux, etc., et qu'ils soient forcés d'user d'excitants, tout le précepte qu'ils ont à suivre est de graduer la mesure de ceux-ci; car, procéder par des doses trop fortes, serait le moyen de déterminer des inflammations d'autant plus violentes et d'autant plus irrémédiables, que l'estomac est resté plus longtemps vierge de toute stimulation, conséquemment plus sensible, et qu'en même temps les forces générales sont moins considérables. Les aliments sapides, les toniques, et même les stimulants, conviennent néanmoins dans la vieillesse plus qu'à toute autre époque de la vie.

Nous ne répéterons pas ici, relativement aux tempéraments, ce que nous avons mentionné en parlant de chaque espèce d'aliment, que le tempérament caractérisé par l'abondance et la richesse du sang doit préférer une nourriture végétale à toute autre, exclure de son régime les épices et autres excitants; que le lymphatique doit user d'une alimentation opposée, etc., etc. : nous nous sommes longuement arrêté sur ces objets; nous terminerons ici cette Section.

DEUXIÈME SECTION.

HYGIÈNE DE L'APPAREIL RESPIRATOIRE.

Les poumons constituent principalement l'appareil respiratoire. L'excitant naturel de ces organes est l'air atmosphérique. Ce fluide se précipite dans le poumon à l'instant où cet organe éprouve une augmentation de sa capacité intérieure, produite par l'écartement des parois du thorax, dont il suit les mouvements; subit dans les cellules pulmonaires une modification qui change la proportion de ses éléments, puis est expulsé par le rapprochement des parois du thorax. De l'action réciproque de l'air et des poumons résulte donc la fonction de respiration, dont le but est la conversion du sang noir ou veineux, apporté au poumon, en sang rouge ou artériel exporté de cet organe à toutes les parties du corps. Ce transport est effectué au moyen des organes circulatoires, cœur, artères et veines, qui, pour leur étude hygiénique, ne pourraient pas plus être isolés de ceux de la respiration, que les organes d'absorption intestinale ne le sont de ceux de la digestion.

Nous ne devons pas revenir, dans cette Section, sur les exercices musculaires les plus propres à développer les poumons et le cœur, sur les impressions encéphaliques propres à troubler les fonctions de ces organes, sur les stimulants gastriques qui peuvent produire le même effet; nous renvoyons, pour ces objets, à l'hygiène des organes par les excitants propres desquels sont exercées ces influences, c'est-à-dire à l'hygiène des *organes encéphaliques*, de l'*appareil locomoteur*, de l'*appareil digestif*.

Les maladies du cœur et du poumon ont des résultats plus promptement funestes que celles des autres organes, parce que l'état ordinaire, l'état normal du cœur et des poumons étant un état continuel d'action sans repos pendant toute la vie, ils ne peuvent, quand ils viennent à être fatigués ou irrités, comme ont la possibilité de le faire les sens, les muscles ou l'estomac, se reposer complétement pour laisser disparaître, avant de reprendre leur exercice, l'irritation dont ils sont le siége.

Si donc les maladies des organes contenus dans la poitrine présentent cette particularité funeste, on sent de quelle importance est l'hygiène de ces organes.

CHAPITRE Ier.

De l'air atmosphérique et de ses différents effets.

L'air atmosphérique est ce fluide élastique qui enveloppe de toutes parts notre globe, et le revêt d'une couche transparente de quinze à seize lieues d'épaisseur. Cette couche, quoique infiniment mince si on la compare au diamètre du globe lui-même, dont elle ne forme guère que la deux centième partie, n'en exerce pas moins, sur les divers phénomènes qui se passent à la surface de ce globe, une influence immense.

L'atmosphère forme donc une véritable sphère creuse dans l'intérieur de laquelle est placé le globe; aussi les mouvements de rotation sur l'axe et de translation dans l'espace sont communs à tous deux.

Bien que les mots *air* et *atmosphère* soient synonymes

dans le langage ordinaire, il convient de dire que la masse qu'on appelle atmosphère renferme, indépendamment de l'air, de l'eau sous tous ses états, et imprime aux rayons lumineux et calorifiques des modifications qui jouent un grand rôle dans la météorologie.

L'air, comme tous les gaz, est pesant, compressible, élastique. Jusqu'à présent il est encore dans le petit nombre de ceux que la science n'a pu liquéfier. Il n'a d'ailleurs point de couleur en petite masse, et la nuance bleue que présente l'espace que nous désignons sous le nom de *ciel*, paraît due aux modifications que la réflexion imprime aux rayons lumineux.

L'air est composé de 21 volumes de gaz oxygène et de 79 de gaz azote; on y rencontre de plus une très-petite proportion de gaz acide carbonique. Suivant M. Théod. de Saussure, la moyenne de ce gaz serait de 0,00049. M. Boussaingault est, dans ces derniers temps, parvenu à démontrer la présence dans l'air, d'un principe hydrogéné, probablement carboné, qui s'y trouverait à peu près dans la proportion de 0,0001.

Les proportions dans lesquelles l'oxygène et l'azote sont unis pour former l'air pur ont toujours été trouvées les mêmes en tous lieux, sur mer comme sur terre, sur les montagnes comme dans les vallées. Les différences qui existent entre l'action de l'air des différents lieux, des différents climats, des différentes saisons, ont donc une autre cause. En effet, elles sont dues à son poids plus ou moins considérable, aux modifications que l'air éprouve de la part de la chaleur, de la lumière, de l'électricité, aux variations de son état hygrométrique; enfin ces différences résultent de l'introduction de principes nouveaux, comme cela a lieu dans le voisinage des eaux stagnantes, dans les lieux où sont rassemblés un grand nombre d'animaux, etc., etc. Examinons isolément ceux de ces effets qui portent plus spécialement leur influence sur le poumon : ceux qui agissent plus particulièrement sur d'autres organes ont été étudiés ou le seront ultérieurement; c'est ainsi qu'en traitant de la vue, nous avons déjà parlé de la lumière, et qu'en envisageant la peau comme organe de sensation, nous avons parlé des impressions causées par le froid, par le fluide électrique.

§ Ier. *Effets de la pression de l'air.*

Si, au moyen de la machine pneumatique, on enlève la presque totalité ou seulement une partie de l'air qui se trouve sous une cloche de verre, celle-ci adhère fortement au plateau. Ce phénomène est dû à la différence artificiellement établie entre la force élastique de l'air qui reste dans la cloche, et celle de l'air extérieur. Si l'on fait une ouverture à celle-ci, l'air y rentre avec force, quel que soit le lieu où ait été faite l'ouverture, et l'équilibre se rétablit; alors la cloche peut facilement être enlevée de dessus le plateau. Ce second phénomène prouve que la pression de l'air s'exerce sur les corps en tous sens, de côté et de bas en haut, comme de haut en bas.

Que l'on remplisse de mercure un tube de verre long de trente et quelques pouces, scellé à l'une de ses extrémités; qu'on le renverse sur une cuve pleine du même métal, le mercure du tube s'écoule en partie, oscille, et s'arrête à peu près à la hauteur de vingt-huit pouces au-dessus du niveau du vase. Ce phénomène est dû à ce que la colonne d'air qui presse sur le bain de mercure fait équilibre à une colonne de mercure de même base, et de vingt-huit pouces de hauteur.

D'après cette explication des causes qui maintiennent le mercure dans le tube au-dessus de son niveau, on pressent déjà que cet instrument, qui n'est autre chose que le baromètre, nous fournira un moyen facile d'estimer la pression que l'air exerce sur tous les corps et sur celui de l'homme en particulier; il est également facile de se rendre compte des variations de la colonne barométrique à mesure que l'on monte et que l'on descend dans l'air : dans ces mouvements, on fait varier la hauteur de la colonne d'air par laquelle on est dominé : la colonne de mercure qui lui fait équilibre doit subir des variations correspondantes; et la connaissance des changements qui se sont opérés dans celle-ci, permet d'apprécier avec rigueur le chemin que l'on a parcouru dans la verticale. Mais hâtons-nous d'ajouter que les déplacements dans cette direction ne sont pas les seules causes des variations barométriques : celles-ci se produisent encore, dans le même lieu, sous diverses influences que nous examinerons par la suite.

A la température de la glace fondante, la pesanteur spécifique de l'air est à celle de l'eau, comme 1 est à 770; c'est-à-dire qu'un litre d'air pèse 1^{gram},2991.

Pour évaluer la pression que ce fluide exerce sur le corps de l'homme, il faut d'abord se rappeler que l'air, comme toute masse de fluide élastique, exerce également, comme nous venons de le dire, cette pression, dans tous les sens, se moule également sur tous les contours du corps humain, en comprime la surface de bas en haut, comme de haut en bas, de gauche à droite, comme de

droite à gauche. D'après cela, il suffit de décomposer
la surface du corps de l'homme en un certain nombre
d'unités, en décimètres carrés par exemple, d'évaluer
la pression que supporte l'une d'elles, et de multiplier
la quantité obtenue par le nombre que représente la
surface totale. Ainsi on sait déjà que la colonne d'air,
au niveau de l'Océan, fait équilibre à une colonne de
mercure de 28 pouces (76 centimètres), ou bien à une
colonne d'eau de 32 pieds (10 mètres 3 décimètres,
ou 103 décimètres). Soit maintenant une surface égale
à 1 décimètre carré, elle supportera une colonne d'eau
de 103 décimètres : or, 103 décimètres en hauteur, avec
1 décimètre en base, ne sont autre chose que 103 décimètres cubes, c'est-à-dire 103 litres d'eau pesant 103 kilogrammes. Donc le corps de l'homme supportera autant
de fois 103 kilogrammes, qu'il présentera de décimètres
carrés en surface; et comme la surface de l'homme
adulte représente de 150 à 200 décimètres carrés, le
poids total qu'il supporte variera entre 150 et 200 fois
103 kilogrammes, c'est-à-dire 15,650 et 20,600 kilogrammes.

Pour se rendre compte maintenant de la possibilité
de supporter ce poids énorme, et de la facilité avec laquelle, malgré sa pression, nous exerçons nos mouvements, il faut se rappeler : 1° que toutes les parties du
corps sont remplies de liquides peu compressibles ou de
fluides élastiques dont la tension est propre à contre-
balancer cet effort ; 2° que la pression s'exerçant également dans des sens diamétralement opposés, la réaction est égale à l'action : ainsi, par exemple, la main
qui tend à se mouvoir de bas en haut est poussée dans
cette direction, par le ressort de l'air, avec une force

égale à celle que ce fluide lui imprime dans le sens opposé. Tout ce qu'ont d'étonnant ces faits disparaît, au reste, si nous songeons que, placés au fond des mers, des animaux de la texture la plus délicate y supportent un poids beaucoup plus considérable, sans en éprouver la plus légère altération.

Quels sont maintenant les effets des variations de pression atmosphérique? Avant d'entamer ce sujet, disons d'abord que, dans l'état normal, la pression de l'air, d'après les recherches de M. Barry, de M. Poisseuille (voyez *Journal universel et hebdomadaire*, t. 1 et III; *Archives*, t. XXVI, p. 404), et de M. Bérard (*Archives*, t. XXI, p. 74), concourt accessoirement à la circulation veineuse. Disons ensuite, et par anticipation, que nous ne tiendrons compte d'une expérience récente faite par M. Magendie, pour déterminer l'effet des variations de pression, qu'après avoir exposé les faits et les théories généralement admises, parce que cette expérience ne nous paraît pas les infirmer.

Hygiéniquement considérée, la pression produite par une forte colonne d'air procure une respiration facile, grande, abondante en principe réparateur, et communique par suite à l'économie les avantages qui résultent de l'énergie de cette fonction, c'est-à-dire une aptitude à soutenir des exercices violents et continus, une réparation prompte du sang artériel dépensé, une vigueur remarquable de tous les organes dont ce fluide est le stimulant commun. On éprouve d'ordinaire, quand le baromètre est très-élevé, un sentiment indicible de bien-être et de contentement; on peut alors dire qu'on sent du plaisir à vivre, car, en effet, l'énergie vitale est doublée.

On ne peut guère observer les effets d'une colonne

d'air plus pesante que celle qui fait monter le mercure
de 28 pouces quelques lignes; car cette colonne d'air
ne pouvant se rencontrer que dans des lieux fort au-
dessous du niveau de la mer, et que dans des mines profondes, les effets qui en devraient résulter pour les
poumons, c'est-à-dire une plus abondante quantité d'air
sous un même volume, ou plutôt un air plus dense, plus
comprimé, des inspirations moins renouvelées, etc.;
ces effets, dis-je, seraient bientôt annihilés, dans de
pareils lieux, par la prompte altération de l'air respirable.

Sous la pression d'une colonne d'air un peu·moindre
que celle du niveau des mers, de celle, par exemple, qui
repose sur des montagnes d'une hauteur moyenne, la respiration, sans être moins ample, devient plus fréquente;
la circulation plus rapide, les mouvements sont plus
prompts, l'embonpoint est moins considérable, le visage plus coloré, l'appétit plus vif et la digestion plus
facile. Les habitants de pareils pays sont généralement
plus remuants que ceux des basses terres, dont ils semblent dédaigner l'apathie. Ils sont disposés aux hémoptysies et aux inflammations de poitrine.

Cette supériorité de vigueur du montagnard sur l'habitant de la plaine me paraît due à ce que le désavan-
tage de la diminution de pesanteur de l'air qui résulte
de l'élévation du premier, est plus que compensé par la
condensation qu'éprouve en réalité ce fluide, à raison
de la température généralement plus basse et de la plus
grande sécheresse; de sorte que, tout balancé, l'habitant
des montagnes de hauteur moyenne respire, malgré son
élévation, une masse plus considérable d'air que l'habitant de la plaine. Je ne parle que de la cause de vigueur

puisée dans la respiration, dans la quantité et la qualité de l'air inspiré; je sais qu'il en est beaucoup d'autres, telles que l'exercice plus violent, etc.; mais je ne
dois pas m'en occuper ici.

S'il existe une diminution très-notable dans le poids
de l'air, comme cela arrive à l'homme qui s'élève à quelques mille mètres au-dessus du niveau des mers, la respiration devient fréquente, pressée, pénible, haletante;
le pouls s'accélère; on ressent un malaise général joint
à une extrême débilité.

Ces phénomènes peuvent être ainsi interprétés : en
s'élevant dans l'air, on arrive dans des couches de plus
en plus raréfiées; les poumons se dilatent moins complétement, et la circulation capillaire ne s'exécute pas
avec la même facilité; d'un autre côté, cet air contenant, à cause de sa raréfaction, moins d'élément respirable, il en résulte que, pour introduire dans les poumons la quantité d'oxygène nécessaire à l'hématose, il
faut réitérer plus fréquemment les mouvements d'inspiration; et ceux-ci ne peuvent s'accélérer sans que les
mouvements du cœur ne prennent aussi un accroissement de vitesse.

Un autre phénomène, signalé par les observateurs qui
se sont élevés à de grandes hauteurs, est la sécheresse
de la gorge. Ce phénomène est dû à la rapide évaporation qui a lieu dans les hautes régions de l'air. Il était
tellement insupportable à M. Gay-Lussac, dans la célèbre
ascension aérostatique qu'il fit en 1804, que c'était pour
lui une opération douloureuse que d'avaler un peu de
pain. M. de Saussure, qui, dans son voyage aux Alpes,
ressentit également cet effet, éprouvait un soulagement
marqué lorsqu'il venait à être enveloppé d'un nuage;

la sensation douloureuse se faisait sentir de nouveau, quand le nuage était passé.

Les phénomènes précités, accélération de la respiration et de la circulation, sécheresse douloureuse de la bouche et de la gorge, furent les seuls éprouvés par M. Gay-Lussac, bien qu'il fût parvenu à la plus grande hauteur qu'on eût jamais atteinte, à 7,000 mètres au-dessus du niveau des mers, près de la dixième partie de la hauteur totale de l'atmosphère; mais remarquons que M. Gay-Lussac était, dans son voyage aérien, dispensé de toute action musculaire et à peu près immobile dans la nacelle de son ballon; et qu'à cause de cela son expérience est extrêmement importante, puisqu'elle présente dans leur plus grande simplicité les éléments propres à la solution du problème de la pression atmosphérique.

Mais ce problème devient plus complexe, si l'on s'élève par l'action musculaire : aussi tous les voyageurs qui ont gravi de hautes montagnes, parlent-ils d'une grande gêne dans la respiration, d'une grande lassitude [1], quelquefois d'hémorrhagies par le nez, les yeux,

[1] Suivant une observation de MM. Weber (*Recherches mathématiques et physiologiques sur le mécanisme des organes locomoteurs de l'homme*), recommandée par M. de Humboldt (séance du 23 janvier 1837) à l'attention de l'Académie des sciences, la lassitude musculaire que l'on éprouve dans un air des Alpes qui n'exerce que la moitié de la pression correspondante aux basses régions du littoral, ne résulterait pas seulement des modifications de la respiration, de la moindre absorption d'oxigène, etc., mais encore de ce qu'une moindre pression extérieure de l'air soutient moins la cuisse dans l'articulation de la hanche. Suivant MM. Weber, le bourrelet orbiculaire et ligamenteux fait fonction de soupape. La jambe ne tombe pas, lorsque sur un cadavre tous les muscles et la membrane capsulaire ont été coupés; elle ne descend même pas d'une fraction de millimètre; la jambe tombe, au contraire, dès que, par un trou pratiqué sans toucher au ligament rond ni à la membrane capsulaire,

les oreilles. Cette seconde série de phénomènes signalée par MM. de Saussure, de Humboldt et autres voyageurs, a été attribuée par M. Guérard, dans ses cours d'hygiène, à ce que les gaz qui circulent avec le sang, cessant d'être comprimés avec la même force, ne peuvent bientôt plus être tenus en dissolution, et tendent à s'échapper en le poussant hors des vaisseaux, absolument comme les gaz s'échappent des liquides placés sous le récipient d'une machine pneumatique. Peut-être aussi lorsque la diminution de pression extérieure cesse de faire équilibre à l'effort que le sang exerce sur les parois des vaisseaux, cet effort acquiert une prédominence qui fait transsuder le sang à travers ces mêmes parois.

Après néanmoins quelque temps de séjour (un ou deux jours) dans les hautes régions de l'atmosphère, on s'acclimate en quelque sorte, et les accidents énoncés ne se manifestent plus : le sang perd peu à peu l'excès de gaz qu'il avait, eu égard à la diminution de pression; il ne tend plus à être chassé hors de ses vaisseaux, une fois que l'équilibre s'est effectué entre la force élastique du gaz et celle du nouveau milieu atmosphérique. Ne voit-on pas, en effet, sous une faible pression, sur les plateaux des plus hautes montagnes des Andes, par exemple, de nombreuses populations pleines d'activité et d'énergie?

on fait arriver de l'air dans la cavité cotyloïde : c'est donc la pression extérieure seule qui soutient la jambe dans l'articulation de la hanche. — Autre expérience faite par M. Weber et par MM. Magnus et Muller : Une jambe tenant à l'articulation de la hanche fut placée sous une cloche pneumatique; à mesure qu'on faisait le vide dans la cloche, ou qu'on y faisait rentrer l'air atmosphérique, la jambe s'élevait ou descendait et se détachait.

Ces curieuses expériences ont été faites à Berlin en 1836.

Si l'on suppose la colonne d'air encore moins considérable, alors la vie doit cesser par défaut d'aliment respirable ou par rupture des vaisseaux, dont les parois insuffisamment protégées par la pression atmosphérique, cèdent enfin à la dilatation des gaz et des fluides qu'ils contenaient.

Il faut, pour que les phénomènes énoncés aient lieu d'une manière saillante, chez l'homme sain, dont le cœur et les poumons sont en bon état, qu'on s'élève à de très-grandes hauteurs. J'ai gravi les pics les plus hauts des Pyrénées, et divers lieux fort élevés dans les Alpes, sans éprouver autre chose qu'un froid excessif, et j'ai vu cesser, par le repos du corps, l'accélération de la respiration et celle du pouls, ce qui prouve que ces effets n'étaient dus qu'à l'exercice violent auquel j'avais été obligé; ce qui prouve aussi que, dans l'appréciation de toutes ces influences, il faut tenir compte des différences individuelles.

La pesanteur de l'air varie dans un même lieu, d'abord par des causes périodiques qui, dans certains climats, sous les tropiques, par exemple, agissent avec assez d'énergie pour établir des différences importantes dans la hauteur du baromètre aux diverses heures de la journée. Ce sont ces changements qui constituent les *variations diurnes;* en second lieu, divers phénomènes météorologiques, tels que la pluie, le vent, etc., déterminent un autre ordre de variations barométriques qui n'offrent aucune régularité dans leur retour, et sont, par ce motif, qualifiées d'*accidentelles.* On attribue généralement aux diminutions de pression la sensation de gêne, de malaise, de fatigue, d'accablement, qu'on éprouve à la suite du moindre mouvement : on accuse

alors le temps d'être *lourd*, quoique, dans ce cas, l'air soit
infiniment plus rare, moins pesant, et qu'il n'y ait que
nous de lourds, c'est-à-dire de moins propres au mouvement. L'état de l'organisme est une espèce de pléthore
passagère; les liquides du corps tendent à se dilater, font
effort contre les parois de leurs vaisseaux; les veines sont
gonflées; on sue à l'occasion du moindre exercice. Enfin
Duhamel a remarqué qu'au mois de décembre 1747, le
baromètre ayant baissé, en moins de deux jours, d'un
pouce quatre lignes, ce qui produisait pour l'homme 1400
livres de moins dans le poids de l'air, il y eut beaucoup de
morts subites. M. Guérard n'attribue point aux variations
accidentelles de pression ces phénomènes qu'on en fait
dépendre d'ordinaire : « Aux approches des orages, dit-il
(art. ÉLECTRICITÉ, *Dict. de Méd.*), on éprouve une gêne
souvent considérable de la respiration, attribuée par les uns
à une augmentation, et par les autres à une diminution
de la pression atmosphérique. Nous avons assez souvent
suivi la marche du baromètre dans cette circonstance,
pour nous convaincre que le phénomène dont nous parlons est indépendant des causes qu'on lui assigne et
qu'il résulte de l'influence de l'électricité. » Il est probable, en effet, que les variations accidentelles de pression
ne sont pas la seule cause des phénomènes mentionnés,
parce qu'elles n'ont pas lieu sur une échelle suffisante,
et qu'il existe des jours d'hiver pendant lesquels le baromètre descend très-bas sans que nous éprouvions aucun
de ces phénomènes.

Arrivons maintenant à l'expérience de M. Magendie[1],
et nous verrons facilement qu'elle ne contredit qu'en

[1] *Leçons sur les phénomènes physiques de la vie*, t. II, p. 210.

18.

apparence les faits depuis longtemps et journellement
observés, ainsi que la théorie qu'on en a déduite. M. Magendie fixe une grenouille dans le porte-objet pneumatique de M. Poiseuille[1]. L'instrument est disposé sous le
microscope. L'air est extrait de la caisse : la circulation
continue à s'effectuer avec la même liberté. « Ce résultat
est fort curieux, dit M. Magendie, et jamais la théorie
n'aurait pu le faire soupçonner.... » L'expérience inverse
est ensuite faite : au lieu de retirer l'air de la caisse,
M. Magendie accumule dans sa cavité plusieurs atmo-
sphères; le sang traverse avec une égale liberté les petits
vaisseaux pulmonaires. A quoi faut-il attribuer ces résultats, qui paraissent inexplicables à M. Magendie et
assez extraordinaires pour lui faire croire « erronées
les influences qu'on attribue aux variations de pesanteur atmosphérique, sur la production des maladies de
l'appareil respiratoire? » A la manière avec laquelle
a été faite l'expérience? Impossible pour qui connaît
l'habileté de l'expérimentateur. A la torture de l'animal, solidement fixé sur la plaque de liége? pas davantage. C'est tout simplement à l'organisation de ce
reptile; car, ainsi que l'a dit lui-même M. Magendie,
la grenouille ne respire pas, comme l'homme, en dilatant
sa poitrine : elle avale l'air par une véritable déglutition.
Mais, pour mettre hors de doute ce point, savoir, que

[1] « Cet instrument consiste en une caisse très-solide, susceptible de supporter
des pressions considérables; ses parois latérales sont en cuivre, les parois supérieure et inférieure sont en verre, de sorte que leur transparence permet
à l'œil de voir dans la cavité de l'instrument. Celui-ci est muni d'un manomètre
qui indique le degré de pression de l'air contenu dans la caisse : à l'une de ses
extrémités est adaptée une pompe que l'on rend foulante ou aspirante à volonté, de manière à accumuler ou à soustraire le fluide élastique. »

l'expérience, d'ailleurs très-curieuse de M. Magendie, ne peut infirmer en rien la théorie admise sur les variations de pression, je rappellerai que la grenouille vit encore alors que ses poumons ont été arrachés; je rappellerai que M. Edwards a, pour un autre genre d'expérience, scellé ces animaux dans du plâtre, et qu'il les a trouvés vivants, lorsqu'il est venu à briser le plâtre, après plusieurs heures; je rappellerai enfin qu'ils vivent un temps assez long sous le récipient de la machine pneumatique.

Quelles applications pouvons-nous maintenant faire aux divers individus, de ce qui a été précédemment exposé sur les influences des diverses pressions? D'après l'observation des faits qui nous apprennent que certaines villes sont placées à des hauteurs prodigieuses, il est impossible d'assigner les limites les plus favorables à l'entretien de la vie, en tant que l'on reste au-dessous des neiges perpétuelles; nous pouvons seulement poser en principe, que, lorsque l'on change de lieu, le choix d'une localité élevée offre des inconvénients réels pour les personnes qui présentent quelques troubles dans les fonctions du cœur et des poumons : les plaines et les vallées leur conviendront beaucoup mieux.

Les habitations situées sur des hauteurs assez considérables pour déterminer une légère accélération des mouvements respiratoires et circulatoires, seront au contraire très-convenables aux tempéraments lymphatiques, aux personnes dont la peau a besoin d'être excitée, aux scrofuleux, etc.

Les personnes disposées aux congestions cérébrales, devront, dans les grands abaissements barométriques, éviter tout ce qui pourrait apporter des obstacles à la circulation, comme des vêtements trop étroits, une trop grande réplétion de l'estomac, des efforts musculaires, etc.

§ II. *Effets de la fluidité de l'air.*

C'est à sa fluidité que l'air doit les mouvements dont il est agité; c'est en vertu de cette propriété physique, qu'il est susceptible de changer autour de nous à chaque instant, et de se renouveller avec une grande promptitude. Les mouvements de l'air, qui constituent les vents, dépendent des variations de la température et de la rotation du globe. Ils seraient encore, suivant quelques auteurs (MM. Beudant, Pelletan, etc., etc.), dus à l'attraction planétaire; mais cette opinion n'est pas partagée par tous les physiciens.

Nous voyons chaque jour, sous nos yeux, que, lorsque le calorique dilate une couche d'air, cette couche, plus légère, gagne le point le plus élevé du lieu où le phénomène se passe, et est remplacée de suite par une autre couche plus froide, conséquemment plus pesante, qui se précipite à la place de la première. Ce qui se passe en petit dans nos appartements, se passe en grand dans l'atmosphère. C'est par l'application de ce principe, que l'on se rend compte des vents réguliers qui soufflent entre les tropiques, dont ils limitent les saisons, et qu'on désigne sous le nom de *moussons*. Les *brises* qui se montrent sur les côtes de la mer, ne reconnaissent pas non plus d'autre cause; enfin, cette théorie nous servira plus loin à expliquer le renouvellement de l'air au moyen du feu. Si une foule de vents semblent naître sans changement de température, ou si celle-ci varie sans qu'on voie survenir de mouvements dans l'air, c'est que ce n'est pas seulement dans le lieu où la température change, que ces mouvements sont sensibles.

La rotation du globe donne lieu à des vents réguliers, appelés *vents alisés*, produits par le retard qu'éprouve l'air dans son mouvement, comparé à celui de la terre. Il en résulte qu'en réalité, celle-ci s'avance au devant de ce fluide qui semble alors souffler en sens inverse de la rotation.

Les effets des vents sur le poumon sont dus aux modifications que ceux-ci apportent dans la température (*voyez* le § III et le chapitre *Peau*); à celles qu'ils déterminent dans les qualités hygrométriques de l'atmosphère, lorsque, après avoir balayé les vapeurs des mers et les avoir rassemblées en nuages, ils distribuent ceux-ci aux diverses régions de la terre (*voyez* les mêmes articles); à l'influence nuisible ou utile qu'ils exercent en apportant ou en dispersant des émanations délétères (*voyez* les moyens indiqués pour se préserver des émanations inappréciables à l'eudiométrie); enfin, certains effets des vents sont dus au choc que ceux-ci produisent sur les voies aériennes, principalement lorsqu'ils sont très-denses et contiennent peu de calorique : ce choc peut déterminer, chez l'individu qui court contre le vent, des angines, des laryngites, des bronchites.

Il existe des effets produits par certains vents, qui sont assez remarquables pour être mentionnés ici : « L'*harmatan* souffle de l'intérieur de l'Afrique, vers l'Océan Atlantique, de la partie de côté, comprise entre le cap Vert (latit. 15° N.) et le cap Lopez (latit. 1° S.). Il se fait principalement sentir dans les mois de décembre, de janvier et de février..... Un brouillard d'une espèce particulière, et assez épais pour ne donner passage, à midi, qu'à quelques rayons rouges de soleil, s'élève toujours lorsque l'harmatan souffle. Les particules dont ce brouillard est formé se déposent sur le gazon, sur les feuilles des arbres et sur la peau des nègres, de telle sorte qu'alors tout paraît blanc.

« L'harmatan, à raison de sa sécheresse et de sa température (sa température est de + 29° à l'ombre, et de + 40° au soleil), accélère singulièrement l'évaporation de l'eau. Si ce vent a quelque durée, les branches des orangers, des citronniers, se dessèchent et meurent ; les reliures des livres, sans excepter même ceux qui sont contenus dans des malles bien fermées, se courbent comme si on les avait exposées à un grand feu. Les panneaux des portes et des fenêtres, les meubles, dans les appartements, craquent et souvent se brisent.

« Les effets de ce vent sur le corps humain ne sont pas moins évidents : les yeux, les narines, les lèvres, le palais deviennent secs et douloureux. Si l'harmatan dure quatre ou cinq jours consécutifs, les mains et la face se pèlent ; pour prévenir cet accident, les habitants du pays se frottent tout le corps avec de la graisse.

« Les fièvres intermittentes sont radicalement guéries au premier souffle de l'harmatan ; les malades exténués par l'usage excessif que l'on fait de la saignée dans ces climats, recouvrent bientôt leurs forces ; les fièvres rémittentes épidémiques disparaissent aussi comme par enchantement ; et telle est l'influence de ce vent, que, pendant sa durée, l'infection ne paraît pas pouvoir être communiquée même par l'art. Voici le fait sur lequel on fonde cette assertion :

« En 1770, il y avait à Whydale un bâtiment anglais,

l'Unity, chargé de plus trois cents nègres. La petite vérole s'étant déclarée chez quelques-uns de ces esclaves,
le propriétaire se décida à l'inoculer aux autres. Tous
ceux chez lesquels on pratiqua l'opération avant le
souffle de l'harmatan, contractèrent la maladie. Soixante-
neuf furent inoculés le deuxième jour après que l'harmatan avait commencé à se faire sentir; aucun d'eux
n'eut ni maladie ni éruption; toutefois, quelques semaines après, à une époque où l'harmatan ne régnait
plus, ces mêmes individus prirent la petite vérole, les
uns spontanément, les autres par une nouvelle inoculation. Ajoutons aussi que, pendant cette seconde éruption de la maladie, l'harmatan ayant commencé à souffler, les soixante-neuf esclaves qui en étaient attaqués
guérirent tous [1]. »

Le *simum*, qui soulève en nuages les sables du grand
désert de Sahara, et emporte souvent les molécules les
plus ténues jusque sur les côtes de l'Italie et de l'Espagne, est sec et chaud comme l'harmatan; il détermine sur la peau des picotements douloureux, que
quelques voyageurs attribuent à l'électricité, alors
abondamment répandue dans l'atmosphère. Ce vent est
le même que celui qui est désigné en Italie sous le nom
de *siroco*.

Les *collas* des Philippines, « vents du sud-ouest, pendant lesquels la pluie tombe par torrents, la mer se
soulève avec furie, les rivières débordent, la terre reste
couverte d'un brouillard épais, et le sol est agité de légers tremblements, » sont regardés comme propres à ré-

---

[1] *Premier Compte rendu des travaux de l'Académie royale de médecine*,
par M. Double (*Mémoires de l'Académie royale de médecine*, t. 1er; Paris,
1828, in-4°, p. 299 et suiv.

tablir l'équilibre de l'atmosphère. Pendant le séjour du
capitaine La Place dans les parages de Luçon en 1831,
une épidémie de grippe se déclara à terre et à bord de
la Favorite, fit de nombreuses victimes, et fut promptement suivie de l'apparition du choléra. Ce fléau dé-
cimait la population de Luçon quand le *colla* survint :
le choléra disparut et la grippe diminua beaucoup.

Les moyens propres à mettre obstacle à la violence
des vents et aux ravages qu'ils causent, sont les grandes
plantations. Autant les bois placés dans les lieux inférieurs peuvent être nuisibles lorsqu'ils entretiennent
une humidité constante et funeste, et interceptent la
circulation de l'air, autant sont utiles ces vastes forêts
qui couronnent les montagnes : elles alimentent les sources, tempèrent l'action des vents, abritent les contrées
et contribuent à l'amélioration du territoire et à la conservation de l'espèce humaine.

§ III. — *Effets déterminés primitivement sur les organes respiratoires, par les diverses températures de
l'air et par ses qualités hygrométriques.*

Bien que la quantité de chaleur émise par le soleil
soit probablement invariable, il est néanmoins une infinité de circonstances qui en modifient l'accumulation
dans les divers points de la surface de notre planète.
C'est ainsi que l'obliquité, toujours croissante des rayons
solaires, à partir de l'équateur, est la principale cause
de la diminution progressive qu'on observe dans la température, à mesure que la latitude augmente ; mais dans
une même zone, les dispositions suivantes exercent une
influence analogue ; ainsi :

1°. Un sol calcaire et sablonneux, réfléchissant avec énergie les rayons solaires, contribue puissamment à l'accroissement de la chaleur.

2°. La température décroît à mesure qu'on s'élève au-dessus du niveau de la mer ; sous l'équateur, il se rencontre telle montagne dont la base est dévorée de feux brûlants, dont la partie moyenne offre les conditions des zones tempérées, et dont le sommet est en tout temps couvert de neiges. On a calculé qu'il existe un abaissement d'un degré pour 175 à 200 mètres d'élévation ; que cette diminution de température se continue ainsi jusqu'à 3000 mètres environ, et qu'au delà de cette hauteur elle diminue plus rapidement.

3°. L'inclinaison des terrains influe encore en plus ou en moins sur la température, suivant qu'elle diminue ou augmente l'obliquité des rayons solaires.

4°. L'évaporation des eaux rafraîchit les lieux qu'elles avoisinent : ainsi la chaleur ne s'élèvera jamais autant dans une île que dans un continent, quand même l'une et l'autre seraient sous la même latitude et à la même élévation au-dessus du niveau des mers.

5°. Enfin, les vents font varier la température de l'atmosphère, suivant la nature des pays qu'ils ont traversés, et qui leur ont enlevé ou cédé du calorique, donné ou soustrait de l'humidité.

Toutes ces influences, auxquelles on pourrait en joindre une infinité d'autres qui ont été énoncées en parlant des climats dans nos Prolégomènes (*voyez* t. 1er, p. 8 et suiv.), impriment à la chaleur de l'air les modifications les plus variées; mais, sans nous arrêter à les étudier en elles-mêmes, nous les accepterons comme un fait, et nous chercherons à déterminer

les effets qui peuvent en résulter sur l'appareil respiratoire.

Dans les circonstances ordinaires, l'air que nous
respirons peut varier, dans le cours d'une année, de
— 15° à + 30°; nous partagerons cette échelle de variation en trois sections : la première, s'étendant de
— 15° à 0°, sera désignée sous le nom d'*air froid;* la
deuxième comprendra l'intervalle qui sépare le 0° du
15e degré au-dessus, et sera désignée sous le nom d'*air
tempéré;* et enfin, le nom d'*air chaud* s'appliquera à
celle dont la température dépassera ce second terme. Il
en est de même pour l'état hygrométrique, avec cette
différence cependant, que les effets sur l'économie dépendent moins de la quantité absolue d'humidité, que
du rapport entre cette quantité et celle qui pourrait
exister eu égard à l'état thermométrique. C'est ainsi
qu'un air chaud produira sur nous les effets d'une
grande sécheresse, accusée elle-même par les indications de l'hygromètre, bien qu'il renferme une quantité
absolue d'eau beaucoup plus considérable que celle qui
se trouverait mêlée à de l'air très-froid au sein duquel
l'hygromètre marcherait vers l'humidité extrême.

Il est encore à propos de remarquer que les effets
que nous éprouvons de la température de l'air sont subordonnés à la température qui l'a précédée, et conséquemment à l'état dans lequel se trouvent nos organes
au moment où cet air vient à les frapper. Nous verrons
par la suite, que c'est à cette cause qu'on doit rapporter
les effets si différents de la même température aux diverses époques de l'année. Cette considération est d'une
haute importance pour l'étiologie de certaines affections
pulmonaires, puisque le même air pourra exciter ou

calmer, suivant la température de l'air qui l'a précédé. Cette observation mérite d'autant plus d'être prise en considération, que, malgré les divisions établies ci-dessus, il n'y a réellement pas de parité entre l'air de 0° à + 2° et celui de + 13° à + 15°, bien qu'ils soient renfermés dans la même section.

1°. *Air sec et chaud.* — Le premier effet, sur le poumon, de la chaleur sèche, est de fournir à cet organe un air plus dilaté, un air qui, sous un volume donné, est plus rare, plus léger, et contient moins de matériaux respirables que l'air froid, qui est plus rapproché, plus dense et spécifiquement plus pesant.

Quand la température n'est pas montée à un haut degré, ce n'est guère sur les fonctions du poumon que l'air chaud et sec fait sentir ses effets d'une manière marquée; il agit beaucoup plus par voie de sensation; il détermine sur les nerfs de la peau une impression excitante, agréablement perçue par le cerveau. Cependant la légère accélération des fonctions respiratoire et circulatoire peut tenir aussi à ce que le poumon, recevant, à chaque inspiration, un aliment raréfié et insuffisant, se trouve obligé de répéter plus souvent le mouvement inspiratoire, pour recouvrer, par la multiplicité de ses actes, ce qu'il perd par leur peu d'étendue.

Les effets d'une température de 15 à 20 degrés sont donc, pour l'habitant de nos climats, une augmentation de l'activité organique, une accélération de tous les mouvements, une exécution plus prompte et plus facile de toutes les fonctions : ce sont là les effets qu'on observe au retour du printemps, après un hiver froid et humide. Ces effets varient, au reste, suivant les indi-

vidus. Il est des hommes ardents sur lesquels une température de + 20° produit des effets à peine déterminés
chez des hommes apathiques par une température de
+ 26°; je veux dire que les premiers ressentent déjà
l'effet stupéfiant de la chaleur, quand les derniers en sentent à peine l'effet stimulant.

Si la chaleur est plus considérable, qu'elle arrive,
par exemple, à + 30°, l'air se trouve considérablement
raréfié; il survient une diminution très-notable dans la
quantité des principes propres à la respiration : or,
comme la sensation du besoin de respirer est la plus
impérieuse de l'économie, l'homme est en proie à la
souffrance, parce que le sens pulmonaire ne trouve pas,
dans la masse atmosphérique, la quantité d'aliment qui
lui est nécessaire; il multiplie les inspirations, il élève
fortement la tête, comme pour donner accès à un volume plus considérable d'air, il s'inquiète, s'agite, éprouve
en partie l'angoisse de l'animal qui, rapidement privé
d'air, se débat sous le récipient de la machine pneumatique. Cet état est d'autant plus déchirant, qu'à la souffrance du sens pulmonaire se joint l'exaspération du
cerveau, le désespoir de trouver autre part l'air qui
manque dans le lieu où l'on est.

Une température de + 25° produit, sur l'homme qui
n'y est pas habitué, un état de pléthore factice : les liquides animaux paraissent entrer en expansion; les
veines sont gonflées, les congestions cérébrales imminentes, les maux de tête fréquents.

Si le calorique est encore plus abondamment répandu
dans l'atmosphère, l'homme éprouve une véritable asphyxie.

Il est assez rare que les choses arrivent à ce point, à

moins que l'homme ne soit subitement soumis à une haute élévation de température à laquelle il n'est pas habitué. On voit, dans les années très-chaudes, des moissonneurs tomber morts de chaleur; mais ces morts subites sont-elles dues à l'asphyxie ou à une congestion cérébrale? c'est ce qu'il faudrait éclaircir. Le plus ordinairement, sous l'influence d'une haute température habituelle, les besoins des poumons diminuent peu à peu; ces organes semblent se rétrécir, devenir moins vivants; le thorax perd de sa largeur, et l'homme n'éprouve plus le même besoin d'un air riche de principes respirables.

Par une conséquence nécessaire de cet effet consécutif, une chaleur habituelle fait perdre à l'homme, comme à tous les animaux à sang chaud, un peu de sa faculté de produire de la chaleur, de même qu'un froid modéré accroît cette faculté : c'est pour cela que les abaissements subits de température sont plus préjudiciables en été qu'en hiver. Ce résultat auquel conduit le raisonnement, et que l'observation de tous les temps a mis hors de doute, est encore appuyé par les expériences de M. Edwards. Ce physiologiste a soumis, pendant l'été, des oiseaux adultes à l'action d'un froid artificiel, et a reconnu qu'au bout de trois heures ils avaient perdu, terme moyen, de 5 à 6° de leur température primitive, tandis qu'en hiver le refroidissement n'atteignait pas un demi degré.

Georget prétend que la difficulté de respirer et l'étouffement, qui surviennent dans une température chaude, ne doivent pas être attribués à la raréfaction de l'air, mais à l'affaiblissement des muscles inspirateurs. Les effets de la chaleur sont, pour ce physiologiste, des effets cérébraux déterminés par la perception d'impressions transmises par les extrémités nerveuses cutanées [1]. Les phénomènes cités plus haut peuvent bien reconnaître en partie pour cause une action énervante ; mais la dilatation de l'air nous a semblé jouer, dans leur production, le principal rôle ; sans cela nous aurions rapporté ce passage à l'hygiène de la peau.

Les effets de la chaleur de l'atmosphère sur les autres organes paraissent résulter, plus que les précédents, de l'impression faite à la peau, considérée soit comme organe de tact, soit comme organe de sécrétion ; comme nous ne les avons point mentionnés en traitant du sens du tact, nous croyons pouvoir le faire ici. Nous eussions de même pu reporter l'énumération de ces effets dans la section où la peau est considérée comme organe sécréteur. Ce sont les suivants : faiblesse musculaire, oppression des facultés intellectuelles ; quelquefois, surtout pendant les nuits, excitation cérébrale, portée au point de produire l'insomnie ; exhalation cutanée abondante, urine plus rare et plus colorée ; renouvellement fréquent de la soif ; répugnance pour les aliments tirés du règne animal ; préférence marquée pour les végétaux, pour les fruits acides, pour les boissons fraîches et aigrelettes ; appétit moins vif ; action assimilatrice de l'estomac moins énergique ; diminution de l'embonpoint ; disposition aux affections du foie.

Si la température de l'air est continuellement très-élevée, comme cela a lieu dans les climats chauds, le cerveau et les autres organes perdent leur énergie : on devient indolent, paresseux, peu propre aux travaux de l'esprit et aux exercices du corps ; l'épuisement du

---

[1] *Physiologie du système du nerveux.*

système nerveux commande le sommeil, même au milieu du jour; la force assimilatrice de l'estomac, considérablement affaiblie, ne peut plus supporter que les
végétaux et les boissons. Une autre cause de débilité
est la déperdition excessive des fluides perspiratoires.
Cette cause, néanmoins, n'entre pas pour autant qu'on
le pense dans la production de l'accablement, de la
stupeur, de l'abattement qui résultent d'une température embrasée; car on est abattu par la chaleur, avant
que l'effet des déperditions perspiratoires ait pu se faire
sentir, ainsi que j'en ai moi-même fait l'expérience, en
passant, traîné dans une voiture douce et rapide, des
sommets frais des montagnes dans une plaine aride et
très-chaude.

Les effets énervants attribués à une haute température, tant chez les personnes qui n'y sont pas habituées
que chez celles qui y sont continuellement exposées, ne
sont pas toujours aussi prononcés. Lorsque le ciel est
parfaitement pur, lorsqu'il ne s'y rencontre aucun nuage,
on peut conserver, malgré une très-haute température,
beaucoup d'énergie et d'activité. Nous pouvons quelquefois vérifier cette observation dans nos climats, et
nous convaincre, d'après ce qui se passe à l'approche
des orages, que les effets énervants de l'air chaud peuvent être en grande partie attribués à l'électricité.

Une température chaude a encore pour résultat de
compliquer de symptômes cérébraux la plupart des maladies, de multiplier les accès des hystériques et des épi-
leptiques.

Le passage d'une température moyenne à une température élevée est très-favorable au développement de
la folie et de l'hypochondrie.

Une température chaude et sèche, ayant pour résultat de développer cette constitution sèche qui fait un des attributs du tempérament bilieux, convient aux tempéraments lymphatiques et aux personnes affectées de scrofules; elle est également favorable à celles qui sont atteintes de douleurs rhumatismales. Elle est éminemment nuisible aux tempéraments bilieux, secs, aux personnes irritables, surtout lorsqu'elles sont habituées à vivre dans des climats froids.

On conseille journellement aux individus affectés de maladies de poitrine, l'habitation des pays chauds; mais si ce conseil est salutaire pour les personnes atteintes d'affections catarrhales (et on ne saurait le nier), rien ne prouve encore qu'il soit avantageux aux phthisiques. On sait que la phthisie est loin d'être rare dans certains pays chauds, tels que Naples, Rome, Gibraltar, les Indes Orientales, et qu'ils ne sont nullement propres à arrêter la marche de la maladie chez les individus qui en font leur séjour habituel; mais ce que l'on ne sait pas, et ce que M. Costallat a dernièrement demandé à faire expérimenter, c'est si un phthisique d'un pays tempéré trouverait quelque soulagement en changeant son séjour pour un pays chaud. En supposant que la question fût résolue affirmativement, il ne faudrait pas oublier que dans un pays très-chaud l'accélération de la respiration, produite par la raréfaction de l'air, ne peut qu'être funeste aux affections du poumon, et que si les pays chauds sont convenables pendant l'hiver, il est nécessaire de leur préférer en été des pays tempérés, qui n'accélèrent pas autant les actes de l'appareil pulmonaire.

On se procure artificiellement un air chaud et sec à l'aide du feu (voyez *Habitation*).

On diminue la chaleur, 1° en empêchant les rayons du soleil de pénétrer dans les appartements; en faisant de fréquentes aspersions d'eau sur le sol, sur les murs et même à l'extérieur de l'habitation; en établissant des jets d'eau au milieu de salles spacieuses : par ces moyens la température est abaissée de tout le calorique que l'eau enlève à l'air pour passer à l'état de vapeur; 2° en établissant des communications avec des caves : on sait que dans nos climats la température de celles-ci se maintient à peu près à $+ 11°$, quelle que soit la température extérieure; 3° enfin, en usant d'une ventilation convenablement ménagée: par ce moyen, qui, sans abaisser réellement la température, nous communique pourtant une sensation de fraîcheur très-réelle, la couche d'air qui nous touche immédiatement est assez souvent enlevée pour n'avoir pas le temps d'arriver au niveau de la température de notre corps.

On diminue la production de la chaleur animale en évitant toutes les causes qui activent la circulation; il n'est nécessaire, pour cela, que d'écouter les sensations de l'organisme. On s'abstient donc de tous les modificateurs gastriques qui développent beaucoup d'excitation, tels que les aliments tirés du règne animal, les boissons spiritueuses, etc.

On facilite l'expulsion du calorique animal, 1° en satisfaisant la soif à l'aide de boissons rafraîchissantes abondantes: elles fournissent des matériaux à l'évaporation cutanée et pulmonaire, sécrétions qui, comme nous le dirons dans une autre section, ont principalement pour usage de débarrasser l'économie de l'excès de calorique qu'elle peut contenir; 2° en prenant un peu d'exercice musculaire : il agit à peu près de la même

manière : lorsque j'ai habité des pays chauds, j'ai remarqué que si, contre l'avis des gens du pays, je déter-
minais, par des exercices pris même en plein jour, une
abondante exhalation cutanée, je faisais disparaître
cette difficulté de respirer et cette pléthore passagère
que produit un excès de calorique; 3° en usant de bains
frais, et en portant des vêtements légers et d'une couleur claire (*voyez* la troisième section).

On trouve un exemple de la température chaude et
sèche, à un degré extrême, dans les déserts de Sahara
et de l'Arabie.

2°. *Température chaude et humide.* — Sur tous les
points du globe, les masses d'eau cèdent insensiblement
à l'atmosphère, qui les rend d'une autre manière, une
plus ou moins grande quantité des molécules qui les
composent : ce phénomène se nomme *évaporation*. Il dépend du calorique qui met en expansion les molécules
de l'eau; il n'est point dû, comme on le croyait, à la
faculté qu'a l'air de dissoudre l'eau, puisque l'évaporation a lieu dans le vide bien plus promptement que
dans l'air.

L'évaporation est d'autant plus considérable que ce
fluide est plus chaud, plus agité, et en contact avec des
surfaces d'eau plus étendues.

L'eau en vapeur augmente le volume de l'air et diminue sa pesanteur spécifique.

Quand l'air est très-chaud, il peut se saturer d'une
très-grande quantité d'eau, sans que celle-ci soit sensible à nos instruments hygrométriques; dans ce cas,
il paraît chaud et sec : l'eau est alors à l'état *latent*.

Mais si l'air reçoit plus d'eau de la surface des mers
qu'il n'en peut contenir à cet état latent, ou bien si la

température de l'air sec diminue, et n'est plus assez
considérable pour conserver la vapeur dont il s'était
emparé ; en un mot, si une cause quelconque fait que
la quantité de vapeur surpasse la capacité de saturation
de l'air, cette vapeur se condense ; alors la présence de
l'eau dans l'air devient sensible, sans qu'il soit nécessaire de recourir à des instruments particuliers. Ensuite, suivant son degré de condensation, cette eau, ou
reste suspendue dans l'air, et se montre sous la forme
de brouillards, de nuages, ou, se condensant davantage et reprenant l'état liquide, elle se précipite sous la
forme de pluie, de grêle ou de neige.

L'air chaud est donc celui qui peut contenir le plus
d'eau. Alors même qu'il nous paraît sec, il en contient
encore plus que l'air très-froid et humide. L'air froid et
sec est celui qui contient le moins d'eau et qui est le plus
dense. Celui dont nous allons examiner les effets est le
plus chargé d'eau, puisque la quantité de ce liquide
excède la saturation de l'air chaud, celui qui peut en
contenir le plus. La conséquence que nous devons tirer de ce qui précède, c'est qu'une température chaude
et humide est celle qui contient le moins d'air respirable.

Les effets de cette température sont donc sur le poumon les mêmes que ceux de la précédente ; seulement ces
effets sont beaucoup plus prononcés : sous son influence
débilitante, l'homme respire avec peine ; tous les organes
sont jetés dans une langueur excessive ; le sang artériel
est moins vivifiant, ou n'est pas suffisamment renouvelé ;
le système nerveux est comme frappé de stupeur : aussi
le moindre mouvement est pénible. Souvent on éprouve
dans les oreilles des bourdonnements semblables à ceux

qui précèdent une syncope. L'habitant du nord de la
France, transporté sur les bords de la Méditerranée, à
Montpellier, par exemple, pendant le mois d'août, y
peut éprouver ces effets, quand le vent qu'on appelle
le *marin* vient à régner. Dans cette circonstance, l'air
perd un peu de sa transparence ; les vêtements, surtout
le feutre des chapeaux, deviennent mous ; la chaleur est
accablante, et les habitants du pays prétendent qu'il
n'est pas sans danger, à cause du voisinage des étangs
qui fournissent les vapeurs, de sortir, par cette température, le matin ou le soir. La température chaude et
humide s'observe dans les pays tropicaux pendant la saison des pluies.

Comme l'air chaud et humide est la condition la plus
favorable à la décomposition des substances végétales et
animales, et qu'en même temps cet air est le plus propre
à se charger des émanations putrescentes qui en résultent, il peut devenir, sous ce rapport, une des causes
prédisposantes de deux redoutables affections, la fièvre
jaune et la peste ; c'est aussi sous son influence que se
développent les fièvres intermittentes et beaucoup de
maladies épidémiques et contagieuses.

La température chaude et humide ne convient plus,
comme la température chaude et sèche, aux tempéraments lymphatiques ; elle paraît même développer ce
tempérament chez les hommes qui mènent une vie sédentaire. Elle peut être avantageuse aux personnes d'une
constitution sèche, dont les organes sont irritables, aux
individus atteints de phlegmasies aiguës.

Cette température, si l'on s'en rapporte à l'exposé
donné par M. Moreau de Jonès dans son *Tableau du
climat des Antilles*, serait favorable, sinon à l'activité,

du moins à la régularité des fonctions de l'organe respiratoire; car les maladies qui les atteignent ne s'observent guère pendant l'hivernage, durant lequel on a tant d'occasions de remarquer des phlegmasies cutanées. Celles-ci, au contraire, se dissipent au retour de la saison sèche, et sont remplacées par les angines gutturales, les catarrhes pulmonaires, les coqueluches, les pleurésies, etc.

On produit artificiellement une température chaude et humide en vaporisant de l'eau, à l'aide de la chaleur, dans les appartements. On ne se soustrait complétement aux effets de cette température qu'en changeant de pays.

On peut, en médecine, tirer parti d'une température chaude et humide, dans les bronchites et les pneumonies aiguës. Elle paraît nuisible dans les névroses de la poitrine; du moins elle ne paraît fournir qu'un aliment insuffisant à la respiration des asthmatiques, qui, dans leurs attaques, éprouvent tous un vif besoin d'air frais.

3°. *Température moyenne.* — Nous avons désigné sous ce nom, en commençant ce chapitre, celle qui n'est pas supérieure à + 15°, ni inférieure à 0°. C'est en général pour Paris la température de l'automne et du printemps, et même d'une partie de l'hiver. Ce qui montre jusqu'à quel point il est nécessaire de tenir compte, comme nous l'avons proposé, des conditions antérieures dans lesquelles l'homme se trouve, c'est là différence d'effets que présentent, sur les phthisiques, par exemple, les mois d'octobre et d'avril, dont la température moyenne est sensiblement la même. On sait que la mortalité est beaucoup plus grande parmi ces malades pendant le premier que pendant le second de ces mois, bien qu'Hippocrate ait dit : *Autumnus tabidis pessimus,* proposition qui, sans doute, était vraie pour les pays dans lesquels observait ce grand homme. Quoi qu'il en soit, la température dont nous parlons est, sans contredit, celle qui maintient les fonctions des organes respiratoires dans le plus juste équilibre, et assure le mieux la plénitude et l'énergie de l'ensemble des fonctions. Si elle ne fait point acquérir à l'homme cette charpente osseuse et musculaire qu'on trouve dans le Nord, elle le préserve de la sensibilité convulsive des peuples méridionaux. C'est dans cette température moyenne qu'on retrouve ce tempérament mélangé, qui tient à la fois du bilieux et du sanguin, cet heureux équilibre de la vigueur des muscles et de l'activité du système nerveux, cette heureuse alliance des dons de l'esprit et de ceux du corps. On comprend, d'ailleurs, sans qu'il soit nécessaire d'insister sur ce point, que, pour certaines personnes, l'air humide est moins avantageux que l'air sec, en ce qu'il prédispose aux affections catarrhales, et qu'il favorise le développement des scrofules et du rhumatisme, par conséquent la péricardite.

C'est en général en Europe et dans la partie septentrionale de l'Amérique que se rencontre cette température.

4°. *Température froide et sèche.* — C'est celle de l'hiver dans nos climats. Ses effets sur le poumon se rapprochent de ceux que nous avons exposés en parlant de la pesanteur de l'air. Le froid, condensant donc l'air, que dilatait le calorique, fournit, lorsqu'il ne contient pas d'humidité, une abondante alimentation aux poumons, développe ces organes, et donne pour résultat une constitution riche de sang artériel, des muscles colorés, des organes athlétiques, en un mot, les attributs du tempérament sanguin.

L'hématose abondante qui résulte d'un air dense par une température froide et sèche, n'est pas la seule cause de la pléthore et de l'augmentation de la force musculaire; il faut encore tenir compte de la diminution de la transpiration, de la plus grande fréquence des mouvements, de l'appétit plus vif, de la digestion plus prompte, des excrétions alvines moins répétées, etc. Cependant, quelques excrétions se manifestent plus abondamment pendant une température froide : ce sont les exhalations des membranes muqueuses, principalement de la nasale et de la bronchique, et l'excrétion rénale.

Pour que le froid sec produise des effets toniques, il faut que les individus qui y sont soumis aient de bons vêtements et une bonne alimentation, et qu'il ne soit pas assez considérable pour empêcher les organes de réagir vivement et énergiquement. Sans cela, le froid serait débilitant, comme cela a lieu chez les individus d'une constitution lymphatique nerveuse, chez les personnes mal nourries, mal vêtues, affaiblies par l'âge ou les maladies, chez les nouveau-nés : il est nuisible à tous ces individus. Dans les hôpitaux de vieillards, on observe toujours une coïncidence marquée entre l'abaissement de température et l'élévation du chiffre des maladies aiguës, dont les cinq sixièmes sont des pneumonies, et l'on doit se rappeler ce que nous avons dit (art. *Tact,* tome 1er) de la mortalité chez les enfants du premier âge, pendant les mois froids de l'année et dans les départements du Nord.

La température froide et sèche prédispose aux congestions sanguines du cerveau, aux phlegmasies de poitrine, aux hémorrhagies, etc. Pendant cette tempé-

rature il y a pléthore réelle de tous les organes intérieurs, parce que les pertes sont moindres et les matériaux réparateurs plus abondamment introduits, peut-
être aussi parce qu'il existe une diminution presque
permanente du calibre des vaisseaux extérieurs; pendant les chaleurs, au contraire, la pléthore n'est que
factice, et résulte d'un sang plus dilaté, mais moins
abondant. La constitution atmosphérique froide et sèche est nuisible dans les maladies aiguës.

On favorise le développement d'une réaction propre
à lutter contre l'impression du froid, au moyen de l'exercice musculaire (*voyez* tome 1er, 3e section), au moyen
des aliments fibrineux, des boissons fermentées, etc.(*voyez*
les sections précédentes). On s'oppose à l'enlèvement du
calorique de l'économie au moyen de vêtements chauds
(*voyez* le chapitre *Peau*); on élève la température au
moyen d'appartements convenablement construits, et
d'une bonne disposition des feux (voyez *Habitation*).

Nous ne pouvons nous étendre ici davantage sur l'air
froid et sec; car, quel que soit son mode d'agir, que son
action soit resserrante, répercussive, enfin mécanique,
comme la présentent tous les auteurs, ou qu'elle soit,
comme le prétend Georget, une simple sensation, toujours est-il vrai que jamais les poumons n'en éprouvent
d'autres effets que ceux que nous venons d'énoncer, et
l'on peut assurer que, dans l'état sain, la texture de ces
organes est disposée de manière que les nerfs pulmonaires n'éprouvent nullement la sensation désagréable
produite par l'air froid. Nous renvoyons donc à l'article
Peau ce qui a rapport aux congélations, ce qui enfin
nous reste à dire de l'air froid et sec (voyez *Organes
sécréteurs*).

5°. *Température froide et humide.* — L'air froid et humide, qui a sur toute l'économie et même sur les organes respiratoires une influence si marquée, exerce principalement cette influence par l'intermédiaire de la peau, qu'il affecte, soit en modifiant ses fonctions sécrétoires, c'est-à-dire celles des fonctions de cette membrane qu'on appelle *organiques*, soit en produisant sur la peau une impression perçue douloureusement, c'est-à-dire en agissant sur ses fonctions animales, en agissant par voie de sensation. Nous avons traité de ce dernier objet à l'article *Tact* (tome 1er); nous nous occuperons du second en parlant des organes sécréteurs (*voyez* plus loin l'article *Peau*, section des organes sécréteurs).

§ IV. — *Effets déterminés par les propriétés chimiques de l'air et par les causes qui peuvent altérer ou vicier ce fluide.*

Nous avons dit précédemment que l'air n'est point un corps simple, mais qu'il est composé de soixante-dix-neuf parties de gaz azote, et de vingt-une parties de gaz oxygène; que ces deux éléments sont presque toujours mêlés à une très-petite quantité d'acide carbonique; établissons maintenant les changements que l'air subit dans la respiration. Ils consistent, 1° dans la disparition d'une portion de son oxygène; 2° dans la formation d'une certaine quantité d'acide carbonique; 3° dans un dégagement de vapeur d'eau; enfin, l'absorption et l'exhalation d'azote, pendant la respiration, ne peuvent plus aujourd'hui être contestées, et, suivant une foule de circonstances dépendantes ou non de l'individu, la proportion de ce gaz, dans l'air

expiré, se trouvera augmentée, invariable ou dimi-
nuée.

Pour bien apprécier les troubles organiques qui résultent des altérations de l'air, en saisir bien la cause,
il faut se rappeler que les effets principaux produits par
l'air non altéré, sont : 1° la conversion du sang veineux, qui est d'un pourpre noirâtre, en sang artériel,
qui est d'un rouge vermeil; 2° la formation complète
ou partielle de la chaleur animale, qui est toujours en
raison directe de l'étendue de la respiration. Bichat,
pour prouver le premier de ces deux effets, adapte à
l'artère crurale ou à la carotide d'un animal vivant un
tube à robinet, en adapte un autre à la trachée-artère,
au moyen duquel il peut interrompre à volonté l'entrée
de l'air; le sang qu'il fait couler de l'artère est ou vermeil, ou noirâtre, suivant que le robinet de la trachée
est ouvert ou fermé. Le second effet de l'air sur l'économie est constaté par l'observation des animaux : ceux
dont la respiration est très-étendue, comme les oiseaux,
sont doués de beaucoup de chaleur animale; ceux qui
respirent très-peu, et que l'on appelle *animaux à sang
froid*, sont doués de très-peu de chaleur; ceux qui, seulement pendant la moitié de l'année, ne respirent pas,
comme les marmottes et les loirs, ont, pendant ce temps,
le sang froid; il redevient chaud quand la respiration
reprend son cours.

Les deux phénomènes dont nous venons de parler,
changement du sang et formation de la chaleur, sont
d'autant plus prononcés que l'air que l'on respire est
plus pur, plus dense, conséquemment plus frais. Ces
phénomènes se prononceraient encore davantage, et
l'on périrait par un véritable excès de vie, si l'on aug-

mentait dans l'air la proportion d'oxygène. Ils diminuent, au contraire, par toutes les causes qui diminuent les proportions de ce gaz, parce que cette diminution rend l'air plus ou moins irrespirable.

Ceci reconnu, passons en revue les causes qui altèrent la pureté de l'air, et indiquons les moyens de les éloigner. Ces causes pourraient être divisées en trois classes. La première comprendrait les causes qui privent simplement l'air de son principe respirable; la seconde classe, celles qui ajoutent à l'air : des gaz, des vapeurs ou des émanations délétères; la troisième classe comprendrait les causes qui mêlent à ce fluide des corps irritants, mais qui n'agissent que mécaniquement. Il n'est guère possible de suivre strictement cette division, parce que souvent plusieurs de ces causes se réunissent; nous ne nous y astreindrons pas, mais nous nous en éloignerons le moins possible.

ARTICLE PREMIER.

De l'air altéré par les produits de la fermentation alcoolique, dans la préparation du vin, du cidre, de la bière, etc.

Le gaz acide carbonique, que l'on rencontre aussi dans les fours à chaux, dans certaines cavités souterraines, etc., est, parmi les produits de la fermentation spiritueuse, le seul agent dont nous ayons à nous occuper ici. Lorsque ce gaz forme seulement la cinquième partie de l'air atmosphérique, il asphyxie en deux minutes. Les accidents qu'il produit sont la pesanteur de tête, suivie le plus ordinairement d'une vive céphalalgie, un sentiment de compression à la région des tempes, l'engourdissement des membres, un serrement de poitrine, des étourdissements, la perte de connaissance, la suspension de la respiration, puis de la circulation. Le cadavre des personnes qui ont succombé à ce genre d'asphyxie, conserve pendant longtemps sa chaleur et sa flexibilité; à l'ouverture, on trouve les poumons et le cerveau gorgés de sang noir.

On reconnaît la présence de ce gaz aux caractères suivants : il éteint les corps en ignition, précipite l'eau de chaux en blanc (précipité de carbonate de chaux), et rougit l'*infusum* de tournesol. Pour constater ces caractères, on recueille le gaz, en vidant, dans le lieu où l'on présume sa présence, une bouteille remplie de sable sec, puis on la bouche : le gaz prend la place du sable.

On prévient les accidents qu'il détermine, en ne multipliant pas trop les cuves des celliers, en pratiquant aux murs de ces lieux, des portes et des fenêtres opposées et propres à entretenir un courant d'air assez rapide pour enlever le gaz à mesure qu'il se produit; en recommandant aux ouvriers de ne jamais baisser la tête sur la cuve, de travailler toujours plusieurs ensemble afin de pouvoir s'entre-secourir, et de ne jamais entrer sans précaution dans une cave où la fermentation des vins nouveaux aura défoncé plusieurs tonneaux. Des précautions analogues seront prises relativement aux fours à chaux. Enfin, on ne pénétrera dans les lieux qui ont été longtemps fermés, dans les cavités souterraines, qu'après qu'on se sera assuré qu'un corps enflammé y peut continuer de brûler sans diminution sensible d'intensité dans la flamme.

Outre le renouvellement de l'air par les procédés qui

vont être exposés dans l'article suivant, on peut détruire une partie du gaz acide carbonique en le faisant absorber par des lessives alcalines, du lait de chaux. Pour cela, il suffit de plonger pendant deux minutes dans l'eau cinq à six livres de chaux vive; quand la chaux est réduite en poudre, on ajoute de l'eau pour la délayer, et on lance ce liquide, bien remué et troublé, dans les lieux chargés du gaz méphitique. Une livre de potasse ou de soude caustique, dissoute dans une grande quantité d'eau, produit le même effet.

Si, pour sauver une personne asphyxiée, l'on avait à pénétrer dans un lieu où l'air est vicié par ce gaz, on devrait user d'un appareil respiratoire. Indiquons, dans cet article, en quoi consiste cette sorte de moyen hygiénique que l'on met en usage dans une infinité de circonstances.

Appareils respiratoires. — Tous les appareils respiratoires ont pour but de faire arriver un air pur dans les poumons lorsque l'on est plongé dans un milieu délétère.

Les appareils respiratoires sont modifiés selon les lieux et selon le méphitisme qui y règne.

Quand le milieu irrespirable se trouve à une petite distance de l'atmosphère respirable, l'air est conduit de l'atmosphère à la bouche, au moyen d'un tuyau plus ou moins long. Parent du Châtelet avance que si la longueur des tubes respiratoires n'est que de 20 à 30 mètres, un diamètre de 20 millimètres sera suffisant; mais que, pour les 20 mètres en longueur qui suivront, le diamètre devra être augmenté de 20 autres millimètres, et successivement, de manière à ce que le tuyau aille toujours croissant en diamètre de la bouche jusqu'à l'endroit qui est fixé au dehors, et où on puise l'air qui est destiné à la respiration (*Annales d'hygiène*, t. 1, p. 440). Mais il est plus que douteux que la respiration puisse s'effectuer, même pendant quelques instants, à l'aide d'un appareil semblable : aussi a-t-on proposé de refouler l'air dans l'intérieur du tuyau par un mécanisme quelconque; et le mérite principal de l'invention de M. Paulin, lieutenant-colonel, commandant le corps des sapeurs-pompiers de Paris, est d'avoir fait servir à cet usage la pompe ordinaire à incendie.

Quand le milieu irrespirable est à une très-grande distance de la surface du sol, par exemple, dans les profondes galeries des mines, le tube qui est appliqué sur la bouche communique à un réservoir d'air que l'ouvrier porte sur son dos, comme un sac de soldat, ou qu'il traîne après lui, sur un léger chariot, dans le cas où il aurait besoin de séjourner et de travailler au milieu du mauvais air. Quand le réservoir doit être porté sur le dos, sa capacité est ordinairement de 6 pieds cubes et demi; savoir : 3 pieds de long, 22 pouces de large, 14 pouces d'épaisseur. Le volume d'air contenu dans un pareil réservoir est à peu près celui qui est nécessaire à un homme pour respirer pendant quinze à seize minutes.

Si l'on a pour objet de faire servir à la respiration la portion d'air qui se rencontre dans des lieux remplis de poussières ou de vapeurs nuisibles, ou même méphitisés par des gaz dangereux, on a recours à un autre système d'appareil, dont les uns tamisent simplement l'air, et le purifient des corps qui l'altèrent d'une manière mécanique, et dont les autres neutralisent, au passage, les gaz délétères, abaissent sa température, etc.

Nous reviendrons en autre lieu sur ce système d'appareils.

Ceux des appareils respiratoires dans lesquels l'air ne subit aucune modification chimique ont été connus de toute antiquité, et décrits par des écrivains du IVᵉ siècle.

L'appareil de Pilâtre de Rosier est une application du premier système. Il consiste en une espèce de masque ou de nez en fer-blanc, qui se fixe au-dessus de la bouche et qui s'attache solidement à la tête, par une double courroie de cuir; à ce masque est adapté un tuyau de plusieurs mètres de long, fait en taffetas ciré, et tenu dilaté par une spirale de fil de fer. La commission chargée de suivre les expériences de Pilâtre de Rosier, l'a vu, muni de son appareil, pénétrer et circuler, sans éprouver la moindre incommodité, dans une cuve de brasseur où il avait 4 à 5 pieds de gaz acide carbonique au-dessus de la tête, y rester plus d'une demi-heure, tandis que des animaux qu'on y descendait, tombaient asphyxiés à ses pieds. L'appareil de Pilâtre de Rosier sert également à plonger au fond des eaux. Oreilly rapporte (*Annales des Manufactures*) qu'en 1787, Klinger, ainsi que plusieurs ouvriers, descendit, à Breslaw, dans l'Oder, à une profondeur de 6 à 7 mètres, y scia des troncs d'arbres, attacha avec des cordes, des masses pesantes englouties au fond du fleuve, etc., tandis qu'un aide, placé sur le rivage, tenait les tubes respiratoires ouverts pour l'entrée de l'air.

M. le lieutenant-colonel Paulin, que nous avons cité plus haut, a imaginé de revêtir le sapeur d'une blouse en peau qui lui couvre la tête armée du casque, et le corps, dont les manches se fixent au poignet par des bracelets, et qui s'arrête au-dessus des hanches par une ceinture. Cette blouse est armée d'un masque en verre qui permet au pompier de se diriger; elle est percée immédiatement au-dessous du masque, pour le passage d'un sifflet à soupape qui ne permet pas à l'air de pénétrer sous la blouse, mais avec lequel le pompier peut faire des commandements; au milieu de la partie qui recouvre la poitrine, elle est encore percée pour le passage d'un tuyau de 6 lignes de diamètre et de 1 pied de longueur. Ce tuyau se visse par l'extrémité libre sur une lanterne qui est fixée à la ceinture par une large agrafe soudée à l'arrière de la lanterne; enfin, pour l'objet important, l'arrivée de l'air sous la blouse, celle-ci présente du côté gauche et à la hauteur de la poitrine une ouverture avec raccordement en cuivre, sur lequel vient se visser le tuyau qui, par l'autre extrémité, est fixé sur la bâche de la pompe ordinaire à incendie; de sorte que c'est avec celle-ci, vide d'eau, que l'air est lancé sous la blouse, tant pour alimenter la respiration du pompier que pour entretenir la flamme de la lanterne. Si trop d'air était lancé et que la pression fût trop considérable, le fluide en excès pourrait s'échapper par les plis de la blouse, au-dessous de la ceinture et aux poignets. Une fois gonflée, la blouse contient assez d'air pour qu'un homme puisse y respirer sans gêne pendant six ou huit minutes; ainsi, en admettant un accident dans le service de la pompe, le pompier aurait toujours le temps de revenir en lieu de sûreté. Le tuyau est même assez résistant pour qu'on puisse s'en servir comme d'une corde pour retirer le sapeur du milieu où il se trouve, s'il s'y trouvait indisposé. Pour plus de garantie, le tuyau qui lance l'air a été bifurqué, et il sert toujours à alimenter deux pompiers : tandis

que l'un d'eux marche au feu, l'autre reste en arrière,
prêt à lui porter secours. Au moyen de quelques modifications apportées à cet appareil (la substitution à la
blouse, d'un casque qui, comme celle-ci, communique
avec le tuyau de la pompe), M. Paulin fait exécuter
sous l'eau tous les travaux que nous avons mentionnés
ci-dessus : ainsi, l'homme revêtu de l'appareil ainsi modifié, « cloue une caisse, scie une planche, écrit aux personnes qui sont sur le rivage et leur demande ce dont
il a besoin pour travailler; on lui répond, il lit ce qu'on
lui écrit, et reçoit les objets qu'on lui envoie; il emporte avec lui une lanterne au moyen de laquelle il s'é-
claire dans les lieux obscurs.

« Le plongeur ne peut être chassé de l'eau que par le
froid, et, en le couvrant d'un vêtement imperméable
très-facile à confectionner, on peut le faire rester sous
l'eau tout le temps qu'on voudra.

« Le 20 août dernier, un sapeur qui ne sait pas nager
est resté une heure sous l'eau à 10 pieds de profondeur;
là, corps nu, il s'est promené dans une étendue de 150
pieds de long sur 60 de large, voyant parfaitement
tous les objets qui étaient auprès de lui. » (*Débats* du
18 septembre 1837.)

L'appareil dont M. de Humboldt a fait usage dans les
mines du Hartz rentre dans le second système. Le réservoir est composé d'un sac de taffetas ciré bien souple,
garni d'une tubulure à laquelle le tuyau vient s'adapter.
Il est enfermé dans une cage d'osier qui lui conserve la
forme aplatie et le met à l'abri des chocs et des frois-
sements. La personne qui en fait usage le place sur son
dos et fixe sur sa bouche l'embouchure, en forme de
porte-voix, d'où part le tube qui va communiquer avec

le réservoir. Ce tube, de 6 lignes de diamètre, passe par-dessus l'épaule et n'a que 14 à 15 pouces de longueur. La lanterne destinée à éclairer la personne qui fait usage de l'appareil, se fixe à une boutonnière du vêtement et reçoit, par un tube, l'air expiré des poumons, encore assez pur pour entretenir la lumière. La disposition des tubes et de l'embouchure est telle intérieurement, que deux petites soupapes jouent en sens inverse, de manière à ce que celle d'expiration, qui laisse passer l'air destiné à la lanterne, se ferme, quand celle d'aspiration vient à s'ouvrir. Les narines sont rapprochées au moyen d'une pince à ressort, afin d'empêcher toute respiration par le nez. Le réservoir est un peu chargé, de manière à ce qu'il puisse s'affaisser de lui-même à mesure qu'il se vide.

L'appareil de M. de Humboldt a été modifié par M. le maire d'Angerville qui a tiré parti de la compressibilité de l'air et a accumulé dans le réservoir, qui alors est en cuivre, de l'air réduit au quatorzième de son volume. Ce premier réservoir communique par un tuyau garni de robinets à un second, auquel l'inventeur donne le nom de *réservoir pectoral*, et où l'air reprend son expansion naturelle, avant de servir à la respiration de la personne qui use de l'appareil. Un masque exactement appliqué sur la figure au moyen d'un mastic mou, communique au réservoir pectoral dans lequel on fait passer à volonté, au moyen d'un robinet, la portion d'air que l'on veut extraire du réservoir dorsal. Quant à l'air qui a servi à la respiration, il sort du récipient pectoral, au moyen d'une soupape. A l'aide de cet appareil de M. le maire d'Angerville, on peut, comme avec les précédents, pénétrer et travailler dans des lieux infectés de gaz délétères, exécuter sous l'eau divers travaux, communiquer, en un mot, au moyen de petites plaques fixées à des morceaux de liége, avec les personnes qui sont à la surface de l'eau. Le plongeur peut rester vingt et quelques minutes au fond de l'eau, revenir à la surface sans aucun secours, et nager tout à son aise, quoique chargé, avec son appareil.

ARTICLE II.

De l'air non renouvelé.

Les accidents que cause l'air non renouvelé sont dus principalement à l'action de deux gaz : 1° le gaz acide carbonique; 2° le gaz azote. Nous ne reviendrons pas sur les effets du premier; nous dirons un mot de ceux du second, car nous le verrons encore altérer l'air dans d'autres cas qui méritent une grande attention de la part du médecin hygiéniste.

Le gaz azote est impropre à la respiration. L'air qui contient au delà des deux tiers en sus de la quantité d'azote qu'il renferme habituellement, devient très-dangereux à respirer. Il résulte des expériences de Nysten, que les quadrupèdes de moyenne stature, comme les chiens et les cabiais, sont asphyxiés au bout de quatre ou cinq minutes par l'azote, et que ce gaz agit avec plus de promptitude encore sur l'homme que sur les animaux.

A l'ouverture des cadavres, on trouve le système artériel rempli de sang noir.

Les premiers accidents que produit la respiration du gaz azote sont, dès la quatrième ou cinquième inspiration, la gêne de la respiration, des vertiges, de la céphalalgie, une teinte livide des lèvres et de tout le visage. Si l'on pousse l'expérience plus loin, on tombe asphyxié. On reconnaît le gaz azote aux caractères suivants : il est incolore; il éteint les corps enflammés, ne trouble point l'eau de chaux, ne rougit pas la teinture de tournesol.

« L'air non renouvelé est incolore et transparent; il éteint le plus souvent les corps en combustion; il rougit faiblement la teinture de tournesol; il précipite abondamment l'eau de chaux en blanc. » (Orfila, *Méd. lég.*, t. III, p. 519.)

Les accidents produits par l'air non renouvelé tiennent donc, disons-nous, principalement à l'action des deux gaz précités, acide carbonique et azote, réunie à l'absence du gaz oxygène. La vie peut être entretenue tant qu'il reste encore, dans le lieu où l'on est, $\frac{15}{100}$ d'oxygène; mais en deçà l'asphyxie a lieu. Cet état est produit non-seulement par défaut d'une suffisante quantité d'oxygène, mais encore par une véritable intoxication due au gaz acide carbonique. La rapidité avec laquelle marchent ces accidents est en raison du nombre d'individus rassemblés dans le même espace, ou de la petitesse de cet espace. A quatre heures cinquante-deux minutes du soir, je fais entrer sous un verre de pendule, que je place sur une table, un chat mâle vigoureux. Ce verre a 19 pouces 5 lignes en hauteur, et 30 pouces 7 lignes en circonférence, prise à sa base, qui est de 2 pouces plus évasée que le sommet. Une demi-heure après être entré sous la cloche, l'animal éprouve de l'accélération dans la respiration, crie, s'agite et fait des efforts pour sortir de sa prison. A six heures trente-cinq minutes, sa respiration devient bruyante; il pousse des cris plaintifs, se place la tête contre la table, et le derrière au haut de la cloche. A sept heures, j'intercepte, autant que possible, le peu d'air qui pouvait avoir accès entre le verre et la table. A huit heures, la respiration est très-embarrassée, les mâchoires écartées; l'animal se redresse et retombe presque instantanément. A huit heures et demie, la respiration est suspendue; mais pendant cinq minutes, à de longs intervalles, on entend un bruissement dans la poitrine de l'animal qui, à huit heures trente-cinq minutes, ne donne aucun signe de vie. Il eût certainement, dans le volume d'air au milieu duquel il était, vécu moitié et demie moins de temps, si j'eusse été plus soigneux d'intercepter l'air extérieur dont il favorisait un peu l'entrée par les secousses qu'il imprimait à la cloche. Resté sous ce réceptacle jusqu'au lendemain huit heures, son corps présente les fléchisseurs contractés, la cornée plissée, les poumons violets, le cœur et les gros vaisseaux remplis de sang noir, ce qui prouve qu'il y a eu asphyxie à peu près semblable à celle qui a lieu dans le vide. On trouve citée partout l'histoire suivante : Cent quarante-six Anglais, assiégés en 1745 dans le fort de Calcuta, se rendent au vice-roi de Bengale, sont enfermés dans une prison de dix-huit pieds carrés, qui n'a d'autre ouverture que deux petites fenêtres garnies de fer et placées à l'orient. Ils éprouvent de la soif, une sueur abondante et une difficulté de respirer que la chaleur du climat contribue encore à augmenter. Aux gémissements, aux cris de rage, à l'expression du plus affreux désespoir, aux combats livrés pour se disputer l'air, succède bientôt le plus morne silence. Avant minuit, c'est-à-dire durant la quatrième heure de leur reclusion, ceux de ces infortunés qui étaient encore en vie, et qui n'avaient pas respiré aux fenêtres, étaient tombés dans une stupidité léthargique. A deux heures du matin (six heures après la reclusion), il n'existait plus que cinquante personnes; enfin, le lendemain matin la prison fut ouverte, et, de cent quarante-six hommes qui y étaient entrés la veille, il n'en sortit que vingt-trois vivants, parmi lesquels plusieurs moururent bientôt de la fièvre maligne des prisons. On ne peut guère aujourd'hui observer les effets de l'air non renouvelé, portés aussi loin, que dans les vaisseaux destinés à la traite des nègres, et dans les éboulements qui ensevelissent les mineurs; celui de la houillère du bois Monzil laissa huit ouvriers ensevelis pendant cent trente-six heures dans une galerie où l'eau n'avait pas pénétré, et dont l'espace présentait un volume total de 375 mètres cubes.

M. le docteur Soviche, à la relation duquel nous empruntons ce qui suit, évalue à un tiers de mètre cube l'air que chacun des mineurs a eu à respirer par heure pendant sa captivité; mais il suppose dans cette évaluation, qu'au moment de leur délivrance, ils avaient absorbé tout l'oxygène contenu dans les 375 mètres cubes de l'espace dans lequel ils étaient renfermés; or, cette absorption n'était point et ne pouvait être complète.

Quant aux proportions d'oxygène, d'azote et d'acide carbonique que contenait chaque tiers de mètre cube de l'air de la galerie au moment où les huit ouvriers y ont été ensevelis, on en peut juger approximativement, car leur lumière s'éteignit à la fin de la deuxième heure de leur reclusion, et l'on sait que la composition de l'air, au moment où la combustion cesse de pouvoir s'y opérer, est de 0,10 d'oxygène, 0,80 d'azote, et 0,10 d'acide carbonique.

Mais l'air, refoulé par une forte colonne d'eau, pouvait être à l'état de compression et contenir davantage de principes respirables ; mais il pouvait s'en échapper, ou il pouvait en arriver quelque peu par les fissures des rochers.

Quoi qu'il en soit, après cent trente-six heures de cette reclusion, et au moment de leur délivrance, ces mineurs présentaient une respiration pénible, stertoreuse, et ne pouvaient articuler aucune parole ; leur tête était le siège de vives douleurs. Un assoupissement s'empara d'eux ; quelques-uns même délirèrent.

L'abstinence d'aliments ne leur fut point pénible ; ils n'éprouvèrent point les angoisses de la soif et ne songèrent à boire, que le quatrième jour de leur emprisonnement.

Ils furent vivement tourmentés par la sensation du froid, ce qui peut être expliqué par l'humidité du lieu où ils se trouvaient, la longue abstinence, et la respiration d'un air de plus en plus dénué d'oxygène.

Il existe beaucoup d'autres exemples des effets délétères de l'air non renouvelé : les malheurs des assises d'Oxford ; les tourments et l'anxiété que M. de Ségur nous dit avoir été éprouvés, dans la retraite de Moscou, par ces braves qui, après avoir atteint, le soir, à grand'peine, une malheureuse cabane déjà envahie par leurs frères d'armes, s'élançaient bientôt vers les fenêtres en foulant aux pieds leurs compagnons d'infortune, et se cramponnaient à ces ouvertures pour y respirer un air glacé.

M. Guerard dit avoir vu mourir en moins d'un

quart d'heure une souris renfermée dans une large
bouteille de chimie, appelée *col-droit*, bien qu'on en
laissât le goulot ouvert. L'animal périssait avant d'a-
voir usé, à beaucoup près, tout l'oxygène de l'air qui
l'environnait. M. Guerard est porté à croire que la raréfaction de l'air entre pour beaucoup dans les malheureux événements dont le Champ-de-Mars a été récemment le théâtre. Cette opinion est probable, et si
on lui oppose ce fait résultant des travaux de M. Dal-
ton, que tous les gaz peuvent se mêler, quoique
leurs poids spécifiques soient différents, et que l'oxygène, seize fois plus pesant que l'hydrogène, s'élève
contre son propre poids pour prendre la place de ce
gaz lorsqu'il y a communication entre les flacons qui
les renferment, il n'en restera pas moins, en faveur de
l'opinion de M. Guerard, cette observation, que des individus ont été asphyxiés en plein air par l'acide carbonique, pour s'être couchés près des fours à chaux.

On peut observer les effets de l'air non renouvelé,
à un degré moindre, parce qu'il n'agit que passagèrement, dans les salles de spectacle où l'on voit, chaque
jour encore, des femmes éprouver des syncopes et des
défaillances dues à cette seule cause. Ces accidents, qui
sont ordinairement de peu de durée, peuvent avoir des
suites mortelles pendant la grossesse.

Si l'air imparfaitement renouvelé n'est pas aussi
rapidement mortel, il l'est d'une manière non moins
certaine. Plusieurs staticiens ont mis hors de doute son
influence dans l'augmentation du chiffre de la phthisie.
MM. Baudelocque et Papavoine ont établi, sur des faits,
qu'une alimentation vicieuse est moins puissante pour
amener le développement des tubercules, que ne l'est un

air non suffisamment renouvelé. Enfin, Lind, Blanne
et beaucoup de chirurgiens de marine, regardent l'air
insuffisamment renouvelé des entreponts, comme la
principale cause du développement du scorbut, des fièvres typhoïdes, des pneumonies et des dysenteries qui
moissonnent les marins. Combien, d'ailleurs, ne voit-on
pas, chaque jour, de maladies qui, rebelles à toutes les
ressources de la pharmacie, disparaissent par le seul
changement d'habitation? et qui peut douter qu'un air
pur ne soit la première condition de la santé?

Les accidents produits par l'air non renouvelé sont
aisés à éviter : il suffit presque d'en signaler la gravité; cependant nous commettrions une omission en né-
gligeant de faire connaître les procédés suivants :

1°. On renouvelle l'atmosphère des appartements
au moyen d'ouvertures pratiquées de manière à donner
un libre accès à l'air extérieur et une issue facile à
l'air intérieur. Pour atteindre ce but, les ouvertures
seront opposées entre elles, afin que le courant qui s'é-
tablit, enlève rapidement l'air vicié, et lui substitue de
l'air pur. Cette disposition doit surtout être mise en
usage dans les lieux destinés à contenir beaucoup de
monde, et qui sont exposés à se remplir d'émanations
malfaisantes, tels que les salles de spectacle, celles qui
sont destinées à des cours publics, et principalement
les amphithéâtres d'anatomie et de chimie; tels sont
encore les ateliers, les vaisseaux, les hôpitaux, les prisons, etc. Ces ouvertures ne consisteront pas toujours
en des fenêtres; ainsi, on pourra pratiquer au niveau
du sol ou des planchers, de simples trous en forme de
ventouses; ils auront l'avantage de favoriser le balayage
du gaz acide carbonique, qui est plus pesant que l'air.

D'autres fois, quand la différence de température entre l'air extérieur et celui d'un appartement vaste, est telle qu'on a lieu de redouter pour les personnes qui doivent séjourner dans celui-ci, l'impression trop subite du froid, produite par le courant d'air qui serait établi au moyen de fenêtres opposées, le renouvellement de l'air peut être effectué insensiblement, en tirant parti de la seule différence de température. Ainsi, on perce une ouverture à l'extrémité la plus élevée de la voûte de l'appartement; l'air raréfié s'échappe par cette ouverture, et est renouvelé par l'air plus dense qui se précipite par les portes.

C'est par un mécanisme analogue qu'agit le feu dans le renouvellement de l'air. La colonne de ce fluide, qui occupe le tuyau de la cheminée, devient plus légère en s'échauffant, s'échappe par le tuyau, est remplacée par la couche d'air qui était placée à l'ouverture du foyer. Toutes ces couches disparaissent successivement, et sont remplacées par l'air plus dense auquel on donne accès par les portes ou les fenêtres. C'est sur ce mécanisme que sont fondés les *tuyaux d'appel*, à l'aide desquels M. Darcet a banni de tant d'ateliers les redoutables affections causées par les émanations métalliques du plomb, du mercure, etc. Les feux employés comme moyen de déterminer la ventilation doivent être faits avec des copeaux bien secs, ou tout autre combustible propre à produire une flamme claire sans fumée.

2°. On renouvelle encore une masse d'air circonscrite, au moyen des ventilateurs. Ces machines produisent le même effet que le procédé que nous venons d'indiquer; mais elles le produisent avec plus d'activité et de promptitude. Le ventilateur de Hales agit à la manière d'un véritable soufflet. Il est abandonné, parce qu'il faut, pour le mettre en action, au moins deux hommes qu'on est obligé de remplacer. Celui dont on se sert dans la marine est la *manche à vent*; c'est une espèce de grand tuyau conique, fait en toile de voile, et maintenu dilaté par des cerceaux placés de distance en distance : il est suspendu entre les mâts. Son extrémité supérieure, évasée, qui répond au-dessous de la hune, est fendue en forme de gueule suivant sa longueur, de manière à être présentée du côté du vent; son extrémité inférieure descend par une écoutille dans la cale ou dans l'entre-pont. L'air extérieur s'engouffre dans cette espèce d'entonnoir avec d'autant plus de vitesse que le vent est plus fort et que l'atmosphère dans laquelle plonge l'ouverture inférieure est plus raréfiée. La manche à vent doit avoir assez de longueur pour qu'on puisse en porter l'extrémité inférieure dans les soutes et dans tous les lieux les plus profonds. On reproche à la manche à vent 1° de ne pouvoir servir pendant le calme; 2° de porter dans l'entre-pont, quand il vente trop frais, un courant d'air assez froid pour causer des accidents. On pourrait peut-être, si l'on ne craignait de courir le risque d'exciter un incendie, remédier au premier inconvénient en transformant la manche en tuyau d'appel au moyen d'un petit réchaud. Quant au second inconvénient, le froid, on y remédie en évitant de se trouver dans la direction de l'ouverture inférieure de la manche.

Le fourneau ventilateur du docteur Wuettig est un fourneau de tôle dans lequel est placé un ballon de cuivre laminé. Deux tuyaux aspirateurs, dont la longueur peut être portée de 4 à 6 toises, partent de la partie inférieure. Une douille d'évacuation part de sa partie supérieure. Lorsqu'on allume le feu, la douille commence à souffler, et son souffle est d'autant plus fort, que l'air du ballon est plus échauffé et plus dilaté, et que l'air extérieur est plus dense. En allumant ce fourneau pendant une heure ou deux, on peut renouveler l'air d'un espace de 3 à 400 toises cubiques.

ARTICLE III.

De l'air altéré et vicié par les végétaux vivants ou qui n'ont subi aucune putréfaction.

Les végétaux ont besoin d'air, et altèrent ce fluide d'une façon peu différente des animaux. Si l'on met une plante sous le récipient de la machine pneumatique et qu'on fasse le vide, cette plante ne tarde pas à périr. Si l'on place une plante sous une cloche pleine d'air, mais disposée de manière qu'il ne puisse s'y renouveler, la plante périt encore. Si l'on examine l'air de la cloche, on voit 1° qu'il est diminué; 2° qu'il a perdu une portion de son oxygène, et que celle-ci est remplacée par une portion à peu près égale de gaz acide carbonique. Si l'on place une plante dans du gaz acide carbonique pur, elle y périt promptement. Jusqu'ici tout se passe comme chez les animaux; mais il existe d'autres phénomènes desquels on a cru devoir inférer que si les végétaux altèrent l'air dans certaines circonstances particulières, ils sont cependant destinés, dans les cas les plus ordinaires, à le purifier, c'est-à-dire à s'emparer, pour s'accroître, de ce qui nuit à la respiration des animaux, et à leur donner en échange le gaz qui doit y servir.

Ainsi, 1° toutes les parties vertes des plantes, frappées par les rayons solaires et mises en contact avec un mélange d'air et de gaz acide carbonique, décomposent celui-ci, en absorbent le carbone et une portion d'oxygène, augmentent de poids, et mettent à nu l'autre portion de gaz oxygène : à l'ombre, ce phénomène n'a plus plus lieu, et la présence du gaz acide carbonique fait languir les plantes. 2° Pendant la nuit, les végétaux absorbent le gaz oxygène de l'air et en transforment une partie en gaz acide carbonique ; mais aussitôt que leurs parties vertes sont frappées par les rayons du soleil, le gaz oxygène absorbé pendant la nuit se dégage en grande partie ; l'acide carbonique qui se trouve dans l'atmosphère est décomposé ; son oxygène est mis à nu, et le carbone est absorbé par le végétal, à l'accroissement duquel il sert. 3° Enfin, suivant un mémoire de M. Boussaingault, présenté à l'Institut le 29 janvier 1838, les plantes s'emparent d'une partie du gaz azote répandu dans l'air et exhalent de l'oxygène ; ainsi, encore, si ce fait est exact, l'azote que rejettent incesssamment les animaux servirait à la végétation des plantes, comme l'oxygène que celles-ci rejettent entretiendrait la vie des animaux ; de cette manière, l'équilibre serait constamment rétabli dans les proportions relatives des principaux éléments de notre atmosphère.

De ce qui précède on peut conclure : 1° que les végétaux renfermés pendant la nuit dans les appartements où l'on se livre au sommeil, sont nuisibles ; 2° qu'ils le sont même encore dans des cours qui ne reçoivent pas les rayons du soleil ; 3° qu'au contraire, il est doublement avantageux d'en placer dans des lieux échauffés par cet astre; 4° que l'air qu'on respire le soir dans les bois est malsain, parce qu'il est peu riche en oxygène et chargé d'acide carbonique; 5° qu'il est nuisible de laisser ouvertes, après le coucher du soleil, les fenêtres des appartements dominés par de grands massifs d'arbres; 6° qu'il est, au contraire, très-avantageux de respirer le matin, dans les bosquets, un air purifié par l'action des rayons solaires sur les parties vertes des plantes, et devenu plus riche en oxygène.

Toutefois, si l'on remarque qu'en hiver la proportion d'acide carbonique contenu dans l'air est moins considérable qu'en été, comme l'ont prouvé les recherches de M. de Saussure, tandis que le contraire devrait avoir lieu par suite de l'absence des parties vertes des végétaux et de l'activité des feux destinés à nous faire supporter l'intempérie de cette saison; on sera disposé à admettre, avec M. Guerard, auquel nous empruntons cette observation, que les effets des plantations doivent être principalement attribués aux variations qu'elles apportent dans l'état hygrométrique de l'air.

Ce que nous venons d'exposer n'a trait qu'aux parties vertes des végétaux : il nous reste à dire un mot des fleurs. Celles-ci, de même que les feuilles, altèrent l'air, c'est-à-dire absorbent le gaz oxygène, exhalent du gaz acide carbonique, mais elles ne paraissent pas jouir du privilége d'exhaler de l'oxygène sous l'influence des rayons solaires. L'air d'une cloche sous laquelle on place une rose devient, le jour comme la nuit, au bout d'un certain temps, assez privé de son gaz oxygène pour éteindre une bougie allumée. Sous ce premier point de

21

vue, je veux dire celui de la consommation de l'air respirable, les fleurs enfermées dans les appartements ne
le cèdent donc en rien, pour les propriétés malfaisantes,
aux autres parties du végétal.

Mais les fleurs ont un autre effet qu'il est impossible
d'attribuer à la privation de l'oxygène et à la formation
du gaz acide carbonique; car il se manifeste d'une manière prompte, et alors même que l'air n'est point modifié dans ses principes constituants. Cet effet est dû
aux émanations odorantes des pétales : elles causent à
certains individus des angoisses inexprimables, des céphalalgies, des défaillances, des syncopes, des étouffements. Dans quelques cas, il survient de l'engourdissement dans les membres, de l'aphonie, des convulsions;
mais le plus ordinairement, les personnes frappées par les
émanations dont il est question tombent dans un état de
faiblesse, de somnolence, avec diminution des mouvements
du pouls, du cœur, et ces accidents pourraient amener
la mort si les causes persistaient. Dans ce cas, la cause
délétère agit sur le centre nerveux, qui, une fois frappé,
cesse d'influencer le cœur, les poumons, etc. Ingenhousz
prétend que les fleurs ont fait périr plusieurs personnes,
dont on avait attribué la mort à toute autre cause.

Les émanations du Rhus toxicodendron et celles de
l'Upas tieuté, causent, dit-on, à très-peu de distance de
l'arbre, des érysipèles. Je tiens de M. Chervin, que le
Mancénilier, accusé de produire le même accident, ne
le détermine que lorsque le suc, qu'on obtient par inci-
sion du tronc, a été mis en contact avec la peau; ou que
la pluie s'est chargée de la matière irritante qui se
trouve sur les feuilles de l'arbre et l'a déposée sur quelque partie du corps.

II.   21

C'est presque toujours pendant la nuit, conséquemment hors le temps de l'exercice volontaire de l'odorat, que surviennent les accidents causés par les fleurs. C'est ce qui nous a fait reporter ici quelques détails que nous avons passés sous silence à l'article *Odorat* (t. 1er), où l'on trouvera (p. 57) le nom des fleurs dont on doit le plus redouter les émanations.

Signaler les accidents produits par les fleurs, c'est indiquer les moyens de s'en préserver. Nous dirons, à l'article *Habitation*, le parti qu'on peut tirer des grands végétaux pour l'assainissement de l'air.

ARTICLE IV.

De l'air vicié par les émanations des corps en combustion, tels que le charbon, la braise, le bois, etc.

Si nous avons cru devoir traiter à part des émanations produites par les corps en combustion, c'est parce qu'elles ne sont pas uniquement formées par le gaz acide carbonique.

Les produits de la combustion du charbon varient aux diverses époques de l'opération. Dans les premiers temps, le gaz qui s'échappe d'un fourneau allumé contient, sur cent quatre-vingt-huit parties en volume, vingt-six parties de gaz acide carbonique, trente-huit parties d'air atmosphérique, quatre-vingt-dix-huit parties de gaz azote, et vingt-six de gaz hydrogène carboné. Lorsque la combustion est à son maximum d'activité, l'acide carbonique qui se produit n'est plus mélangé d'hydrogène carboné.

Les accidents produits par cette viciation de l'air,

ainsi que les lésions cadavériques, sont les mêmes à peu près que ceux qui résultent de l'asphyxie par le gaz qui se dégage de la fermentation alcoolique. Ils sont rapidement mortels, et l'on doit éviter avec soin de placer des réchauds de charbon dans des appartements où le courant d'air établi n'est pas suffisant pour enlever le gaz délétère que produit la combustion de cette substance. Comme celle de la braise donne lieu à des accidents analogues à ceux qui sont produits par le charbon, nous devons dire que c'est une habitude dangereuse de fermer, avant de se coucher, pour concentrer la chaleur dans les appartements, les soupapes des tuyaux de poêle ou de cheminée à la prussienne. Il est arrivé souvent que des personnes sont mortes victimes de cette imprudence.

ARTICLE V.

De l'air altéré par l'éclairage artificiel.

Les corps destinés à l'éclairage artificiel sont solides, liquides ou gazeux. Ils modifient l'air : 1° en élevant sa température; 2° en changeant ses principes constituants; 3° en y mêlant des gaz ou autres corps plus ou moins nuisibles. Ces divers changements apportés aux propriétés physiques et chimiques de l'air, sont le point de départ d'influences remarquables sur la santé. Nous prendrons pour guide, dans l'exposé de ces modifications et de leurs effets, la dissertation présentée au concours d'hygiène (1838) par M. le docteur Briquet.

Pour être propres à fournir la matière de l'éclairage, les corps solides ou liquides doivent être décomposables par la chaleur et susceptibles de se réduire en gaz.

21.

Si la combustion des corps employés à l'éclairage est complète, il en résulte de l'eau et de l'acide carbonique : une partie de l'oxygène de l'air a été absorbée. Si leur combustion est imparfaite, il en résulte, en outre, des produits volatils différens, selon les corps employés, mais susceptibles d'être portés dans les voies aériennes avec l'air, et d'agir d'une manière plus ou moins nuisible sur ces parties. Les corps qui brûlent le plus complétement, et qui sont le moins susceptibles de fournir ces produits nuisibles, sont ceux qui, pour leur combustion, exigent la température la plus élevée : nous dirons plus loin pourquoi.

1°. *Corps solides.* — L'éclairage par les corps solides a principalement lieu avec la chandelle et la bougie.

Tout le monde sait que la chandelle se prépare avec des graisses de bœuf et de mouton auxquelles on ajoute quelquefois des huiles, et dont on forme des cylindres au centre desquels est placée la mèche que l'on enflamme.

La chandelle, fondant à une température peu élevée, brûle incomplétement, parce qu'une partie du suif se décompose et se volatilise avant de se trouver en contact avec la portion de la mèche où s'opère la combustion. La portion de la chandelle qui se trouve brûlée, laisse échapper, comme nous venons de le dire, pour produits, de l'eau et de l'acide carbonique formés aux dépens de l'oxygène de l'air. Pour constater ce fait, Lavoisier met une chandelle sous une cloche contenant 283 pouces cubes d'oxygène; la lumière s'éteint lorsqu'il ne reste plus que 140 pouces cubes de gaz composés de 90 pouces d'acide carbonique et de 50 pouces d'oxygène; les parois de la cloche sont tapissées de gouttelettes d'eau.

La portion de graisse qui se volatilise donne lieu à

divers produits pyrogénés dont l'analyse n'a point été faite d'une manière spéciale, mais que, par analogie, on peut supposer consister en acides gras, en stéarone, margarone, etc.

Enfin ce mode d'éclairage influe à tel point sur l'élévation de la température, qu'une chandelle de 6 à la livre, brûlant pendant une heure, porte 27$^{mèt.\ cub.}$, 29 d'air de o à 100°. L'échauffement produit par minute est de près de deux degrés, l'air étant supposé non renouvelé.

Il résulte des effets de ce premier mode d'éclairage : 1° que l'air est plus raréfié, 2° qu'un de ses éléments, l'oxygène, est dans une proportion moindre que dans l'état normal; conséquemment que cet air fournit aux poumons un aliment moins riche : mais il en résulte en outre que la proportion manquante de l'oxygène est remplacée par un gaz éminemment délétère, l'acide carbonique, et que, de plus, l'air est altéré, soit par des corps irritants capables d'agir directement sur les voies respiratoires, soit par d'autres corps (les gaz hydrogénés et carbonés) susceptibles d'être absorbés par la membrane muqueuse bronchique, et de modifier l'oxygénation du sang. Disons en outre que les molécules de charbon, qui sont versées avec abondance et tenues en suspension dans l'air, sont inspirées avec le gaz, déposées à la surface des fosses nasales, de l'arrière-gorge, des bronches et même des cellules pulmonaires, se dissolvent dans les mucosités de ces parties, et sont mouchées et expectorées sous forme de sécrétions noirâtres tout à fait semblables à ces excrétions pulmonaires lobuleuses noircies par la partie colorante du sang. On est à même de vérifier cet effet lorsque l'on crache ou

qu'on se mouche après avoir passé quelques heures de
la nuit à lire à la lumière d'une chandelle.

La bougie, préparée comme la chandelle, sous la
forme de cylindres au centre desquels se trouve une
mèche, se fait : 1° avec la cire d'abeilles, et en Amérique
avec la cire du *myrica verifera*; 2° avec l'acide stéarique; 3° avec la cétine.

La fumée.de la bougie se compose de produits analogues à ceux que nous avons mentionnés plus haut.

La cire, en brûlant, n'altère pas l'air autant que le
fait la chandelle, 1° parce que, ne se fondant qu'à une
température plus élevée, elle ne se décompose qu'au lieu
même de la combustion, brûle beaucoup plus complétement, donne lieu conséquemment à fort peu de volatilisation; 2° parce qu'elle ne renferme pas, parmi ses
produits volatils, l'acide sébacique, qui donne l'âcreté au
suif; 3° enfin, parce que ses produits contiennent une
moindre proportion d'huile empyreumatique. La bougie
donne plus de chaleur que la chandelle, puisque, brûlant
pendant une heure, une bougie de même volume porte
$32^{\text{mèt. cub.}}$, 83 d'air de o à 100°. Il faut remarquer que,
dans la chandelle, le volume de la mèche et le champignon que forme par instants celle-ci, contribuent à la
perte du calorique, comme tout corps solide interposé
dans les flammes; que la bougie n'est jamais pourvue
d'une mèche aussi volumineuse que la chandelle, et que
cette mèche se détruit spontanément au fur et à mesure
que s'opère la combustion de la cire.

A l'époque où l'on commença à confectionner des
bougies avec l'acide stéarique et la cétine, on ajoutait
à ces substances, pour en faciliter le moulage, une certaine proportion d'oxyde d'arsenic. L'odeur d'ail était

sensible lorsqu'après avoir éteint la bougie on se trouvait dans la direction de la fumée. On connaît assez les terribles effets qui résulteraient de la combustion de pareilles bougies, si, dans un espace très-circonscrit, elles brûlaient en très-grand nombre. L'autorité a donc eu raison d'interdire ce mode de préparation.

Ce n'est que dans les pays fort pauvres qu'on s'éclaire avec les résines et les tiges de sapin. Ces substances donnent lieu, pendant leur combustion, à une fumée épaisse et piquante, formée par la volatilisation de la portion d'huile volatile non brûlée : cette fumée a, sur les voies respiratoires, un effet irritant.

Les lampions et les torches, fabriqués de graisses impures et de résines, altèrent l'air, de tous les produits qui résultent de la combustion imparfaite des corps gras, provoquent, chez certaines personnes, de la toux et des étouffements.

2°. *Matières liquides.* — Les matières liquides le plus ordinairement employées à l'éclairage, sont les huiles de colza, d'œillette, de chenevis et de noix, qu'on met en ignition au moyen d'une mèche baignant dans ces liquides.

La fumée qui résulte de la combustion de ces huiles est à peu près formée des mêmes principes que celle de l'une des espèces de gaz employés à l'éclairage. Il en sera fait mention plus loin.

La fumée des huiles altère l'air à la manière des corps gras soumis à la combustion, colore, comme la fumée de suif, les mucosités nasales, bronchiques et pulmonaires.

Quant à la chaleur produite par la combustion de l'huile, on a calculé qu'une lampe Carcel élève, dans une heure, 45$^{\text{mèt. cub.}}$, 48 d'air de o à 100°.

Les effets de l'air altéré par l'éclairage à l'huile sont à peu près les mêmes que ceux qui résultent de l'emploi du suif. Rammazzini prétend que des hommes, éclairés par une lampe dans laquelle brûlait de l'huile de noix, ont éprouvé des maux de tête, et des engourdissements, comme s'ils eussent été exposés à la vapeur du charbon. On peut mettre en doute que ces phénomènes tinssent exclusivement à l'huile de noix, si l'on fait attention à ce que, dans quelques contrées de la France, on ne s'éclaire qu'avec cette huile.

3°. *Gaz.* — Les gaz employés à l'éclairage sont extraits des huiles, des houilles ou des huiles de houille, des résines ou de leurs huiles, des eaux de savon qui ont servi au dégraissage.

Dans l'établissement du faubourg Poissonnière, le gaz n'est extrait que de la houille. Celle-ci est décomposée dans des espèces de cylindres de fonte, au nombre de plus de soixante, un peu aplatis, de six pieds et demi de long sur un de hauteur, deux de largeur, et qui sont portés au rouge, par un fourneau placé au-dessous de chacun d'eux. Les gaz qui résultent de cette décomposition traversent des conduits dans lesquels ils se purifient; de là ils se rendent dans le gazomètre où ils séjournent, et d'où ils sont extraits pour l'usage; le gaz part du gazomètre par des tuyaux en fonte enduits de goudron qui le conduisent jusqu'aux lieux où il doit être enflammé. Dans d'autres établissements il est porté à domicile (*gaz portatif*) dans des réservoirs. Quelquefois il est réduit, dans ces réservoirs, au trentième de son volume (*gaz comprimé*).

Le gaz fourni par les huiles est composé d'hydrogène bicarboné, d'hydrogène protocarboné, d'hydrogène pur, des carbures hydrique, sesquihydrique et dihydrique, de l'oxide de carbone et d'un peu d'azote.

La houille fournit le même gaz que les huiles, et de plus, des acides sulfhydrique et carbonique libres ou unis à l'ammoniaque, et du sulfite de carbone.

En passant à travers un tuyau froid, le gaz est débarrassé du goudron qu'il contient; et des acides sulfureux, hydrosulfurique et carbonique en traversant l'épuratoire dans lequel on a mis plusieurs couches de mousse saupoudrées de chaux; enfin l'eau qu'il traverse en dernier lieu, lui enlève un peu de carbone, d'hydrosulfate d'ammoniaque et d'huile pyrogénée.

Pendant la préparation du gaz, les ouvriers qui chargent les cylindres où est décomposée la houille, sont exposés à la flamme très-intense qui se produit au moment où ils ouvrent l'appareil, ainsi qu'à une épaisse fumée. Tous ces hommes, sans exception, m'ont affirmé n'en avoir jamais éprouvé aucune espèce de malaise, et il se trouve dans l'établissement des ouvriers qui font ce métier depuis dix-sept ans. Ceux qui enlèvent les lits de chaux des réservoirs sont exposés à l'action irritante de l'ammoniaque, et m'ont dit éprouver une toux intense.

Une fois préparé, le gaz est sujet à fuir des tuyaux qui le conduisent. La fuite a lieu au point de réunion de ceux-ci, ou lorsque le gaz est arrivé chez le consommateur. Dans la fuite qui a lieu au point de réunion des tuyaux, le gaz s'infiltre dans le sol et ne produit d'autre résultat, si l'on ouvre une tranchée sur le lieu de la fuite, qu'une odeur désagréable due au sulfite de carbone (il est clair que s'il rencontrait un corps en ignition il produirait de terribles détonations); mais il peut aussi cheminer à travers les terres, arriver dans des caves, et même des appartements, et déterminer de graves accidents. Nous n'entendons point parler ici des explosions si fréquentes et si dangereuses auxquelles il donne lieu, par l'approche d'un corps en ignition, lorsqu'il est mêlé à l'air en certaine quantité : nous ne voulons nous occuper que des asphyxies dont on a eu, dans ces dernières années, l'occasion d'observer quelques exemples.

MM. A. Devergie et Paulin ont donné, avec de grands détails, la relation d'un événement de cette nature arrivé à Paris, rue de Bussy[1], chez un marchand de nouveautés. Les phénomènes éprouvés par les asphyxiés ont été les suivants : suffocation, étourdissements, perte de connaissance, et, chez l'un d'eux, vomissements, mouvements convulsifs violents, avec écume à la bouche et roideur du corps, respiration stertoreuse, injection de la face, dilatation des pupilles. Ces phénomènes ont été suivis de la mort.

Les lésions cadavériques sont celles qu'on rencontre dans les asphyxies qui forment l'objet des articles précédents.

Les fuites de gaz qui s'opèrent soit par des fissures, soit par les robinets qu'on a négligé de fermer, se décèlent par l'odeur du sulfite de carbone, appréciable lors même qu'il n'entre dans l'air que dans la proportion d'un millième.

La combustion du gaz altère l'air à la manière des corps précédents, mais plus considérablement qu'aucun d'eux. Ainsi, d'après des calculs établis sur les tableaux

[1] *Annales d'Hygiène publique et de Médecine légale*, Paris 1830, t. III, pag. 487.

de M. Dumas, « un bec de gaz à l'huile consomme 38 litres de gaz par heure : il y a absorption de 63 litres un tiers d'oxygène et production de 42 litres et demi d'acide carbonique; un bec de gaz de houille consomme 158 litres de gaz par heure; il y a, pendant ce temps, absorption de 234 litres d'oxygène, production de 128 litres un tiers d'acide carbonique. » Indépendamment de cette destruction de la partie respirable de l'air, de cette rapide production d'un gaz délétère, il se répand encore dans l'air, 1° de la vapeur d'eau, qui résulte de la combustion; 2° des quantités variables d'acide sulfureux et de sulfite de carbone; 3° une quantité énorme de charbon qui se sépare de l'hydrogène échappé à la combustion, et va noircir la surface des lieux où l'on consomme le gaz. Qu'on joigne à ces produits l'élévation de température, plus considérable qu'avec aucun autre mode d'éclairage que ce soit, et l'on aura une idée de la promptitude avec laquelle l'air est altéré. Ce mode d'éclairage deviendrait très-promptement dangereux dans un lieu dont l'atmosphère ne serait point fréquemment renouvelée; et une lumière au gaz dans une chambre close y ferait périr d'asphyxie, d'une manière tout aussi certaine, les personnes qui s'y trouvent, que le fait le gaz non enflammé. Mais lors même que l'asphyxie, les maux de tête et les étourdissements qui précèdent cet état n'ont pas lieu, les surfaces muqueuses respiratoires n'en reçoivent pas moins une atteinte réelle, des gaz sulfureux, sulfite de carbone, acide hydrosulfurique qui échappent à la combustion, et même du charbon que nous avons vu plus haut pénétrer avec l'air dans la poitrine. Le gaz est donc un mauvais mode d'éclairage dans les maisons particulières; il ne convient qu'en plein air; mais là il

y jouit d'une supériorité marquée, car sa lumière est
éclatante et magnifique , et les produits délétères
que sa combustion répand sont rapidement dispersés.
Le gaz peut encore être employé dans ces vastes magasins où des courants d'air continuels renouvellent,
à tout instant, l'oxygène et balayent les gaz délétères à
mesure qu'ils se produisent ; mais, dans ce cas, lorsque
l'on a éteint les lumières, il faut, avant de fermer les
magasins, bien s'assurer qu'il n'existe aucune fuite.

Il résulte de ce chapitre, que l'air altéré par l'éclairage
artificiel prend une part très-réelle dans les nombreuses
influences qui détruisent prématurément la santé des
personnes habituées à faire de la nuit le jour et du jour
la nuit.

———

ARTICLE VI.

Altération de l'air dans les mines.

La nature de l'air des mines varie suivant la mine
que l'on exploite. Bien que nous ayons visité quelques
mines, nous avons dû, pour suppléer à ce qui manquait
à notre expérience, puiser beaucoup dans les *Éléments
pratiques d'exploitation*, par M. Brard, ingénieur en
chef des mines d'Alais. Nous le déclarons ici, regret-
tant d'avoir dénaturé peut-être, en n'en donnant que
des extraits, quelques détails importants à la conservation des mineurs, mais qui eussent trop augmenté cet
article.

Les gaz acide carbonique, azote et hydrogène carboné, sont les trois principaux qui altèrent l'atmosphère
des mines. On sent bien qu'il en est plusieurs autres,

mais les mêmes moyens de précaution leur sont applicables.

Le gaz acide carbonique pouvant , ainsi que nous l'avons vu dans les articles précédents, se dégager spontanément de l'intérieur de la terre, est susceptible de se rencontrer dans une infinité de lieux différents, et quelle que soit la nature des roches et des minerais dans lesquels on travaille. C'est lui que les mineurs de la Loire appellent *la force.* Il est le seul des trois qui soit plus pesant que l'air ; aussi au lieu de tendre à s'échapper, comme le font les deux premiers, par la partie supérieure des galeries inclinées, il tend à s'écouler dans le fond, à la manière d'un liquide. Il s'amasse dans les galeries tortueuses, dans les *descenderies* ou dans les puits. C'est de lui probablement que Fodéré veut parler, lorsqu'il dit : « Les mines de charbon, principalement celles qui ne sont pas bien conduites, laissent souvent échapper une vapeur tellement assoupissante, que les ouvriers ont de la peine à l'éviter, et qu'ils tombent de l'échelle par laquelle ils veulent se sauver, s'ils ne montent pas assez vite » (*Dictionn. des Sciences médicales*). Nous avons indiqué (p. 3o2) les moyens de recueillir ce gaz, ainsi que les caractères qui lui sont propres ; nous avons fait connaître la promptitude avec laquelle il asphyxie ; nous ne reviendrons pas sur ce sujet.

Quand il se rencontre en quantité moindre de celle qui est nécessaire pour produire sur-le-champ ce résultat, on s'aperçoit de sa présence dans les mines, aux signes suivants : légère odeur de pomme, rougeur de la flamme des lampes qui , malgré la précaution qu'on prend d'en écarter la mèche, s'éteignent par le moindre mouvement ; mal de tête plus ou moins intense.

Lorsque la lumière ne s'éteint pas subitement, et qu'elle ne cède que par suite d'un léger mouvement, on peut rester et même travailler au milieu de cet air, qui est mauvais cependant, mais qui n'est point encore assez chargé d'élément délétère pour pouvoir causer l'asphyxie.

M. Brard s'est trouvé forcé de relever une galerie dans laquelle il lui était impossible de conserver de la lumière, où il éclaira le limbe de sa boussole avec quelques vers luisans. Dans une circonstance semblable, M. l'ingénieur Ryan fit usage de phosphore de Canton (sulfure de calcium). En pareil cas, il ne faut point entrer seul dans la mine; il faut même se faire attacher pour en pouvoir être retiré au besoin.

« C'est particulièrement pendant les jours chauds et orageux de l'été, que le gaz acide carbonique s'élève davantage dans les puits, tandis qu'il descend et disparaît quelquefois complétement en hiver, pendant les nuits fraîches ou dans les jours de grand vent.» (Brard.)

Le gaz azote (*mofette*) s'accumule quelquefois dans les mines et devient tout aussi funeste que le précédent, bien qu'il n'agisse pas comme lui par une action délétère, mais seulement comme rendant l'air insuffisant à la respiration; nous avons indiqué (p. 319) les caractères propres à le faire reconnaître. Un petit cabiai, placé sous une cloche remplie de ce gaz, est asphyxié en cinq minutes et demie. Suivant Dupuytren, l'animal plongé dans une atmosphère d'azote pur, éprouve de la gêne dans la respiration, s'affaiblit progressivement, mais sans aucune lésion des fonctions nerveuses. Si on le ramène à l'air libre avant que l'asphyxie soit complète, ses fonctions se rétablissent très-promptement, et il ne se ressent aucunement de ce qu'il a éprouvé. Quand la mort a lieu, on trouve tout le système artériel rempli de sang noir.

Le mélange des gaz acide carbonique et azote, dans diverses proportions, est, dans le langage des mineurs, désigné sous le nom de *mouquet*, se rencontre dans les mines de *lignite* de la Provence, se manifeste principalement pendant les chaleurs, dans le voisinage des vieux travaux, des eaux croupissantes et des amas de lignites terreux; il est plus fort, toutes choses égales d'ailleurs, dans le voisinage des charbons argileux, etc. On le reconnaît à la flamme des lampes qui devient rougeâtre, allongée, vacillante, et qui finit par s'éteindre. « Les mineurs le distinguent à son odeur piquante, à la pesanteur de la tête, au sifflement des oreilles, au gonflement et à l'endurcissement du bas-ventre, à l'oppression de la poitrine, à une espèce de tremblement dans les muscles des cuisses et des jambes, à un affaiblissement qui réclame les secours les plus prompts, etc. Les victimes du *mouquet* ont toujours offert le ventre gonflé et tendu, comme celui des noyés. Le chlorure de chaux humide, placé à plusieurs reprises dans les travaux infectés par le mouquet, a produit une amélioration sensible. » (Note de M. Communeau, ingénieur.)

« Le gaz hydrogène carboné des mines, que l'on nomme *grisou, feu grisou*, ou *feu sauvage*, suivant le pays, est presque toujours mêlé à une certaine dose d'azote ou d'acide carbonique qui le rend moins combustible. Il s'échappe ordinairement de la houille avec un petit bruissement et un léger pétillement, non-seulement quand ce combustible est en couche, mais encore quand il est détaché, et que la tombée est faite. Il sort quelquefois de certaines places avec une telle abondance, que l'on peut adapter des tuyaux sur ces *souffleurs* et le conduire dehors avec des boyaux de cuir, d'où il jaillit en produisant un jet que l'on peut allumer. Il se rencontre aussi dans quelques salines, mais c'est plus particulièrement des houilles très-grasses et très-friables qu'il transsude avec le plus d'abondance. » (Brard.)

L'hydrogène augmente d'intensité lorsqu'on approche d'une *faille* (interruption de la couche ou des filons qu'on exploite), d'un *brouillage* (blocs de houille isolés et sans suite), d'un renflement, et en général de toutes les places où la houille et le schiste qui lui sert de toit sont friables et fendillés. Alors il devient sensible à l'œil : il se présente sous la forme d'une légère vapeur blanchâtre qui se tient au plafond des galeries, comme étant plus léger que l'air atmosphérique ; d'autres fois il donne lieu à l'apparence de pellicules voltigeant de manière à simuler des toiles d'araignées, et que les mineurs s'empressent d'écraser entre leurs mains, avant qu'ils ne passent au-dessus des lumières, où ils feraient explosion. Enfin, suivant les expériences de sir de H. Davy, toutes les fois que ce gaz s'accumule dans une partie des travaux où l'air est stagnant, et que le mélange d'air et de gaz est dans des proportions entre 6 et 12 d'air atmosphérique, contre 1 de gaz inflammable, il devient susceptible de produire, par l'approche de la flamme des lampes, ces explosions qui brûlent les ouvriers, bouleversent les travaux, et qui, après avoir causé tous ces désastres, transforment subitement l'air des galeries en gaz délétères, ou au moins impropres à entretenir la respiration, bien loin de le purifier, ainsi que l'a avancé (*Dictionn. des Sciences médicales*, t. XXII, p. 421) le savant Fodéré. « Soixante-huit mineurs qui avaient échappé à la commotion et à l'inflammation du grisou, qui eut lieu, le 10 janvier 1812, dans la houillère du Horlot, près Liége, furent asphyxiés par le gaz résultant de la combustion, qui s'était répandu dans les travaux. » (Brard.) Ce nouveau gaz doit être l'acide carbonique, puisque la combustion de l'hydrogène carboné donne lieu à de l'eau et à de l'acide carbonique.

Au-dessus et au-dessous des proportions indiquées entre le grisou et l'air atmosphérique, l'inflammation peut avoir lieu, mais sans explosion.

Le meilleur moyen de remédier à l'altération de l'air des mines, est une bonne ventilation. Les gaz des mines, en effet, sortant du sein de la terre, s'accumulant et se renouvelant rapidement, doivent être entraînés au dehors. A plus forte raison le même moyen doit-il être employé contre les vapeurs arsenicales et mercurielles, particulières aux mines qui contiennent ces métaux, puisque ces vapeurs ne sauraient être neutralisées.

L'aérage des mines se fait à l'aide des moyens que nous avons indiqués en traitant de l'*air non renouvelé*. Ils ont tous pour but d'introduire de l'air extérieur dans les travaux par une ouverture quelconque, et de le forcer à en sortir par une autre, conséquemment de noyer et d'entraîner avec lui les gaz impropres à la respiration et les vapeurs nuisibles. Il suffit quelquefois, pour que cette circulation de l'air ait lieu, d'élever artificiellement la température d'un des puits de la mine; mais comme on rencontre les gaz nuisibles en commençant les travaux, et avant que plusieurs puits ou galeries communiquant ensemble et débouchant à la surface du sol puissent

donner à ces gaz une issue naturelle, on a recours aux
cloisons, aux *conduits*, aux *ventilateurs*, aux *fourneaux
d'appel*.

Les *cloisons* séparent la case des échelles par lesquelles
montent ou descendent les ouvriers, de celle des *tines*,
espèces de tonnes dont on se sert pour élever au jour
les produits de la mine. Les cloisons dépassent de 2 mètres la bouche du puits ; l'air entre par une case et sort
par l'autre.

Les *conduits* ou *tuyaux d'aérage* se font avec des
planches jointes ensemble ou avec des arbres forés ; ils
sont également élevés au-dessus de la bouche du puits,
et ils sont terminés par une espèce de girouette qui présente une ouverture au vent.

Les *ventilateurs* servent à chasser de bon air dans
les travaux. Ce sont de gros soufflets ou autres machines
remplissant la même indication. Dès que les travaux
sont étendus, dès que l'espace est considérable, les ventilateurs deviennent insuffisants.

Les *fourneaux d'appel* dont nous avons (art. *Air
non renouvelé*) indiqué la théorie, agissent d'une manière opposée aux ventilateurs : ceux-ci sont des appareils soufflants ; les fourneaux d'appel sont des appareils
aspirants. Ils se placent à l'extrémité supérieure des
tuyaux d'aérage, se composent d'un cendrier, d'une
grille, d'un foyer et d'une cheminée plus ou moins haute.
Le tuyau d'aérage, dont l'extrémité inférieure plonge
jusqu'au fond du puits ou jusqu'au bout de la galerie,
vient déboucher sous la grille qui porte le combustible,
et se termine par un bout en fer, afin qu'il ne s'enflamme pas : on bouche exactement le cendrier et la
chauffe avec des portes lutées de terre grasse et de cro-

tin de cheval, de manière à ce que l'air, indispensable
à la combustion, ne puisse être fourni que par le tuyau
qui va l'aspirer au fond de la mine, où il est aussitôt
remplacé par de l'air pur qui se précipite dans les
travaux,

Si l'on remplaçait ce petit appareil par une simple
grille à feu, suspendue au puits d'aérage, il faudrait,
pour éviter les détonations du grisou, la garantir avec
un châssis garni de toile métallique de la même finesse
que celle des lanternes de Davy, dont nous allons parler
ci-dessous.

Les autres précautions relatives à l'aérage consistent
à diriger les travaux avec la plus grande régularité possible, à éviter les galeries tortueuses, à forcer la totalité de l'air qui se précipite par l'un des puits, à passer
sur toute la surface de la taille qui est en exploitation,
et où se trouvent réunis tout à la fois le plus grand
nombre d'ouvriers, le plus grand nombre de lumières
et la plus forte émission d'hydrogène. On parvient à ce
résultat en s'opposant par des remblais à ce que le bon
air introduit dans la mine, aille se perdre et s'éparpiller
dans les fissures.

Malgré toutes ces précautions propres à entraîner
au dehors les gaz délétères, ils parviennent souvent (particulièrement les jours de fête et quand les travaux sont
suspendus) à s'accumuler, et peuvent causer la mort si l'on
n'est averti de leur présence, soit pour les neutraliser, soit
pour user d'appareils, à l'aide desquels on peut impunément pénétrer dans le lieu méphitisé. Il est donc important d'arriver dans les galeries des mines sans craindre les
explosions, et d'en examiner l'atmosphère. La lampe,
ou plutôt la lanterne de S. Humphry Davy, donne ce

moyen. Sa construction repose sur ce fait qu'une trame
métallique assez fine pour porter sept cent quarante-
huit ouvertures par pouce carré, et dont le fil ait
de $\frac{1}{40}$ à $\frac{1}{60}$ de pouce d'épaisseur, suffit pour arrêter la
flamme peu chaude du gaz inflammable des mines, de
sorte que, lorsqu'on porte cette lanterne allumée au
milieu des proportions d'air et de gaz hydrogène carboné, susceptibles de faire explosion, le gaz entre bien
à travers les interstices des mailles, s'allume à la flamme
de la lampe, rougit le tissu métallique, mais l'inflammation ne se propage pas au dehors.

La lampe de Davy se compose donc, 1° du réservoir
d'huile ou de la lampe proprement dite ; 2° de l'enveloppe
de toile métallique en fil de fer ou de cuivre rouge ; 3° de
la cage qui sert à fixer l'enveloppe avec le réservoir et
à la garantir des chocs, au moyen de cinq montants de
fer et du chapeau de tôle qu'ils supportent.

Mais comme la lampe s'éteint quand le gaz hydrogène carboné forme les $\frac{2}{3}$ de l'atmosphère des mines,
H. Davy a imaginé de suspendre dans l'intérieur du
tube de toile métallique, un fil de platine roulé en spirale, qui, étant rougi par la flamme de la lampe, opère
la combustion lente des gaz inflammables, avec une
quantité d'air atmosphérique beaucoup moindre que
celle qui est nécessaire pour faire brûler la mèche. Le
calorique dégagé par cette combustion lente du gaz
hydrogène carboné, maintient à la chaleur rouge le fil
de platine, qui, dans cet état, répand assez de lumière
pour que l'ouvrier porteur d'une telle lanterne, puisse se
diriger dans les galeries, et lorsqu'il arrive dans une
atmosphère contenant plus d'oxygène, la combustion du
grisou recommence à être plus rapide dans l'intérieur du

cylindre, et la mèche se rallume spontanément. M. Che-
vremont a porté à huit le nombre des fils de platine en
les tournant ensemble en spirale, de manière à conserver
une plus grande clarté. Enfin, le corps de la lampe est
garni d'un crochet avec lequel, sans ouvrir l'enveloppe
de toile métallique, on peut élever, baisser et moucher
la mèche.

La lampe de Davy, dont les ouvriers répugnent à se
servir, parce que, revêtue de la toile métallique, la
flamme éclaire peu, est à présent remplacée en Belgique
et en Angleterre, par une lampe due à Béal, fondée sur
le principe de celle de Davy, mais dans laquelle un cylindre d'un verre épais et sans défaut remplace le tissu
métallique, qui n'existe alors qu'au-dessus de la cheminée
et à la partie inférieure de l'appareil par laquelle entre
l'air.

M. Ajasson de Grandsagne a bien voulu mettre à ma
disposition la lampe dont il se sert dans les mines de
Chagny. Voici en quoi consistent les modifications qui
la distinguent de celle de Davy : 1° Un bec d'Argant est
substitué à la mèche pleine; 2° le tube central par où
l'air traverse la flamme est garni, à son orifice inférieur,
de plusieurs toiles métalliques destinées à empêcher le
contact immédiat de l'air extérieur avec la flamme, et à
s'opposer en même temps à l'inflammation du grisou,
accident qui pourrait avoir lieu par une espèce de recul
de la flamme; 3° la partie correspondante à la flamme
même est formée d'un cylindre de verre ou de cristal enveloppé extérieurement d'un treillage à grandes mailles,
absorbant peu de lumière, et seulement destiné à préserver le verre des éclats de pierre ou de houille qui
s'envolent sous le choc du marteau; 4° au-dessus de la

portion occupée par la flamme, se trouve un tuyau en cuivre rouge, percé à sa partie supérieure, de petits trous qui laissent échapper le résultat de la combustion. Ce tuyau est étroit et détermine un tirage qui aspire l'air et lui fait traverser la mèche. Il est enveloppé lui-même d'une gaze métallique, remplissant les mêmes fonctions que la toile de la lampe de Davy. On voit que cet appareil présente un double moyen de sûreté.

Comme toutes les lampes s'éteignent par la présence d'une certaine proportion des gaz acides carbonique ou sulfureux dans l'air des mines, M. Ajasson de Grandsagne a présenté à l'Institut (séance du 2 avril 1838) une mèche dont il suffit de briser l'extrémité pour qu'elle s'enflamme, et qui, portant avec elle l'oxygène nécessaire à sa combustion, continue de brûler dans les gaz acide carbonique et sulfureux, et permet aux mineurs de se sauver alors que la lampe de Davy s'est éteinte au milieu de ces gaz délétères. Nous avons nous-même enflammé cette mèche, nous l'avons plongée dans l'eau, et nous avons constaté que, retirée de ce liquide, elle a continué de brûler.

Quels sont maintenant les moyens de neutraliser les gaz des mines? Nous avons indiqué (page 302) le moyen d'assainir un lieu où se rencontre le gaz acide carbonique. Ajoutons ici qu'en Angleterre M. Fincham a fait répandre, avec succès, pour détruire le gaz hydrogène carboné, du chlorure de chaux dans la mine de *Bradfort*, où les ouvriers ne pouvaient pénétrer qu'avec la lanterne de Davy. Un ouvrier entra dans la mine avec une chandelle sans avoir préalablement répandu de chlorure, et fut victime de l'explosion qu'il détermina. M. Fincham fit répandre de nouveau chlorure dans le lieu même où l'accident était arrivé, et l'on y porta une chandelle sans qu'il survînt de nouvelle explosion. Ce fait ne serait pas, il est vrai, concluant pour prouver la destruction du grisou par le chlorure de chaux, puisqu'après l'explosion il ne reste que du gaz acide carbonique et de l'eau; mais, plus tard, et dans le lieu même où se dégageait le gaz hydrogène, des expériences avec le chlorure furent continuées avec succès.

Quant aux appareils à l'aide desquels on peut pénétrer dans les mines méphitisées, soit pour en retirer des ouvriers asphyxiés, soit pour tout autre objet, ils ont été indiqués page 3o3.

ARTICLE VII.

De l'air vicié par les émanations des fosses d'aisances.

Il résulte des expériences de MM. Thénard et Dupuytren, que c'est au gaz hydrosulfurique (appelé *plomb* par les vidangeurs) que sont dus les plus graves accidents auxquels donnent lieu les émanations des fosses d'aisances. L'ammoniaque, qui ne s'écarte presque pas de l'endroit où est placée la lunette, ne détermine guère qu'un picotement des yeux, du nez, de la gorge, suivi quelquefois de l'inflammation de ces parties. Il n'en est pas de même de l'acide hydrosulfurique. Les expériences de MM. Thénard et Dupuytren établissent que les chiens les plus vigoureux n'ont jamais résisté à une partie de gaz hydrosulfurique mêlée à cent parties d'air. Ordinairement, une partie de ce gaz mêlée à deux cent quatre-vingt-dix-neuf parties d'air suffit pour asphyxier les chiens en quelques secondes. Les expériences de Chaussier prouvent que le gaz produit le même effet, mais d'une manière beaucoup plus tardive, lorsqu'on y expose une grande surface de la peau.

Les vidangeurs, atteints par ce gaz au moment où ils rompent la *croûte* des fosses d'aisances, sont saisis tout à coup comme par un poids qui les retient, éprouvent une toux suffocante, jettent un cri involontaire, sont atteints de mouvements convulsifs au milieu desquels ils expirent.

Les propriétés désinfectantes depuis longtemps reconnues au gaz acide muriatique oxygéné (chlore) ont porté MM. Thénard et Dupuytren à employer ce gaz pour neutraliser les effets délétères dont il est question ici. M. Labarraque a substitué au chlore le chlorure d'oxyde de sodium, qui n'a pas, comme le premier, l'inconvénient d'irriter les organes thoraciques.

Pour prévenir les accidents auxquels expose le métier de vidangeur, voici donc ce qu'il convient de faire : 1° Il faut choisir, quand on le peut, pour vider les fosses, un temps sec et froid; 2° ouvrir la fosse en ôtant la pierre placée au milieu de la voûte (*clef*) douze ou vingt-quatre heures avant de commencer à la vider; 3° se servir, pour l'éclairage, d'une lampe de sûreté, ou, si l'on n'en a point à sa disposition, se garder d'approcher de l'ouverture les chandelles ou lampes ordinaires, qui pourraient enflammer des gaz et donner lieu à des accidents graves; 4° boucher tous les siéges des divers étages de la maison, excepté le plus élevé, sur lequel on place un fourneau dont le fond est formé par une grille, et qui est rempli de charbons bien allumés ; 5° placer dans la fosse, sur un trépied, un semblable fourneau, qui doit être entouré d'un grillage semblable à la lampe de Davy : la manière d'agir de ces fourneaux a été exposée page 316; 6° percer avec une longue perche la *croûte*, de loin, et en détournant la tête, puis remuer toutes les matières pour faire dégager, avant de descendre dans la fosse, le plus possible d'exhalaisons méphitiques; 7° ceindre l'ouvrier qui descend, d'une double courroie en cuir, à laquelle s'attache une longue corde tenue par les hommes placés en dehors de la fosse; 8° placer un nouveau fourneau bien allumé, et disposé comme le précédent, sur le bord de celle-ci pendant qu'on la vide.

Pour empêcher les émanations des vidanges de pénétrer dans les appartements, il faut, comme l'a fait M. Labarraque dans sa propre maison, placer sous les portes une traînée de chlorure de chaux sec, de l'épaisseur d'un pouce, et tendre derrière elles, sur des cordes, un linge épais trempé dans du chlorure liquide.

Si la quantité du chlorure de chaux nécessaire à la désinfection d'une fosse entière ne se montait pas à un prix trop élevé, nul moyen ne lui serait comparable pour préserver les vidangeurs des accidents auxquels les expose leur dégoûtant métier. Si les latrines sont pourvues d'un tuyau d'évent dominant le toit de la maison, il est clair que c'est dans ce tuyau que sera fait l'appel à l'aide du fourneau. Dans ce cas alors, les ouvertures de tous les siéges seront closes. Avec une livre de chlorure de chaux sur 60 litres d'eau, on ferait des arrosages renouvelés; par ce moyen, toute espèce d'émanation fétide serait promptement détruite. Pour désinfecter deux

tinettes à moitié pleines, de manière à ce que, remuées en tous sens, elles ne présentassent plus d'odeur,
il a fallu que M. Labarraque employât 75 grammes
de chlorure sec. L'adoption usuelle de ce procédé aug-
menterait donc trop les frais de vidange. Mais ce qu'il
serait facile et utile de faire, et ce à quoi l'autorité devrait
obliger les maîtres vidangeurs, ce serait d'ajouter, ainsi
que le conseille M. Labarraque, à leurs équipages, comme
objet essentiel, une bouteille de chlorure d'oxyde de sodium concentré, afin de faire respirer cette liqueur aux
ouvriers asphyxiés. Il serait même convenable qu'on joi-
gnît aux précautions indiquées plus haut pour la vidange
de la fosse, celle de fixer sous le nez et la bouche de
l'ouvrier qui travaille à l'intérieur, des éponges imbibées
de chlorure.

La présence, dans les fosses d'aisances, de l'ammoniaque
jointe au gaz hydrosulfurique (hydrosulfure d'ammoniaque), ne change rien au procédé de désinfection : le
chlore, employé plus abondamment, neutralisera l'alcali.

Toutes les précautions que nous venons d'indiquer
dans cet article vont bientôt devenir superflues, et
l'on sera délivré de la dégoûtante cause de mortalité qui
les nécessitait, dès qu'on aura entièrement adopté l'utile
invention des fosses mobiles inodores, de MM. Caseneuve, dont nous parlerons à l'article *Habitation*.

ARTICLE VIII.

De l'air vicié par les émanations des tueries, des salles de dissection et des cimetières.

Les émanations du sang et des chairs palpitantes, loin d'être malfaisantes, sont sans doute, avec l'exercice pris de très-grand matin et en plein air, la cause principale de ce teint fleuri et de cette coloration des tissus que l'on remarque chez les bouchers. Les émanations du sang et des parties solides du corps, altérées par la putréfaction, présentent un résultat bien opposé.

Lorsque le lavage des tueries a été négligé, et que le sang et les autres débris d'animaux se sont putréfiés par une haute élévation de température, les bouchers sont sujets à des inflammations viscérales miasmatiques, dans certains cas accompagnées de charbon, d'anthrax, de pustule maligne, etc.

L'innocuité des émanations animales, alors que les cadavres ne sont point putréfiés, ou qu'il existe une bonne ventilation, explique comment, sous le décanat de J. J. Leroux, dans une seule année scolaire de la Faculté de Paris, seize cents cadavres de tout âge, de tout sexe, ont été disséqués par cinq cents étudiants, qui, chaque jour, passent cinq à six heures à ces dissections, sans qu'un seul de ces jeunes gens ait été victime d'un zèle qui, dans ces salles humides et froides, expose à tant de causes débilitantes. Il n'en est plus de même à une certaine époque de la putréfaction quand les effluves putrides animales ont de l'intensité et frappent directement les voies aériennes. Le docteur Chambon fut obligé, au rapport de Percy, de faire la démonstration anatomique du foie et de ses annexes, lors de sa li-

cence à l'ancienne Faculté de Paris. La décomposition
du cadavre qui devait servir à cette démonstration
était avancée, Chambon en fit l'observation ; mais l'obs-
tiné doyen voulut, malgré les représentations de
celui-ci et celles des professeurs, que l'on fît usage de
ce sujet. L'un des quatre candidats (Corion), frappé
par les émanations putrides qui s'en échappèrent aussitôt qu'on l'ouvrit, tombe en syncope, est reporté
chez lui, et meurt en soixante-dix heures ; un autre (le
célèbre Fourcroy) est atteint d'une éruption exanthé-
mateuse des plus ardentes et des plus complètes ; les
deux derniers, Laguerenne et Dufresnoy, restèrent
longtemps languissants : le dernier ne put jamais se rétablir. Quant à Chambon, tout en proie à l'indignation
que lui causa l'entêtement du doyen, il resta iné-
branlable à sa place, y termina sa leçon au milieu des
commissaires inondant leurs mouchoirs d'eaux aromatiques, et dut sans doute son salut à cette exaltation
cérébrale, qui lui procura dans la nuit, après quelques
mouvements de fièvre, une exhalation de sueur abondante.

Quand la putréfaction est plus avancée, ou plutôt
quand ses produits, longtemps concentrés dans les
tombeaux, viennent à se faire jour, ils altèrent l'air
aussi dangereusement que quelque émanation que ce
soit. En 1713, à Dijon, le brisement fortuit d'une bière
mise en terre depuis six semaines cause de graves maladies à cent quatorze personnes sur cent vingt qui se
trouvent à portée de la fosse, et en fait mourir dix-huit.
De semblables exhalaisons, échappées d'une tombe mal
scellée dans l'église de Saulieu, frappent soixante-six
enfants qui s'y trouvent ; trente-quatre périssent, ainsi

que le curé et le vicaire. Des fossoyeurs ont été frappés de mort pour avoir donné des coups de bêche sur des corps déposés en terre depuis longtemps.

Les émanations dont nous traitons ici sont loin d'être entièrement connues dans leur nature. On sait seulement que dans la putréfaction d'un cadavre, il y a absorption d'oxygène atmosphérique et dégagement d'une plus ou moins grande proportion d'ammoniaque libre ou combinée aux acides carbonique, hydrosulfurique, acétique, etc., et que plusieurs de ces acides eux-mêmes apparaissent mêlés aux gaz oxyde de carbone, hydrogène carboné, hydrogène phosphoré : mais ce que l'on ne connaît pas, ce sont les effluves fétides que tous ces gaz entraînent avec eux, effluves dont l'odeur change aux diverses périodes de la putréfaction. Ainsi, bien que les émanations qui nous occupent, produisent des réactions analogues à celles des combinaisons fétides inorganiques, elles ont cependant quelque chose de spécial, et diffèrent de celles-ci, d'après l'opinion même d'un des plus grands chimistes modernes, de M. Berzélius.

Avant de terminer ce que nous avons à dire des effets des émanations animales, nous devons tenir compte de recherches qui ont fait grand bruit dans ces derniers temps, et ont ébranlé l'opinion généralement adoptée sur la puissance délétère de ces émanations : on comprend qu'il s'agit des recherches de Parent-Duchâtelet. Ce médecin, par les mémoires qu'il a publiés dans les *Annales d'Hygiène publique*, semble avoir eu pour but, en entassant un grand nombre de faits, de prouver qu'un air chargé d'émanations putrides et un air pur n'ont pas plus d'influence sur la santé l'un que l'autre.

Il est possible que, d'un côté, l'on ait trop attribué à

ces émanations, mais certainement Parent a tiré, des faits qu'il présentait, des inductions dont un esprit plus logique se fût abstenu. La nocuité ou l'innocuité des émanations putrides, en effet, se réduit, comme l'a parfaitement compris M. Guérard (*Thèse* pour le concours d'hygiène), à une question de concentration, et il ne répugne pas plus de croire que Corion, dans le fait que nous venons de rapporter, ait pu tomber en syncope, frappé, dans un amphithéâtre, en aspirant directement les émanations putrides très-concentrées du cadavre sur lequel il faisait une démonstration, ou encore, qu'un fossoyeur ait pu tomber mort frappé par la vapeur délétère s'échappant avec explosion du cercueil qu'il ouvrait d'un coup de bêche, il ne répugne pas plus, disons-nous, de croire à ces faits, qu'il n'est difficile d'admettre que les habitants de la Villette jouissent d'une bonne santé, quoiqu'ils reçoivent de Montfaucon, portées sur les flots d'un air libre, des émanations odorantes infectes. Si Parent eût su interpréter les faits qu'il entassait, il eût trouvé le secret de la dissidence qui régnait sur ce point entre lui et ses devanciers; dissidence dont la cause et l'explication sont, au reste, renfermées dans la phrase suivante de cet auteur: « Les émanations fétides qui sortent de ce lieu *ne se concentrent pas* dans la voirie et son voisinage; elles sont disséminées au loin..... » Si elles ne se concentrent pas dans la voirie elles ne peuvent y avoir de résultat sensible, et quant à celles qui sont disséminées au loin, il n'est pas étonnant que leur puissance délétère soit nulle. C'est l'histoire de tous les gaz délétères qui ont fait l'objet des articles précédents.

Ainsi, reconnaissons d'abord avec les observateurs de tous les temps, que les effets des émanations putrides

animales varient suivant leur plus ou moins de concentration, et produisent depuis un léger vertige, un sentiment de malaise, de défaillance, des nausées suivies
de perte d'appétit (accidents qui durent quelques heures),
jusqu'à l'asphyxie et la mort.

Disons ensuite qu'il est, sinon certain, du moins très-
probable que c'est en grande partie aux effluves putrides
animales, abondamment répandues dans l'air, que sont
dues beaucoup de fièvres thyphoïdes. « M. Nathalis
Guillot nous a rapporté, dit M. Guérard, avoir visité à
Rome l'église de Santa-Maria-in-Lucina, où l'on a encore conservé l'usage d'inhumer les morts : le sol est
ondulé par les soulèvements qu'y produit l'expansion
des gaz émanés des corps qui se pourrissent au-dessous
de la surface : l'odeur la plus infecte est répandue dans
tout l'édifice, et l'opinion des médecins de la ville, est
qu'il suffit d'y séjourner quelque temps pour y contracter des fièvres graves. » (Ouvr. cité.)

Disons encore qu'il est difficile de ne pas admettre,
lorsqu'on a lu l'admirable description [1] que M. Pa-
riset trace des embaumements anciens et des sépultures
actuelles en Égypte, cette opinion : que les émanations
cadavériques infectes abondamment répandues dans
l'air, sont la cause de la peste qui ravage cette contrée
depuis la cessation de l'ancien mode de conservation des
cadavres. Cette opinion de l'éloquent secrétaire de
l'Académie royale de médecine, ne saurait être infirmée
par les observations de M. le docteur Brayer [2], car,
si, pendant son séjour à Constantinople, cet auteur n'a

<hr>

[1] Mémoire sur les causes de la peste (*Annales d'Hygiène publique*, Paris,
1831, t. vi, p. 243.)
[2] *Neuf années à Constantinople*, Paris, 1836, 2 vol. in-8°.

pas vu la peste sévir sur ces familles franques, pérotes et arméniennes, qui habitent les maisons élégantes situées dans la partie la plus élevée du champ des morts, cela tient sans doute à la rapide diffusion des émanations cadavériques, à l'aisance dans laquelle vit cette portion de la population, à la différence de beaucoup d'autres conditions, telles que la direction habituelle du vent, la qualité de la terre du cimetière, la manière dont s'y fait la décomposition des corps, etc., etc., et une foule d'influences éventuelles qui enchaînent, précipitent, ou dispersent les émanations.

Disons, enfin, pour terminer ce qui a trait aux effets des effluves putrides animales, que, suivant certaines observations, les émanations cadavériques de sujets qui ont succombé à des maladies spécifiques, auraient le pouvoir de reproduire ces maladies, ou en d'autres termes, que la putréfaction ne détruirait pas les virus; que, par exemple, l'air chargé des émanations du cadavre putréfié d'un varioleux, reproduirait la variole. Ces observations ne sont peut-être pas très-authentiques, aussi ne faisons-nous qu'énoncer sous forme de doute, l'opinion qu'on en a fait découler. Nous devons pourtant mentionner que, pendant une épizootie, Vicq-d'Azir recueillant dans une vessie les émanations putrides qui s'échappaient des intestins des animaux, et les faisant inspirer à des animaux bien portants, frappait ces derniers de la maladie à laquelle avaient succombé les autres.

Quels sont maintenant les moyens de prévenir les dangers causés par les émanations cadavériques putrides?

1°. Si l'on se rappelle ce que nous avons dit de la

puissance des gaz qui sortent des intestins à la rupture de l'abdomen, on pourra facilement admettre qu'il n'est pas sans utilité pour celui qui porte le scalpel sur les parois de cette cavité, de se détourner un peu à l'instant où les gaz s'en échappent avec explosion.

2°. D'après l'incertitude qui règne sur la transmissibilité des maladies contagieuses par les émanations cadavériques, il serait prudent, lorsqu'on n'a point été vacciné, ou que l'on n'a point eu la petite vérole, d'éviter de disséquer des sujets qui auraient succombé à cette maladie.

3°. Les pavillons de dissection doivent être journellement lavés à grande eau. Aucun débris cadavéreux devenu inutile ne doit y séjourner. Les macérations, dont le remuage est toujours dangereux, doivent être faites en plein air, dans des lieux écartés : enfin, on peut employer les désinfectants dont nous avons parlé dans le chapitre précédent.

4°. Il existe aujourd'hui un procédé peu coûteux (un franc par cadavre), qui met à l'abri des émanations putrides, à l'aide duquel on conserve frais les sujets, en hiver, pendant trois mois, de manière à ce qu'ils puissent être soumis à une facile dissection. Ce procédé, dû à M. Gannal, consiste à les injecter avec *un kilogramme de sulfate simple d'alumine dissous dans deux litres d'eau.* Il n'est même pas nécessaire, suivant M. Gannal, pour conserver un cadavre pendant un mois ou six semaines, de faire pénétrer l'injection par les systèmes artériel ou veineux ; *un lavement d'un litre par l'anus, un autre par la bouche ; suffisent pour cette conservation limitée.* Ce procédé est appliqué à

II.   23

Clamart pour la totalité des cadavres destinés à la dissection [1].

Si l'on a à les conserver par une haute température,
on injecte un autre sel, l'acétate d'alumine à vingt degrés, et comme ils sont exposés à se dessécher promptement, on les recouvre d'une couche de vernis qui empêche l'évaporation et les conserve frais.

5°. Un autre moyen propre à mettre à l'abri des
émanations cadavériques dans l'étude de l'anatomie,
est celui des pièces artificielles, comme les avait con-
çues, dans le seul intérêt des élèves, un homme de bien
par excellence, feu Ameline, professeur d'anatomie à
Caen. Un seul mannequin, construit avec un squelette
naturel sec et une substance solide qui ne redoute
ni l'influence de la température, ni les attouchements
réitérés, ni les chutes, représente toutes les parties du
corps humain, dans leurs dimensions et rapports naturels, de telle façon qu'en détachant et replaçant ces
parties, on peut, avec ce seul mannequin, répéter un
cours complet de toute l'anatomie. Cette invention si
avantageuse, qui enlève à une science indispensable ses
dangers et ses dégoûts, qui l'emporte sur toutes les préparations, conservations ou représentations usitées
avant le procédé de M. Gannal, parce qu'elle reproduit
fidèlement et rapidement les impressions dont les
pièces les mieux disséquées ont frappé la mémoire,
supplée aux cadavres lorsqu'il y a pénurie de ceux-ci;
mais, dans aucun cas, elle ne doit dispenser des dissec-

[1] Comparez : *Annales d'hygiène publique*, t. III, p. 16; t. v, p. 243.
— *Histoire des embaumements*, par J. N. Gannal, Paris, 1838, in-8.— *Nouveau système de chimie organique*, par F. V. Raspail, 2ᵉ édition, Paris, 1838,
t. III, p. 575.

tions, parce que rien n'en peut dispenser. Ces pièces artificielles seront, avec avantage, employées dans les villes comme Montpellier, où le nombre des cadavres ne doit pas être en proportion du besoin des élèves. C'est, au reste, ce qui a lieu aujourd'hui, grâce au zèle et à l'activité qu'a mis M. Auzoux à répandre la méthode de M. Ameline, à l'aide d'un procédé beaucoup plus expéditif (le moulage) que ne l'était celui du professeur de Caen.

6°. Si, sur la réquisition de l'autorité, l'on est obligé de faire l'examen d'un cadavre dont la putréfaction est déjà avancée, comme il est de toute impossibilité, dans ce cas, d'user du procédé de M. Gannal, et qu'on doit n'employer qu'avec beaucoup de réserve la solution de chlorure de chaux, puisque, modifiant la couleur des parties, ce liquide peut nuire aux recherches qu'on se propose; on se bornera à répandre fréquemment le chlorure sur la table où l'on place le cadavre; on évitera l'inspiration des gaz intestinaux dont nous avons signalé le danger; enfin, si les circonstances le permettent, on placera le cadavre dans une salle à autopsie, pourvue d'un tuyau d'appel. Le mieux disposé pour cet objet, consiste en un vaste entonnoir conoïde en toile cirée distendue par des cerceaux, dans lequel on suspend un réchaud propre à dilater l'air, et dont la base, placée à une certaine distance au-dessus du cadavre, est assez étendue pour aspirer toutes les émanations qui en partent; tandis que le sommet se porte au dehors, comme celui de tous les tuyaux d'appel (*voyez* les articles précédents).

7°. Si le cadavre que l'on est requis d'examiner a déjà été enterré depuis longtemps, et qu'il faille l'exhumer,

23.

on peut, lorsqu'on a déjà enlevé de la fosse une certaine quantité de terre, arroser le sol avec une solution de chlorure, répéter ces arrosements jusqu'à ce qu'on ait mis la bière à découvert, arroser celle-ci avec précaution et se garder de la briser, pour ne pas faire pénétrer le liquide dans son intérieur. Un moyen fort convenable dans ce cas, si l'on pouvait y astreindre les fossoyeurs, serait l'appareil de Gosse de Genève, qui consiste dans l'application sur le nez et la bouche, de plusieurs tranches d'éponge superposées et cousues ensemble, et dont les plus superficielles seraient imbibées de chlorure de chaux dans la proportion de deux onces par litre d'eau: c'est le moyen de décomposer les émanations à mesure qu'elles se présentent avec l'air à l'entrée des voies respiratoires; les mouchoirs trempés dans du vinaigre et dont M. Orfila donne le précepte de garnir la bouche et les narines des fossoyeurs qui pénètrent dans les caveaux, sont un moyen insuffisant; il pourrait être utile si les émanations n'étaient formées que de gaz ammoniaque.

8°. Si l'on a à pénétrer dans une cave sépulcrale profonde, depuis longtemps fermée, il faut en faire ouvrir la porte ou faire ôter la pierre qui ferme la voûte, quelques heures avant d'essayer d'y pénétrer; le fossoyeur chargé de cette première partie de l'opération doit, de toute nécessité, avoir le nez et la bouche couverts des éponges mentionnées, à moins qu'on ne veuille le revêtir de l'appareil de M. Paulin (*voyez* page 306), ce qui serait trop embarrassant; il faut ensuite s'assurer si une lumière brûle dans le caveau avec activité, et, dans le cas où elle s'y éteindrait, y faire lancer une solution de chlorure de chaux; on peut aussi y faire faire des fumigations de chlore assez longtemps avant d'y pénétrer, pour n'être pas incommodé par ce gaz. Le meilleur moyen, enfin, si l'on est obligé de séjourner quelque temps dans le caveau, est d'y faire arriver l'air extérieur jusqu'à la partie la plus profonde, à l'aide de la manche à vent dont nous avons parlé (art. *Air non renouvelé*), et d'en faire sortir le mauvais air, à l'aide d'un tuyau d'appel construit en toile, comme la manche, mais dont l'extrémité supérieure est garnie d'un tuyau de tôle communiquant à la grille d'un réchaud. Pour cela, il est nécessaire qu'une seconde ouverture ait été pratiquée au caveau.

9°. Dans le cas où il s'agit de transporter à la fois un grand nombre de corps, comme on l'a fait après les combats de juillet, on use des moyens qui ont été employés dans cette circonstance : on couvre les corps avec de la paille sur laquelle on répand du chlorure de chaux sec et en poudre.

On peut encore laver avec des solutions de chlore, avant de les ensevelir, les cadavres exposés à répandre sur le trajet du domicile au cimetière, des émanations infectes; il est même prudent d'user de cette pratique avant l'exposition des personnes qui auraient succombé à la variole. Quant au transport des cadavres à de très-grandes distances, il pourra toujours être effectué sans inconvénient, si, au préalable, on les a convenablement embaumés.

Les mesures d'hygiène publique, relatives aux inhumations, sont les suivantes [1] :

1°. Maintenir dans toute sa rigueur le décret du 23 prairial an XII qui défend toute inhumation dans les

---

[1] *Voyez* A. Trebuchet, *Jurisprudence de la médecine, de la chirurgie et de la pharmacie*, Paris, 1834, p. 129 et 552.

églises, dans les lieux où l'on se rassemble pour l'exercice des cultes, dans l'enceinte des villes ou bourgs. L'exception en faveur des grands hommes, auxquels, en France, sont accordés les honneurs du Panthéon, n'a nul inconvénient si, préalablement à la sépulture, les cadavres sont embaumés par un bon procédé, celui de M. Gannal par exemple. Nous ne pouvons l'indiquer, puisqu'il reste la propriété de l'auteur, mais, suivant les rapports qui en ont été faits, *il conserve indéfiniment les corps toujours frais avec l'apparence du sommeil.*

2°. Éloigner les cimetières des sources ou des rivières propres à déborder. Cette précaution a pour but d'obvier à la destruction des sépultures et aux émanations qui en résulteraient ; car, d'après l'examen fait par MM. les membres du conseil de salubrité, de l'eau du puits creusé au milieu du cimetière de l'ouest, cette eau, au lieu d'être *crue* comme la nature calcaire du sol le faisait supposer, dissout le savon, cuit les légumes, est limpide, inodore et de bon goût. M. Barruel, en lui reconnaissant ces qualités, a préjugé qu'elle les devait à ce que, dans sa filtration à travers un terrain imprégné de sels ammoniacaux, le sulfate calcaire qu'elle renfermait avait été décomposé. L'analyse faite séparément par MM. Guérard et Barruel confirme l'induction de celui-ci.

3°. Consacrer aux cimetières un terrain cinq fois aussi étendu que l'espace nécessaire aux inhumations d'une année, afin de ne pas enterrer dans le même lieu avant la fin de la cinquième année. Il ne faut généralement pas plus de dix-huit mois pour la réduction à l'état de squelette d'un cadavre enterré à la profondeur de cinq pieds, quand toutefois il n'est point entouré d'enveloppes trop nombreuses et trop résistantes à l'action des agents extérieurs; cependant, comme certaines circonstances, l'imperméabilité du sol, sa saturation de matières animales, etc., etc., retardent quelquefois l'entière décomposition fort au delà de ce terme, on ne peut qu'approuver le règlement qui assigne l'intervalle de cinq ans.

4°. Donner aux fosses la profondeur exigée par le décret (quatre à cinq pieds). Plus profondes, les fosses retardent la décomposition des cadavres en les privant de l'air, du calorique, etc.; moins profondes, elles permettent aux exhalaisons de traverser la terre et d'infecter l'atmosphère.

5°. Établir des cimetières sur des lieux élevés, inclinés, à l'exposition au nord.

6°. En éloigner les maisons, non-seulement dans l'intérêt des personnes qui les habitent, mais encore pour que rien ne s'oppose à la dissémination des émanations du cimetière.

7°. Planter dans celui-ci quelques végétaux assez isolés pour qu'ils puissent laisser circuler l'air, recevoir les rayons solaires et fournir de l'oxygène (*voyez* l'art. III, page 318).

8°. Ne pas donner plus de dix pieds d'élévation au mur qui entoure le cimetière.

9°. Interdire, au moins pendant quelques années, l'usage de celui dont le sol trop saturé de matières hydrogénées ne peut plus concourir à la fermentation putride, transforme les cadavres *en gras*, et les conserve en cet état.

ARTICLE IX.

Altération et viciation de l'air dans les égouts.

L'air des égouts n'est sensiblement altéré et vicié que par instants; ainsi, sur vingt-une analyses faites par M. Gaultier de Claubry, la diminution dans la proportion de l'oxygène a varié dans le rapport d'un à quatre centièmes : l'azote s'est trouvé six fois dans les mêmes proportions que dans l'air atmosphérique, et treize fois diminué d'un centième. La diminution dans la proportion de ces deux parties constituantes de l'air a été constamment remplacée par une augmentation notable d'acide carbonique. On a trouvé de plus une quantité d'hydrogène sulfuré qui s'est élevée deux fois à un centième, et a varié, dans toutes les autres analyses entre vingt-cinq et quatre-vingt millièmes.

Cette minime altération dans la proportion des principes constituants de l'air, qui avait échappé à M. Julia Fontenelle, cette viciation si faible par l'hydrogène sulfuré, n'ont aucun effet sensible sur les ouvriers qui se trouvent plongés dans l'atmosphère des égouts pour poser les barrages ; elles ne peuvent expliquer les accidents qu'ils éprouvent pendant le remuement des matières. C'est qu'en effet, dans le moment du curage, l'altération de la proportion des principes constituants de l'air, et sa viciation par un gaz délétère, sont portées beaucoup plus loin. Cet air, alors analysé par M. Gaultier de Claubry, s'est trouvé composé de 13,79 d'oxygène; de 81,21 d'azote; de 2,01 d'acide carbonique, de 2,99 d'hydrogène sulfuré.

Les immondices qui donnent lieu à ces produits sont formées de matières putréfiées entraînées par les eaux pluviales et ménagères. Dans un des égouts de Paris, d'après un rapport fait au préfet de la Seine, indépendamment des fanges ordinaires, qui renferment plusieurs centaines de mille pieds cubes d'urine et de matière liquide provenant des fosses d'aisance de cette ville, viennent se vider les eaux vannes de la voirie de Montfaucon; celles des bains sulfureux de l'hôpital St-Louis, qui fournissent par an, à cet égout, d'après calcul fait, 1937 livres d'hydrosulfure de potasse, une masse de sang, de fumier et de menus débris résultant de l'abattage et de la préparation de plus de cent soixante mille animaux par abattoir (les eaux de plusieurs se rendent dans le même égout).

Les accidents les plus communs qu'éprouvent les égoutiers sont les ophthalmies, les unes déterminées par l'action directe de la boue des égouts, les autres par l'impression des gaz échappés de cette boue, lorsqu'on la remue ou qu'on la transporte.

Quelquefois ce genre d'accident se borne à une violente cuisson et à une rougeur assez intense, que des lotions fraîches et une courte interruption des travaux suffisent pour dissiper. Dans beaucoup de cas, la terminaison n'est ni aussi prompte ni aussi facilement amenée. Quelquefois la cuisson des yeux et le larmoiement sont si considérables, qu'il y a cécité complète, qu'il faut tendre la main aux ouvriers pour les faire sortir de l'égout, et qu'on est obligé de les reconduire chez eux.

Outre les ophthalmies, on a encore observé chez les égoutiers tous les symptômes que les auteurs présentent comme caractéristiques d'un embarras gastrique et intestinal. M. Chervin et beaucoup d'autres médecins pensent que les égouts mal entretenus dans les lieux où la température est élevée (Cadix, Gibraltar), ne sont point étrangers à la production de la fièvre jaune. Les émanations des égouts causent enfin l'asphyxie et tous les accidents qui l'annoncent, tels que la faiblesse, le malaise général, les vertiges.

La quantité d'hydrogène sulfuré nécessaire pour produire l'asphyxie chez l'homme, est trop mal déterminée pour que nous puissions émettre rien de positif à cet égard. Les expériences précédemment citées (art. VII) de Chaussier, Dupuytren, Nysten, suivant lesquelles il ne faut, pour donner la mort aux animaux, que quelques minimes quantités d'hydrogène sulfuré (1 partie sur 299 parties d'air pour tuer un chien; 1 partie sur 250 d'air pour tuer le cheval le plus fort), paraissent même être infirmées par quelques faits récemment observés par M. Gaultier de Claubry et Parent-Duchâtelet.

On prévient les accidents qui surviennent aux égoutiers par les moyens suivants, dont nous extrayons analytiquement l'exposé, d'un rapport à MM. de Chabrol et de Laveau par Parent-Duchâtelet [1].

Avant de pénétrer dans un égout, on s'assurera si l'air en est ou simplement vicié par des gaz délétères, ou si l'oxygène y manque; car on sait que, dans le premier cas, il suffit d'être muni des appareils propres à neutraliser les gaz et les empêcher de pénétrer dans les voies aériennes, ou d'être absorbés par la peau; mais que, dans le second cas, ces appareils ne suffisent pas et sont parfaitement inutiles, puisque là où manque l'air vital, tous les désinfectants imaginables ne sauraient le créer.

On introduira donc une lumière dans l'égout; si elle

---

[1] *Annales d'hygiène publique*, Paris, 1829, t. II, p. 113 et suiv.

brûle avec vivacité, on sera certain qu'il existe assez d'oxygène pour qu'on n'ait pas à redouter d'être asphyxié par défaut d'air vital. Dans ce cas, on se munira de tous les appareils nécessaires pour prévenir un autre genre d'asphyxie, celle qui peut être produite par des gaz délétères; on se munira du masque de Robert, des coiffes, des éponges imbibées de chlorure, etc., et autres moyens indiqués ailleurs (*voyez* page 355).

Dans le cas contraire, celui ou la bougie ne brûle pas avec vivacité, il faut employer un moyen propre à introduire de l'air vital là où il n'en existe pas. Ce moyen est la ventilation.

La ventilation, comme on le sait, s'effectue à l'aide du feu ou des moyens mécaniques. Appliquée aux égouts, la ventilation à l'aide du feu dans une cheminée est le moyen le plus sûr dans son action.

« Cette cheminée, formée de lames de tôle, aura 1 mètre de largeur et 5 de hauteur; elle portera des poignées pour faciliter son transport, et sera percée de deux ouvertures, ayant chacune 0 m. 50 de largeur et de hauteur. Elle sera placée sur le regard qui se trouvera en amont de celui pour lequel se fera le service d'extraction; on lutera sa base avec de l'argile ou du sable, et on suspendra dans son intérieur un réchaud de 4 à 5 décimètres de largeur et de 6 de profondeur; on descendra ce réchaud dans le regard, le plus profondément possible, mais jamais au-dessous du niveau de la voûte; on y entretiendra continuellement un feu assez actif en l'alimentant, non avec de la houille ou du coke, mais avec du bois bien sec et bien flambant; il faudra même avoir auprès de la cheminée du bois fendu en morceaux très-minces pour activer subitement le feu quand cela sera jugé nécessaire. Chaque jour le réchaud devra être allumé une heure au moins avant le commencement des travaux. Cette cheminée n'aurait aucune action si on n'empêchait pas l'air d'arriver de la partie de l'égout qui se trouve en amont de la cheminée; il faudra donc boucher cette partie, ce qu'on fera aisément à l'aide d'une simple toile plus longue et plus large que l'égout, et que l'on attachera à la voûte à l'aide de quelques clous, en la laissant flotter sur la vase. Un seul barrage ne sera pas toujours suffisant; il faudra en établir un autre en aval du regard, par lequel se fait l'extraction, chaque fois qu'on aura curé deux ou trois cents mètres. Ce barrage se placera de la même manière que le premier, et forcera l'air du dehors de pénétrer dans l'égout par le regard d'extraction pour traverser l'égout et sortir par le ventilateur. Pour placer le premier de ces barrages, il faudra nécessairement qu'un ouvrier pénètre dans l'intérieur de l'égout, ce qu'il ne fera qu'après avoir tenté l'essai indiqué précédemment. Si la lumière ne s'éteint pas, il pourra y descendre impunément à l'aide de l'appareil préservateur; mais, pour plus de précautions, il sera muni d'un bridage, et on répandra autour de lui du foin saupoudré de chlorure de chaux.

« Si la lumière s'éteint et que cette extinction soit due au défaut d'oxygène, ce qui arrive le plus souvent; comme il n'y a rien que l'on puisse neutraliser dans cette circonstance, on ouvrira alors largement les regards, on tentera d'y faire pénétrer l'air extérieur, et d'y conduire le vent à l'aide d'une toile convenablement placée; on y descendra, à plusieurs reprises, un réchaud allumé. Par la réunion de ces moyens, on changera la proportion de l'air de l'égout, mais il ne faudra y pénétrer qu'après des

essais multipliés, et en redoublant de soins et de précautions, et, pour plus de sûreté, on ne le fera qu'avec
un tube respirateur; dans ce cas même, nous recom-
manderons encore l'emploi du sondage, moyen de sûreté
qui ne doit pas être négligé.

« Les barrages étant placés, et le fourneau en activité, on commencera les opérations du curage; mais,
avant, il faudra s'assurer si le tirage se fait bien à l'endroit où doivent pénétrer les ouvriers; il suffira, pour
cela, d'y enflammer quelques corps qui produisent de la
fumée, ou d'en approcher une lumière; la direction que
prendront, dans ce cas, soit la fumée, soit la flamme,
indiquera la direction et la force du courant.

« Il est indispensable, pour le succès du curage,
d'aller toujours de l'aval à l'amont, surtout quand on
est obligé de laisser aux eaux leur écoulement habituel.
Deux ouvriers descendus dans l'égout chargeront les
matières dans des seaux, d'autres porteront ces seaux
sous les regards, par lesquels ils seront amenés à la
surface à l'aide d'une poulie.

« En s'éloignant de l'orifice d'extraction, il faudra
faire descendre dans l'égout un nombre d'hommes
suffisant pour que, sans changer de place, ils puissent se passer les seaux de main en main, en formant une chaîne comme pour un incendie; si ces
hommes étaient obligés de marcher dans la vase chargés
de seaux, ils se fatigueraient promptement, et favorise-
raient le dégagement des gaz délétères, ce qu'il faut
éviter. »

On n'admettra aux travaux que des hommes en bonne
santé; on ne les laissera jamais descendre dans l'égout
lorsqu'ils sont dans un état voisin de l'ivresse; on leur

distribuera des bottes et des habits de travail d'une bonne qualité, et quelques rations de vin.

On réglera les heures de travail de manière que les ouvriers se reposent trois fois dans la journée, et montent plus ou moins fréquemment respirer l'air pur, selon qu'ils travaillent plus ou moins courbés au milieu d'émanations abondantes et susceptibles de leur causer des faiblesses et des maux de cœur.

On placera, tant à l'entrée de l'égout, que dans le lieu destiné au repos, plusieurs baquets d'une solution de chlorure de chaux, dans la proportion d'un kilogramme de chlorure pour trente litres d'eau, et on exigera des ouvriers qu'ils s'y lavent les mains et les bras, soit en entrant dans l'égout, soit en en sortant.

On donnera à chaque ouvrier, pour qu'il le suspende à son cou, un flacon à large ouverture rempli de chlorure, et dont l'orifice corresponde à la boutonnière la plus élevée de la veste.

On fera jeter dans l'égout du foin saupoudré de chlorure sec. Les fumigations de chlore ont l'inconvénient d'incommoder les ouvriers, et on doit faire sortir ceux-ci de l'égout si l'on croit devoir pratiquer ces fumigations. Elles se font, en descendant par le regard d'amont un mélange d'un kilogramme d'oxyde de manganèse et de deux kilogrammes d'acide hydrochlorique.

ARTICLE X.

De l'air vicié par les émanations des marais, mares, étangs, routoirs, rizières, et de toute collection d'eaux stagnantes recouvrant un limon imprégné de débris végétaux et animaux.

La composition de ces émanations, auxquelles on donne le nom d'*effluves*, est encore complétement inconnue. On a d'abord remarqué que, par l'agitation de la vase des marais, il se dégage de l'hydrogène proto-carboné, presque toujours mêlé de 14 à 15 centièmes d'azote, et plus ou moins d'acide carbonique, d'hydrogène sulfuré, et, dans certains cas, de traces d'hydrogène phosphoré; mais on n'a plus retrouvé ces gaz dans l'analyse que l'on a faite de la couche d'air qui repose sur les marais; ainsi, l'air recueilli au-dessus des marais du fort Fuentes s'est trouvé, suivant Guttoni, aussi pur que l'air recueilli au sommet du mont Leguone (Alibert, *Fièvres pern.*). Ainsi, M. Julia Fontenelle (*Archives*, t. VIII, p. 146) dit avoir prouvé, par plus de soixante analyses, que l'air des marais, des étangs, des égouts, des écuries et des hospices, même pendant que la fièvre jaune y régnait, ne donnait que les mêmes principes constituants et dans les mêmes proportions que celui qu'il avait recueilli dans les lieux les plus sains et sur les montagnes les plus élevées des Pyrénées. Ajoutons maintenant ici, que, comme les gaz mentionnés ne produisent rien de semblable aux émanations marécageuses, lorsqu'ils sont préparés dans les laboratoires à l'aide de substances inorganiques, on a dû conclure qu'il doit exister, pour la production des maladies dues à ces émanations, autre chose que les gaz, et que les différences qu'on avait d'abord pu supposer dans la proportion des principes constituants de l'air. Pour saisir cet agent inconnu, Rigaud [1] plaça au milieu des marais Pontins un cadre en bois supporté par quatre pieds dont l'inégale hauteur donnait une inclinaison de 30 à 40 degrés. Ce cadre était garni de quatre grands carreaux de verre disposés

----

[1] *Recherches sur le mauvais air et ses effets*, Paris, 1832, in-8.

en losange et sous forme de toit, de manière que les
vapeurs, se condensant, pussent couler jusqu'au dernier carreau, à l'extrémité duquel se trouvait un grand
flacon muni d'un entonnoir. Deux bouteilles de liquide
furent recueillies par ce procédé. Vauquelin, par une
analyse faite six mois après, y reconnut, en l'agitant,
des flocons légers et une odeur légèrement sulfureuse,
analogue à celle du blanc d'œuf cuit ; enfin, soumise à
différents réactifs, cette eau parut au célèbre chimiste
contenir : « 1° de la matière animale, dont la plus grosse
portion s'était séparée sous forme de flocons, pendant
que l'eau a été enfermée dans les bouteilles ; 2° de
l'ammoniaque ; 3° du muriate de soude ; 4° du carbonate de soude. » (*Ann. de la Soc. de méd. de Montpellier.*) M. Moscati, professeur à Milan, condensa
les émanations des rizières, en suspendant le soir, à
trois pieds du sol, des globes de verre remplis de glace :
l'eau condensée et recueillie fournit une matière floconneuse très-putrescible qui répandait une odeur cadavérique. Dupuytren et M. Thénard virent le gaz carboné des marais laisser déposer, dans l'eau à travers de
laquelle ils le faisaient passer, des flocons de matière
animalisée, ce qui n'a pas lieu quand on fait passer dans
l'eau le gaz hydrogène carboné, dégagé par les procédés
ordinaires. M. Boussaingault enfin, a, dans l'air même
des marais d'Amérique, saisi des principes organiques.
Voilà où en est maintenant la science. Ce qu'il y a donc
de prouvé, c'est l'existence d'une émanation de nature
organique, provenant de la fermentation putride de la
vase, s'élevant avec les gaz et avec les vapeurs, et accompagnant ces véhicules, dans la dilatation ou la condensation qu'ils subissent par les variations diurnes de

la chaleur atmosphérique, c'est-à-dire augmentant d'intensité suivant que les vapeurs et les gaz des marais sont plus condensés et apparaissent, par exemple, sous forme de brouillards et de rosée, comme cela a lieu le soir, la nuit et le matin, et se dispersant, au contraire, vers le milieu du jour, quand les vapeurs se dissipent. On voit par ce qui précède combien peu on est avancé dans la connaissance de la composition des effluves marécageux. Les conditions dans lesquelles ils naissent, la manière dont ils se comportent, les effets qu'ils produisent suivant les climats et les individus, les moyens que l'hygiène emploie pour les combattre, sont les seuls points connus.

Lorsque la température est très-basse, les marais ne fournissent à l'air aucun principe nuisible; c'est ce qui a lieu dans le Nord, pendant une grande partie de l'année, et dans nos contrées, pendant l'hiver, et au commencement du printemps. Mais lorsque la température, suffisamment élevée, a rendu l'évaporation plus active, et que la vase est à nu, alors les débris macérés des végétaux de toute espèce et des myriades d'animaux aquatiques, infusoires, vers, mollusques, insectes batraciens et autres, qui naissent, se nourrissent ou meurent dans la vase des marais, sont laissés à découvert, se décomposent sous l'influence de la chaleur et de l'humidité (causes les plus actives de la fermentation putride) et donnent naissance aux effluves qui infectent l'air. C'est là ce qui se passe en été et en automne dans nos contrées; la même chose a lieu après l'hivernage, dans les pays équatoriaux, qui ne présentent que deux saisons, celle des pluies et celle de la sécheresse. Lorsque enfin la température extrêmement élevée dessèche complétement le terrain, le marais, recouvert momentanément par une croûte solide et épaisse, ne fournit plus d'émanations; mais lorsque la pluie vient à délayer cette croûte, les émanations n'en sont que plus infectes.

Les effluves marécageux ne sont portés qu'à de très-petites distances, qui varient, au reste, suivant beaucoup de circonstances faciles à apprécier. Suivant M. de Prony (*Rapport sur les marais Pontins*), les maisons que les Romains avaient bâties à cent mètres du littoral des marais Pontins n'en ressentaient plus l'influence. On conçoit fort bien que dans d'autres cas les effluves puissent être portés plus loin; au reste une colline, un bois, suffisent pour les arrêter. La hauteur à laquelle les effluves parviennent, varie sans doute aussi, puisque la ferme de l'Encero, suivant M. de Humboldt, élevée de 928 mètres au-dessus de la Vera-Cruz, marque seulement la limite de la fièvre jaune dans ces contrées, et qu'au contraire, Serre, élevé seulement de 306 mètres au-dessus des marais Pontins, n'en éprouve pas l'effet pernicieux.

Les effets des effluves marécageux ont été parfaitement signalés par Hippocrate : « Dans les lieux où se trouvent des eaux marécageuses, dit ce grand homme, l'été est fécond en dyssenteries, en diarrhées et en fièvres quartes de longue durée : ces maladies, en se prolongeant, amènent des hydropisies et causent la mort; les femmes sont sujettes aux œdèmes et aux leucophlegmaties.... leurs enfants sont d'abord gros et boursonflés, puis maigrissent et deviennent chétifs. » (*De l'air, des eaux et des lieux.*) L'intermittence est le caractère des affections fébriles produites par les émanations marécageuses; ces maladies sont endémiques dans les pays qui contiennent un grand nombre de marais. Au reste, et comme nous allons bientôt le dire, les accès se prolongent et revêtent un caractère pernicieux, à mesure que l'on s'avance vers les pays chauds.

Il suffit pour contracter les maladies dues à l'influence des marais, de séjourner quelque temps au milieu de ceux-ci, ou simplement de les traverser, ou même d'en recevoir les effluves à une petite distance. Le germe une fois reçu, l'effet en est ressenti plus ou moins rapidement, c'est-à-dire tantôt immédiatement, tantôt après quelques heures, quelques jours, tantôt même suivant quelques récits, après plusieurs mois. Ainsi, au rapport de Caillard, des soldats de marine ne pouvaient s'appuyer sur le garde-fou d'un pont sous lequel passait un marais, sans éprouver des vertiges; ainsi, d'après M. Ferrus, de trois cents chasseurs de la vieille garde qui passèrent douze jours près des marais de Breskens (rive gauche de l'Escaut), dix contractèrent dès la première journée une fièvre violente; le lendemain il y eut plus de vingt malades avant d'arriver à Anvers; et pendant les deux jours passés dans cette ville leur nombre s'éleva à près de quatre-vingts. L'un de nous, dit M. Ferrus, ne fut pour la première fois atteint de la fièvre que sur les bords du Niémen, dans un pays fort sain, et six mois après avoir quitté la Hollande.

L'homme ne reçoit pas seul l'atteinte des effluves marécageux, ils agissent encore sur les animaux; et bien qu'un auteur ait écrit que les fièvres intermittentes n'attaquent jamais les quadrupèdes, l'assertion contraire ressort d'un fait observé par M. Dupuy: le savant professeur de l'école vétérinaire d'Alfort a vu périr, de tous les phénomènes de la fièvre intermittente, suivie d'engorgement de la rate, un troupeau de moutons qui avait pâturé dans un marais près de Perpignan.

Le séjour habituel au milieu de l'air vicié des marais, détermine les caractères et les maladies attribués à la constitution scrofuleuse : empâtement des tissus, teinte blafarde, lenteur des mouvements, impressions peu senties, manifestation peu énergique des actes intellectuels et moraux dont les instruments, quelque bien conformés qu'ils soient, semblent trop étouffés sous le lymphatisme général pour exprimer plus d'activité que n'en manifestent les organes de la locomotion; passage fréquent des fièvres intermittentes à un type continu, diarrhées, dyssenteries, engorgement morbide des tissus glanduleux, œdèmes, hydropisies, hypertrophie et ramollissement de la rate; mortalité grande, surtout chez les enfants, d'après les calculs de M. Villermé, vie moyenne, de courte durée (elle est de 20 à 22 ans en Bresse, tandis qu'elle est de 27 ans dans le reste de la France); longévité très-rare et diminution toujours croissante de la population. Ces caractères physiques et moraux de l'habitant des marais diffèrent suivant les climats : la faiblesse est le seul qu'on retrouve toujours.

Les accidents dus aux effluves marécageux varient également, suivant les climats, qui changent si notablement la puissance des effluves et modifient à un si haut point les dispositions individuelles. Si les maladies contractées dans les marais de la Suède, du Danemark, de la Hongrie, de la Hollande et du nord de la France, sont des fièvres intermittentes bénignes, dans les marais de Cette et de Frontignan, ce sont déjà

des fièvres intermittentes graves : l'endémicité de celles
de Frontignan finira même par dépeupler entièrement
cette dernière ville où, si j'en crois ce qui m'a été dit
sur les lieux mêmes, peu d'habitants passent cinquante
ans.

Si l'on s'avance davantage vers le midi, les émana-
nations donnent lieu à ces fièvres intermittentes pernicieuses auxquelles on échappe si difficilement que, suivant un fait rapporté par Lancisi, de trente personnes
qui se promenaient vers l'embouchure du Tibre, vingt-
neuf furent prises de fièvre double tierce. Ce sont ces
fièvres pernicieuses qui ravagent les campagnes de
Rome, et tout ce qui se trouve exposé aux effluves des
marais Pontins ; elles enlèvent le malade après deux ou
trois accès compliqués de phénomènes cérébraux, et
dont les apyrexies sont très-courtes. Les émanations sont
déjà si actives en ce pays, que plus d'une fois, dit
M. de Prony (ouvrage cité), on a trouvé, sur les che-
mins et dans les champs, des paysans qui semblaient
être endormis et qui avaient cessé de vivre. C'est à ces
émanations et aux ravages qu'elles produisent, qu'est
due, suivant Lancisi, la dépopulation d'Aquilée, autrefois si puissante ; c'est à elles encore qu'est due, suivant
Thouvenel, la transformation de Massa, jadis si florissante, en une pauvre bourgade, qui ne compte aujour-
d'hui que quelques centaines d'habitants.

En Espagne, il existe encore moins d'intermittence
dans les affections fébriles des marais, et la violence des
phénomènes cérébraux, la prostration des forces, la
couleur jaune de la peau et le vomissement noir semblent établir une transition entre les maladies de cette
contrée et les affections intertropicales.

Si l'on s'avance enfin jusque sous les tropiques, ou voit l'influence des effluves se faire sentir dans toute sa puissance. Là les effets sont rapides, instantanés; les symptômes graves, les victimes multipliées. « En 1762, dit Lind, les émanations des marais déterminent, au Bengale, des fièvres intermittentes qui frappent de mort trente mille nègres et huit cents Européens. Soixante personnes envoyées dans la Floride habitent un coteau marécageux; en juillet elles sont frappées de la fièvre intermittente des marais; en octobre il n'en reste plus que quatorze. » Enfin c'est à ces effluves combinés avec une température extrêmement élevée qui, comme nous l'avons vu ailleurs, a pour effet d'exciter l'action du foie, que sont dues ces affections qui dévorent l'Européen sur la côte de Guinée; c'est, suivant Lind, Sinclair, Valentin, Humboldt, Fournier, Thomas, Chervin, etc., dans toutes les localités infectées par les eaux stagnantes, soit dans des ports de mer, soit dans des plages marécageuses, que naît la redoutable fièvre jaune. Cette affection, malgré la violence extrême qui la distingue assez de la fièvre intermittente de nos contrées, conserve encore pourtant quelques traits propres à montrer qu'une cause analogue, dans des circonstances différentes, donne naissance à l'une et à l'autre.

Une circonstance autre encore que la température, signalée par M. Giorgini (*Archives*, t. x, p. 449), et sans doute, avant lui, par d'autres observateurs, paraît accroître la viciation de l'air par les marais; cette circonstance est le mélange des eaux douces et salées. La simple séparation de ces eaux, au moyen d'une écluse, a fait cesser des fièvres qui ont reparu aussitôt que la détérioration de l'écluse en a de nouveau permis le

mélange. Cet effet peut tenir à ce que l'un des deux
liquides contient des substances qui ont la propriété de
faire fermenter celles que renferme l'autre, ou tout
simplement, comme le dit M. Serre (*Instruct. méd.
pour la commission scientifique d'Afrique*); à ce que le
mélange des eaux produit la mort des infusoires et des
mollusques qui vivent dans leur sein.

Les moyens d'hygiène propres à combattre la viciation de l'air, qui fait l'objet de cet article, consistent :
1° à détruire la cause de cette viciation, c'est-à-dire à
dessécher ou à submerger les marais; 2° à se garantir
contre son action, ou à se rendre moins sensible à cette
action lorsqu'elle ne peut être évitée.

Le desséchement repose sur ces deux points : empêcher l'eau des lieux voisins d'arriver au marais; donner
issue à l'eau qu'il recèle.

On empêche les eaux affluentes d'arriver au marais
en creusant une série de canaux qu'on appelle de *ceinture*; leur capacité est proportionnée à l'étendue de
la surface du terrain, dont ils sont susceptibles de recevoir les eaux, et à la promptitude avec laquelle se
forment les torrents qui viennent se jeter sur le marais.

On donne issue à l'eau que recèle le marais en creusant dans la partie la plus basse du bassin et dans la direction de la pente suivant laquelle les eaux accumulées
tendent à s'écouler, un canal central. Si les eaux qui recouvrent les parties latérales du marais sont trop éloignées de ce canal principal d'écoulement pour s'y
rendre, on les y amène par une suite de rigoles très-rapprochées et disposées de manière à former le plus
petit angle possible avec la direction de celui-ci.

La profondeur de ces canaux doit être telle que l'eau qu'ils contiennent dans les temps où elle est le plus haut, soit toujours au moins à un demi-mètre au-dessous du niveau des campagnes environnantes.

Si un canal central ne suffit pas, il faut en construire plusieurs : j'ai vu dans diverses parties de la Hollande, ceux-ci si multipliés, que le sol ne présentait exactement à l'œil, que des bandes alternatives d'eau et de prairie. J'ai vu dans les mêmes lieux épuiser le sol, à l'aide de machines hydrauliques mises en mouvement par des moulins à vent. Le même but sera atteint aujourd'hui avec beaucoup de facilité à l'aide de la vapeur.

Souvent un lieu n'est marécageux que parce qu'il est encombré de végétaux qui retiennent le liquide, s'opposent à son écoulement et à son évaporation. Dans ce cas on facilitera la circulation de l'air, et l'on détruira l'humidité du sol, par la coupe des forêts, ou seulement par de simples percées pratiquées dans des directions convenables.

On dessèche encore quelquefois un marais par le procédé d'*attérissement*. Si le terrain marécageux est peu étendu et qu'on puisse disposer d'un cours d'eau constamment chargé d'un limon abondant, on conduit par un ou deux canaux le liquide limoneux sur le sol du marais, et quand il y a déposé sa vase, on le reprend par d'autres conduits qui le portent au dehors. Si le terrain a moins d'étendue encore, on en élève le sol en y apportant des terres.

La submersion continuelle des marais et leur conversion en étangs doit avoir lieu quand il y a impossibilité de les dessécher, et s'effectue en noyant le marais au moyen d'une rivière voisine. Dans ce cas on entourera les étangs d'un cordon d'arbres élevés, susceptibles d'un accroissement rapide et pourvus d'un feuillage étendu, tels que les peupliers de Hollande : ils s'opposeront au passage des effluves qui pourraient encore s'élever et les absorberont avec l'humidité qui leur sert de véhicule.

Les travaux de desséchement devraient être exécutés pendant l'hiver dans nos climats, pendant l'hivernage dans les contrées équatoriales; malheureusement on est obligé de choisir l'époque de la plus grande diminution des eaux, qui est, comme nous l'avons vu, la plus dangereuse.

Les ouvriers employés à ce travail devraient commencer leur journée seulement après que le soleil a dispersé les vapeurs, et la terminer avant qu'elles ne soient condensées par le frais du soir. Toutes les autres précautions consistent à fortifier le système nerveux et à faire dominer le mouvement vital qui a lieu du centre à la périphérie, le mouvement de réaction; ainsi ces hommes devraient être nourris de substances propres à développer la chaleur animale (voyez *Aliments fibrineux*), user de boissons toniques et même excitantes; ils doivent être pourvus de bons vêtements, bien que l'absorption des effluves n'ait guère lieu que par la surface pulmonaire; la laine appliquée immédiatement sur la peau leur est presque indispensable, parce que les refroidissements disposent singulièrement à contracter les maladies causées par les effluves, et s'opposent à l'expulsion du poison introduit dans l'économie. La chaussure de ces hommes devrait être haute et imperméable.

Il sera avantageux enfin d'allumer des feux dans le voisinage des travaux; ils ébranlent un peu la colonne d'air, lui impriment quelque mouvement, et si, sous ce rapport, ils ont peu d'effet, ils servent au moins à sécher les ouvriers. Il faut éviter toutefois d'enflammer le terrain où l'on dépose le combustible, comme cela peut arriver dans les tourbières, car, dans ce cas, on cause précisément le mal auquel on voulait remédier: on détruit la superficie du sol, souvent dans une très-grande étendue, on l'abaisse et on y facilite le séjour de l'eau.

Lorsqu'on est forcé d'aller habiter un pays maréca-geux, il ne faut y arriver qu'à l'époque à laquelle il est le moins soumis à l'action des causes de son insalubrité; par là on a le temps le plus long possible pour habituer ses organes à l'action du climat et les disposer à sup-porter l'atteinte que doivent leur porter les effluves. On doit prendre d'autant plus de précautions dans cette transmigration, que la différence des climats sera plus grande; car les étrangers qui arrivent dans des contrées insalubres pendant l'existence des endémies, non-seule-ment périssent en plus grand nombre que les indigènes, mais sont encore d'autant plus violemment frappés qu'ils sortent de climats et de localités plus différents de ceux où ils arrivent. Ce que nous avançons est journellement mis hors de doute par ce qu'éprouvent, en arrivant aux Antilles, les Européens en général et les Européens du Nord, comparativement aux Européens du Midi. Le ré-gime à adopter doit tout simplement consister à s'as-treindre, plus sévèrement que dans toute autre circon-stance, aux règles d'hygiène indiquées dans les divers articles relatifs surtout aux aliments, aux exercices corporels ; aux sensations, au sommeil, et à celles que nous tracerons en traitant de la peau et des sécrétions. Il est clair que tout ce qui jettera dans l'épuisement, comme des écarts de régime, l'abus des plaisirs de l'amour, l'insuffisance du sommeil, les chagrins et les inquiétudes, etc., etc., disposera à contracter les maladies dues aux effluves. Il en sera de même du passage subit du chaud au froid, auquel on est si exposé dans les climats où la température des nuits contraste si fort avec celle du jour, vicissitude dont on ne saurait, comme nous l'avons déjà dit, se préserver qu'en portant de la laine sur la peau. C'est pour cet objet, autant que pour s'opposer à l'action directe des effluves, qu'on évitera avec grand soin de sortir le soir et de trop grand matin, quand on sera forcé de s'établir tout près d'un marais et qu'on pourra choisir la position de sa demeure, on évitera de se placer sous le vent, qui apporte le plus habituellement les effluves ; s'il n'en peut être ainsi, on tiendra fermées les fenêtres placées du côté où viennent les émanations, et l'on ouvrira celles du côté opposé. Enfin, si l'on a à traverser seulement un pays marécageux, on peut placer au-devant de l'entrée des voies respiratoires une gaze fine, imbibée d'un chlorure alcalin, d'un liquide aromatique, ou même sèche, s'il est vrai, comme on l'a prétendu, qu'un simple tissu suffise pour arrêter les effluves.

Moyens de suppléer aux routoirs ou d'en diminuer la nocuité. Le chanvre et le lin donnent, dans l'opération du rouissage, pour produits de leur décomposition, des miasmes fétides, dont la nature est aussi ignorée que celle des marais et qui peuvent avoir les mêmes effets, tant pour les personnes occupées à l'opération du rouissage, que pour les voisins des routoirs, lorsqu'une atmosphère chaude et humide favorise les décompositions organiques. Pour empêcher le rouissage d'être nuisible, il faut ne le permettre qu'à l'eau courante, où, à chaque instant, une nouvelle portion d'eau vient remplacer celle qui s'écoule, et ne permettre, à la fois, le rouissage que d'une quantité de chanvre trop peu considérable pour donner lieu à des émanations nuisibles. Il existe d'ailleurs plusieurs moyens proposés depuis 1827, pour suppléer le rouissage. L'un est dû à M. Joseph Merk, pharmacien à Brumath, qui est parvenu à rouir du chanvre en quelques instants, en l'exposant à l'action d'un courant de vapeurs. L'autre est de M. Laforest, qui a vu qu'en laissant sur pied le chanvre femelle, coupant toutes ses sommités après la maturité des graines, et l'abandonnant ainsi aux intempéries de l'air pendant quinze jours, il arrivait que par l'action successive de l'humidité et de la chaleur, l'épiderme et la chenevotte tombaient d'eux-mêmes par suite de la destruction de la matière glutineuse qui maintient réunies les fibres textiles, et qu'ainsi le rouissage s'opérait à sec, et sans aucune macération préalable. Les chanvres obtenus par une broye mécanique sont plus forts et supportent un poids plus considérable que ceux obtenus par le rouissage. Il convient donc d'abandonner ce dernier moyen lorsqu'on n'a pas d'eau courante à sa disposition.

ARTICLE XI.

De l'air vicié par les émanations d'individus vivants.

Nous ne comprenons point ici les émanations des animaux, parce que l'homme doit être rarement exposé à la viciation de l'air qu'elles seraient susceptibles de produire. La modification qu'elles apportent dans celui des étables est employée comme moyen thérapeutique dans la phthisie; mais on peut dire que les bouviers, les vachers, les bergers, les palefreniers, pour lesquels les émanations d'animaux vivants constituent véritablement un modificateur hygiénique, n'en ressentent jamais aucun effet désavantageux, à moins pourtant que l'élévation de température qu'elles déterminent ne rende plus sensibles à l'action du froid ces hommes qui sont une grande partie du temps, exposés à leur influence. C'est donc des émanations de l'homme vivant que nous devons faire mention dans cet article.

Ces émanations ne doivent pas être confondues avec l'*air non renouvelé*, dont nous avons traité ailleurs (page 300): celui-ci en effet est altéré dans ses principes constituants, et si les émanations qui nous occupent, et par lesquels il est également vicié, jouent un rôle dans la production des accidents qu'il détermine, il faut pourtant reconnaître que, lorsqu'il cause la mort, c'est principalement par son irrespirabilité, due à une trop grande proportion d'acide carbonique et d'azote, et à l'insuffisance d'oxygène. Il n'en est plus de même ici : l'air vicié par les individus sains ou malades est à peine altéré dans ses principes constituants, et il est tout aussi respirable que l'air le plus pur; mais la vapeur d'eau

qu'il tient en suspension sert de véhicule à une matière
analogue à l'effluve marécageux, c'est-à-dire inconnue
comme lui dans sa composition chimique, et suivant à
peu près les mêmes lois, tant dans sa diffusion que dans
les autres manières dont elle se comporte.

Les émanations d'hommes vivants sont désignées sous
le nom de *miasmes*; elles proviennent principalement
des surfaces pulmonaire et cutanée; leur abondance,
leur accroissement, leur intensité, leur nocuité, sont en
rapport avec le nombre des individus rassemblés, avec
le peu d'espace que présentent les lieux, avec tout ce
qui tend à accroître la température animale, avec tout
ce qui en accélère la production, comme les diverses
maladies fébriles, celles surtout qui paraissent nécessi-
ter une sorte de dépuration. Les émanations sont également accrues par l'élévation de température extérieure:
elles diffèrent donc, 1° suivant les circonstances individuelles : tempéraments, sexes, âges, état de santé et
de maladie; 2° suivant les circonstances extérieures:
climats, saisons, sécheresse ou humidité de l'atmosphère, etc.; elles ne sont donc pas identiques.

L'action des miasmes est, suivant leur intensité, leur
nature, et les individus qu'ils frappent, tantôt lente, insensible, tantôt prompte, vivement sentie. Ainsi, quelquefois, l'incubation des miasmes dure, comme celles
des effluves marécageux, sept à huit jours et même davantage; et ce n'est enfin qu'après un temps assez long,
que se développe la maladie dont ils ont donné le germe;
d'autres fois les personnes exposées à l'action des miasmes sont tuées en quelques heures. Fournier a entendu
raconter à J. P. Frank « que l'un de ses fils, après s'être
livré à quelques fatigues pendant la nuit, arrive le ma-

tin à l'hôpital près du lit d'un homme attaqué du typhus. Dans ce moment on découvre le malade, l'effluve qui s'échappe de son corps frappe le jeune étudiant comme un coup de pistolet; il se met sur-le-champ au lit pour n'en plus sortir : peu d'heures suffirent pour qu'il fût enlevé à son père, et à la science qu'il eût honorée. » (Article EFFLUVES, *Dict. des Sc. méd.*)

Certaines circonstances font varier chez les individus l'aptitude à être affectés par les miasmes. Les circonstances qui semblent diminuer cette aptitude sont la force, l'exercice de corps, les bons aliments, l'habitude d'être impressionné par ces émanations. L'aptitude est augmentée par les circonstances opposées.

Une masse d'air imprégnée de miasmes les conserve peu de temps, quand le foyer d'infection est détruit, à moins que cette masse d'air n'éprouve aucune variation dans sa température, dans ses qualités hygrométriques, et à moins qu'elle ne soit limitée en tous sens par des hauteurs. On cite pourtant des faits propres à prouver que des colonnes d'air chargées de miasmes peuvent être transportées dans la direction des vents dominants, loin du foyer de l'infection.

Les miasmes, comme les effluves marécageux, causent une impression de dégoût sur l'odorat, pénètrent par absorption dans nos organes, modifient l'innervation, altèrent le sang, pervertissent le mouvement nutritif; quelquefois enfin subissent dans l'économie, comme le grain dans la terre, une véritable germination.

Les miasmes doivent être distingués pour l'objet qui nous occupe : en miasmes simplement délétères, et en miasmes *contagieux*. Les premiers agissent comme des poisons en raison de la dose. C'est à eux principalement que se rapportent les caractères que nous venons d'attribuer aux miasmes en général; ce sont eux dont l'intensité est en rapport avec le nombre d'hommes réunis, avec la température extérieure et avec tout ce qui tend à accélérer la production de la chaleur animale. La distance à laquelle ils peuvent agir n'est point exactement déterminée; mais elle est assez circonscrite. Au reste, ils ne produisent de maladies qu'autant qu'on est placé dans leur sphère d'activité ou sous leur vent; et ni les malades, ni les objets dont ils ont fait usage ne renferment le germe des affections produites. Agglomérés, les malades sont des foyers d'infection; disséminés, ils n'ont plus d'action, au moins à une certaine distance. Ils sont de trop minimes foyers d'infection pour déterminer aucun effet. Ces miasmes enfin donnent lieu à des maladies différentes, et dont souvent aucune d'elles n'existait dans le rassemblement d'hommes sains ou malades qui est devenu le foyer d'infection. Ces maladies sont, suivant la concentration des miasmes et les dispositions individuelles, désignées sous les noms d'embarras gastrique, ou des diverses espèces de typhus.

Les miasmes contagieux, au contraire, jouissent, quelle que soit la dose, et indépendamment des conditions atmosphériques, de la propriété essentielle de reproduire spécialement la maladie qui leur a donné naissance : par exemple, l'atmosphère d'un seul varioleux reproduit la variole; l'atmosphère d'un seul individu atteint de scarlatine reproduit, dit-on, cette affection, etc. Ce sont ces derniers qui, susceptibles d'être portés, par des vêtements ou autres corps contaminés, à des distances immenses, ont le pouvoir de reproduire encore, quelque disséminés qu'ils soient, et quoique probablement ils aient subi quelque altération, la maladie à laquelle ils sont dus.

Il est très-essentiel de distinguer ces deux ordres de miasmes, ou plutôt les deux ordres de maladies qui leur donnent naissance, car, sur cette distinction, sont fondées quelques différences importantes dans les mesures hygiéniques. L'air est-il, par exemple, vicié par un grand nombre d'individus atteints d'une maladie non contagieuse; en disséminant ces individus, on fait cesser, par la division que subissent les miasmes, le danger de la viciation. L'air est-il, au contraire, contaminé par des individus atteints d'une maladie contagieuse; en dispersant les malades, et les faisant communiquer avec des individus sains, on multiplie le mal. La distinction est donc très-importante à établir; malheureusement elle n'est pas moins difficile dans certains cas où il s'agit de distinguer de l'infection, la contagion par voie de l'atmosphère. Et par exemple, lorsqu'un sujet sain contracte le typhus en restant exposé aux émanations d'un sujet atteint de cette maladie, ne peut-on pas également dire que le premier a contracté le typhus parce que cette affection est contagieuse, ou parce que les émanations du malade étaient suffisamment concentrées pour agir comme foyer d'infection? Les émanations très-concentrées de plusieurs individus atteints de maladies autres que le typhus ne déterminent-elles pas, en effet, aussi cette maladie? Ce que nous disons du typhus peut s'appliquer à toutes les affections que nous avons vu, dans les articles précédents, pouvoir se développer sans l'intervention de miasmes émanés d'individus vivants, par exemple s'appliquer à la peste.

IL. 25

Quels sont maintenant les moyens à employer contre
l'air vicié par les émanations d'individus atteints de maladies non contagieuses? Ces moyens, les mêmes au fond
que ceux indiqués dans chacun des articles précédents,
c'est-à-dire, renouvellement de l'air, etc., ne doivent
nous arrêter ici, que pour l'exposition de quelques détails pratiques. Ainsi, pour détruire le foyer de viciation, on dispersera les hommes accumulés; on les placera sous des tentes si les salles des hôpitaux sont
encombrées, et si la température le permet. Que la maladie soit ou non contagieuse, ce précepte est de rigueur, et prétendre détruire le mal dans le foyer même
de l'infection serait une dangereuse absurdité. Seulement, dans le cas de contagion, les malades dispersés seront en outre isolés. Les tentes seront établies de préférence sur des hauteurs, dont l'air sec, frais et un peu
raréfié, est plus propre à disséminer les miasmes et à
les laisser se précipiter sur le sol; on usera, dans les
établissements où se sont développés les miasmes, de
lavages répétés; enfin on pratiquera les fumigations de
Guyton-Morveau. Pour une salle d'hôpital de 40 pieds
sur 20, dans laquelle il ne se trouve plus personne, on
mêlera ensemble, dans une capsule de terre cuite dure,
dix onces d'hydrochlorate de soude, deux d'oxyde de
manganèse, six d'acide sulfurique et quatre d'eau; on
abandonnera le vase au milieu de la salle, dont on aura
fermé toutes les issues, et l'on n'y rentrera qu'après dix
ou douze heures. Les proportions devront être plus
faibles, si on le place sur un bain de sable échauffé: il
en sera de même si les salles sont occupées. Dans ce cas,
la personne chargée des fumigations tiendra d'une main
la capsule qui contient le mélange d'hydrochlorate de

soude et d'oxyde de manganèse, et de l'autre un flacon contenant de l'acide sulfurique délayé, dont elle versera, de temps en temps, de petites quantités dans la capsule, en la promenant dans les salles ; elle suspendra pendant quelques instants l'opération dès qu'elle s'apercevra que les vapeurs provoquent la toux.

On évite cet accident en remplaçant les fumigations de chlore par celles d'acide nitrique employées par James Carmichael Smith. On les obtient en versant sur quatre gros de nitrate de potasse, quatre gros d'acide sulfurique pour une chambre de dix pieds en toutes dimensions. Si l'on opère pour un lieu plus vaste, il faut multiplier les capsules et se garder de réunir les quantités dans le même vase.

Les fumigations faites avec des substances purement aromatiques ne sont propres qu'à masquer l'odeur, sans détruire les émanations. Elles peuvent répandre dans l'atmosphère un principe stimulant, avantageux aux malades, mais leur combustion altère la respirabilité de l'air, et en résultat, elles sont peu utiles. Il ne faut pas se dissimuler que les fumigations guytoniennes n'échouent aussi quelquefois. Cela surtout a lieu lorsqu'il existe dans le voisinage du lieu où on les emploie un foyer sans cesse renaissant d'infection ; mais si elles ne détruisent pas entièrement les émanations délétères, elles les affaiblissent et paraissent en outre exciter sur la surface des voies aériennes une sorte de réaction du mouvement excrétoire, propre à s'opposer à l'absorption.

On prévient la viciation de l'air par les émanations d'individus vivants, en prenant des mesures contre l'encombrement des hôpitaux (une salle longue de treize

25.

toises, large de quatre, et haute de quatorze pieds, ne doit jamais contenir plus de dix-huit malades), et en aérant et ventilant souvent ces salles, ainsi que nous l'avons dit (art. II). Les mêmes précautions auront lieu pour les vaisseaux; on en laissera ouverts, le plus qu'on pourra, les sabords et les écoutilles, et l'on y pratiquera les fumigations de chlore, et les lotions avec les chlorures alcalins. Dans les villes peuplées, les rues seront élargies, droites, percées dans la direction des vents dont l'effet peut être le plus favorable, les impasses supprimées, les places et fontaines publiques multipliées, les maisons bornées dans leur élévation; les murailles, dont quelques-unes de ces villes sont enceintes, abattues ou percées.

Les préservatifs propres à fortifier l'organisme contre l'action des émanations, lorsqu'on est obligé de vivre au milieu d'elles, comme le fait le médecin ou l'étudiant, sont les moyens moraux qui développent le courage, les exercices propres à augmenter les exhalations, les bons aliments, les boissons fermentées propres à exciter l'ensemble de l'organisme : ils ont été mentionnés ailleurs; nous ne devons pas nous y arrêter. Les circonstances opposées, c'est-à-dire, toutes les circonstances débilitantes, favorisent l'absorption des miasmes et doivent être soigneusement évitées.

Mais si les émanations d'individus vivants et malades sont susceptibles de donner lieu à des maladies *bien réellement contagieuses*, dont la transmission puisse avoir lieu loin du foyer de l'infection, non pas seulement par le simple contact d'un individu malade (ce point sera traité à l'*Hygiène de la peau*), mais encore par l'air qui l'entoure, par les objets imprégnés de ses émanations, alors il faut joindre aux préservatifs pré-

cédents, 1° les moyens propres à s'isoler de cet individu
et de l'air qu'il a vicié, et dont les uns sont destinés à
empêcher l'absorption des miasmes par les voies aériennes (*voyez* p. 356), dont les autres, empruntés à
l'*Hygiène de la peau,* sont les frictions d'huile, les vêtements de toile cirée, les ablutions fréquentes avec l'eau
vinaigrée, en un mot, tout ce qui peut empêcher de
contracter la maladie par contact ; 2° les moyens propres
à isoler cet individu lui-même de la vie commune, et à
purifier les objets que ses émanations ont pu conta-
miner : c'est pour remplir cette dernière indication,
que l'hygiène publique, ou plutôt l'autorité, prescrit les
quarantaines.

La *quarantaine* est la séquestration à laquelle on
soumet, dans des cas déterminés, les provenances
(hommes, animaux, effets, marchandises) arrivant par
terre ou par mer, afin de reconnaître si elles ne recèlent
pas de germes contagieux, et de détruire par des puri-
fications ou par d'autres mesures, ceux qu'elles pourraient contenir. Cette séquestration s'effectue, 1° au
moyen des *lazarets,* enceintes isolées et destinées à la
désinfection des objets apportés de lieux suspects, et à
l'observation des individus ; 2° à l'aide de *cordons sanitaires,* c'est-à-dire de lignes de troupes destinées à empêcher les habitants des pays infectés, de communiquer
avec ceux des pays qui ne le sont pas.

Nous avons tracé avec beaucoup de détails [1] toutes
les dispositions prises par l'autorité contre l'importation
des maladies. Nous ne reproduirons pas ces disposi-

[1] *Dictionnaire de médecine et de chirurgie pratiques,* art. QUARANTAINE,
t. XIV, p. 1 et suiv.

tions, d'abord parce que nous croyons en avoir établi
sans réplique l'inutilité, les inconséquences, les dangers
et la barbarie; ensuite, parce que, grâce aux assauts
que leur livre, avec une ardeur et une persévérance
sans relâche et sans exemple, M. Chervin, ces dispositions subissent, depuis 1834, par des ordonnances successives, de telles réformes, que nous avons tout lieu
d'espérer de voir les nations civilisées entièrement dé-
livrées de ces mesures, ou, du moins, de les voir réduites
à ce qu'elles pourraient avoir de raisonnable et de vrai-
ment utile.

ARTICLE XII.

*De l'air vicié par les émanations métalliques et quelques autres
vapeurs minérales.*

Les émanations métalliques auxquelles expose la profession de divers arts et métiers, sont principalement
celles du *mercure*, du *plomb*, de l'*arsenic*, du *cuivre*,
de l'*antimoine*, du *zinc*.

Mercure. — Les personnes exposées à ses émanations
sont principalement les mineurs qui opèrent l'extraction de ce métal, les ouvriers qui le séparent de l'or
par la vaporisation, les fabricants de baromètres, les
doreurs sur métaux, les étameurs de glace, etc. On peut,
sans se livrer à aucune de ces professions, être atteint
par les émanations mercurielles : un vaisseau chargé de
mercure doublait les côtes d'Espagne; les outres qui
contenaient le métal se brisent, le mercure se vaporise,
tout ce qui se trouvait sur le vaisseau est atteint d'accidents mercuriels.

Les émanations du mercure employé à l'étamage des glaces produisent des douleurs aux articulations des poignets, des coudes, des genoux, des pieds, puis enfin des phénomènes cérébraux et des tremblements. Les ouvriers languissent quelques années dans ce misérable état morbide, puis meurent de consomption ou d'apoplexie. A la manufacture des glaces de Paris, il ne leur est permis d'étamer qu'une fois par semaine. Il n'y a pas d'exemple qu'un ouvrier miroitier ait exercé sa profession plus de douze ans. Les mêmes accidents frappent les doreurs sur métaux : lorsque l'amalgame de l'or et du mercure est approché du feu, sur la pièce qu'on veut dorer, le mercure se volatilise, s'introduit dans les voies aériennes de l'ouvrier, et rend, en peu de temps, ses membres si tremblants et si impropres au moindre mouvement, qu'il ne peut rien porter à sa bouche, et qu'on est obligé même de le faire manger. Quelques doreurs m'ont dit avoir eu toutes les dents ébranlées : je cite à part ce fait, bien qu'aussi commun que les autres, parce que certains médecins ont nié que la vacillation des dents affectât les doreurs.

Plomb. — Les émanations du plomb affectent une classe nombreuse d'ouvriers, au premier rang desquels sont ceux qui travaillent ce métal à chaud; par exemple ceux qui le purifient, le coulent en lames, en balles; ceux qui en préparent des produits propres aux arts, comme les potiers, qui font le protosulfure de plomb pour vernir l'intérieur des vases de terre; les plombiers, qui préparent leur soudure, formée de deux parties de plomb et d'une d'étain; les fondeurs en caractères d'imprimerie, qui forment leurs alliages avec vingt parties d'antimoine et quatre-vingts de plomb; ceux qui pré-

parent le métal fusible de M. d'Arcet, alliage formé par
la fusion de huit parties de bismuth, cinq de plomb et
trois d'étain; les fabricants d'oxydes de plomb (litharge,
massicot, minium), de carbonate de plomb (blanc de
plomb, céruse), de jaune de Naples, etc. On peut ranger dans le même cas les ouvriers qui emploient ces
composés, comme les peintres en bâtiments, les broyeurs
de couleur; en un mot, tous les individus exposés aux
vapeurs que le plomb exhale. Les ouvriers qui travaillent le plomb à froid, en le battant et le limant,
en reçoivent aussi quelques émanations mêlées à l'atmosphère; mais l'effet de ces émanations est nul ou
n'est pas à comparer à celui que produit le plomb
dont on élève la température à un degré propre à
l'oxyder. Telles sont les circonstances dans lesquelles
se manifeste l'effet délétère des émanations de plomb.
Quoique différentes, elles ont pour résultat des effets
identiques; ces effets sont les suivants: coliques autour du nombril, avec rétraction du ventre, soulagées
dans le commencement de la maladie par une forte
pression sur cette partie; perte d'appétit, constipation
opiniâtre; paralysie saturnine, hémiopie, diplopie,
amaurose, surdité, anasthénésie cutanée, épilepsie,
troubles intellectuels, hypertrophie du cerveau.

On ne peut douter que les vapeurs du plomb pénètrent dans l'économie par inhalation pulmonaire; car,
au dire de M. Trousseau (leçon orale dans un concours
pour une chaire de clinique), les chats qui restent quelque temps dans une fabrique de minium périssent tous,
sans exception, attaqués de tournis et de paralysies; les
rats des fabriques de blanc de céruse, d'après les observations de M. Leblanc, vétérinaire, offrent des para-

lysies du train de derrière, au point que les ouvriers
les tuent facilement; les chevaux employés à tourner les
moulins destinés à pulvériser le minium, éprouvent des
symptômes semi-convulsifs, et finissent par se donner
des efforts de boulet, qui occasionnent une claudication;
d'autres sont pris de cornage, c'est-à-dire d'une grande
difficulté de respirer, attribuée par M. Trousseau à
l'occlusion des voies aériennes, produite par la paralysie du nerf récurrent laryngé. Dans tous ces cas de
paralysies on est obligé d'admettre, comme le remarque
avec beaucoup de justesse M. Tanquerel des Planches,
qui cite ces faits dans sa *Thèse sur la paralysie de
plomb*, que le poison s'est introduit par inhalation pulmonaire, car les poils dont sont recouverts ces animaux empêchent l'absorption par le système cutané;
ensuite ces bêtes ne se nourrissent pas, ou du moins
prennent peu d'aliments dans les ateliers. Cette voie
d'introduction du plomb dans l'économie, n'exclut pas
celle qui a lieu chez l'homme par les absorbants cutanés,
mise hors de doute par Percival et Smel, qui rapportent
divers accidents produits par l'application de topiques
dans lesquels entraient des préparations de plomb.

L'action stupéfiante du plomb ne se fait pas toujours sentir immédiatement; dans la grande majorité
des cas, les ouvriers qui l'éprouvent ont déjà eu plusieurs fois la colique; cependant, il est beaucoup de
cas dans lesquels la paralysie, l'amaurose et la surdité
n'ont jamais été précédées de coliques et sont le symptôme primitif de l'empoisonnement saturnin. La paralysie produite par les émanations du plomb consiste,
tantôt dans l'abolition de la motilité et de la sensibilité,
tantôt seulement dans l'absence de la première de ces

facultés. La paralysie la plus fréquente est celle des membres supérieurs. Celle des membres inférieurs et des muscles vocaux n'a guère lieu que dans un quart des cas.

Chez tous les ouvriers qui travaillent le plomb, les gencives sont d'un gris ardoisé dans la portion la plus voisine des dents, dans le reste de leur étendue, d'un bleu rouge. Les dents sont brunâtres à leur base, et jaunâtres à leur sommet. M. Tanquerel, qui a seul signalé ce fait, l'explique par la présence d'un sulfure de plomb, formé aux dépens du soufre qui se trouve dans la salive, et des particules de plomb réduites en vapeur et en poussière qui se sont introduites dans la bouche. Disons, pour terminer cette énumération des accidents saturnins, qu'ils se manifestent d'abord sans fièvre, que les garde-robes deviennent de plus en plus rares, que cet empoisonnement finit par détériorer tous les organes, produit une bouffissure et une couleur jaune de la face, et conduit à une mort prématurée avec des douleurs insupportables, ou au moins détermine une caducité précoce. L'ouverture des cadavres présente une diminution plus ou moins grande dans le volume des intestins, et en particulier, dans celui du colon.

Arsenic. — Les émanations *arsenicales* frappent les ouvriers employés aux mines de cobalt, à la fusion du platine, à la fabrication des couleurs arsenicales. C'est avec l'acide arsénieux combiné à la potasse, qu'on fait le mordant dont on se sert pour fixer la garance sur les toiles de coton : cet acide est employé aussi comme un fondant dans les verreries, et entre dans la composition de quelques vernis. Les émanations d'oxyde d'arsenic causent, pour l'ordinaire, la mort, à la manière d'un

empoisonnement prompt, et accompagné de symptômes
effrayants, tels qu'un resserrement de gosier, une ardeur brûlante de la gorge, le hoquet, des syncopes, et
le refroidissement des extrémités. Inspirées à moindre
dose, elles produisent la phthisie et un empoisonnement
qui conduit à la tombe par un chemin plus lent.

Les personnes exposées aux émanations *cuivreuses*
sont les ouvriers qui extrayent le cuivre de la mine, ceux
qui le travaillent, tels que les chaudronniers, les épin-
gliers, les fabricants d'instruments de physique, les bi-
joutiers, les polisseurs, lamineurs et tourneurs en
cuivre, mais principalement les ouvriers chargés du
grillage ou de la fonte de ce métal. Nulle preuve po-
sitive ne démontre que ces individus aient été sujets à
aucune maladie particulière tant qu'ils n'ont opéré que
sur le cuivre pur. Les observations de Bordeu, celles de
M. Hellinger, chirurgien des mines de Baygori, et ce
qu'a avancé M. Guersant, dans son article *Cuivre*, sur
la santé florissante des ouvriers qui travaillent ce métal,
paraît être parfaitement exact; tout ce qu'a écrit le
docteur Dubois sur les infirmités des chaudronniers de
Villedieu provient, sans doute, d'une fausse interpré-
tation. Les vapeurs qui s'exhalent du grillage et de la
fonte du cuivre n'ont produit des accidents graves
que lorsqu'elles étaient mêlées de parties arsenicales ou
mercurielles; dans tout autre cas, la vapeur pure du
cuivre, échappée des creusets au moment du coulage,
ne produit aucun effet. Les coliques aiguës que lui a,
quoique rarement, attribuées M. Guersant, ne paraissent pas dues au cuivre. J'ai interrogé plusieurs fondeurs de Paris, et entre autres M. Macquet, auquel je
donne habituellement des soins, et tous m'ont assuré

qu'il n'y a que le *cuivre jaune* qui ait produit des accidents. Ceux qui m'ont été signalés sont : la sensation d'un corps sucré dans la gorge, des étouffements et le rejet des aliments; mais on ne peut pas regarder ces accidents comme dus au cuivre, puisque ce prétendu cuivre jaune est un alliage de deux tiers de cuivre et d'un tiers de zinc; puisque le cuivre rouge, qui est le cuivre pur, ne les produit pas; puisqu'enfin le zinc seul, en fusion, les produit. Sa vapeur (qui n'est que l'oxyde) détermine une âcreté et un picotement de l'arrière-gorge insupportables, une toux violente. M. Macquet m'a encore assuré que lorsque les ouvriers, ou lui-même, ont fait entrer en fusion un mélange d'une livre de zinc et d'une once de bismuth, ils ont éprouvé des coliques, facilement, il est vrai, combattues par les adoucissants.

Les ouvriers qui pilent et broyent le vert-de-gris destiné aux peintures, éprouvent une irritation douloureuse des narines; aussi la propriété vénéneuse de ce sel de cuivre n'est-elle pas contestée.

Le meilleur moyen de prévenir les dangereux accidents produits par l'air chargé d'émanations métalliques, est encore celui de M. d'Arcet; ainsi, toutes les fois qu'on vaporise ou qu'on fond un métal dangereux, on doit placer le fourneau sous le manteau d'une cheminée munie du tuyau d'appel. La table, par exemple, qui supporte la lame d'étain et le mercure sur lesquels on couche horizontalement le verre à étamer, doit être placée assez près de la cheminée à tuyau, pour que les émanations soient emportées par le courant qui y est établi. Si l'autorité, qui prend sous sa surveillance tant d'autres objets, faisait fermer tous les ateliers où ne seraient pas établis, suivant les besoins, un ou plu-

sieurs tuyaux d'appel, on aurait moins à gémir sur les
calamités qu'engendre le luxe. Cette mesure, déjà prise
pour les ateliers de doreurs, a rayé du tableau des maladies le tremblement mercuriel.

Les autres moyens qu'on a opposés à l'inspiration des
émanations métalliques, se réduisent à placer devant la
bouche soit les éponges de Gosse ou des linges qu'on
imbibe, tantôt simplement d'eau froide, tantôt d'un liquide propre à neutraliser les vapeurs, et qui ne doivent
livrer passage qu'à l'air purifié; soit les tuyaux respiratoires à l'aide desquels on fait respirer aux ouvriers
l'air du dehors de l'atelier. Les premiers de ces moyens
sont incommodes, les seconds impraticables. Les éponges
de Gosse, pourtant, doivent être mises en usage toutes
les fois qu'il n'y a pas possibilité d'établir une cheminée
d'évent.

On peut appliquer tout ce que nous avons dit des
émanations métalliques, aux vapeurs que répandent les
fabriques d'acides minéraux, aux vapeurs de chlore dans
les fabriques d'eau de javelle, aux vapeurs d'acides sulfureux dans les ateliers d'affinage, à celles d'acide ni-
treux dans les laboratoires d'essayeurs, d'acide hydrochlorique dans les fabriques de soude. Les symptômes
que font éprouver ces vapeurs sont différents de ceux
que produisent les émanations métalliques; par exemple:
les vapeurs d'acide sulfureux agissent comme irritants
des voies pulmonaires, celles d'acide hydrochlorique,
indépendamment de cette première action, dissolvent
la matière terreuse des dents, etc.; mais les moyens préservatifs sont les mêmes que ceux employés contre les
vapeurs minérales. Si l'on se sert des éponges de Gosse,
on peut, pour se préserver de l'acide sulfureux, les im-

prégner d'une eau alcalisée d'une dissolution de soude
ou de potasse; mais l'eau fraîche suffit dans tous les cas;
enfin quelques-unes des fabriques doivent être éloignées
des villes. C'est pour remplir cette indication qu'a été
rendu le decret du 13 septembre 1810.

ARTICLE XIII.

De l'air vicié par des matières pulvérulentes, végétales,
minérales et animales.

Les matières pulvérulentes qui peuvent vicier l'air et
nuire aux organes respiratoires sont de deux ordres :
les unes, innocentes par elles-mêmes, ne nuisent que
parce qu'elles pénètrent dans des parties qui ne sont
point organisées pour supporter leur présence; les autres exercent, indépendamment de ce premier mode
d'agir, une action malfaisante qui tient aux propriétés
dont elles sont douées.

Premier ordre. — Dans le premier ordre se rencontrent la matière amylacée, à laquelle sont exposés les
meuniers, les boulangers, les pâtissiers, les amidon-
niers, etc.; les poussières que respirent les batteurs en
grange, les vanneurs, les mesureurs de grains, les batteurs de plâtre, les ouvriers qui font la pointe des
aiguilles, les tailleurs de grès, les statuaires, les ouvriers
qui, dans les filatures, travaillent le coton, les mesureurs de charbon sur les bateaux de Paris, les mineurs dans les houillères, les individus qui teillent ou
broient le chanvre, les scieurs de long, etc. Quelques-
unes de ces poussières, quoique innocentes par leur

nature, peuvent bien quelquefois n'être pas assez fines pour agir seulement comme corps étranger dans les voies aériennes; elles y agissent, en outre, comme corps vulnérants à cause de leurs fragments anguleux.

La plupart de ces poussières déterminent des irritations plus ou moins graves du pharynx, des bronches et des poumons; mais leur action, toute mécanique, se borne aux organes sur lesquels elles sont déposées : elles n'agissent jamais par absorption. Nous avons dit, en parlant de la vue, qu'elles en irritent l'organe par le même mode d'action, et conséquemment leur effet n'a jamais lieu que sur les parties qu'elles atteignent. Il en est tout autrement du second ordre. Nous devons dire encore que, parmi les poussières du premier ordre, les unes produisent un effet beaucoup plus actif que les autres : ainsi, par exemple, les hommes qui travaillent le coton, la laine, le crin, sont plus rapidement atteints de toux, de crachements de sang, d'affections chroniques de poitrine, que les charbonniers et les meuniers, dont beaucoup n'éprouvent jamais aucune de ces maladies. M. Lombard (de Genève) et M. Benoiston (de Châteauneuf), qui ont fait beaucoup de recherches sur la fréquence de la phthisie [1] dans certaines professions [2], ont cherché à établir par des chiffres le danger relatif ou plutôt le rapport exact qui existe, relativement aux accidents qu'elles déterminent, entre les poussières mi-

[1] J'emploie ici le mot de *phthisie*, dont se sont servis les auteurs que je cite, tout en conservant des doutes sur la justesse de cette expression, qu'on a appliquée à presque tous les cas dans lesquels les individus succombent d'affection chronique du poumon.

[2] *Annales d'Hygiène publique*. Paris, 1831, t. vi, p. 5 et suiv.; et 1834, t. xi, p. 5 et suiv.

nérales, végétales et animales. C'est ainsi que, suivant
M. Lombard, par exemple, la fréquence des décès par
phthisie, est à Genève de 0,20 chez les meuniers, et
de 0,67 chez les plâtriers. Sans contester la vérité de
cette assertion, nous dirons que si la phthisie est plus rare
chez les meuniers que chez les plâtriers, ce qui est bien
certain, cela tient peut-être moins à la différence de
nature des substances qu'ils respirent, qu'à certaines
particularités dont n'ont pas tenu compte les chiffres,
telles qu'une meilleure nourriture, moins de continuité
dans l'inhalation des matières respirées, l'habitation de
lieux plus salubres, une meilleure distribution des exercices, une attitude différente pendant leurs travaux, etc.
La statistique n'a pas tenu compte de ces influences,
les données qui lui servent de base ne sont donc pas
complètes : malheureusement l'arithmétique, en hygiène
comme en thérapeutique, cesse d'avoir des résultats aussi
rigoureux qu'on le suppose, par cela seul que l'on groupe
souvent comme étant de nature identique des unités qui
ne le sont pas sous tous les rapports. Quoi qu'il en soit, les
effets sont évidemment différents, même dans celles des
diverses espèces de poussières qui n'ont qu'une action
mécanique. Depuis longtemps on a remarqué que les tailleurs de grès ne dépassent pas quarante à cinquante ans.
Le docteur Johnston, dès 1799, a signalé la fréquence de
la phthisie chez les ouvriers occupés à faire la pointe des
aiguilles sur des meules de grès, et j'ai obtenu de M. Pas-
tor, fabricant d'aiguilles à Aix-la-Chapelle, dont j'ai visité l'établissement en 1829, la confirmation de ce qui
avait été observé, savoir que les ouvriers qui font la
pointe des aiguilles ne prolongent guère leur carrière
au delà de quarante à cinquante ans ; qu'ils succombent

à la phthisie; que cette maladie est déterminée chez eux
par la respiration d'un air chargé de la poussière d'acier
qui s'échappe des aiguilles, et plus encore de celle de
la meule qui est sèche et qu'ils sont obligés de tailler
toutes les heures. Mais je tiens aussi du même fabricant,
que ces ouvriers, dont le genre de travail est le plus
dangereux, gagnent cinq francs par jour, tandis que
ceux qui percent l'aiguille ne gagnent que vingt-quatre
sous, et *qu'il résulte de cette différence de salaire, que
les premiers, mieux payés, se livrent à des excès qui
hâtent les progrès de la phthisie.* Voilà encore une circonstance dont les statistiques imparfaites ne tiennent
pas compte, et que je n'admettrais cependant d'une
manière définitive que sur une statistique bien exacte.

Second ordre. — Les matières pulvérulentes du second
ordre, indépendamment de l'action irritante qu'elles
produisent, comme corps étrangers, sur les voies respiratoires, donnent lieu, par leur absorption ou par l'impression qu'elles font sur les extrémités nerveuses, à
d'autres effets en quelque sorte secondaires, qui varient
suivant les propriétés différentes des substances dont
émanent ces poussières. Dans cette catégorie se placent
principalement le tabac, la jusquiame, l'aconit, les cantharides, etc. Les effets produits par l'inspiration des
trois premières substances sont, en somme, des maux
de tête, des vomissements, des vertiges, de la somnolence, du narcotisme, en un mot un empoisonnement
véritable, qui peut avoir des résultats plus ou moins
funestes. Les cantharides agissent comme vésicants, et
comme irritants des organes génito-urinaires. Les personnes exposées à ces poussières sont les ouvriers employés dans les manufactures de tabac, les élèves en phar-

macie, et surtout les hommes de force qui travaillent
au pilon chez les droguistes. Pour ce qui est des premiers, Parent-Duchâtelet, regardant comme supposés les
effets attribués au tabac par Rammazzini, Fourcroy,
Cadet-Gassicourt, Tourtelle, Percy, MM. Patissier et
Mérat, a pris un grand nombre de renseignements près
des employés aux diverses manufactures de France,
et il résulte des réponses faites à ses questions, que
presque tous les ouvriers s'habituent au bout de très-
peu de temps à l'influence de l'atmosphère chargée
des émanations de tabac, que les ouvriers employés
dans les manufactures ne contractent pas de maladies
particulières à leur état, et que le travail dans les manufactures de tabac ne nuit en rien à la longévité.
Cependant les réponses arrivées de Lyon et de Toulouse
diffèrent un peu de celles qui ont été reçues des autres
villes. A Lyon, où l'on n'a connaissance que de trois ou
quatre individus qui, n'ayant pas pu s'accoutumer au
tabac, sont sortis de la manufacture peu de temps après
y être entrés, le médecin de l'établissement signale des
affections des voies respiratoires, des dyssenteries, ophthalmies, douleurs de tête, anthrax, panaris, observés
dans la manufacture: mais ces maladies s'y présentent-
elles plus fréquemment que dans les autres parties de
la ville ? A Toulouse, les chefs d'établissements com-
parent l'action du tabac sur les personnes non ac-
coutumées, au roulis d'un vaisseau, et assurent que
cette action devient nulle en très-peu de temps. Cette
comparaison nous paraît très-juste; mais de même
qu'il est des personnes qui ne peuvent jamais s'habituer
au roulis du vaisseau, il en peut bien être aussi qui ne

peuvent s'habituer aux émanations du tabac. Je me suis
placé dans une position en quelque sorte analogue à
celle des *écoteurs* (ouvriers chargés d'enlever les côtes
et les nervures des feuilles humectées du tabac), c'est-à-
dire que j'ai manié et laissé séjourner près de moi, pendant une nuit, des feuilles de tabac humectées, et j'ai
éprouvé des nausées et des vertiges. Au reste, le tabac
n'agit, dans ce cas, que par absorption cutanée; car
les accidents ont été produits quoique j'aie soigneusement préservé les voies respiratoires.

Nous avons traité, dans le chapitre précédent, des
émanations auxquelles exposait la fabrication des caractères d'imprimerie; nous devons ajouter ici qu'il résulte
des recherches de M. Chevallier que les imprimeurs ap-
prentis qui nettoient les cassetins où sont placés les caractères d'imprimerie, sont exposés, par l'introduction
des parcelles de métal ou d'oxyde métallique, à la colique
de plomb; qu'il est difficile, à cause de cette poussière,
d'élever des chats dans les imprimeries; que l'oxydation
des caractères et la production d'une poudre métallique
est quelquefois très-considérable, comme le prouve le
fait suivant : « Lors de l'expédition d'Égypte, on avait
embarqué des presses et des caractères destinés à monter une imprimerie. Les presses ayant été détruites, les
caisses de caractères ne furent ouvertes que plus tard.
Lorsqu'on les ouvrit, on ne trouva plus ces caractères,
mais une matière pulvérulente. On pensa alors que, par
fraude, on avait substitué à ces caractères une poudre
de peu de valeur; mais l'analyse faite par M. d'Arcet
prouva que cette poudre provenait évidemment des caractères, qui, par suite d'une action galvanique, avaient

26.

passé à l'état pulvérulent [1]. » Disons, pour terminer, que les questions adressées par M. Chevallier aux divers chefs d'imprimeries prouvent que la colique est très-rare chez les ouvriers, et qu'aucun d'eux n'a présenté la paralysie saturnine.

On peut prévenir en partie l'action nuisible des deux ordres de substances pulvérulentes mentionnées, 1° par l'emploi d'un voile de mousseline fine, propre à tamiser l'air que l'on respire, et par l'emploi des éponges de Gosse, imbibées d'eau et placées devant les narines et la bouche; 2° par la manière dont se placent, par rapport à la direction du vent, les ouvriers qui travaillent en plein air. On pourra faire passer dans quelques ateliers de forts courants d'air, propres à emporter les matières pulvérulentes à mesure qu'elles sont formées. 3° Les ouvriers qui travaillent au pilon ne doivent jamais manquer de couvrir, comme beaucoup le font, le mortier, d'une peau percée dans son milieu pour le passage du pilon, auquel elle doit être intimement collée, mais assez grande pour se prêter aux mouvements du pileur. Les ouvriers qui font la pointe des aiguilles pourraient interposer entre eux et la meule une lame de verre comme l'a imaginé M. Vord. Si quelques-uns des artisans désignés ci-dessus peuvent travailler sous le vaste manteau d'une cheminée, munie d'un ou de plusieurs forts tuyaux d'appel, ils obtiendront encore de ce moyen de grands avantages. 4° On évitera l'action des matières amylacées, par l'emploi du pétrisseur mécanique, à l'aide duquel se font successivement toutes les opérations qui constituent la fabrication de la pâte.

[1] *Annales d'hygiène publique.* Paris, 1835, t. xiii, p. 304 et suiv.

On évitera les poussières du grain et du chanvre par les deux machines de M. Lorilliard : l'une, de laquelle le grain sort battu, vanné et criblé; l'autre, qui sert à teiller et peigner le chanvre et le lin, qui évite le rouissage, dont nous avons exposé les dangers, enlève entièrement, et sans qu'il soit besoin d'aucune opération chimique, la partie gommo-résineuse du chanvre, de telle façon que celui-ci sort de la mécanique net et prêt à être filé, beaucoup plus beau et plus fort que celui qui a été altéré par l'eau.

Nous devons, avant de terminer cet article, faire mention d'une substance pulvérulente végétale dont la nocuité est connue des paysans, mais a été passée sous silence par les hygiénistes. Dans ces derniers temps, M. Morren, professeur de botanique à l'université de Liége, a remarqué que les jardiniers, après avoir procédé à la taille des platanes, éprouvent un prurit désagréable, dans le nez, dans l'arrière-bouche, suivi d'une inflammation des voies respiratoires, de laryngites, de bronchites; que les expectorations se répètent, et que le plus souvent il y a hémoptysie plus ou moins inquiétante. La cause de ces accidents est dans le duvet du platane, uniformément répandu sur les jeunes feuilles, les jeunes branches et le dessous des feuilles plus âgées. Les accidents n'ont lieu qu'au printemps, parce que le duvet tombe aussitôt que les feuilles sont parvenues à leur entier développement et que les branches ont acquis une certaine grosseur.

« Sur la jeune feuille, dit M. Morren, quand on le voit en masse, le duvet présente un amas effrayant de pointes hérissées, divariquées, acérées, se pressant fortement les unes contre les autres. A l'aspect de cette forêt de dards aigus, on conçoit comment les voies bronchiques doivent s'irriter, quand des pelotes aussi horriblement épineuses séjournent sur la muqueuse. Chaque poil a souvent vingt ou trente pointes des plus aiguës, et sur un millimètre carré, j'ai compté jusqu'à quarante de ces poils, ce qui fait de huit cents à douze cents pointes qui constituent autant de foyers d'irritation. Ces corps sont siliceux; les acides n'ont aucune influence sur eux; l'acide nitrique bouillant ne les modifie guère. Brûlés, ils deviennent un peu bruns, mais leur forme ne change pas. Ce sont donc comme autant de pointes de verre très-ténues que le jardinier respire quand il taille les platanes. Ces poils concourent à la fonction respiratrice de ces arbres et sont remplis de gaz. Leur inaltérabilité rend plus pernicieux les effets qu'ils produisent sur les voies aériennes des jardiniers. Ceux-ci doivent donc, avec grand soin, s'opposer, par une gaze placée au devant de la bouche et du nez, à l'entrée des poils dangereux [1]. » M. Morren fait observer fort judicieusement qu'il importe que les platanes soient éloignés des hopitaux, des hospices, des refuges pour la vieillesse, et en général de tous les établissements dans le voisinage ou les jardins desquels les convalescents ont l'habitude de se promener.

M. Raffeneau de Lille dit aussi (ouvr. cité) éprouver une toux fort incommode pendant plusieurs jours, chaque fois qu'il remue, dans son herbier, le *verbascum*.

[1] *Gazette des hôpitaux.*

CHAPITRE II.

Des habitations.

Les habitations nous défendent des influences de l'atmosphère, et sont un puissant moyen de modifier les qualités de l'air. Tout ce qui les concerne n'est que la conclusion de ce qui a été dit dans les articles précédents. Cette vérité doit ressortir de l'examen des divers objets qui forment ce chapitre.

§ Ier. *Choix des lieux.*

L'homme est presque toujours déterminé, dans le choix des lieux propres à son habitation, par des motifs étrangers à la salubrité. La fertilité du sol fixe les regards de l'agriculteur; l'industriel porte les siens vers les points propres à établir des relations commerciales; l'artiste et le savant viennent faire valoir leurs talents dans le lieu où se trouve réuni le plus de monde propre à les apprécier; mais dans bien peu de cas l'homme est dirigé par l'intérêt de sa santé. Cependant, comme cet intérêt puissant vient quelquefois à fixer son attention, l'hygiène doit l'éclairer sur les objets que, dans ce choix, il doit prendre en considération: ces objets sont les suivants:

1°. *Climat.* — Tous les climats et toutes les localités sont généralement propres aux habitations de l'homme, quand quelque accident de sol, comme un marais, ou tout autre foyer délétère, ne détermine pas une insalubrité manifeste, ou quand quelque phénomène physique, comme l'éruption d'un volcan, ne fait pas craindre un danger toujours imminent. Mais si tous les lieux sont habitables, ils ne peuvent pas être habités tous par les mêmes individus : la différence des tempéraments, des dispositions morbides, etc., force les individus à habiter des climats et des lieux différents.

En appliquant ici ce que nous avons dit des effets des différentes qualités de l'air, et notamment de sa température, on saura que s'il est nuisible à l'actif bilieux de fixer son habitation dans les climats méridionaux, si propres à exagérer sa constitution sèche et irritable, il sera très-avantageux à l'indolent lymphatique d'être longtemps exposé à l'ardeur de ces contrées, qui seront pour ses organes le meilleur et le plus efficace des stimulants.

2°. *Degré d'élévation des lieux.* — Il en sera de même du degré d'élévation des lieux. Ces hauteurs dont on vante l'air vif, pur et sec, ne devront pas être habitées par les personnes d'un tempérament sanguin, d'une constitution sèche, irritable, en un mot, par celles qui ont une disposition aux irritations du poumon ou aux anévrismes : le développement de ces affections et leur marche rapide seraient le résultat d'une méprise à cet égard, et bientôt les personnes ainsi prédisposées trouveraient, dans l'habitation de lieux regardés comme si salubres, le terme d'une existence qu'elles auraient pu longtemps prolonger par un séjour dans les vallées, où l'air plus calme, moins actif, moins raréfié, accélère moins les actes du poumon et du cœur. Les personnes irritables seraient encore exposées, par l'habitation des lieux élevés, aux phénomènes électriques qui y sont si communs et ont sur elles tant de prise.

Au contraire, les personnes d'une constitution lymphatique, qui languissaient dans ces lieux bas, dans ces vallées étroites, où l'air encaissé se trouve borné dans ses mouvements et imprégné d'humidité, sortent tout à coup de leur apathie lorsqu'on transporte leur habitation sur les montagnes. Naguère engourdis et semblables aux mollusques, ces individus se traînaient à peine dans leur atmosphère humide pour satisfaire les plus impérieux besoins; maintenant, actifs et laborieux au milieu d'un air sec et mobile, ils s'agitent, se livrent à des exercices salutaires, perdent leur disposition aux engorgements blancs, changent en belle couleur rosée la nuance blafarde de leur peau, et renouvellent entièrement leur existence. Après les plaines sèches et brûlantes, les montagnes, dénuées de forêts et d'humidité, sont les lieux que doivent préférer les lymphatiques.

3°. *Accidents du sol: volcans, marais, etc.* — Que dirais-je des accidents du sol qui ne soit connu, ou qu'on ne puisse facilement inférer des principes précédemment exposés? Tout le monde sait combien est à craindre le voisinage des volcans. Des villes ensevelies par des tremblements de terre, des générations dévorées par les brûlantes laves, attestent le danger de ce formidable voisinage; mais ces témoins parlent en vain. La cupidité de l'homme, excitée par la fertilité du sol, méprise les leçons d'une expérience récente: de nouvelles cités s'élèvent sur les cités englouties; des villages sont bâtis sur des toits de villages; et l'homme, assis sur ces débris, dans une inexplicable sécurité, savoure, jusqu'à l'heure de l'explosion, les jouissances de la vie.

Parlerai-je de la proximité des marais? Il a été question, dans le chapitre précédent, des épidémies auxquelles ils donnent lieu, de l'effrayante et périodique mortalité qu'ils répandent au retour des chaleurs; cependant

410 HYGIÈNE DE L'APPAREIL RESPIRATOIRE.

l'homme ne se montre guère plus prudent sur ce point
que sur le précédent ; et, ici, nul prétexte d'incertitude
sur l'époque du danger ne peut excuser son insouciance.

4°. *Voisinage des forêts, de la mer et des rivières.* —
Ce que nous avons dit ailleurs de l'effet des végétaux
montre assez que, pour qu'une habitation située dans
le voisinage d'une forêt soit salubre, il faut que la forêt
soit peu épaisse et suffisamment percée ; qu'elle ne soit
pas plantée sur un sol bas et naturellement humide ;
qu'elle laisse autour de l'habitation un espace assez
considérable pour que l'air puisse y circuler en tous
sens, pour que les rayons du soleil puissent facilement
frapper les arbres les plus voisins, décomposer l'acide
carbonique qu'ils exhalent, et s'opposer à l'humidité qui
pourrait résulter de leur proximité des appartements.
Lorsque ces conditions sont remplies, les forêts ne nuisent plus à l'air des habitations, elles lui fournissent de
l'oxygène, offrent, dans certaines contrées, un ombrage
contre les ardeurs du climat, et conservent les sources ;
élèvent, dans d'autres, une barrière contre l'éruption
d'émanations délétères ; enfin, quelquefois, procurent un
abri contre la violence des vents. Si les conditions émises
sont négligées, que les forêts soient épaisses et entourent
les habitations de trop près, elles déterminent la stagnation de l'air, augmentent et concentrent son humidité ;
les feuilles mortes, et les autres débris de végétaux,
se putréfient sur le sol, chargent de leurs émanations
nuisibles une atmosphère de tous côtés circonscrite ;
et ces causes réunies rendent les appartements insalubres, produisent des rhumatismes, des affections catarrhales, des irritations du système lymphatique, et
souvent des fièvres intermittentes.

Le bord de la mer est très-sain, excepté dans le cas où des plages étendues n'ont pas une pente suffisante pour permettre l'écoulement des eaux qui les recouvrent dans les grandes marées.

On peut dire la même chose du voisinage des rivières et de toutes les eaux courantes : elles n'ont d'autre inconvénient que de communiquer à l'air un peu de fraîcheur et d'humidité; mais l'atmosphère est continuellement renouvelée, et leur voisinage est sain, à moins que les eaux, en se retirant, ne laissent beaucoup de vase à découvert.

5°. *Villes.* — Les habitations construites dans les villes sont celles qui se trouvent dans la position la plus désavantageuse pour la salubrité. Quelque soin que l'autorité prenne pour maintenir la propreté dans les grandes villes, il se trouve toujours des rues étroites où l'air est difficilement renouvelé, où la lumière ne pénètre pas (*voyez* son influence dans la section suivante); où le sol reste toujours humide; des impasses, où une masse d'atmosphère reste stagnante; des coudes et des angles qui s'opposent aux courants d'air, et concentrent cette multitude de miasmes continuellement élevés de tant de substances végétales et animales dont le détritus forme la boue des rues. Qu'on joigne à cela le retard dans l'enlèvement de ces immondices, le trop peu de pente des ruisseaux, leur éloignement des égouts, le défaut de fontaines, et l'on aura une grande partie des causes qui produisent, dans les grandes villes, cette population chétive, composée d'êtres maigres, pâles, bouffis, scrofuleux, rachitiques, toujours malades, et rarement atteignant l'âge de l'adolescence : beaucoup de quartiers de Paris ne fournissent que des enfants de cette nature.

Cependant les villes ont aussi quelques avantages : l'air, pendant l'hiver, est moins agité, moins froid, et ses variations frappent moins que dans les campagnes, où certaines épidémies semblent être plus fréquentes, où les phénomènes électriques sont plus dangereux et plus répétés. Quand on habite une ville, on doit choisir un quartier où les rues soient assez droites pour que l'air en soit bien renouvelé, et assez larges pour que la lumière puisse frapper les parties les plus basses de la maison, où le sol soit assez incliné ou assez bien pavé pour que jamais l'eau fétide des ruisseaux ne puisse y séjourner. Si l'on peut joindre à ces avantages le voisinage d'une de ces bornes-fontaines d'où l'on fait, une fois par jour, jaillir l'eau pour le lavage de la rue; celui d'un jardin public, où l'on puisse se livrer à l'exercice, on aura réuni, dans le choix de son séjour, les principaux moyens de salubrité que comportent les villes.

Disons, pour terminer ce paragraphe, que le vieillard ne doit changer le climat et les localités au milieu desquels il a passé sa vie, qu'en prenant la précaution d'éviter les transitions trop brusques.

§ II. *Choix des matériaux et mode de construction des diverses pièces qui composent les habitations. Destination de ces pièces, et précautions qui leur sont relatives.*

Après le choix des lieux on doit avoir égard au choix des matériaux. On ne doit employer ni les pierres qui s'emparent facilement de l'humidité, comme celles qui sont trop nouvellement extraites des carrières, ni la brique mal cuite, susceptible de se déliter. Le mortier de chaux, avec lequel on scelle les briques bien cuites,

est très-propre à conserver la sécheresse des appartements; les quantités de plâtre dont on couvre les moel-
lons à Paris sont une cause d'humidité qui dure longtemps. On a, dans ces derniers temps, pour se préserver
de cette influence, étendu sur les murailles, des feuilles
de plomb laminé, qu'on a recouvert ensuite de papier
de tenture. On peut mettre en usage, pour les appartements bas, des boiseries, qu'on aura soin de vernir, afin
qu'elles retiennent moins les émanations animales, et
afin qu'on puisse les laver sans inconvénient.

Après le choix des matériaux viennent les considérations relatives au mode de construction.

1°. *Hauteur des maisons.*—Elle est tout à fait indifférente quand le bâtiment est isolé, à moins qu'il ne soit
situé dans un lieu où l'on ait à redouter les ouragans,
les tremblements de terre, etc.; mais si plusieurs bâtiments sont réunis, comme dans les villes, et qu'ils aient
une grande hauteur, ils se privent mutuellement de
l'influence si avantageuse de la lumière, de sorte que
les personnes qui habitent les étages inférieurs de ces
bâtiments n'ont pas encore reçu les bienfaits de ce fluide,
quoique souvent le soleil soit déjà fort avancé sur l'ho-
rizon; enfin, ces bâtiments trop élevés empêchent le
renouvellement de l'air, entretiennent l'humidité, deviennent la principale cause du carreau et de toutes les
maladies du système lymphatique chez les enfants qu'on
élève dans les boutiques des rues étroites, déterminent
aussi ces douleurs rhumatismales qui affectent si souvent
les portiers et les divers artisans logés au rez-de-chaussée
des mêmes rues. L'autorité, pénétrée de ces résultats,
a fixé (ordonnance royale de 1783) la hauteur des
maisons en pierre, dans Paris, à soixante pieds, dans les

rues de trente-huit pieds de large; et celle des maisons en bois, à quarante-huit pieds, y compris le comble.

2°. *Caves.* — Les caves préservent de l'humidité les pièces situées au rez-de-chaussée, en les éloignant du voisinage de la terre. On y pratiquera plusieurs ouvraux propres à donner accès à l'air extérieur. Elles ne doivent jamais être employées à aucune opération capable de développer des gaz nuisibles, et l'on n'en doit jamais faire un dépôt de substances végétales ou animales susceptibles d'une prompte putréfaction.

3°. *Fenêtres.* — La principale façade de la maison doit être tournée, dans les pays froids et humides, vers le sud et l'est; les croisées seront percées dans cette direction, la plus propre à fournir la sécheresse, la lumière et la chaleur. Dans les contrées méridionales, ce sera, au contraire, vers le nord qu'on devra pratiquer le plus grand nombre de fenêtres, afin de pouvoir se procurer des vents frais, capables de rafraîchir l'atmosphère des appartements. Toutes leurs ouvertures devront être assez vastes pour donner accès à la lumière, à l'air, et ne devront pas l'être assez pour nuire à la conservation de la chaleur. Ce qui est important, c'est de les pratiquer dans des dimensions qui soient dans un juste rapport avec celles des appartements, avec la quantité de lumière dont ont besoin ceux-ci, et avec la masse d'air qu'il importe d'y renouveler. On devrait encore placer les fenêtres dans un tel rapport de direction avec les portes et les cheminées, qu'on puisse être à même d'établir à volonté, dans certaines circonstances impérieuses, un courant assez rapide pour renouveler, en quelques secondes, la masse d'air d'un appartement.

4°. *Dimension des appartements.* — Lorsqu'on s'occupe

de la dimension des appartements, il ne faut pas perdre de vue que, suivant un mémoire publié par Lavoisier et De Laplace, l'homme adulte consomme 24 pieds cubes d'oxygène en 24 heures, et qu'il existe beaucoup d'autres sources de viciation de l'air exposées ailleurs. Si les appartements sont trop vastes, il est difficile de les échauffer; s'ils sont trop étroits, on n'obtient pas un volume d'air suffisant; l'atmosphère est promptement viciée. Cet inconvénient est beaucoup plus préjudiciable que le premier; la santé se détériore promptement dans de pareils lieux, et les maladies les plus simples s'y aggravent rapidement. Un grand nombre de constructions sont, sur ce point, à Paris, tout ce qu'on peut imaginer de plus insalubre. La cupidité des propriétaires, éveillée par l'affluence de population qui a lieu dans cette ville, fait diviser en pièces resserrées des espaces qui n'étaient pas, il y a vingt ans, occupés par le tiers des individus qui s'y concentrent aujourd'hui. Cette cause d'insalubrité est encore accrue par la suppression de beaucoup de cours, à la place desquelles sont élevés de nouveaux corps de bâtiments. Le moyen de neutraliser l'effet de ces inconvénients est d'augmenter le nombre des places publiques, ou mieux encore, comme on le fait journellement, de percer de nouvelles rues et d'élargir celles qui existent; car, comme le dit Husty, « les rues sont aux villes ce que les poumons sont au corps humain. »

Ce que nous avons dit sur la disposition des lieux où l'on doit se livrer au sommeil (t. 1er, p. 403), nous dispense de parler spécialement des pièces destinées à servir de chambres à coucher.

5°. *Disposition des feux; construction des cheminées, poêles, etc.; choix des combustibles.* — Les parois des appartements ne suffisent pas pour soustraire l'homme aux rigueurs du froid; il doit donc, dans la construction de ses habitations, avoir égard à la disposition des moyens propres à influer sur la température intérieure et la charger de calorique : ces moyens sont les cheminées et les poêles. Le but que l'on doit se proposer, dans leur construction, est d'obtenir, avec le moins de combustible possible, beaucoup de chaleur sans fumée.

Les poêles atteignent ce but lorsque le tuyau qui transporte au dehors la fumée, parcourt l'appartement dans sa plus grande dimension. Les poêles qui chauffent le plus sont ceux qui sont composés de substances métalliques, parce que ces substances sont les meilleurs conducteurs du calorique. Ceux de brique ou de faïence leur sont néanmoins préférés, quoique transmettant moins vite le calorique, parce qu'on accuse les premiers de dégager une odeur métallique qui cause des maux de tête. Les poêles dessèchent l'air et favorisent peu son renouvellement. On rend à l'air son humidité en plaçant sur le poêle un vase d'eau : celle-ci s'évapore d'autant plus vite que le vase présente une surface plus étendue. On ne peut opérer le renouvellement de l'air sans perdre la chaleur, car c'est parce que l'air ne s'est pas échappé à mesure qu'il a été chauffé, que l'appartement se trouve chaud.

Les cheminées renouvellent mieux, et en masses plus considérables que ne le font les poêles, l'air de l'appartement ; mais c'est précisément à cause de ce grand renouvellement qu'elles chauffent moins, plus inégalement, et avec beaucoup plus de dépense de combustible. Quoique construites de manière à ce que l'entrée et l'issue du foyer soient proportionnées à la grandeur de celui-ci et à la quantité de combustible qu'il doit contenir, elles donneront cependant d'autant plus de chaleur à l'appartement, que les parois du foyer seront plus concaves, plus polies, plus luisantes, conséquemment plus propres à réfléchir les rayons calorifiques. Ces parois, d'une forme semi-elliptique, devront être revêtues en faïence blanche, et ne jamais être peintes en noir. Les tuyaux de chaleur dont le foyer se trouve hors de l'appartement qu'ils échauffent, ont l'avantage de ne rien enlever, pour la combustion, à l'air de l'appartement; mais aussi ils ne peuvent contribuer à son renouvellement.

Les réchauds, à l'aide desquels on élève quelquefois la température des appartements, les chaufferettes, qu'on place sous les pieds, répandent dans l'atmosphère des gaz nuisibles qui peuvent exposer à l'asphyxie lorsque l'air n'est pas renouvelé. On accuse les chaufferettes de produire chez les femmes des leucorrhées, des règles excessives, et même des hémorrhagies utérines, des hémorrhoïdes, des varices, des ulcères atoniques, des rhumatismes aux jambes, et même la stérilité. Beaucoup de ces effets sont exagérés : ainsi, par exemple, les chaufferettes produisent bien des vergetures, des marbrures de la peau des jambes et des cuisses, mais ne déterminent jamais d'ulcères de ces parties.

Les cheminées et les chaufferettes, précisément parce qu'elles agissent plus localement, sont les foyers qui conviennent le mieux aux vieillards. Les poêles, qui échauffent l'atmosphère d'une manière uniforme, sont nuisibles en ce qu'ils dilatent trop l'air, et en ce que le calorique qu'ils dégagent agit également sur la tête comme sur les autres parties du corps, et peut déterminer des attaques d'apoplexie.

II.   27

Les divers combustibles employés pour chauffer les appartements sont les bois de chêne, de charme, de hêtre ou d'orme, les divers charbons de terre et la tourbe. Le bois qu'à Paris on appelle *neuf*, c'est-à-dire celui qui est bien sec et n'a pas flotté sur l'eau, est, de tous les combustibles usités, le plus agréable : il n'est peut-être pourtant pas celui qui chauffe le plus. Le charbon de terre fournit une épaisse fumée, une odeur désagréable, mais il est tout aussi salubre que le bois. Le charbon dont on a extrait l'hydrogène, et qu'on vend sous le nom de *coke*, est sans odeur, chauffe beaucoup moins que le bois, et, quoiqu'il paraisse ne donner lieu à aucune fumée, il noircit en peu de temps le linge et la peau. C'est un préjugé d'attribuer le *spleen* des Anglais à la combustion du charbon de terre.

6°. *Toit des maisons.* — Le toit des habitations est ordinairement de chaume ou de roseau, de tuile ou d'ardoise. Le chaume ou le roseau est mauvais conducteur du calorique, conséquemment il garantit plus que les autres substances de la chaleur en été, et du froid en hiver; néanmoins, pour quelques raisons étrangères à l'hygiène, pour éviter, par exemple, les incendies, on doit donner la préférence aux autres substances. Il ne faut pas, quand on le peut, négliger de surmonter le toit d'un paratonnerre. Voici le principe sur lequel est fondé ce précieux préservatif:

La résistance que mettent les corps électrisés à céder leur électricité est d'autant moindre, que les conducteurs qu'on présente à ces corps sont terminés par des pointes plus aiguës. Ces conducteurs ne se chargent point de l'électricité, ou plutôt ne la conservent pas quand ils ne sont point isolés, quand ils communiquent

avec le globe, qui est le *réservoir commun*. Un paratonnerre n'est donc autre chose qu'un conducteur métallique, qui soustrait au nuage l'électricité, qui ne la
conserve point, qui ne s'environne point d'une atmosphère électrique, mais qui transmet de suite, et à
mesure qu'il le reçoit, le fluide électrique à la terre.

La pointe des paratonnerres doit être en laiton doré,
ou mieux en platine; les pointes en fer s'oxydent facilement et perdent leur propriété conductrice. La partie
verticale doit s'élever à dix ou douze pieds au-dessus
du toit, dont toutes les parties saillantes doivent communiquer avec le conducteur. La partie inférieure de
celui-ci doit se terminer à quelque distance des fonda-
tions de la maison, et pénétrer de deux ou trois pieds
dans l'eau ou dans un sol humide. La sphère d'action
d'un paratonnerre étant bornée à un rayon double de sa
hauteur, il faut mutiplier ces conducteurs selon l'étendue
des habitations qu'on veut mettre à l'abri de la foudre.

7°. *Latrines.* — Les lieux d'aisances devront être établis à une certaine distance du logis, quand cela est
possible. Dans les grandes villes, il en est autrement :
le tuyau parcourt tous les étages de la maison, s'ouvre,
moyennant de courts conduits obliques, pour les personnes de chaque étage, et se termine à la fosse, qui est
une espèce de cave construite au-dessous du rez-de-
chaussée. Nous avons vu à l'article VII, p. 343, où sont
traités les effets des émanations des fosses d'aisances,
combien ceux-ci sont terribles; nous avons indiqué les
moyens propres à se garantir le plus possible de ces effets, qui résultent nécessairement de la manière dont
étaient, il y a peu d'années, construites toutes les latrines, et dont le sont encore aujourd'hui beaucoup d'entre

27.

elles. Ici, nous devons faire connaître les procédés nouveaux d'après lesquels on doit établir les latrines.

Le procédé de M. d'Arcet consiste à empêcher les exhalaisons de revenir, par la lunette, infecter les habitations. Avant M. d'Arcet, les architectes construisaient bien, à la vérité, des tuyaux d'évent, c'est-à-dire des tuyaux partant de la voûte de la fosse, et allant se terminer au sommet de la maison pour y donner issue aux exhalaisons; mais voici ce qui avait souvent lieu : l'air s'engageait aussi bien par le tuyau d'évent que par celui que surmonte la lunette, et souvent il revenait par celle-ci, chargé des émanations de la fosse. M. d'Arcet a imaginé de tenir raréfié, à l'aide du calorique, l'air du tuyau d'évent. De cette manière, cet air léger s'échappe par le tuyau, est remplacé par celui qui s'engage dans la fosse par la lunette, et ne peut jamais revenir sur ses pas. Pour établir ce courant, cet appel de l'air, il suffit de placer un lampion allumé dans le tuyau d'évent; mais on atteint bien mieux le but encore en y faisant passer ou le tuyau d'un poêle, ou le conduit d'une cheminée. L'ouverture du tuyau d'évent doit être presque égale aux ouvertures réunies des diverses lunettes. Pour aider l'air à s'engouffrer par la lunette, il suffit d'établir des vasistas dans les cabinets d'aisances.

Ce procédé, mis seul en usage, préserve les appartements des émanations désagréables et dangereuses des fosses d'aisances, mais ne change rien aux dangers qui résultent de leur vidange, et à la mortalité des hommes employés à ce dégoûtant travail.

Le procédé de MM. Caseneuve et compagnie ne laisse plus subsister ni danger, ni travail dégoûtant. Il consiste tout simplement à substituer à la fosse ordinaire à laquelle le tuyau transmet les matières, des *fosses mobiles*, c'est-à-dire des tonneaux qu'on place à l'extrémité du tuyau, et qu'on déplace lorsqu'ils sont pleins. Ainsi, on fixe avec une courroie, à l'extrémité du tuyau ordinaire des latrines, composé de pièces de poterie, un bout de tuyau mobile en cuir, qui transmet les matières fécales dans un tonneau placé verticalement sur un chantier élevé. Du fond de ce tonneau partent trois cylindres, qui versent, au moyen d'un vaste entonnoir, dans un second tonneau placé de champ au-dessous du premier, les matières les plus liquides. Le second tonneau s'emplit plus promptement que le premier, parce que les liquides sont plus abondants que les matières consistantes. Lors donc qu'il est plein, ce dont on s'aperçoit par la percussion, on le bonde, on l'enlève, on le vide et on le replace, ou on y en substitue un autre. Quand la matière solide a rempli le premier tonneau, on ferme le bout du tuyau mobile, pour que rien ne s'écoule, on bouche le tonneau, on l'enlève et on le nettoie pour le replacer, ou bien on en substitue de suite un de rechange, comme on a fait à l'égard du précédent. Le transport des tonneaux pleins, au dépôt des gadoues, se fait en plein jour, comme un transport de futailles remplies de toute autre matière; il ne s'exhale aucune espèce d'odeur; et ces ouvriers, naguère exposés, pendant les heures destinées au sommeil, à une atmosphère mortelle, ne s'occupent plus qu'en plein jour à un métier qui n'a rien d'insalubre, ne troublent plus la tranquillité publique par leur travail, n'empoisonnent plus toute une rue des exhalaisons empestées qui en résultent; enfin, ces affections redoutables connues sous les noms de *plomb*, de *mitte*, les asphyxies et la mort, auxquelles elles donnent si souvent lieu, ne seront plus connues que de nom, grâce à ce nouveau procédé.

On peut joindre aux avantages que présente, pour la salubrité, cette invention si simple, quelques avantages économiques; par exemple, l'appareil des fosses mobiles coûte cent écus à établir, et coûtera sans doute encore moins après l'expiration des quinze années du brevet d'invention : cet appareil n'exige presque aucune dépense de terrain; les anciennes fosses coûtent, au contraire, six mille francs, exigent un emplacement qui pourrait être employé à tout autre usage ; enfin l'abonnement par année, pour le nettoyage des fosses mobiles, n'est en rien à comparer aux frais de vidange des anciennes fosses, dont les réparations exigent en outre des dépenses considérables.

Il serait donc vivement à désirer que l'autorité, qui exerce un droit de surveillance et de répression sur les causes qui peuvent nuire à la salubrité publique, proscrivît entièrement, dans la construction des habitations, et cela, comme étant une cause d'infection, l'établissement des anciennes fosses. Il n'y aurait en cela d'exercé qu'un acte bien juste, puisque, malgré les précautions qu'on prend dans la construction des fosses, malgré les enduits de terre glaise et de mastic dont elles sont revêtues, les émanations des matières qu'elles contiennent se font jour, à la longue, à travers les pierres et les terres qu'elles imprègnent, infectent les puits, les caves, les pièces les moins élevées, non pas seulement de l'habitation, mais encore des maisons voisines ; puisque, enfin, indépendamment de la mortalité que causent ces vidanges, elles empoisonnent encore la voie publique et troublent le repos des nuits.

Les fosses existantes peuvent être supprimées. En les nettoyant, les recrépissant, les blanchissant à la chaux, ou en les arrosant du chlorure de cet alcali, elles pourront servir de bûcher ou de cave, à moins qu'on n'y place l'appareil des fosses mobiles, ce qui, encore, sera moins commode pour monter et descendre les tonneaux, que le plus simple hangar au rez-de-chaussée.

Depuis l'invention de M. Caseneuve, on a imaginé divers procédés qui consistent à désinfecter complétement, à transformer en poudrette et en eau pure, dans les fosses d'aisances elles-mêmes, les matières fécales et les urines, à l'aide d'appareils qui les séparent les unes des autres, et de noir animal ou de toute autre poudre absorbante d'un prix moins élevé, comme les cendres de tourbe, la tourbe carbonisée, la sciure de bois, le tan qui a servi à préparer les cuirs et dont on fait les *mottes*, etc., etc. L'idée de l'application d'une poudre de charbon à la désinfection des matières fécales est due à M. Salmon. L'idée de les désinfecter sur place ainsi que l'invention d'un appareil propre à ce procédé sont de M. Alphonse Sanson.

8°. *Puits.* On ne doit employer à leur construction que des pierres de nature siliceuse jointes sans mortier. Les pierres calcaires communiquent à l'eau une altération que nous avons signalée (art. *Eau de puits,* p. 186). L'endroit où l'on construit le puits doit être éloigné des creux où s'achève de pourrir le fumier, des écuries, des lieux d'aisances, et, en général, de tous les endroits où il peut se rencontrer des matières animales ou végétales en putréfaction.

9°. *Jardins anglais et jardins potagers.* Si l'on applique ici ce que nous avons dit des émanations végé-

tales (p. 318), et ce que nous avons dit du voisinage
des forêts (p. 410), on saura que les massifs d'arbres
qui composent les *jardins anglais* doivent, pour contribuer à la salubrité des habitations, recevoir l'influence
de la lumière et des rayons du soleil; que lorsque ces
conditions ne sont pas remplies, ces massifs sont insalubres. Dans le cas donc où l'espace qu'on veut destiner
à la végétation est trop circonscrit, comme cela a souvent lieu dans les grandes villes, il faut préférer aux
jardins, des cours nues et pavées, car ce n'est guère que
dans les grandes places publiques qu'on peut modifier,
par le moyen des plantations, la composition chimique
de l'atmosphère, et il est beaucoup d'endroits à Paris
où les arbres sont, pour les maisons, une cause réelle
d'insalubrité.

Si l'on se rappelle maintenant ce que nous avons dit
des émanations animales putréfiées, on saura que les
jardins potagers, qui, dans aucun cas, ne peuvent beaucoup contribuer à la salubrité de l'air, altéreront évidemment ce fluide toutes les fois qu'on ne les rendra
productifs qu'à force d'engrais et d'arrosements. On en
a une preuve dans les fièvres intermittentes des jardiniers qui cultivent les plantes potagères dans les anciens
marais des faubourgs de Paris.

10°. *Précautions relatives au maintien de la salubrité
dans les maisons.* Les maisons ne doivent être habitées
que quand l'eau qui entre dans les matériaux de construction est parfaitement évaporée, que lorsque les
peintures et les vernis sont parfaitement desséchés. Cette
précaution négligée donne lieu à des rhumatismes, à des
oppressions de poitrine, et à des coliques qui résultent
des émanations des peintures; dernièrement, enfin, elle

a donné lieu à la mort d'un médecin dans les environs de Paris. On ne peut indiquer l'époque fixe à laquelle une nouvelle maison peut être habitée sans inconvénients. Cette époque dépend de la saison, du climat, des matériaux de construction, du degré d'épaisseur des murs, de la nature du sol, de l'élévation du terrain, et de l'exposition du bâtiment, circonstances qui toutes accélèrent ou diminuent la rapidité du desséchement.

Ce que nous avons dit ailleurs du renouvellement de l'air (p. 309), prouve assez combien il est utile d'ouvrir les croisées chaque jour : celles des chambres à coucher ne doivent être refermées que le soir. Si l'atmosphère est humide, on ne doit les ouvrir que pendant le temps nécessaire au renouvellement de l'air.

Enfin, ce que nous avons dit des différentes altérations de l'air prouve avec quel soin l'on doit éloigner des habitations tous les réceptacles de matières animales et végétales en décomposition, ainsi que ceux de beaucoup de produits minéraux.

L'insalubrité bien reconnue de ces réceptacles a fait rendre le décret du 15 octobre 1810, et les ordonnances royales du 14 janvier 1815, 29 juillet 1818, 25 juin et 2 avril 1824, et 30 octobre 1824, qui présentent la liste très-longue des établissements 1° dangereux, 2° insalubres, et 3° incommodes, qu'on ne peut établir sans permission. Nous ne transcrirons pas cette nomenclature; nous renvoyons au travail de M. Trébuchet [1].

[1] *Dictionnaire de l'industrie manufacturière, commerciale et agricole*, article *Établissements insalubres*. Paris, 1835, t. IV, p. 538 et suiv.

TROISIÈME SECTION.

Les organes sécréteurs ont, en général, pour fonctions, la confection de certains fluides dont les usages sont différents, dont les matériaux sont pris dans la masse du sang artériel, et quelquefois dans celle du sang veineux. Cet acte élaboratoire de l'organe sécréteur paraît se passer aux extrémités vasculaires, situées dans le parenchyme de l'organe ; on n'en sait pas davantage sur cette transformation organique.

On distingue trois sortes d'organes sécréteurs : les *exhalants*, les *folliculaires* et les *glanduleux*.

Les organes *sécréteurs exhalants* ont la forme d'une toile. Ils versent, par des orifices, ouverts à celle de leurs faces qui est libre, le produit sécrétoire dont les matériaux ont été apportés par des vaisseaux sanguins, que ces orifices exhalants paraissent continuer, et dont ils ne se distinguent que parce que le sang n'y pénètre plus.

Les *folliculaires*, plus compliqués, ont la forme d'ampoule, de vésicule, et sont situés dans l'épaisseur de la peau et des membranes muqueuses.

Les *glanduleux*, plus compliqués encore que les précédents, sont des corps sphériques plus ou moins réguliers, qui ont pour caractère distinctif de verser leur produit par un ou plusieurs canaux excréteurs distincts.

On divise aussi les fonctions de ces trois ordres d'organes en deux grandes classes propres à indiquer leur destination. Ces classes sont : 1° les *sécrétions excrémentitielles*, c'est-à-dire celles dont les produits doivent être rejetés au dehors de l'économie; 2° les *sécrétions récrémentitielles*, c'est-à-dire dont les produits doivent être repris par l'absorption interne, et rentrer dans le torrent de la circulation.

Les organes sécréteurs ont donc deux destinations bien différentes ; la première, que M. Broussais a si justement nommée *dépuration*, est l'élimination des matériaux dont la présence pourrait être une cause de désordre dans l'économie. La seconde destination, à laquelle le même auteur a conservé le nom de *sécrétions*, a pour but la formation de certaines humeurs qui doivent concourir à l'accomplissement de diverses fonctions.

EFFETS DE L'EXERCICE DES ORGANES SÉCRÉTEURS EN GÉNÉRAL, ET MOYENS DE LE DIRIGER POUR LE MAINTIEN DE LA SANTÉ.

L'exercice d'un appareil sécréteur a, comme celui de tous les organes, pour premier effet, d'y appeler le sang en plus grande quantité, d'augmenter le volume de cet appareil et la somme du produit qu'il confectionne. Si cet exercice est porté trop loin, ses effets n'ont lieu qu'au détriment des autres organes, dont les uns, non sécréteurs, comme les muscles, etc., deviennent simplement plus faibles; dont les autres, les sécréteurs, deviennent plus faibles et en même temps fournissent moins de produits. Si l'exercice est encore porté plus loin dans l'organe sécréteur, celui-ci, dans certains cas, s'irrite, s'enflamme, donne un produit dénaturé doué de pro-

priétés irritantes et quelquefois manifestement contagieuses.

Le défaut d'exercice d'un organe sécréteur produit
des effets absolument inverses de ceux que nous venons
d'énoncer. L'organe sécréteur qui reste en repos perd
l'aptitude à agir, s'affaiblit, reçoit moins de sang pour
sa nutrition et pour la confection de son produit; et,
d'une autre part, les autres organes recevant le sang
destiné à celui-ci, s'enrichissent en proportion de ce que
le premier s'affaiblit, quoiqu'il ne soit pas introduit
plus de matériaux dans l'économie. Si l'organe sécréteur, laissé en repos, est de nature à donner beaucoup
de produit, il s'établit une pléthore générale abondante.
Les organes sécréteurs dépensent donc continuellement
une certaine dose de matériaux organiques, et cette dépense constitue pour l'économie une habitude déplétive
sans inconvénient, et même nécessaire.

Si l'action sécrétoire est subitement interrompue
dans un organe, il survient de deux choses l'une : ou
le sang qui devait continuer de servir à la sécrétion se
porte sur un organe quelconque, sécréteur ou non sécréteur, et y détermine une irritation (dans ce cas, la
congestion de sang a toujours lieu sur l'organe le plus
propre à l'attirer, sur l'organe le plus irritable), ou bien
la sécrétion d'un autre organe est considérablement
augmentée.

C'est donc encore une des conditions nécessaires au
maintien de la santé, que les sécrétions soient en équilibre. Cet équilibre s'obtient en maintenant dans une
juste mesure, au moyen d'une application bien ordonnée
de leurs modificateurs naturels, les actes des organes
sécréteurs. Examinons maintenant chaque appareil sé-

créteur concurremment avec les corps qui agissent immédiatement et primitivement sur lui.

CHAPITRE Ier.

De la peau.

A l'article *Tact*, nous avons considéré la peau comme
organe de relation; nous allons l'envisager ici comme
organe sécrétoire. Nous ajouterons aussi quelques mots,
dans ce chapitre, sur les moyens hygiéniques qui peü-
vent régler ses fonctions absorbantes.

1°. La peau fournit, dans toute son étendue, par le
moyen du réseau vasculo-nerveux qui s'épanouit sur
la surface du derme, la *transpiration*, improprement
appelée *insensible*, fluide vaporeux que l'air dissout ou
que les vêtements absorbent, qui compose la majeure
partie de nos pertes, varie suivant la saison, le climat
et mille autres circonstances. Cette transpiration est,
outre son effet dépuratoire, un des moyens par lesquels
la température de notre corps se maintient à un degré
fixe. Elle se compose, d'après l'analyse d'Anselmino, de
carbonate et phosphate calciques, carbonate, sulfate
et phosphate sodiques, d'une petite portion des mêmes
sels potassiques, de beaucoup de chlorure sodique, d'une
matière analogue à l'osmazôme, des acides acétique et
lactique; dans quelques parties du corps, telles que les
aisselles, les pieds, la transpiration très-odorante paraît
contenir un excès d'ammoniaque (BERZELIUS, *Traité
de Chimie*, tome VII). Lorsque la transpiration est assez
augmentée pour ne pouvoir être évaporée à mesure

qu'elle est produite, elle paraît sous forme liquide et elle porte le nom de *sueur*.

2°. La peau fournit par ses follicules, qui principalement abondent à la tête, aux organes génitaux, aux pieds et aux parties qui présentent des plis et sont exposées à des frottements, le *fluide sébacé*, fluide huileux qui entretient la souplesse de la peau, la préserve de la macération que produisent les liquides, défend les poils contre l'humidité. Ce liquide est un peu coloré aux aines et surtout aux aisselles, huileux à la peau du crâne, épais dans le conduit auditif, où il forme le cérumen. L'humeur sébacée varie selon les climats, les âges, les tempéraments et les races d'hommes.

3°. La peau fournit par cette partie intermédiaire au derme et à l'épiderme, et qu'on appelle *corps muqueux*, un *pigmentum* qui existe chez tous les hommes excepté les albinos. Cette matière colorante est, disent les physiologistes, destinée à défendre la peau contre les rayons solaires. Pour appuyer cette assertion, Ev. Home dirige sur son bras nu et sur celui d'un nègre les rayons du soleil; il ressent de la douleur, sa peau se couvre de phlyctènes : le nègre n'éprouve aucun de ces effets. Ev. Home couvre son bras d'un drap noir ; il n'éprouve rien. Les premiers effets se manifestent de nouveau s'il se couvre le bras d'un drap blanc. Cette expérience est difficile à concilier avec cette observation curieuse de Franklin, qui avait reconnu que la neige fondait plus vite sous un morceau de drap lorsqu'il était noir que lorsqu'on le prenait de couleur blanche.

Nous avons, dans le courant de ce travail, étudié beaucoup de modificateurs exerçant une action sur les fonctions de la peau, tels que les actes cérébraux, les exercices musculaires, les aliments; mais ces modificateurs n'ont sur la peau qu'une action indirecte. Ici nous allons étudier tous les corps qui agissent directement et immédiatement sur cette membrane.

§ Ier. De la lumière.

La lumière est un des stimulants propres, directs et immédiats de la peau, comme elle est le stimulant propre de l'œil (voy. le chapitre *Vue*, t. 1er, p. 80). La répétition à laquelle nous sommes obligé ici dépend donc de la nature même des choses, et non d'un vice dans le plan du travail. Au reste, cette répétition n'est qu'illusoire et n'a lieu que pour le titre du paragraphe; car le mécanisme d'action de la lumière sur la peau diffère de celui qui a lieu sur l'œil.

La lumière est la principale cause de la coloration de la peau. Les personnes qui passent leur vie dans les lieux obscurs sont pâles, blafardes, décolorées. La lumière a la même action sur les plantes: celles qu'on prive de lumière (certaines salades) perdent leur couleur, deviennent d'un jaune blanc.

Les personnes, au contraire, qui passent leur vie dans les lieux où la lumière est abondante, ont la peau colorée, plus épaisse, plus rugueuse. Il en est de même des plantes: elles sont d'autant plus colorées qu'elles reçoivent plus de lumière.

La coloration de la peau ne saurait être attribuée à l'action de la chaleur seule; car les personnes qui, sous la même latitude, passent leur vie dans des appartements faiblement éclairés, contrastent évidemment par la blancheur de leur teint, la finesse de leur peau, avec les personnes qui vivent exposées à la lumière du soleil.

On observe cette différence parmi les Asiatiques comme parmi les habitants de nos contrées. « Qui ne remarque, dit M. Lachaise, la décoloration que subissent tout à coup les individus qui quittent les provinces pour habiter la capitale? Certainement c'est bien ici l'effet d'une lumière moins vive, et on ne saurait l'attribuer à la température, puisque les habitants du Nord éprouvent aussi bien que ceux du Midi cette espèce de métamorphose [1]. »

Mais la lumière, agissant par l'intermédiaire de la peau, ne borne pas son action à cette membrane, et l'absence ou l'accumulation du fluide lumineux a sur le reste de l'organisme une influence marquée. Ainsi, les habitants des lieux privés de lumière, comme les prisonniers renfermés dans d'obscurs cachots, les mineurs et autres ouvriers qui travaillent au-dessous du sol, les portiers qui habitent le rez-de-chaussée dans les rues étroites, sont non-seulement frappés de cette décoloration de la peau que nous venons de signaler, mais de plus sont encore atteints d'un état complet d'atonie de certains tissus, atonie coïncidant parfaitement avec un excès d'action, une irritabilité maladive de certains autres tissus : par exemple, les fonctions exhalantes de la peau, les mouvements, la respiration, la circulation générale, etc., sont frappés de langueur. Il existe, au contraire, une grande activité dans les tissus blancs : les glandes lymphatiques superficielles ou profondes s'irritent, se tuméfient, puis suppurent ou restent indolentes. Le sang de ces individus paraît être en petite quantité, ou au moins peu coloré, peu consistant; les fluides blancs sont, au con-

[1] *Topographie médicale de Paris.* Paris, 1822, in-8°, p. 123.

traire, très-abondants; il y a excès de développement
et d'irritabilité du système lymphatique, il y a véritable pléthore lymphatique. Les maladies de ces individus sont le carreau, les scrofules, les hydropisies;
je n'y joins pas les douleurs rhumatismales, parce
qu'elles dépendent plus particulièrement du froid humide : toutes ces causes, au reste, ne peuvent guère se
séparer. De même que les causes opposées, elles agissent
le plus ordinairement d'une manière simultanée.

L'absence de la lumière agit à peu près de même
sur la texture intime des plantes. Ainsi, elles ne sont
pas seulement privées de couleur, elles sont encore
privées de consistance; elles deviennent spongieuses,
aqueuses, tendres, et perdent leurs principes amers,
âcres, avec la fermeté de leur parenchyme.

On sent maintenant la cause d'une partie des effets
que nous avons énoncés en parlant du sommeil pris
hors les heures de la nuit. On voit que, pour recouvrer la santé, il est important de renoncer à cette
mauvaise habitude. Quant aux ouvriers que leur profession oblige à passer les jours dans des lieux privés
de lumière, on ne peut que leur conseiller de sortir
de ces lieux pendant les instants destinés aux repas.
Toutes ces professions devraient être abandonnées par
les individus d'un tempérament lymphatique : elles
seront à peine supportées par le bilieux ou le sanguin.
Le prétexte de conserver la finesse et la blancheur de
la peau ne doit jamais être un motif pour se soustraire
aux toniques effets de la lumière.

§ II. *Du calorique.*

Bien que la température du corps humain soit, terme

II.   28

moyen, de $+ 35°, 5$, il ne faut pas en conclure que nous éprouvons une sensation de chaleur ou de froid dans tous les cas où nous nous trouvons plongés dans un milieu qui donne au thermomètre des indications supérieures ou inférieures à ce chiffre. Le rapport qui existe entre la faculté productrice de la chaleur et le refroidissement plus ou moins rapide dû à l'évaporation dont la peau et la membrane muqueuse pulmonaire sont le siége, détermine les sensations de chaud et de froid ; c'est ce qui explique la différence d'effet d'une température constante à laquelle nous nous trouvons exposés dans des circonstances différentes.

Quelques professions exposent les individus qui les exercent à l'action d'une température plus ou moins élevée : ce sont particulièrement les fondeurs, les potiers, les verriers, les fabricants de porcelaine et de cristaux, les émailleurs, les forgerons, les salpêtriers, les boulangers, les pâtissiers, les cuisiniers, les ouvriers des sucreries et des étuves.

Les effets produits par cette cause, ainsi que les moyens de les prévenir, ont été exposés en parlant de l'air chaud (*section précédente*).

§ III. *Du calorique uni à la lumière.*

C'est presque toujours le calorique uni à la lumière qui produit, dans l'action des rayons solaires, tous les bienfaits que nous avons énumérés en parlant de la lumière. La réunion de ces agents est le plus puissant préservatif de toutes les affections lymphatiques, et l'exposition prolongée du corps nu au soleil, le moyen le plus efficace auquel on puisse recourir dans ce cas. Il est probable qu'alors la modification que reçoivent les organes par la voie de la peau n'est pas seulement due au calorique et à la lumière, mais l'est encore à l'oxygène de l'air, auquel, sans doute, cette membrane est perméable.

C'est le calorique uni à la lumière très-concentrée, qui produit sur la peau ces érythèmes appelés *coups de soleil*. Ces affections sont dangereuses quand elles frappent la peau du crâne; car elles peuvent se communiquer au cerveau et à ses membranes. Elles sévissent de préférence contre les personnes dont la peau est habituellement recouverte, conséquemment fine, délicate et très-impressionnable. On peut s'en mettre à l'abri en ne se découvrant jamais la tête, soit qu'on se promène, soit qu'on se baigne; mais il vaut infiniment mieux prémunir de jeune âge et par degrés la peau contre toutes les influences extérieures. C'est l'habitude d'être toujours nu, qui rend l'habitant de la zone torride inaccessible aux attaques permanentes que lancent contre sa peau noire, épaisse et huileuse, les rayons d'un soleil brûlant.

§ IV. *Du froid.*

Nous avons déjà (art. *Température froide et sèche*, page 296, et art. *Habitation*, page 407) indiqué les effets du froid sur l'économie, et les divers moyens à l'aide desquels on peut y remédier, soit en activant les sources intérieures de la chaleur, soit en élevant la température de l'air. Continuons ce sujet.

Les modifications qu'éprouve la peau par le froid sont les suivantes : resserrement, ridement, manifestation d'une espèce de rugosité passagère, si bien désignée sous le nom de *chair de poule*, admission de moins de sang dans les vaisseaux capillaires de la peau, et par conséquent décoloration de son tissu; diminution de volume des parties sous-jacentes les plus éloignées des grands foyers organiques de la chaleur et de la vie. C'est cette diminution de volume qui permet de mettre des gants et de chausser des souliers qui eussent été trop étroits par une température chaude. La sensibilité des parties externes diminue considérablement; il se manifeste dans le système musculaire un engourdissement plus ou moins considérable, qui rend les mouvements pénibles; la transpiration est supprimée et remplacée par une plus abondante excrétion de l'urine et du produit de l'exhalation pulmonaire. Si la personne qui éprouve ces effets est douée d'énergie, la réaction se manifeste; les organes intérieurs surchargés, si je puis m'exprimer ainsi, de calorique, de sang et de vie, se débattent et luttent violemment contre la puissance destructive qui tend à les anéantir; un mouvement centrifuge se manifeste; la chaleur et les liquides sont renvoyés à la peau; celle-ci se colore de nouveau, et plus qu'elle ne l'était avant l'action du froid; l'équilibre est rétabli; quelquefois il se rompt dans un sens contraire, et cette excitation, reportée rapidement à la peau, y devient morbide.

Ce qui vient d'être exposé prouve qu'on peut tirer parti, dans certaines affections, du froid, soit comme contre-stimulant, soit comme stimulant. Le froid long-temps et continuellement appliqué, remplit la première indication; le froid appliqué peu de temps remplit la seconde.

Il n'est pas rationnel d'attribuer à la faculté peu conductrice de la graisse l'insensibilité que montrent à l'égard du froid les personnes très-grasses : elles sentent moins vivement le froid, comme elles sentent moins vi-

vement toute impression physique ou morale. Georget
a démontré[1] combien sont choquantes ces explications
mécaniques appliquées aux phénomènes organiques.

Le froid, considéré maintenant comme sensation
(*voyez* l'art. *Tact*, tome 1er, pages 31 et suivantes),
détermine d'autres phénomènes, qui sont plus ou
moins prononcés, suivant l'impression plus ou moins
désagréable que reçoivent les nerfs cutanés. Ainsi, le
cerveau ne paraît frappé que de l'impression pénible
que cause le froid; il est étranger à toute autre. C'est
cette impression désagréable qui s'oppose à l'arrivée du
sommeil lorsqu'on a froid aux pieds, lorsqu'on n'est
pas assez couvert.

Si le froid est très-intense et qu'on y soit exposé plus
longtemps, le cerveau se congestionne; l'individu devient
insensible à ce qui l'entoure, et bientôt il cède au per-
fide attrait d'un sommeil dont il ne se réveillera plus, si
une main secourable ne l'arrache promptement à cet
état. Que de braves, dans les champs glacés de la Mos-
covie, se sont endormis ainsi pour ne se réveiller jamais!
Bien plus ordinairement le froid produit les bienfai-
sants effets que nous avons exposés ailleurs (page 296):
alors toutes les fonctions s'exécutent avec plus d'énergie. Le cerveau de certaines personnes est même, pendant les temps froids, entièrement délivré des affections tristes qui le poursuivaient sous le règne d'une
haute température. Pour obtenir ces heureux effets, il
faut être constamment couvert de vêtements chauds,
nourri d'aliments propres à développer la chaleur animale; user, en un mot, des moyens que nous avons in-

[1] *Physiologie du Système nerveux.*

diqués précédemment, et de quelques autres (les vêtements) qui doivent bientôt nous occuper.

§ V. Du froid humide.

Le froid humide appliqué à la peau agit, comme le froid sec, de deux manières différentes : 1° il modifie les fonctions organiques de cette membrane; 2° il produit sur les nerfs cutanés une impression pénible. Nous avons vu (page 292) comment est produite l'humidité dans l'atmosphère, et quels sont ses effets lorsqu'elle est jointe au calorique; voyons ceux qu'elle détermine quand elle existe avec un grand abaissement de température.

Les effets du froid humide, agissant comme modificateur des fonctions organiques de la peau, sont les suivants : l'humidité est absorbée en grande quantité, les urines sont plus abondantes que d'ordinaire, et les évacuations alvines moins sèches; cependant, en résultat, le poids du corps augmente. Si cet état persiste, l'économie acquiert cette complexion riche de sucs blancs, qui nous frappe chez l'habitant de la Hollande.

L'humidité rend plus intenses les impressions que le froid produit sur la peau. Ainsi, le froid humide détermine une sensation de froid beaucoup plus considérable que celle que produirait le froid sec, au même degré de température, parce que l'eau a pour le calorique une capacité de beaucoup supérieure à celle de l'air.

Les maladies déterminées par le froid humide, lorsqu'il n'a lieu que pendant un certain temps, sont les rhumatismes, les inflammations des membranes muqueuses, celles des poumons, du gros intestin, etc. Si la température froide et humide règne habituellement, elle détermine des maladies du système lymphatique.

Je n'ai pas lu un seul article d'hygiène qui n'avançât d'une manière absolue, que le froid humide est nuisible à tous les individus sans exception : cette assertion est inexacte : il est quelques personnes qui ne se portent jamais mieux que par un froid humide. Elles éprouvent, lorsque la température est basse et que l'air laisse précipiter un brouillard épais, un bien-être physique et moral indicible, qui, en peu de jours, donne à leur teint de la coloration, à leurs mouvements de la vigueur, et modifie avantageusement leur constitution. Cet effet n'a lieu que chez les individus doués d'une grande vigueur, chez les bilieux secs qui dégagent beaucoup de calorique, dont les muscles sont fermes, dont la peau est brûlante, dont les voies aériennes ne sont nullement disposées à l'inflammation. Le froid humide est contraire dans les circonstances opposées : il cause aux personnes d'un tempérament sanguin, dont la poitrine est irritable, de violentes pneumonies; il entretient et perpétue les catarrhes bronchiques, détermine des aphthes et des maux de gorge. Les hommes sujets aux rhumatismes voient cette affection se renouveler pendant cette température, qui règne souvent à Paris. Beaucoup de personnes ne peuvent rester exposées un instant à l'humidité sans tousser aussitôt. Le froid humide est donc, généralement parlant, la plus défavorable des températures; il est nuisible à presque tous les individus; il l'est incontestablement à ceux dont les organes thoraciques ou locomoteurs sont irritables; les bilieux ardents sont les seuls qui le supportent sans inconvénient, et même qui peuvent éprouver son influence avec quelque avantage.

Les professions qui exposent particulièrement au froid

humide sont celles de marin, de marinier, de déchireur de bateaux, de blanchisseur, de porteur d'eau, de pêcheur, de maraîcher, de cultivateur de riz. Parent-Duchâtelet a établi, dans ses mémoires, que les déchireurs de bateaux, les conducteurs de trains de bois, n'étaient pas plus atteints d'ulcères aux jambes que les autres individus; qu'ils étaient seulement sujets à des gerçures qu'ils appellent *grenouilles*.

On évite les inconvénients du froid humide, 1º en prenant les mesures d'hygiène privée et publique déjà indiquées, ainsi que celles qui le seront encore (art. *Vêtements*); 2º en usant des aliments, assaisonnements et boissons qui développent beaucoup de réaction, et que nous avons signalés comme convenables aux lymphatiques et aux habitants des climats froids et humides (*voyez* les articles consacrés aux aliments fibrineux, aux assaisonnements stimulants, aux boissons fermentées distillées).

§ VI. *Vicissitudes atmosphériques.*

Ces vicissitudes, quelles qu'elles soient, frappent en premier lieu la peau, et ce n'est que par cette voie qu'elles agissent secondairement sur le poumon ou sur les autres organes; voilà pourquoi nous avons placé ce paragraphe plutôt ici que dans la section précédente. Il serait sans doute possible que le passage du chaud au froid affectât le poumon par une action directe, mais je ne crois pas qu'il existe beaucoup d'exemples de ce cas, survenus chez des personnes en santé. Si un homme passe rapidement d'un lieu très-chaud dans un lieu très-froid, et que sa peau, couverte d'épais vêtements, reste chaude, continue ses fonctions et n'éprouve aucune es-

pèce d'impression, il sera bien rare, quelque considérable que soit le froid, qu'il se fasse sentir au poumon
et qu'il y détermine la plus légère affection.

Le passage brusque d'une température à une autre qui
lui est extrêmement opposée, offre des dangers qui sont
dus à ce que l'organisme n'a pas eu le temps de propor-
tionner ses moyens d'échauffement ou de refroidissement aux influences extérieures. Le froid succédant au
chaud, surprend l'économie dans le travail propre à résister à la chaleur, c'est-à-dire versant avec profusion,
pour se débarrasser du calorique, les liquides perspiratoires; il trouve inactives les sources de la chaleur animale, dont le travail serait à la vérité superflu. De tout
cela il résulte une agression contre laquelle l'économie
n'a pu préparer de résistance. La sensation du froid et
ses effets sont donc, dans ce cas, beaucoup plus marqués que si l'économie eût été disposée pour résister à
cette attaque; c'est-à-dire que si les sources de la calori-
fication eussent été en pleine activité, et que celles qui
procurent le refroidissement eussent été en repos [1]. La
même chose a lieu pour la vicissitude opposée.

1°. *Vicissitude du chaud au froid.* — Le passage subit
du chaud au froid supprime le plus ordinairement les
fonctions sécrétoires de la peau, et augmente celles
de la muqueuse pulmonaire et du rein; il occasionne des inflammations, principalement dans les
membranes muqueuses nasale, pharyngienne, laryn-
gienne, bronchique et intestinale, dans les membranes
séreuses, telles que la plèvre et les synoviales articu-
laires, dans le système musculaire; d'autres fois dans le

---

[1] Nous verrons plus loin que cette proposition cesse d'être applicable au
cas où il y aurait une grande accumulation de chaleur.

parenchyme du poumon, et quelquefois même dans le cerveau. Le maximum de fréquence de l'affection des organes respiratoires ne s'observe pas, même chez les vieillards, à l'époque des plus grands froids, mais bien à l'époque des brusques vicissitudes atmosphériques, c'est-à-dire, à Paris, dans le mois de mars et dans la première moitié d'avril, et relativement à la direction des vents pendant ceux de nord-est (*voir* à ce sujet le relevé des cahiers de la Salpêtrière par MM. Hourman et Dechambre).

Le mode d'action du froid dans la production de ces maladies est différemment présenté. Les gens étrangers à la médecine s'imaginent que c'est l'humeur même de la transpiration qui, brusquement répercutée de l'extérieur à l'intérieur, va irriter les organes, par une âcreté particulière. En conséquence, pour soulager les organes intérieurs enflammés à l'occasion du froid, ils ne veulent entendre parler d'aucun autre moyen que du rappel de la transpiration. Or, comme celle-ci n'est pas disposée à reparaître tant qu'un organe intérieur est violemment enflammé, il résulte souvent de cette fausse théorie, si l'inflammation est grave, que le malade expire plutôt que de suer. La plupart des physiologistes, appliquant au corps humain la manière d'agir du froid sur les corps inanimés, considèrent le froid comme une force astringente rétrécissant le calibre des vaisseaux capillaires extérieurs, refoulant le sang vers le centre, de telle sorte que ce fluide surprend et surcharge les organes intérieurs, les irrite par sa présence subite, et les enflamme. Georget, qui s'élève toujours contre les théories mécaniques, explique le mode d'action du froid dans la production de la plupart des maladies précitées, par la

sensation qu'il produit. Le froid, dit-il, prédispose à l'a-
poplexie, non pas en refoulant le sang à l'intérieur, mais
en excitant plus ou moins le centre sensitif. Faut-il maintenant rejeter entièrement l'explication généralement
admise, pour adopter uniquement celle de Georget?
Nous croyons qu'on peut les admettre toutes les deux;
mais, nous le répétons encore ici, quelque brusque que
soit la suppression de l'action cutanée, elle ne donne
lieu à l'inflammation d'un organe intérieur, que parce que
cet organe ayant été plus excité que les autres, est plus
disposé à admettre; à attirer même, le sang qui sur-
abonde dans les vaisseaux, et conséquemment à s'enflammer. Ensuite, il peut bien arriver que ce ne soit pas
plutôt le froid que toute autre cause, qui ait excité l'organe; car si un homme qui a stimulé préalablement son
intestin, contracte la diarrhée par une vicissitude du
chaud au froid, qui a supprimé l'action de la peau, certainement, dans ce cas, aucune sensation de froid n'a
été perçue dans l'intestin.

2°. *Vicissitude du froid au chaud.* — Le passage
brusque du froid au chaud produit des accidents moins
graves que la vicissitude opposée, à moins pourtant que
l'intervalle qui sépare ces températures ne soit marqué par
un grand nombre de degrés. Quand le froid n'est séparé
de la chaleur que par un petit nombre, les phénomènes qui
surviennent se bornent à une légère expansion des fluides
et particulièrement du sang. Ce liquide distend les vaisseaux, et bientôt la sueur ruisselle de la surface de la
peau, et débarrasse l'économie du calorique excédant.

Si l'intervalle qui sépare le froid de la chaleur est
plus considérable, alors surviennent tous les phénomènes énumérés en parlant de l'excessive chaleur : diffi-

culté de respirer, sentiment d'oppression, d'angoisse;
imminence de suffocation, évanouissement, et souvent
apoplexie. Si l'estomac est chargé d'aliments, la digestion est troublée, ceux-ci sont rejetés, et ce sont souvent
les efforts déterminés par ce rejet qui produisent la congestion cérébrale. D'autres fois, les accidents consistent
dans un saignement de nez, un crachement de sang,
un mal de tête intense. Ils surviennent ordinairement
lorsque, après un ample dîner, on va, par un temps de
gelée, s'enfermer dans une salle de spectacle, ou dans
tout autre lieu échauffé par des poêles et par la présence d'un grand nombre d'individus. Cependant ces
effets ne sont pas seulement produits par une température artificielle : une variation brusque dans la température naturelle de l'atmosphère y peut aussi donner
lieu. L'expérience m'a même convaincu, comme je l'ai
dit ailleurs, qu'il suffit pour cela, dans une contrée mé-
ridionale, de descendre d'une montagne, et que dans
une heure de marche la différence de température peut
se trouver être d'un assez grand nombre de degrés pour
donner lieu à tous les phénomènes énoncés.

Si le passage du froid au chaud n'est que local, comme,
par exemple, cela a lieu lorsque, pendant l'hiver, on approche du foyer d'un appartement où la température
n'est pas échauffée, les parties du corps les plus sujettes
à se refroidir, comme les pieds et les mains, il survient
des engelures à ces parties.

Si l'intervalle du froid au chaud est marqué par un
plus grand nombre de degrés, comme lorsqu'un individu
gelé est tout à coup rapproché d'un foyer, les parties du
corps que frappe la chaleur tombent en gangrène; des
membres entiers sont frappés de sphacèle, et souvent

l'infortuné n'a été rappelé à la vie que pour la perdre d'une manière beaucoup plus douloureuse.

Dans ce cas, les liquides dilatés ont rompu leurs canaux, se sont extravasés, l'organisation a été détruite, et tout cela s'est passé sans que la sensation y ait eu aucune part, puisque les principaux foyers de la vie étaient éteints; enfin l'action a été tout à fait physique, puisque les parties sur lesquelles le calorique agissait étaient séparées de la vie. Ce qui précède montre, pour le dire en passant, combien il est dangereux, lorsqu'on donne des soins à des individus trouvés engourdis par le froid, de chercher à rétablir la chaleur de la périphérie du corps. C'est sur le centre que doivent être dirigés les moyens de produire la chaleur; mais la peau doit en être préservée par des applications de neige ou d'eau froide : l'examen de tous ces soins sort de mon sujet.

Les individus exposés par leurs professions aux vicissitudes du chaud au froid, ou du froid au chaud, sont les soldats en temps de guerre, les postillons, les marins, les blanchisseuses, etc., etc.

Quelque graves que soient les accidents auxquels donnent souvent lieu les changements naturels de température, il n'en reste pas moins constant que ces changements sont inévitables. Il y a plus, ils sont nécessaires pour l'économie : un état atmosphérique permanent imprimerait aux individus une constitution particulière exagérée, qui disposerait certainement à une affection quelconque, tandis que les changements de température rétablissent en quelque sorte l'équilibre. Ainsi les fluides blancs accumulés dans nos organes par une atmosphère humide et froide, et rendant imminentes les hydropisies et autres affections du système lymphatique, seront dissipés par une atmosphère chaude et sèche; et *vice versâ*, la sécheresse de la constitution et l'irritabilité du foie, du cerveau, etc., dues à une atmosphère sèche et à une température élevée, diminueront dans une atmosphère humide et froide, qui imprimera une langueur à toutes les fonctions, rendra de l'embonpoint à toute l'économie, et calmera l'irritabilité de ces organes.

§ VII. *Des bains.*

Les bains sont l'immersion et le séjour plus ou moins prolongé du corps dans l'eau. On se sert des bains, dans l'état de santé, ou pour nettoyer la peau et en faciliter les fonctions, ou bien pour se rafraîchir. Pris à des températures exagérées comme les prennent certains peuples, les bains ne doivent plus être regardés comme agents hygiéniques; il n'y a qu'une sorte de bains qui mérite réellement ce titre : ce sont ceux qui, pris en tout temps, dans le double but que nous venons d'énoncer, ne produisent jamais sur la peau qu'une impression agréable. Ces bains, de même que nos vêtements, varient avec la température extérieure : ils sont frais en été pour nous enlever du calorique, chauds en hiver pour en empêcher la déperdition. Tous les bains qui sortent de cette catégorie et qui déterminent des sensations pénibles, doivent être rejetés du domaine de l'hygiène; car, pour l'homme et pour les animaux, une sensation pénible n'est, ainsi que nous l'avons dit en autre lieu, qu'un avertissement dont l'objet est de faire éviter, comme nuisible à l'existence, ce qui détermine cette sensation.

Les effets *communs* des bains, quelle que soit leur températures, sont les suivants : 1°. Tous les bains forment

autour du corps de l'homme une atmosphère plus pesante, plus dense que l'air, et qui présente, dans une
étendue déterminée, un plus grand nombre de molécules
au contact du corps; c'est pour cela, et à cause de sa
capacité plus grande pour le calorique, qu'à température
égale, l'eau nous fait éprouver, à un plus haut degré que
l'air, les sensations de chaud et de froid; la soustraction
ou l'addition du calorique se fait donc beaucoup plus
rapidement par l'eau que par l'air. C'est sans doute
cette même densité de l'eau qui fait éprouver à certaines
personnes une espèce d'oppression à l'épigastre, et les
empêche de prendre des bains entiers. Cette oppression
épigastrique est néanmoins beaucoup plus fréquemment
produite par la sensation à laquelle donne lieu la température. 2°. Les bains empêchent le contact de l'air sur
la peau et s'opposent aux effets, d'ailleurs peu connus,
de la décomposition de ce fluide. 3°. Les bains fournissent à l'économie, par le moyen de l'absorption, plus
ou moins d'eau suivant leur température. 4°. Certaines
espèces de bains (les bains chauds) agissent plus ou
moins sur la peau, par une espèce d'imbibition de l'eau
qui gonfle cette membrane, la ride, la macère, l'assou-
plit, l'adoucit, la rend sans doute plus impressionnable,
tandis que d'autres espèces de bains (les froids) la rendent sèche, peu souple, peu impressionnable; quelquefois même, suivant Marcard, dure et écailleuse chez les
enfants. 5°. Les bains agissent par la sensation que déterminent les diverses températures auxquelles ils sont pris.
Il Les *effets particuliers* des bains sont relatifs aux di
verses températures et à quelques autres circonstances
dont nous tiendrons compte en parlant de chaque espèce
de bains. Notons toutefois que l'on doit tenir compte,

avant tout, de la constitution individuelle qui domine les conditions physiques les plus tranchées. Qu'on fasse entrer en même temps dans des bains d'une égale température cet homme vigoureux dont le teint est fleuri, dont la peau rosée, toujours en partie découverte, laisse apercevoir d'énormes muscles arrondis par un certain embonpoint, et cet homme pâle, irritable, maigre, habituellement recouvert de tissus de laine et ne pouvant supporter la plus légère vicissitude atmosphérique ; que, sans les interroger ni l'un ni l'autre sur les sensations qu'ils éprouvent, on se borne à les observer : le premier ne laisse apercevoir aucun changement extérieur ; cependant le second tremble, sa mâchoire inférieure est agitée d'une manière remarquable, ses yeux semblent s'excaver, son nez s'effiler, etc. Si vous augmentez la température des deux bains, et qu'alors vous interrogiez vos deux individus, le sujet énergique, dont la tête est déjà couverte de sueur, vous dira qu'il étouffe, et le sujet irritable qu'il souffre encore du froid. Les effets consécutifs de ces deux bains seront ensuite totalement différents, puisque l'un des deux individus aura éprouvé les effets du bain chaud, et l'autre ceux du bain froid. Je ne parle pas des différences apportées dans les effets du bain, à la même température, par les individus de divers climats, de divers âges, d'habitudes opposées. Pour éviter donc les erreurs des observations faites le thermomètre à la main, et pour s'épargner la peine de tenir compte, lorsqu'on étudie les effets du bain, de milles circonstances éventuelles, telles que l'âge, l'habitude, etc., il faut user d'un thermomètre qui tient lieu de toutes ces indications, et mesure mieux que tous les instruments de physique imaginables la chaleur relative des bains.

Ce thermomètre est *la sensation*, c'est-à-dire, l'impression qui frappe la peau et qui est perçue par le cerveau. Quand donc nous parlerons des effets du bain *froid*, nous entendrons, par cette épithète, le bain qui, à quelque température qu'il soit, fait éprouver à un individu la sensation du froid; et de même, quand il sera question des effets du bain *chaud*, nous entendrons le bain qui fait éprouver la sensation du chaud.

ARTICLE PREMIER.

Des bains froids.

Le bain froid, considéré sous le point de vue hygiénique, ne peut être que celui qu'on prend à la température à laquelle se trouvent les rivières pendant l'été: il serait peut-être, à plus juste titre, nommé *bain frais*, puisque c'est plutôt la sensation agréable de fraîcheur, que celle toujours pénible de froid, qu'on recherche dans ce bain. C'est aux individus qui en usent, à avancer ou à reculer l'époque à laquelle ils le prennent, suivant la susceptibilité dont est douée leur organisation. Quand ces bains sont pris en temps convenable, leurs effets primitifs sont les suivants : soustraction prompte du calorique, léger spasme de la peau, resserrement de tous les orifices exhalants et sébacés, etc., contraction ou resserrement des extrémités capillaires, suspension de l'exhalation, effacement des veines superficielles, pâleur, léger tremblement convulsif; respiration irrégulière et plus ou moins précipitée; petitesse du pouls, qui d'abord est plus fréquent, qui ensuite se ralentit, si l'on reste longtemps dans le bain et que l'on ne fasse aucun mouvement; surcharge sanguine des organes intérieurs, sécrétion d'urine manifestement augmentée.

Si les bains sont pris par une température trop froide pour l'individu, il y a souffrance réelle; les phénomènes énoncés sont portés à un plus haut degré; il y a, comme on dit, *claquement des mâchoires*; le tremblement convulsif est considérable; les membres s'engourdissent, les traits du visage se retirent comme chez un agonisant; les yeux se cavent; le nez devient effilé, la peau plombée; les doigts se présentent décolorés et tellement diminués en circonférence, que les bagues les plus étroites en tombent sans peine. Il survient une douleur à l'épigastre et à la tête, un resserrement dans les mâchoires. Le cœur redouble d'efforts pour vaincre la résistance que le resserrement de toute la périphérie du corps oppose à l'abord du sang; de là les douleurs sous-sternales, le trouble dans la circulation des gros vaisseaux, le sentiment de constriction à la poitrine.

A la sortie du bain et après que la peau est essuyée, ce refoulement des fluides cesse; il se manifeste ce qu'on appelle une *réaction:* le sang revient à la peau; celle-ci rougit; on y éprouve même un léger sentiment de cuisson et de chaleur; la transpiration augmente; le pouls a repris sa plénitude; enfin les sources organiques de la chaleur animale redoublent d'activité. Ces phénomènes de réaction sont en raison de la température des bains. Si ceux-ci n'ont produit, ainsi que cela devrait toujours être, qu'une sensation de fraîcheur agréable, il n'y a pas ou presque pas de réaction; l'impression rafraîchissante causée par le bain dure longtemps, elle en devient même l'effet consécutif. Les phénomènes de réaction sont, au contraire, très-considérables, si le bain a causé une sensation de froid pénible. Ces phénomènes, enfin, sont en raison de la vigueur de l'individu : ils apparaissent lentement chez l'homme faible, rapidement chez l'homme vigoureux. M. Bégin a pris, du 12 au 20 octobre 1819, neuf bains froids, en se jetant dans la Moselle sous les remparts de Metz, à huit heures du matin, par une température qui varia du deuxième au sixième degré du thermomètre de Réaumur. Après avoir décrit les phénomènes dus au refoulement des liquides dans les grandes cavités, cet observateur s'exprime ainsi : « Après deux ou trois minutes au plus, le calme renaît et succède à cet état pénible et presque insupportable ; la respiration s'agrandit, le thorax se dilate, les mouvements sont redevenus libres et faciles, la chaleur se répand sur la peau, toutes les actions musculaires sont vives, légères et assurées ; on croit sentir que les téguments et les aponévroses sont appliquées avec plus de force sur les muscles, et que ceux-ci, mieux soutenus, agissent avec plus de précision, plus de force, plus d'énergie que dans l'état naturel ; bientôt une vive rougeur couvre toute la surface du corps ; une sensation très-prononcée et très-agréable de chaleur se répand sur la peau ; il semble que l'on nage dans un liquide élevé à 30 ou 36 degrés de chaleur ; le corps semble vouloir s'épanouir afin de multiplier les surfaces du contact ; le pouls est plein, grand, fort, régulier ; peu de sensations sont aussi délicieuses que celles qu'on éprouve en ce moment ; tous les ressorts de la machine animée ont acquis plus de souplesse, de vigueur et de fermeté qu'ils n'en avaient précédemment ; les membres fendent avec facilité le liquide, qui ne leur offre plus aucune résistance; on se meut sans effort, avec vivacité, et surtout avec une légèreté inconcevable. Cette sensation, ou plutôt cet état, dure quinze ou vingt minutes; le bien-être diminue ensuite graduellement, et bientôt le froid se fait ressentir. Alors, si l'on ne s'empresse de sortir de l'eau, des frissons, et bientôt après, un tremblement général, s'emparent de la machine; les mouvements deviennent si pénibles que certaines personnes courraient le danger de se noyer, surtout lorsque le bain se prend dans un fleuve profond. Il ne faut donc jamais attendre le renouvellement complet du froid et la chute entière de la réaction. En sortant un peu auparavant, on n'éprouve aucune sensation désagréable; et en passant de l'eau à l'air, la mutation presque insensible occasionne plutôt un sentiment de chaleur que de froid, malgré le vent et malgré l'évaporation du liquide qui couvre la peau. On observe un fait fort remarquable, c'est que les téguments sont presque insensibles au contact des corps; ce phénomène est tel que le passage du linge avec lequel on s'essuie n'est pas senti, et il est arrivé plusieurs fois que, dans cet état d'orgasme et de constriction du derme, des frictions assez rudes pour enlever l'épiderme n'ont produit aucune sensation perceptible. Il semble qu'on se rapproche alors de l'état de ces peuples septentrionaux qu'on voit demeurer étrangers aux sensations les plus vives et même aux blessures les plus cruelles. »

M. Bégin a observé que pendant les premiers bains qu'il a pris, la réaction a été plus prompte que dans les derniers; mais que, dans ceux-ci, elle a été plus durable. Il n'a pu supporter le bain en y entrant lentement et en y restant dans l'inaction. On peut supposer

que c'est à l'exercice qu'est due l'innocuité d'une espèce
de bain si dissemblable des agents hygiéniques. Enfin,
quand M. Bégin s'est jeté dans l'eau immédiatement
après une promenade assez longue pour exciter la rougeur de la peau, et même couvrir celle-ci de sueur,
loin d'en éprouver quelque inconvénient, il a remarqué que la réaction était plus prompte, plus facile et
plus complète. Cette manière d'agir pourrait, chez
beaucoup de sujets, avoir de graves dangers.

Quels sont maintenant les effets consécutifs du bain
froid pris à une température convenable? son usage est-
il tonique ou débilitant? Nous avons dit, en parlant
de l'exercice de la natation (tome i, p. 357), que c'est
principalement dans des mouvements qui n'occasionnent aucune perte, à cause du milieu froid et dense
dans lequel ils ont lieu, que sont dues, dans la natation, et l'augmentation considérable des forces générales, et la sédation du système nerveux; que l'effet tonique du bain froid sans mouvement ne serait que
momentané, ou plutôt que ce bain froid ne serait que
stimulant, si l'on ne considérait que la réaction, puisque
Sanctorius a prouvé qu'après le bain froid les corps
transpirent davantage et deviennent sensiblement plus
légers. Ce bain, si l'on ne tient compte que de la réaction, n'a donc pas les *effets restaurateurs* que lui attribuent Hallé, Nysten, et tous ceux qui ont copié ces
savants : il n'est ni tonique ni débilitant. Mais si, laissant de côté ce phénomène consécutif de réaction, qui,
comme nous l'avons vu, n'est que le phénomène le moins
saillant quand on prend le bain à la température convenable, l'on tient compte de l'effet immédiat et principal
du bain froid, la soustraction d'une portion du calorique

qui surcharge et opprime l'économie, on trouvera dans le bain un fortifiant ou plutôt un moyen de rendre libres des forces qui ne sont qu'enchaînées. Ce moyen n'apporte pas de nouvelles molécules nutritives à nos organes, mais il leur rend, en les délivrant de leurs entraves, le pouvoir d'exécuter avec énergie des actes devenus languissants. Il agit d'une manière semblable à la soustraction du sang, qui rend le mouvement à l'apoplectique et lui permet d'user de ses forces sans lui en donner de nouvelles. Si l'on a pris les précautions convenables pour que les premiers effets du bain froid, la soustraction du calorique et le refroidissement du corps, durent assez longtemps, les bains froids, souvent répétés dans le jour, seront le moyen le plus avantageux de combattre les effets nuisibles d'une température trop élevée. Mis en usage dans l'été, quand les chaleurs sont considérables, ils renouvellent l'action nerveuse épuisée, rétablissent la myotilité, diminuent la transpiration cutanée, s'opposent à la faiblesse qu'amènent des sueurs abondantes, et surtout rétablissent l'appétence de l'estomac. Pour obtenir ces effets, il faut renouveler le bain froid plusieurs fois par jour, et s'abstenir de tout ce qui pourrait, après le bain, provoquer trop de réaction. L'on sait qu'aux Antilles, l'un des meilleurs moyens hygiéniques employés pour préserver de la fièvre jaune les équipages et les troupes, consiste à les faire baigner plusieurs fois par jour.

Le bain très-froid et qui détermine une sensation pénible, n'est plus un moyen hygiénique.

Le bain froid, pris dans l'eau courante, déterminera, à température égale, à cause du renouvellement continuel de l'eau, un enlèvement plus prompt de calorique que celui qui est pris dans une baignoire. Beaucoup d'auteurs attribuent des effets toniques à la percussion que l'eau courante exerce sur le corps. Cette percussion est très-forte dans le bain de mer, et les effets qu'elle produit sont accrus encore par la plus grande densité de l'eau : celle-ci, par les substances salines qu'elle contient, stimule aussi plus fortement la peau, que ne le fait l'eau des fleuves. De plus, il est probable que quelques-unes de ces substances sont absorbées et agissent comme toniques ; disons pourtant que la belle constitution qu'acquièrent tout à coup les personnes lymphatiques qu'on soumet aux bains de mer, tient autant aux effets de l'air qu'à ceux du bain.

L'assertion du voyageur Bruce n'implique pas contradiction avec ce que nous venons de dire de l'effet fortifiant du bain froid. « Que le bain froid, dit-il, doive agir comme fortifiant dans un climat très-chaud, c'est une opinion qui n'est pas fondée sur la vérité ; j'ai souvent observé que, lorsque j'étais échauffé par de violents exercices du corps, un bain tiède me rafraîchissait et réparait mes forces beaucoup mieux qu'un bain froid de même durée. » L'assertion de Bruce est vraie, et tout le monde peut l'avoir vérifiée ; mais elle n'est vraie qu'appliquée aux bains pris dans de l'eau trop froide, mais elle n'est vraie que pour l'homme qui est échauffé par de violents exercices de corps. Dans ce cas, le bain tiède est celui qui délasse le mieux ; l'état d'expansion, de relâchement qu'il permet aux tissus, est bien plus propre, en effet, à leur rendre leur vigueur, que l'état de contraction dans lequel les jette le bain trop froid : ce dernier état est une espèce de fatigue. Sous ce point de vue, le bain tiède est infiniment plus fortifiant et plus réparateur que le bain froid; il a, dans sa manière d'agir, quelque ressemblance avec le repos, et même avec le sommeil. Mais, lorsqu'au contraire l'accablement n'est occasionné que par la sensation de chaleur, ou par la dilatation des fluides, le bain frais est beaucoup plus avantageux. Au reste, on peut voir, par ce que nous avons dit, que les effets des bains froids ont été souvent confondus, avec ceux de la natation : les bains froids, sans mouvement, ont des propriétés fortifiantes aussi faibles que cet exercice en a de puissantes.

Appliquons maintenant aux différents individus, en particulier, les préceptes que nous venons d'émettre sur les bains froids.

On dit que les peuples du Nord plongent les nouveau-nés dans l'eau froide ou dans la neige : ce fait peut être vrai; cependant Martin, médecin suédois (*Mém. de l'Acad. des sciences de Suède*), avance tout à fait le contraire, au sujet des habitants de la Finlande. Tous les auteurs répètent que Rousseau conseille cette pratique : c'est là une absurdité qu'on prête à l'homme qui, en hygiène, n'anima jamais de sa brûlante éloquence que la raison et la vérité : nous prouverons plus loin la fausseté de cette assertion que nous avons vue répétée par beaucoup d'auteurs trop confiants, dont nous n'estimons pas moins le mérite et la bonne foi. Continuons. Ce n'est pas, comme le disent Hallé et Nysten, parce que l'enfant est assujetti à des éruptions cutanées, que le bain froid lui est contraire (car une fatalité nécessaire ne lui impose pas ces éruptions); c'est tout simplement parce que la sensibilité encore excessive de la peau du nouveau-né serait douloureusement affectée de l'impression d'un modificateur qui n'est point fait pour elle : mais ces auteurs semblent confondre le bain froid hygiénique, qui ne doit produire qu'une sensation agréable, avec le bain froid capable de produire une sensation pénible. Le premier, loin d'être nuisible à l'enfant, lui sera, au contraire, très-avantageux. Quant au bain très-froid, une habitude tellement graduée que l'enfant n'éprouve rien de pénible en entrant dans l'eau, pourrait seule le rendre sans danger. Sans cette précaution, il n'y aurait qu'absurdité et barbarie à soumettre à un pareil bain l'enfant bien portant : il y expirerait de douleur. Des journaux ont rapporté, il y a quelques années, qu'une femme atroce employait ce moyen pour faire périr ses enfants, persuadée que la justice ne pourrait découvrir les traces du crime. Nous avons déjà dit, en parlant des vicissitudes atmosphériques, comment on peut rendre, après les premiers temps de la naissance, la peau de l'enfant moins susceptible : nous reprendrons cet objet en parlant des *lotions*.

Le bain froid est encore très-avantageux à l'adolescent et même aux adultes. Quant aux vieillards, comme chez eux les facultés productrices de la chaleur ne sont plus très-actives, et qu'une fois refroidis ils se réchauffent difficilement, ils devront, ou s'abstenir du bain froid, ou du moins prendre, pour l'adapter à leur sensibilité, beaucoup plus de précautions que n'en prennent les jeunes gens; c'est-à-dire, n'user des bains d'eau courante que lorsque la température des rivières sera très-élevée, rester moins de temps dans l'eau, ne se baigner qu'au milieu de la journée, prendre un peu d'exercice après le bain, etc.

Pour nous résumer, nous dirons que le bain froid

hygiénique, ou bain frais, convient à tous les individus auxquels la température de l'eau ne fait pas éprouver une sensation désagréable, à ceux que la chaleur de l'atmosphère affecte assez péniblement pour leur rendre indispensable tous les moyens propres à délivrer l'économie de l'excédant du calorique qui l'opprime.

Ce même bain sera dangereux pour toute personne qui se trouve, dans le moment même, sous l'influence de sécrétions naturelles ou d'affections morbides, susceptibles d'être répercutées, telles que les règles, une sécrétion abondante de sueur ou d'humeur sébacée, les dartres et autres éruptions, la goutte et les hémorrhoïdes ; enfin, le bain froid sera nuisible aux individus dont la poitrine est irritable, à ceux qui sont sujets aux affections du cœur, aux rhumatismes ou à d'autres affections facilement reproduites par le froid.

Les précautions à prendre lorsqu'on use du bain froid, sont de sortir de l'eau avant qu'un second frisson ne soit venu remplacer l'impression agréable qui suit le premier frisson qu'on éprouve au moment de l'immersion dans le liquide. Il faut, en sortant du bain, s'essuyer promptement et s'habiller. Si l'on prend, comme cela doit être, le bain froid pour se rafraîchir, il faut se garder de tout ce qui pourrait produire trop de réaction, comme l'exercice, etc. ; car ce serait le moyen de perdre promptement l'effet rafraîchissant du bain. Les autres précautions relatives au bain froid étant absolument les mêmes que celles qui ont été indiquées en parlant de la natation, nous renvoyons à la page 359 du tome I.

On a conseillé le bain froid comme moyen thérapeutique dans beaucoup de maladies, principalement dans

les affections nerveuses, comme la chorée, la catalep-
sie, l'hystérie, l'épilepsie, le priapisme, la nymphoma-
nie, la rage, etc. Il suffit d'avoir observé combien quelques-unes de ces maladies s'exaspèrent sous l'influence
d'une température élevée, pour avoir quelque confiance
dans l'efficacité de ce moyen.

Nous n'avons pas à dire ici dans quel cas on doit
employer le bain *très-froid*, puisque ce bain n'est pas
un agent hygiénique. Nous renvoyons, pour cet objet,
à l'article BAIN, *Dictionn. de Méd. prat.*, tome III.

ARTICLE II.

Des bains chauds.

Nous comprenons sous le nom de *bain chaud*, celui
qu'on prend en hiver, comme moyen d'hygiène et dont
la température varie de + 28° à 35° c., suivant la
susceptibilité des individus. c'est. Ce bain qu'on appelle communément *bain tiède*; quelques auteurs l'appellent *bain tempéré*. Ses effets sont les suivants : au
moment de l'immersion, sensation de chaleur douce et
agréable perçue à la surface du corps, et qui semble se
répéter dans les viscères; expansion des liquides de l'économie, imbibition et gonflement de la peau, dont les
débris épidermoïques se détachent et viennent flotter
à la surface de l'eau; ralentissement des battements du
cœur et des mouvements respiratoires; état de calme,
qui finirait par conduire doucement au sommeil, pour
peu qu'on y fût disposé. Pendant ce bain, néanmoins,
quelques fonctions paraissent avoir acquis de l'activité :

l'absorption cutanée et la sécrétion rénale sont dans ce cas. Au moins, Falconner prétend, d'après ses expériences, qu'un adulte peut absorber dans un bain quarante-huit onces d'eau par heure. Ce qu'il y a de positif, c'est que pendant cet intervalle le besoin d'uriner peut se manifester plusieurs fois, et que l'urine excrétée est claire et limpide. Les observations de M. Dutrochet sur l'endosmose donnent une explication satisfaisante de ces divers effets.

Les effets consécutifs de ce bain sont calmants et relâchants; il délasse parfaitement, et mieux que le bain froid. On sent, après en avoir fait usage, toutes les fonctions s'exécuter, sinon avec plus de force, du moins avec plus de liberté et d'aisance.

Considéré comme moyen hygiénique, le bain chaud convient à tout le monde; car quel que soit le sexe, le tempérament, la profession d'un individu, la propreté lui est indispensable; mais c'est particulièrement aux tempéraments secs, irritables, aux vieillards, aux enfants, aux femmes, et même à celles qui sont dans l'état de grossesse, ou qui nourrissent, que les bains chauds sont avantageux.

Depuis l'usage du linge, les bains sont devenus moins indispensables qu'ils ne l'étaient chez les anciens, dont les draperies flottantes laissaient exposées à la poussière plusieurs parties du corps. C'est parce que les Orientaux ne portent pas de chemise ou autre linge susceptible d'être renouvelé, que leurs législateurs ont attaché aux bains et aux ablutions une importance assez grande pour exiger du peuple ces pratiques au nom de la divinité.

Les précautions relatives au bain chaud consistent :

1° à s'assurer de la propreté des baignoires; 2° à user des moyens convenables pour prévenir l'asphyxie à laquelle pourrait donner lieu la vapeur du charbon, dans le cas ou l'on échaufferait les baignoires au moyen d'un cylindre rempli de ce combustible; 3° à veiller à ce que le cou et les épaules ne restent pas exposés à l'air pendant le bain, après avoir été préalablement plongés dans l'eau; 4° à s'essuyer de suite en sortant du bain avec des linges bien secs et chauffés, et à se garantir des effets du froid, car la peau, débarrassée des débris d'épiderme et de l'enduit qu'y avait laissé la sueur, reste quelque temps plus impressionnable qu'elle ne l'était avant le bain.

L'espèce de bain que nous venons de mentionner convient dans les maladies caractérisées par un état d'éréthisme, dans les maladies nerveuses, dans les phlegmasies aiguës et chroniques. Ce bain est un des moyens les plus propres à produire la détente et le relâchement des tissus, et à ramener le calme dans l'organisme. On l'emploie ordinairement dans cette vue de concert avec les antiphlogistiques; sa durée, surtout dans les phlegmasies externes, doit être de quatre, six, et même dix heures. Si l'on n'obtient pas toujours, dans les phlegmasies, les résultats qu'on attend de ce bain, c'est parce qu'il survient trop fréquemment, dans les hôpitaux surtout, l'un des cas suivants: ou il est de trop courte durée, ou il est pris trop frais, ou il est pris trop chaud, ou enfin les malades qui le prennent se refroidissent en le quittant pour regagner le lit. Si le bain est de trop courte durée, il ne produit pas d'effet notable; car la détente qu'on cherche à obtenir dans les tissus, est toujours précédée de la légère stimulation cutanée à la-

quelle donne lieu l'immersion dans ce bain, et ce n'est
qu'après cette légère stimulation que se manifeste l'effet
émollient de celui-ci. S'il est pris trop frais, il augmente
les congestions intérieures, en produisant les phénomènes exposés à l'occasion du bain froid. S'il est pris
trop chaud, il augmente encore la congestion intérieure, mais il l'augmente par un mécanisme différent
dont nous allons maintenant tenir compte.

Quand le bain est pris à une trop haute température,
on éprouve, au moment de l'immersion, une sensation
de chaleur piquante et incommode, au lieu de cette sensation agréable de chaleur douce que faisait éprouver le
bain échauffé dans une juste mesure : la peau est le siége
d'une espèce de spasme, de contraction presque analogue
à celle qu'on ressent dans le bain froid ; ce phénomène
disparaît promptement, et si l'on reste dans le bain, cette
membrane, vivement excitée, rougit de suite par l'afflux
du sang ; elle se gonfle, ainsi que toutes les parties sous-
jacentes ; le sang se trouve considérablement raréfié par
la présence du calorique, qui, dans ce bain, ne peut
plus être soustrait à l'économie ; le cœur se contracte
avec rapidité ; les artères carotides et temporales battent
avec violence ; la face est rouge ; les yeux sont injectés ;
la respiration est fréquente et embarrassée : alors, pour
peu que l'on soit disposé aux congestions cérébrales,
on peut périr d'apoplexie. Cependant, après dix minutes d'immersion, et tandis que ces phénomènes se
passent, la sueur ruisselle de la face, et enlève une prodigieuse, mais insuffisante quantité de calorique à l'économie. J'ai, dans des expériences que je faisais sur les
bains, supporté, le 9 août 1824, en présence de plusieurs personnes, un bain à + 44° c., dont j'ai pu,

en me faisant une forte saignée, élever encore de
3 degrés la température. Les effets de ce bain ont été
un spasme périphérique en entrant dans l'eau, une plus
grande fréquence du pouls, une exhalation de sueur
abondante, etc.; mais en sortant du bain, et en reprenant la position verticale, j'ai de suite éprouvé l'effet de
la triple perte que je venais de faire en sang, en sueur
et en calorique: une défaillance m'a prouvé que la pléthore factice qu'avait produite le calorique en dilatant
le sang, venait de cesser, et qu'il existait pour l'économie, et surtout pour le cerveau, une déplétion réelle.
Pendant un bain trop chaud l'exhalation de sueur sur
les parties qui sont hors de l'eau est d'autant plus abondante, que le milieu qui environne le reste du corps est
plus chargé de calorique, en soustrait conséquemment
moins à l'économie, ou même lui en communique davantage. Si cette exhalation n'avait pas lieu pour débarrasser l'économie du calorique surabondant, la mort
surviendrait promptement par l'effet de cette pléthore
accidentelle extraordinaire.

On conçoit, d'après cela, que l'effet immédiat d'un
bain trop chaud, abstraction faite des dangers qu'il fait
encourir sur le moment même, est stimulant et phlogis-
tique; aussi M. Broussais a-t-il eu soin de rappeler souvent cette vérité, méconnue de trop de praticiens, que
rien n'est plus propre à réveiller la goutte, les rhumatismes, les gastrites, et mille autres affections, qu'un
bain pris à une trop haute température. J'ai eu plusieurs
fois occasion d'observer ce fait.

Quant aux effets consécutifs du bain trop chaud, ils
sont évidemment débilitants. Ce bain produit trop de
pertes pour qu'il en puisse être autrement. Ce sont ces

pertes, la sensation de chaleur qu'on vient d'éprouver à un haut degré, l'expansion de nos fluides, etc., qui rendent compte du sentiment de fatigue, d'abattement, du défaut d'appétit, et de l'espèce d'engourdissement des facultés intellectuelles, qui résultent d'un bain trop chaud.

Si le bain a été pris à une température excessivement élevée, il reste, pendant quelques instants, dans l'économie, une surabondance de calorique telle, que l'impression du froid extérieur le plus considérable n'est pas perçue, et que, malgré ce froid, le travail qui doit débarrasser l'économie de l'excédant du calorique, continue d'avoir lieu. Ceci explique pourquoi les anciens Romains pouvaient se plonger dans un bain froid au sortir d'un bain chaud, et pourquoi, de nos jours, les Russes et les Finlandais se roulent sans inconvénient dans la neige en sortant de leurs étuves brûlantes. Du reste, cet usage après un bain chaud, de prendre un bain froid, de se rouler dans la neige, ou de se faire faire des lotions froides, est conservé par beaucoup de peuples. On peut présumer qu'il a pour effet de faire rentrer dans des limites moins éloignées de l'état normal, l'excitation produite par la haute température du bain très-chaud

Nous n'avons pas à spécifier dans quel cas on peut employer le bain très-chaud, puisque ce bain n'est pas un agent hygiénique; nous renvoyons donc, pour cet objet, à l'article précédemment indiqué (*Dictionn. de Méd. prat.*).

ARTICLE III.

Des étuves, des bains partiels et des lotions.

1°. *Étuves.* — Nous traitons ici des étuves parce qu'elles sont, dans beaucoup de pays, un moyen hygiénique. On les distingue en *sèches* et en *humides.*

Les étuves sèches ne sont autre chose que des appartements fortement chauffés, où l'on se place pour suer. Ces étuves, en usage chez les anciens Romains, sont conservées aujourd'hui comme moyen hygiénique chez les Turcs, les Finlandais et les Russes. Les étuves des premiers sont des appartements en pierre de taille, pavés de marbre, chauffés au moyen de tuyaux qui parcourent leurs parois et portent la chaleur partout. Le Turc, déshabillé, enveloppé d'une serviette de coton, ayant des sandales à ses pieds pour les préserver de la chaleur du pavé, entre dans l'étuve, y sue, y est lavé, essuyé, frictionné et massé. Au luxe près, sans doute, la même chose a lieu chez les autres peuples.

Les étuves *humides* sont des lieux également très-échauffés, mais où l'on s'expose à la vapeur de l'eau. Connues en France sous le nom de *bains de vapeurs*, elles n'y existent que comme moyen thérapeutique : elles subsistent, au contraire, chez beaucoup de peuples, comme moyen hygiénique. Le Russe, en pleine santé, s'étend sur une large banquette dans une salle construite en bois, s'y expose à la vapeur de l'eau que l'on projette, toutes les cinq minutes, sur des cailloux devenus incandescents par le feu d'un fourneau. Après être resté quelque temps dans cette étuve, dont la température s'élève de $+ 50°$ à $56°$ c., le seigneur russe se fait

fouetter avec des verges de bouleau assouplies dans
l'eau très-chaude, frotter avec du savon, puis il reçoit des douches d'eau froide, prend sa rôtie au vin
et à la bière, et s'étend sur son lit. L'esclave, qui ne
peut se faire rendre de pareils soins, court, au sortir
de l'étuve, se rouler dans la neige ou se plonger dans
un étang, puis il boit un verre d'eau-de-vie de grain et
reprend ses travaux. Le Finlandais fait usage des étuves
sèches et humides, plus fortement chauffées encore que
celles du Russe ; et le sauvage de l'Amérique, si l'on en
croit le missionnaire Loskiel, se procure, dans un trou
pratiqué sous terre, un bain de vapeurs à la manière
des peuples précités.

En France, on reconnaît aujourd'hui l'insalubrité de
celle des étuves où plusieurs individus renfermés respirent un air imprégné de leurs émanations réciproques,
chargé de l'exhalation pulmonaire, de la perspiration
cutanée, d'une proportion surabondante de gaz acide
carbonique, et enfin de tout ce qui peut rendre l'atmosphère insalubre ; la raison a donc fait abandonner
l'usage de ces antres impurs importés des hôpitaux de
Londres dans ceux de Paris. On a également reconnu
que si l'étuve, soit sèche, soit humide, dans laquelle
s'enferme un seul individu, a des avantages sur celle où
l'on se renferme en compagnie, elle présente encore
l'inconvénient qui résulte de l'action immédiate de la
chaleur, soit sèche, soit humide, sur le poumon. Pour
faire disparaître cet inconvénient, qui peut bien pourtant, dans certains cas, devenir un avantage, on a
imaginé divers appareils au moyen desquels tout le
corps (la tête, ou seulement la face exceptée) est exposé à l'action des vapeurs, tandis que les poumons

continuent de recevoir un air pur et frais. Celui de M. Monroy, qui nous a servi dans les observations que nous avons faites, consiste en un fourneau de tôle, sur lequel se place un sphéroïde de cuivre d'où partent des tuyaux flexibles destinés à conduire la vapeur; en un réceptacle d'osier et une toile imperméable destinés à envelopper le corps jusqu'au cou. On peut prendre ces bains assis ou couché : dans le premier cas, la personne est assise sur une chaise, les pieds posés sur un tabouret, enfermée dans l'enveloppe d'osier recouverte immédiatement d'une toile imperméable, par-dessus laquelle on place une couverture de laine : dans le second, elle est couchée sur un lit de sangles garni de son matelas, des toiles imperméables, et dont les couvertures sont maintenues écartées du corps à l'aide de cerceaux. Ces objets ainsi disposés, on fait arriver la vapeur sur le corps au moyen d'un tuyau, et l'on peut en augmenter ou en diminuer à volonté le passage, et conséquemment élever ou abaisser instantanément la température de la chambrette, en ouvrant ou en fermant un robinet placé près du sphéroïde.

Après le bain, dont la durée est communément de 25 à 40 minutes, on est enveloppé dans une couverture de laine, et l'on y reste plusieurs heures, afin de compléter les effets du bain, et surtout afin de ne pas supprimer brusquement l'écoulement des fluides perspiratoires que verse avec profusion l'économie, pour se débarrasser du calorique.

Examinons maintenant les effets des diverses sortes d'étuves. Pour préciser ces effets, tenons d'abord compte de ceux qui sont produits par le bain d'étuve, qui n'agit immédiatement que sur la peau et nullement sur le poumon : il nous sera facile ensuite de réunir ceux qui sont le résultat de l'étuve frappant à la fois les surfaces cutanées et pulmonaires.

Les effets des étuves dans lesquelles le corps est plongé jusqu'au cou, qu'elles soient sèches ou humides, sont ceux du bain chaud, moins ceux que déterminent la pression et la densité. Or, comme la pression et la densité rendent plus prononcés les effets déterminés par une température quelconque, il en résulte qu'on peut supporter l'étuve à un degré de chaleur auquel on ne supporterait pas le bain liquide, et que, pour produire les effets de celui-ci, il faut que l'étuve lui soit de beaucoup supérieure en température. Par la même raison, on résiste davantage à la chaleur dans une étuve sèche que dans une étuve humide. Aucun individu, certainement, ne supportera dans une étuve humide, à plus forte raison dans un bain, l'excessive température de + 160° c., supportée pendant douze minutes, dans une étuve sèche, par la jeune fille dont parlent Tillet et Duhamel, ou la température de + 125° c., supportée par l'Espagnol qui se donnait en spectacle à Paris en 1828. La température ordinaire observée sur 3,000 bains de vapeurs fournis depuis deux ans par l'établissement de la rue Montmartre, est de + 45 à 50° c.

Quant aux rapports qui existent entre les divers bains, on peut, je crois, établir les suivants : la température de l'étuve humide, chauffée à + 37°,5 c., m'a paru répondre à la chaleur du bain d'eau de + 31° c. La température de la même étuve, chauffée à + 50° c., m'a fait éprouver une sensation de chaleur égale à celle d'un bain d'eau à 37°,5 c. Voici, du reste, les effets que j'ai ressentis en prenant, assis sur une chaise , le bain de vapeurs avec l'appareil de M. Monroy : à mon entrée dans la chambrette (c'était dans le mois de janvier), mon pouls présente 70 pulsations. Après cinq minutes de séjour (le thermomètre tenu sur mes genoux marque $+ 37°,5$ c.) la sensation éprouvée est celle d'une chaleur douce, comme celle que donne le bain tiède; nul changement dans le pouls. Après un quart d'heure, le thermomètre marque $+ 50°$ c.; cuisson à la face antérieure des cuisses et aux mamelons, pouls à 100 pulsations, exhalation de la sueur sur le front. Après une demi-heure d'immersion : thermomètre à $+ 53°,7$ c., pouls à 120 pulsations, respiration accélérée, sentiment d'oppression, palpitations ; enfin, l'oppression va en augmentant ; ma main n'est plus assez sûre pour que je puisse apprécier les pulsations de mon pouls. Le thermomètre monte à $+ 56°$ c. ; alors impossibilité de rester plus longtemps exposé à la vapeur; sortie après trois quarts d'heure d'immersion , station difficile, battement très-prononcé des artères carotides, sifflement des oreilles, etc.; une demi-heure après la sortie du bain, le pouls marque encore 100 pulsations à la minute, la sueur continue de couler abondamment; une heure après, il marque 95 pulsations ; enfin il revient peu à peu à l'état naturel. Ce sont là, à peu de variations près, les phénomènes que j'ai éprouvés toutes les fois que j'ai pris le bain de vapeurs étant assis sur une chaise; ce sont là ceux que j'ai observés sur les sujets auxquels j'ai prescrit de le prendre de la même manière pour quelque affection qui n'intéressait aucun viscère et ne diminuait pas les forces.

Les effets du bain de vapeurs, pris dans une position

horizontale, la tête légèrement élevée, sont un peu différents. Pour les recueillir d'une manière aussi exacte que possible, j'ai prié MM. Bégin et Lachaise de m'accorder leur présence pendant un de ces bains. M. Bégin a bien voulu prendre note des phénomènes suivants : 1°. A l'instant où je me place sur le lit, mon pouls offre 78 pulsations (c'était dans le mois de mars); après dix minutes, le thermomètre, tenu entre mes mains placées sur ma poitrine, s'élève à + 37°,5 c.; le pouls n'offre aucun changement. Après 15 minutes, le thermomètre marque + 56° c. ; le pouls donne 92 pulsations ; la chaleur est vive aux orteils, aux genoux et aux mains, parties qui se trouvent un peu plus élevées que le reste du corps. Après 23 minutes, le thermomètre marque + 67°,5 c.; le pouls présente 98 pulsations, la sensation de chaleur augmente beaucoup, mais seulement aux mêmes parties. Après 30 minutes, le thermomètre marque + 72° c.; le pouls offre 104 pulsations; la chaleur est si vive que si une partie du corps est un peu élevée au-dessus du plan horizontal qu'il présente, cette partie semble plongée dans le feu. Après 35 minutes, le thermomètre marque + 75° c.; le pouls présente 112 pulsations. Mes confrères peuvent à peine passer la main dans la chambrette pour le toucher, tant la chaleur leur paraît vive. Alors seulement j'éprouve quelques battements de cœur assez violents; du reste, je ne ressens aucune pesanteur de tête et aucune espèce de faiblesse (j'avais, le matin même, pris un bain d'eau chaude dont la température avait été graduellement élevée à + 45° c.). On ferme le passage de la vapeur; 8 minutes après être débarrassé de l'appareil, le pouls offre 94 pulsations; la sueur coule modérément.

Si maintenant à ces effets produits par le bain d'étuve humide, n'agissant que sur la peau, on réunit l'action de l'étuve sur les voies aériennes, on aura des résultats plus prononcés, plus prompts, et étendus à plus de parties : ainsi, Sanchez, médecin de l'impératrice de Russie, avance, dans son mémoire sur les bains, qu'il suait excessivement dans une étuve humide qui n'était chauffée qu'à $+$ 36°,5 c.; et Martin, médecin suédois, ne fixe que de $+$ 45° à 50° c., la chaleur ordinaire des étuves humides russes, citées comme excessivement chaudes, et auxquelles il faut, dit-on, être habitué pour pouvoir les supporter; ainsi la sensation de chaleur brûlante que, dans l'appareil moderne, on n'éprouvait qu'à la peau, est, dans un appartement rempli de vapeurs, ressentie aux yeux, aux narines, etc.; il semble qu'on va périr de suffocation : et si je me souviens encore de ce que j'ai éprouvé en prenant, aux Néothermes, cette espèce de bain, qu'on y désigne, je crois, sous le nom de *bains égyptiens*, et qu'on fait suivre du massage et des affusions froides, elle ne serait *serait* pas sans danger pour les sujets atteints de quelque embarras dans la circulation, ou disposés à l'apoplexie.

En renonçant, et avec raison, à ces chambres fortement chauffées sans vapeur aqueuse, où l'on suait de compagnie dans une atmosphère insalubre, on aurait peut-être dû adopter, pour remplacer cette étuve sèche, un moyen analogue à celui mis en usage pour obvier à l'inconvénient des appartements d'étuve humide. Un appareil propre à entourer le corps d'une chaleur sèche, sans s'opposer à la respiration de l'air extérieur, remplacerait peut-être avec avantage le bain de sable et tous les moyens proposés contre l'excessif développement du système lymphatique. Ce moyen serait mis en usage contre les maladies dans lesquelles surabondent, en quelque sorte, les fluides blancs, contre l'asphyxie par submersion, etc. Nous avons dit que l'étuve sèche, à température égale, fait éprouver une sensation de chaleur moins forte que l'étuve humide; mais elle agit autrement encore : dans l'étuve sèche, la peau ne s'humecte que par la sueur, et ne peut s'humecter de suite, puisque l'air sec facilite l'évaporation de la transpiration; dans l'étuve humide, au contraire, la peau est de suite humectée par la vapeur d'eau qui vient se condenser à la surface du corps, de sorte que ces deux étuves, tout en déterminant une abondante exhalation, peuvent, la première, porter à un état d'éréthisme plus ou moins durable, l'extrémité des vaisseaux capillaires; la seconde, disposer de suite ou du moins plus promptement à l'exhalation. On pourrait employer l'étuve sèche dans les cas où il s'agit plutôt d'irriter la peau, que de déterminer beaucoup de pertes, et l'étude humide dans les cas opposés.

Nous ne rapporterons ici ni les expériences de Blagden, ni celles de MM. Berger et Delaroche, qui tous ont tenu compte, jusqu'à un demi-grain près, de la différence du poids de leur corps à l'entrée et à la sortie des différentes étuves : ces expériences ont été faites dans des étuves où le corps entier était plongé, et où, conséquemment, la respiration de l'air chargé de vapeurs changeait les phénomènes éprouvés, tandis que ce que nous venons d'exposer ne s'applique qu'aux étuves perfectionnées, telles qu'elles sont en usage aujourd'hui; mais des calculs réunis de ces médecins, nous tirerons cette conséquence, applicable aux étuves modernes, que les pertes faites par les vaisseaux exhalants, de même que l'intensité des autres phénomènes, sont en raison de la densité des milieux. Ces phénomènes, cependant, peuvent varier, suivant les matières plus ou moins stimulantes, aromatiques, acides, alcooliques, etc., qui peuvent être vaporisées, et qui constituent les étuves médicamenteuses, dont nous n'avons pas à nous occuper.

S'il était possible de tolérer, comme moyen hygiénique, les bains d'étuves, soit secs, soit humides, nous dirions qu'on peut employer les premiers, dans les pays froids et humides, chez les personnes qui, dans l'impossibilité de se livrer à l'exercice musculaire, sont opprimées par une pléthore lymphatique considérable ; qu'on peut employer les seconds à une température très-basse, comme celle, par exemple, de $+37^{\circ},5$ à 45° c., chez des individus irritables qui, à raison d'une grande susceptibilité épigastrique, ne peuvent, quoique sains d'ailleurs, supporter la pression exercée par la densité de l'eau ; qu'on peut les employer à un degré un peu plus élevé chez les femmes qui viennent d'accoucher et ne nourrissent pas. Cette pratique est usitée en Russie.

Quant aux étuves considérées comme moyen thérapeutique, elles sont d'un emploi fréquent. On en use dans tous les cas où l'on veut exciter fortement la peau pour obtenir un effet dérivatif, et même dans ceux où la peau est elle-même malade. Ainsi, on fait usage des étuves dans les douleurs rhumatismales, dans les sciatiques, les péritonites, les douleurs des articulations, et dans celles des os. On ne doit guère faire usage de l'étuve dans ces affections, que lorsqu'elles sont passées à l'état chronique, et qu'on a usé sans succès des antiphlogistiques. Il faut renoncer de suite à ce moyen, si l'on s'aperçoit que l'irritation de la peau, loin d'être dérivative des irritations intérieures, vienne, au contraire, à les reporter à l'état aigu.

On peut employer les étuves pour exciter les exhalants cutanés dans les cas d'hydropisie et d'œdème. Les pertes considérables qui se font alors par la peau, et surtout la stimulation de cette membrane, doivent faciliter la résorption des liquides épanchés ou infiltrés dans l'économie.

On use des bains de vapeurs à la suite des rougeoles et même pendant beaucoup d'affections cutanées anciennes; enfin l'on a employé avec succès l'étuve partielle, dans le cas d'asphyxie produite par submersion.

2°. *Bains partiels.* — Comme les bains dans lesquels le corps est plongé dans l'eau jusqu'au cou ont été appelés *bains entiers,* on entend par *bains partiels* : les *demi-bains,* c'est-à-dire ceux où l'eau n'arrive qu'à l'ombilic; les *bains de siége,* c'est-à-dire, ceux où le bassin et la partie supérieure des cuisses plongent dans l'eau, tandis que le reste du corps se trouve hors du liquide ; les *pédiluves* et les *manuluves,* c'est-à-dire, l'immersion dans l'eau, des pieds et des mains. Le demi-bain et le bain de siége sont les seuls de ces bains qui soient employés comme moyen hygiénique ; ils produisent sur une partie du corps l'effet que les bains entiers produisent sur la totalité. Le demi-bain est employé, pour faciliter les fonctions de la peau, par les personnes que le bain entier gêne et oppresse trop. Le bain de siége est employé pour faciliter l'établissement de l'exhalation menstruelle; dans ce cas, on l'emploie ou très-froid, et alors on compte sur son effet secondaire, la réaction ; ou bien très-chaud, et alors il agit par son effet immédiat, qui est d'attirer directement le sang vers les parties sexuelles. Si on l'emploie froid, on doit, quand cela est possible, le prendre dans les rivières, ou, mieux encore, dans la mer : la stimulation qui le suit dans ces cas et surtout dans le dernier, est plus prompte et plus durable. Les autres bains partiels ne sont point employés comme moyen hygiénique, car c'est d'une lotion, plutôt que d'un pédiluve ou d'un manuluve, que l'on use, lorsqu'on nettoie ses pieds ou ses mains.

Quant à leur emploi thérapeutique, les bains partiels sont d'une ressource fréquente; les bains de siége froids et chauds sont employés dans les affections des organes de la génération, tant chez l'homme que chez la femme; les premiers sont utiles dans bien peu de cas; on s'en sert quelquefois avec succès pour arrêter une hémorrhagie utérine; mais ce moyen n'est pas sans danger. Les pédiluves et les manuluves sont également employés froids ou chauds. On les emploie froids pour empêcher le développement d'une inflammation dans les cas d'entorse, dans le début d'un panaris, etc. Dans ces circonstances, comme ce n'est pas l'effet stimulant, mais bien l'effet répercussif, que l'on cherche à obtenir, on ne doit pas se contenter d'un pédiluve ou d'un manuluve de quelques minutes; les parties doivent rester plongées dans l'eau pendant plusieurs heures, et même pendant toute une journée; l'eau doit être renouvelée assez souvent pour que sa température n'ait pas le temps de s'élever. Sans ces précautions la réaction survient, l'effet répercussif du bain est annulé, et l'inflammation qu'on avait pour but de faire avorter, ne s'en développe qu'avec plus d'énergie. Ces bains, employés chez la femme pendant le cours des règles, peuvent supprimer tout à coup cette évacuation, et causer des accidents plus graves que ne le seraient ceux de la maladie qu'on avait pour but d'arrêter. Les pédiluves froids ne doivent donc pas être employés pendant cette époque, ni pendant une exhalation cutanée considérable. Une phlegmasie de la peau, un flux d'hémorrhoïdes, une inflammation intérieure, surtout des organes thoraciques, devront également en contre-indiquer l'emploi. Le pédiluve ou le manuluve lorsqu'il est très-chaud, est un révulsif fréquemment employé ; s'il n'est que tiède, son effet dérivatif cesse : il n'est plus qu'un relâchant partiel. Dans le premier cas, on en fait usage contre une série de symptômes encéphaliques, tels que les éblouissements, les céphalalgies, les tintements d'oreilles, etc.; contre les phlegmasies des yeux, de la gorge, etc.; contre l'imminence de suffocation, qui survient dans l'asthme convulsif; enfin dans tous les cas où l'on veut diminuer par la révulsion une irritation quelconque.

3°. *Lotions.* — Les lotions sont l'action de laver les différentes parties du corps, soit en les plongeant dans l'eau, soit en recevant sur elles l'affusion de ce liquide, mais toujours en accompagnant l'un ou l'autre de ces actes, de frictions propres à débarrasser la peau des matières étrangères dont elle peut être couverte.

Les lotions se pratiquent avec la main seule, avec des éponges ou avec du linge. Elles sont, même en hygiène, simples ou composées, c'est-à-dire qu'on y fait entrer l'eau simple, froide ou chaude, ou bien l'eau mêlée à diverses substances (*voyez*, pour ce dernier cas, l'art. *Cosmétiques*).

A l'époque où l'ignorance presque universelle rendait nécessaire l'intervention des religions pour obliger l'homme à ce qui est utile à sa santé, les lotions faisaient partie des pratiques religieuses. On a souvent à regretter qu'il n'en soit pas encore de même aujourd'hui, quand on songe au petit nombre d'individus qui se rendent aux simples conseils de la raison.

La négligence à user des lotions, outre le juste dégoût qu'elle inspire, occasionne toutes les affections qui naissent d'une dépuration imparfaite, et toutes celles qui résultent de l'absorption des matières qui se trouvent, dans mille circonstances différentes, déposées à la surface de la peau.

Les lotions trop souvent répétées avec l'eau très-froide, ou pratiquées avec des eaux trop stimulantes, ternissent prématurément la fraîcheur de la peau, par l'abus des réactions qu'elles y déterminent. C'est du moins là, je crois, la raison pour laquelle une personne habituée à se laver la figure à l'eau froide nous paraît le matin, avant cette pratique, beaucoup moins fraîche et beaucoup moins colorée que la personne qui n'a pas cette habitude, ou qui ne lave sa figure qu'à l'eau tiède.

L'eau pure, dont la température sera, comme pour les bains, variée selon l'âge, les tempéraments et les saisons, doit être, dans l'état de santé, la seule matière des lotions.

Les régions cutanées où doivent être pratiquées les lotions sont celles qui sont le plus exposées aux agents capables d'engendrer la malpropreté. Par exemple, les mains, les pieds, la figure; celles où se trouvent beaucoup de glandes sébacées et de poils, comme la tête, les parties génitales, le périnée, l'anus, etc. Les pieds doivent être lavés chaque jour, ou au moins chaque fois que l'on change de bas. Les autres parties doivent être lavées chaque fois qu'elles sont exposées à des causes de malpropreté. Les lotions devraient surtout être fréquentes chez ces ouvriers qui travaillent aux couleurs métalliques, chez ceux qui manient des substances putrides. Dans ce cas, l'usage des lotions ne facilite pas seulement l'exhalation de la peau, il débarrasse encore cette membrane de substances vénéneuses qu'elle ne tarderait pas à absorber.

On ne doit pas employer, sans y être habitué de très-jeune âge, les lotions à une température très-au-dessous de celle du corps. Des lotions froides, pratiquées à la tête chez une personne qui n'y est pas habituée, peuvent, soit par la suppression de la sécrétion sébacée, soit par la sensation pénible qu'elles déterminent, occasionner des maux de tête, des angines, des coryzas et des fluxions dentaires. L'impression qu'occasionne une lotion froide des pieds peut supprimer les règles ou les empêcher de paraître. La sensation de froid agit dans ce cas comme une impression morale vive, la peur, etc. : aussi une personne habituée à laver ses pieds à l'eau froide, et n'en éprouvant pas d'impression pénible, n'encourt pas de danger.

L'impression de la chaleur sèche, causée par le feu, immédiatement après qu'on s'est lavé la face avec l'eau froide, accroît la réaction de la peau, augmente et altère la sécrétion de l'épiderme, et souvent produit, aux sourcils principalement, des squammes accompagnées de vives démangeaisons, une exfoliation continuelle de petites écailles furfuracées qui se renouvellent sans cesse, ne se suppriment quelquefois que dans l'été, et même dont la cure complète peut devenir difficile. Ce sont encore les lotions froides suivies de l'exposition des mains au feu, qui déterminent des gerçures. Il faut donc éviter le feu, après les lotions froides faites sur les parties qui restent découvertes.

Les lotions conviennent beaucoup mieux aux tempéraments lymphatiques que les bains : il en est de même dans tous les cas de maladies où l'économie semble être chargée d'humidité, comme dans l'œdème, dans l'anasarque. Dans ces cas, il vaut beaucoup mieux user de lotions et essuyer promptement les parties, que de les plonger dans l'eau, même pendant le temps le plus court.

Les lotions sont utiles aux enfants; mais doivent-elles être chaudes ou froides? J'ai promis, en parlant du bain froid, d'achever de disculper Rousseau de la ridicule idée qu'on lui a prêtée; je dois le faire. Dans le nombre des auteurs qui ont critiqué ce grand homme, il se trouve des gens qui ne l'ont pas compris, d'autres qui lui ont prêté des inepties pour le réfuter plus facilement, d'autres qui ne l'ont pas lu et l'ont cité de confiance : ceux-ci forment le plus grand nombre. Ainsi donc, pour ce qui regarde notre objet, l'on entend répéter tous les jours que Rousseau conseille de plonger dans l'eau froide l'enfant sortant du sein de sa mère, et ceux qui répandent de pareilles assertions (elles sont répétées dans beaucoup de livres d'hygiène et dans beaucoup d'autres ouvrages de médecine), avancent que ce liquide, si différent en température des eaux de l'amnios, doit causer la mort de l'enfant. Voilà ce que l'on prête à Rousseau; voici maintenant ce qu'il dit : « Lavez souvent les enfants; leur malpropreté en montre le besoin. Quand on ne fait que les essuyer, on les déchire; mais à mesure qu'ils se renforcent, diminuez par degrés la tiédeur de l'eau (*la tiédeur de l'eau* : ceci est positif!) jusqu'à ce qu'enfin vous les laviez été et hiver à l'eau froide, et même glacée. Comme pour ne pas les exposer il importe que cette diminution soit lente, successive et insensible, on peut se servir du thermomètre pour la mesurer exactement. » (*Émile*, liv. 1, p. 57, in-8°, édition de Lequien.) Peut-on, je le demande à présent, donner un conseil plus sage que ne le fait Rousseau dans ce passage? Pour moi, je n'y vois rien à ajouter. On devra donc laver chaque jour, de la tête aux pieds, l'enfant bien portant. Endurci par cette pratique, il sera à l'abri des rhumes, du croup, des inflammations intestinales, etc., et s'élèvera fleurissant de force et de santé. Si l'enfant pousse des cris pendant la lotion, c'est que les changements qu'on fait éprouver, chaque jour, à la température de l'eau n'ont pas été assez gradués. Élevez cette température, car ce serait faire souffrir l'organisme en pure perte, que de laisser éprouver au cerveau une sensation pénible.

Je dois, avant de terminer cet article, faire une nouvelle observation qui pourra contribuer encore à justifier Rousseau des reproches faits à sa manière d'élever les enfants. La plupart des gens n'ont pas assez de patience et de persévérance pour suivre longtemps un régime prescrit; d'autres le suivent sur un point et le négligent sur un autre, croyant cette manière d'agir indifférente. Cette négligence détruit les bons résultats qu'on devait attendre de ce régime, et plus souvent encore lui en substitu de funestes. Alors on attribue le mal à la méthode, tandis qu'il n'est dû qu'à la transgression de cette méthode. Faut-il fournir un exemple de ce que je viens d'avancer ? Tel homme nourrit ses enfants comme le fait le villageois ; mais il les tient oisifs et renfermés ; puis il se plaint que leur digestion se fait mal. Tel autre veut habituer les siens aux lotions froides ; mais en même temps il les tient couverts de fourrures, les préserve de la moindre vicissitude atmosphérique, les renferme dans une chambre chaude ; puis vient se plaindre que ses enfants ont été victimes de la meurtrière méthode de l'auteur d'*Émile*. Telles sont, pourtant, les bases sur lesquelles sont fondés la plupart des reproches adressés à Rousseau.

§ VIII. *Des pratiques dites accessoires des bains.*

Ces pratiques, dont quelques-unes seulement, et depuis très-peu de temps, sont usitées en France, comme moyen hygiénique, sont les *affusions*, l'*épilation*, la *flagellation*, le *massage*, les *frictions* et les *onctions*.

1°. *Affusions.* — Les affusions se font avec l'eau froide. Administrées sur tout le corps après le bain, comme elles le sont chez le Russe et le Finlandais, elles détruisent l'excitation qu'avaient développée à la peau la flagellation et la friction. L'effet de cette succession de deux pratiques contraires a été indiqué page 449. Faites sur la tête pendant le bain chaud, comme elles l'étaient chez les Romains, les affusions froides peuvent prévenir des congestions cérébrales.

2°. *Épilation.* — C'est une pratique déraisonnable fort anciennement mise en usage chez beaucoup de peuples, pour débarrasser la peau des poils ou surabondants ou accrus sur des parties qui en sont le plus ordinairement dépouillées. Les Juifs, regardant comme un signe de beauté un front élevé, faisaient tomber les cheveux du front de leurs jeunes filles avec une bandelette écarlate de laine. Les Égyptiens, les Grecs, les Romains, les Perses et les Arabes ont tous eu des préparations pour les débarrasser d'un luxe de poils qu'ils regardaient comme superflu. L'une de ces préparations, le rusma, est un mélange d'orpiment (sulfure d'arsenic) et de chaux vive. On mêle avec une certaine quantité de chaux, une proportion d'orpiment, qui varie d'un cinquième à un huitième. L'activité du mélange augmente en proportion des quantités d'orpiment. Cadet mêle deux onces de chaux vive avec une demi-once de sulfure d'arsenic, fait bouillir ce mélange dans une livre de lessive alcaline forte, jusqu'à ce qu'il soit capable de faire tomber les barbes d'une plume qu'on y plonge. On en frotte les parties velues dont on veut détruire les poils; on les lave ensuite avec de l'eau chaude. Si l'on veut que le caustique soit moins actif, on se borne à mélanger les deux corps, et à les humecter avec de l'eau tiède au moment de s'en servir. On les mêle aussi avec un peu de graisse et on en fait une pommade.

Pour faire tomber les poils, on applique le rusma sur les endroits velus; on l'y laisse séjourner pendant quelques minutes; on l'humecte afin qu'il ne sèche pas trop promptement; on essaye de détacher les poils, et lorsqu'ils le sont, on nettoie bien la partie avec de l'eau tiède.

Le rusma employé trop concentré, ou trop abondamment, ou bien laissé sur la peau pendant trop de temps, peut avoir des inconvénients, et même des dangers. Il peut altérer la peau, ou agir par absorption comme tous les composés d'arsenic. Si les anciens étaient à l'abri du mauvais effet du rusma, c'est qu'ils ne l'employaient qu'après que l'étuve ou le bain chaud avait mis la peau en transpiration; c'est qu'ils enlevaient parfaitement cette pâte épilatoire avec le strigil, continuaient de suer, et se lavaient de nouveau. Malgré toutes ces précautions, Galien, qui donne (*de Comp. med.*) plusieurs recettes épilatoires, regarde ces moyens comme dangereux. Quand on fait usage du rusma, il faut, avant de l'appliquer, pratiquer une onction d'huile ou de graisse sur les parties que l'on veut épiler, enlever ensuite, avec du linge et de l'eau tiède, les débris du rusma, des poils et de l'onction.

3°. *Flagellation.* — C'est sur la fin de son bain, pris dans une étuve humide, et avant de se faire laver à l'eau tiède et froide, que le Russe se fait fouetter avec des verges de bouleau assouplies dans l'eau. Quand la flagellation a duré quelque temps, le flagellateur prend les verges avec ses deux mains par les extrémités, et de leur partie moyenne frotte la peau avec vigueur. Cette pratique, qui monte cette membrane déjà excitée par la chaleur de l'étuve à un véritable état de phlogose, paraît irrationnelle, puisque tout ce qui est ensuite pratiqué a pour but d'abaisser l'excitation cutanée.

4°. *Massage.* — Pour donner idée de cette pratique mise en usage chez beaucoup de peuples, nous reproduirons ici textuellement ce que dit Anquetil du massage chez les Indiens: « Un des serviteurs du *bain* vous étend sur une planche et vous arrose d'eau chaude; ensuite il vous presse tout le corps avec un art admirable. Il fait craquer les jointures de tous les doigts, et même celles de tous les membres; il vous retourne et

31.

vous étend sur le ventre, il s'agenouille sur vos reins, vous saisit par les épaules, fait craquer l'épine du dos en agitant toutes les vertèbres, donne de grands coups sur les parties les plus charnues et les plus musculaires, etc. » Si l'on ajoute foi à ce que disent de cette pratique tous les voyageurs qui y ont été soumis, elle procure un grand bien-être, elle est propre à enlever entièrement la fatigue ; elle dissipe aussi la gêne qu'éprouvent des muscles trop longtemps restés dans le repos. Après trois quarts d'heure de cette pratique, disent-ils, on se sent un homme nouveau, etc., etc. A travers tous les effets merveilleux attribués au massage, le physiologiste, dans ce pétrissement du corps, dans ces tiraillements de la peau, des muscles, du tissu cellulaire, le physiologiste voit des manœuvres propres à activer les fonctions de la peau, à rendre plus faciles les glissements des muscles les uns sur les autres, à favoriser l'abord du sang dans les parties atrophiées par un trop long repos, à rendre plus souples les tendons et les ligaments.

Le massage est avantageux comme moyen thérapeutique dans les gonflements chroniques de la peau, du tissu cellulaire, dans les fausses ankyloses.

Le craquement qu'on fait éprouver aux articulations serait peut-être susceptible d'avoir quelque inconvénient, surtout lorsque le tiraillement est produit sur la colonne cervicale. Les masseurs de profession, chez les Chinois, font, au rapport d'Osbeck, éprouver aux articulations un craquement que l'on peut entendre à une assez grande distance. Dans les Indes, d'après Gosse, indépendamment des pratiques énoncées, l'opérateur termine le massage en faisant craquer les articulations du poignet, des doigts et même celle du cou, *si on le leur confie.* C'est précisément cette confiance qui n'est pas prudente.

5°. *Frictions.* — On entend par ce mot, des frottements exécutés sur toutes les parties du corps, ou sur quelques-unes seulement, avec la main, avec des brosses à poil fin ou avec de la flanelle. Beaucoup de peuples ont employé les frictions pour servir d'intermédiaire entre les bains chauds et les lavages à l'eau froide. Le Turc se fait frotter dans ses étuves sèches avec un morceau de camelot, pour débarrasser sa peau des débris d'épiderme.

Le premier effet des frictions après le bain est d'achever le nettoiement de la peau; ensuite, elles appellent le sang dans les capillaires de cette membrane, titillent légèrement ses houpes nerveuses, excitent ses suçoirs absorbants, débarrassent ses exhalants de tout ce qui pourrait s'opposer à leur action, augmentent, en un mot, tous les phénomènes organiques de la peau, et remédient à la faiblesse et à l'atonie.

Pratiquées après le bain froid, les frictions favorisent le développement de la réaction, et après le bain tiède s'opposent au refroidissement.

Les frictions doivent être employées comme moyen hygiénique par les personnes qui, à raison de circonstances particulières, sont dans l'impossibilité de pratiquer les exercices musculaires indispensablement réclamés pour l'entretien de la santé. Les frictions sont très-utiles aux individus d'un tempérament lymphatique, aux vieillards, et généralement à toutes les personnes dont la peau manque d'action. Elles sont employées avec beaucoup de succès en thérapeutique comme un révulsif à la fois doux et très-puissant dans toutes les maladies chroniques, mais particulièrement dans les irritations lymphatiques, et surtout dans celles des glandes mésentériques.

Les frictions, comme toutes les actions exécutées sur la peau, apportent diverses modifications dans les organes éloignés de cette membrane; ainsi elles émoussent certaines douleurs, procurent le sommeil, etc.

6°. *Onctions.* — On entend par ce mot l'action par laquelle on applique des substances grasses, telles que l'huile, la graisse, le beurre, sur les parties préalablement ou en même temps soumises aux frictions. Les onctions ne sont plus usitées de nos jours comme moyen hygiénique. Les anciens les employaient avant et après le bain chaud pour s'opposer à la déperdition rapide de la sueur. C'est pour une raison semblable, et pour rendre leur corps plus souple et plus glissant, que les athlètes employaient les onctions avant de se livrer à la lutte. Nos exercices actuels, que nous pratiquons tout habillés, nous dispensent des onctions. Il n'est d'ailleurs pas prouvé que les onctions puissent empêcher la transpiration, et MM. Delaroche et Berger, dans leurs expériences, n'ont pas éprouvé que l'axonge s'opposât à l'exhalation de la sueur. Les onctions peuvent mettre obstacle à la transmission des maladies contagieuses en empêchant l'absorption; elles préviennent les gerçures de la peau, éloignent et même font périr les insectes; elles préviennent et dissipent, si l'on en croit Celse, les douleurs que les variations de l'atmosphère font éprouver aux personnes qui ont eu des membres fracturés, qui portent des cicatrices larges et adhérentes, suite d'anciennes blessures.

Quant à leur action thérapeutique, les onctions d'huile ou de graisse sont employées sur les membres contre les douleurs rhumatismales, sur la poitrine contre les rhumes, sur la racine du nez et le bas du front contre les coryzas. Si les bons effets des onctions, dans tous ces cas, peuvent paraître avec raison un peu hypothétiques, il n'en est certainement pas de même dans les circonstances nombreuses où les onctions sont pratiquées avec des corps gras, qui servent d'excipient aux substances médicamenteuses ; mais alors ce cas sort de l'hygiène, car ce n'est qu'à celles-ci que les onctions doivent leur propriété.

§ IX. *Des soins qu'exigent les productions épidermoïques, et des divers cosmétiques.*

Les productions épidermoïques que nous avons à examiner sont les cheveux, la barbe et les ongles. On comprend le plus ordinairement sous le nom de *cosmétiques*, mot dont l'étymologie grecque signifie *orner*, toutes les préparations qui sont destinées à entretenir la fraîcheur de la peau, à revêtir l'extérieur du corps, des apparences de ce qu'il a perdu, à redonner à certaines parties de la fermeté, de la contractilité, etc.

1°. *Cheveux.* — Mauvais conducteurs du calorique, les cheveux forment un des abris de l'organe le plus important de l'économie. Ils le préservent du froid et du chaud, de même qu'ils amortissent les percussions qui pourraient altérer son enveloppe osseuse. Les usages des cheveux et l'avantage d'être un des ornements de la figure, leur donneraient donc droit à des soins particuliers, quand même la négligence ou la mauvaise direction de ces soins n'entraînerait pas des inconvénients, et même des dangers bien réels.

Quels sont les effets de la coupe des cheveux? Elle augmente la vitalité du bulbe et surexcite légèrement la peau de la tête; elle fait pousser plus vite les cheveux. Quand cette coupe a lieu chez un individu bien portant, dans un climat tempéré, à des époques régulières, quand le cheveu n'est pas coupé très-près de la racine, la tête devient, pour le moment, un peu plus chaude; on y éprouve une légère démangeaison. Du reste, la coupe des cheveux n'a, dans ces circonstances, aucun effet désavantageux; mais, si elle est trop souvent réitérée, si l'individu est très-jeune, s'il est mal portant, si le climat est très-froid, si les cheveux sont coupés très-près du bulbe, par exemple s'ils sont rasés, alors les effets sont autrement marqués.

Si la coupe est souvent réitérée chez un enfant, dans le but, comme on le dit, de lui faire *épaissir les cheveux*, elle augmente l'appel des fluides vers la tête et favorise le développement de ces affections variées auxquelles le vulgaire donne le nom de *gourme*, et qu'il croit important d'entretenir par des coiffures chaudes, pour débarrasser l'enfant de prétendues humeurs malfaisantes. Cet accroissement exagéré de la vitalité de la tête, s'il persite longtemps, a toujours l'inconvénient d'amener la chute prématurée des cheveux, quand il ne cause pas d'accidents plus graves. Un étudiant en médecine, jeune et plein de vigueur, consultant, en ma présence, Chaussier sur les moyens de remédier à la chute de ses cheveux, lui dit qu'il venait de les faire raser. « Il fallait aussi, lui répondit ironiquement le savant professeur, vous faire appliquer un vésicatoire sur toute la tête. » Cette réponse de Chaussier me frappa, malgré l'opinion contraire généralement répandue, par la profonde sagacité dont elle était empreinte. Ce n'est jamais, en effet, dans l'état de santé et de vigueur, la faiblesse ou l'atonie du bulbe, qui détermine la chute des cheveux : cette cause peut tout au plus être admise dans l'état de maladie ; mais alors les cheveux repoussent toujours, quand la maladie est terminée et que la nutrition a repris son activité. Au contraire, les phénomènes qui accompagnent la chute des cheveux chez l'homme en santé, comme la démangeaison de la tête, les petites écailles blanches répandues dans la chevelure, etc., caractérisent tous un excès de vitalité maladive. Or, je le demande maintenant, de tous les moyens, le plus certain pour faire tomber les cheveux n'est-il pas celui qui accroît encore l'irritation du bulbe, celui que conseillent généralement tous les médecins, n'est-il pas enfin la coupe réitérée des cheveux par le rasoir? Aussi c'est précisément parce qu'on emploie toujours ce moyen ou d'autres analogues, comme des lotions stimulantes, qu'il est extrêmement rare que l'individu qui, en pleine santé, perd ses cheveux, les recouvre jamais.

Si les cheveux, au lieu d'être habituellement coupés avec les ciseaux, sont rasés, alors les phénomènes qui caractérisent un excès de vitalité s'accroissent à la tête; cette habitude, pourtant, n'a nul inconvénient, si elle a lieu chez les Orientaux, probablement parce que la peau de tout le corps aide puissamment celle du crâne dans le travail d'exhalation nécessaire à l'organisme; mais si cette habitude a lieu chez l'habitant d'un pays froid et humide, chez un individu mal nourri, dont la peau du corps fait mal ses fonctions; si la surexcitation locale

de la tête est augmentée encore par l'usage d'un bonnet
de laine ou d'une fourrure très-chaude, ainsi que cela
a lieu chez les habitants de la Pologne et de l'Ukraine,
cette hygiène vicieuse ne pourra-t-elle pas concourir à
l'exsudation fétide du bulbe, à l'hypertrophie morbide
du cheveu, ou plutôt à son gonflement par la surabondance de l'humeur qui remplit son canal, en un mot, à
cette affection que l'on appelle plique polonaise? Cette
opinion, qui peut paraître hasardée, ne sera pas dénuée
de probabilité si l'on fait attention à ce que l'apparition
de la plique, en Pologne, date, dit-on, de l'époque (1041)
où un pape, pour relever de ses vœux Casimir Ier, qui
était diacre dans l'abbaye de Cluny, en France, et qu'on
redemandait pour régner après la mort de Micislas II,
exigea que tous les hommes se rasassent désormais la tête,
ainsi que le faisaient alors les bénédictins de la congré-
gation à laquelle appartenait Casimir. Celui-ci, en mon-
tant sur le trône, né manqua pas d'ordonner une ton-
sure générale dans son royaume, où elle est devenue,
depuis ce temps, dit-on, une mode nationale, et à
laquelle même est encore astreint un septième de la
population.

La coupe des cheveux pratiquée à une certaine distance de la tête, à un pouce et demi, par exemple, dans
un pays tempéré, où l'on n'ait pas, comme en Pologne,
l'habitude de l'épais bonnet, produit quelquefois un
gonflement des glandes du cou, des maux d'yeux, des
douleurs d'oreilles, un écoulement séreux par le conduit
auditif, des maux de dents et de gorge, et des rhumes
dits *de cerveau;* mais ces accidents sont peu fréquents,
et n'arrivent guère que pendant un hiver froid et humide; ils surviennent rarement chez l'adulte et chez l'in-

dividu bien vêtu, et dont la peau du corps fait bien ses fonctions. Ils se manifestent de préférence chez les personnes qui avaient contracté l'habitude de porter leurs cheveux très-longs. Ainsi on les a remarqués, suivant Percy, à l'époque où l'armée supprima sa longue chevelure pour adopter la mode dite *à la Titus*.

La coupe des cheveux, pendant les maladies et les convalescences, peut occasionner des accidents graves. Plusieurs observations prouvent qu'elle a causé la mort dans quelques heures. Il est vraisemblable que la mort est due, dans ces cas, à une congestion du cerveau.

De ce que nous avons exposé jusqu'ici sur les cheveux, on pourra conclure que, tout en rejetant avec raison, d'un côté la mode de nos aïeux, de l'autre la dangereuse coutume à laquelle est astreint le serf polonais, on devrait se garder avec autant de soin de priver l'enfant de ses cheveux, que de lui charger la tête de bonnets. La chevelure naturelle vaudrait toujours bien pour lui les tissus de nos manufactures, quand nous n'aurions pas démontré que la coupe de la première et l'usage des seconds ont tant d'inconvénients. Ensuite, pourquoi l'adulte ne se borne-t-il pas à ne retrancher de sa chevelure que ce qui est nécessaire pour qu'elle ne soit point incommode. De cette manière, elle aura l'avantage de mettre à l'abri des odontalgies et des maux de gorge si fréquents qui résultent des vicissitudes atmosphériques de nos climats, et n'exigera pas pour cela plus de soins que notre mode actuelle.

Les soins réclamés par les cheveux se réduisent à ce qui peut maintenir dans un juste degré d'activité les fonctions de la peau du crâne. L'action journalière et très-modérée du peigne et de la brosse, jointe, si la propreté le réclame, à quelques lotions d'eau pure ou savonneuse, à une température telle qu'elle ne détermine ni chaleur ni froid, sont les seuls cosmétiques qui devraient être en usage pour la chevelure. Les pommades et les huiles employées en très-petite quantité pour assouplir les cheveux sont sans inconvénient, à moins que l'arôme végétal dont elles sont quelquefois chargées n'incommode quelques personnes délicates (voyez *Odorat*, t. 1er, page 55; *Émanations végétales*, page 318 de ce volume). Le médecin, plus que toute autre personne, devra s'abstenir de porter rien d'odorant dans sa chevelure. La poudre d'amidon est employée par quelques individus pour absorber la matière grasse dont leurs cheveux sont pénétrés à un haut degré : le son est ce qui convient mieux dans ce cas. La poudre de racine d'iris, mise en usage pour le même objet, peut causer des accidents : Aumont a présenté, en 1825, à l'Académie, l'observation de deux jeunes filles, frappées de narcotisme pour avoir de cette poudre sur leurs cheveux. Quant à la pommade mêlée à la poudre, comme cette association hétérogène ne peut avoir aucun effet utile, et qu'elle n'a été, dans l'origine, que le résultat d'une mode bizarre, tout homme raisonnable doit l'abandonner. Ce mastic d'amidon, de pommade et de sueur s'oppose à l'exhalation ordinaire de la peau de la tête, ou bien s'écoule sur le visage avec la sueur.

Pendant les quatre premiers mois qui suivent la naissance, l'enfant n'a besoin d'être ni peigné ni brossé. On peut débarrasser avec précaution la tête des croûtes qui couvrent la peau, lorsque ces croûtes se détachent d'elles-mêmes; pratiquer de légères lotions avec l'eau tiède; mais toutes les frictions conseillées, soit avec la brosse de chiendent, soit avec tout autre corps, ne tendent qu'à attirer le sang à la tête, causer des éruptions à la peau du crâne ou des congestions sur le cerveau.

Les cheveux, ceux des grandes personnes comme ceux des enfants, deviennent quelquefois le siége d'un insecte parasite qu'on appelle *pou*. C'est un préjugé de considérer l'apparition du pou, chez les enfants, comme un moyen de dépuration dont se sert la nature pour les débarrasser des humeurs. Les poux sont, au contraire, le stimulus le plus propre à faire naître à la tête ces prétendues humeurs. Ils causent d'abord de la démangeaison; l'enfant se gratte, se déchire même avec ses ongles; le prurit qui suit cette démangeaison devient insupportable; les poux pullulent à l'infini. Dans six jours, un pou peut pondre cinquante œufs, et il lui en reste encore dans le ventre : les petits sortent des œufs au bout de six jours, et environ dix-huit jours après ils peuvent pondre à leur tour. D'après les calculs auxquels a donné lieu cette reproduction, deux femelles peuvent avoir dix-huit mille petits dans l'espace de deux mois. Cette pullulation extraordinaire fait donc quelquefois de la peau de la tête, si l'on n'y donne attention, un foyer d'inflammation véritable, qui produit des ulcérations inondant toute la tête d'un pus ichoreux et fétide. Celui-ci se sèche par la chaleur ou par l'air, et forme des croûtes qui servent de retraite à des milliers d'insectes inaperçus, mais dont le mouvement continuel entretient de cruelles démangeaisons, et pourrait déterminer des accidents graves. Il faut donc s'empresser de détruire les poux aussitôt qu'on en aperçoit. Les hommes les plus sauvages, les animaux eux-mêmes donnent à l'homme civilisé l'exemple de se débarrasser de ces hôtes incommodes. Les oiseaux tuent et mangent leurs poux; les singes mangent les leurs et ceux de leurs semblables, et parfois ceux de l'homme. Les nègres de la côte occidentale d'Afrique, les Hottentots, au rapport de Kolbe, les femmes sauvages de la Nouvelle-Hollande, au rapport de de Labillardière, mangent leurs poux et ceux de leurs enfants.

On peut employer mille moyens pour débarrasser la tête des poux. Je crois avoir entendu dire à Chaussier qu'il faisait frotter légèrement une feuille de papier avec l'onguent mercuriel et la faisait placer sur la tête des femmes dévorées de poux. Tout le monde sait en effet qu'une ou deux légères frictions d'un demi-gros d'onguent mercuriel, ou du même onguent plus étendu de graisse, et que le peuple appelle *onguent gris*, sont le meilleur moyen de détruire l'insecte qui s'accroche au poil du pubis. L'activité de l'absorption est trop considérable chez l'enfant pour qu'on doive faire usage chez lui du mercure, ou bien il ne faut user de cet onguent qu'en très-petite quantité et avec de grandes précautions.

Il ne faut jamais employer les décoctions de tabac; j'ai vu des accidents survenir par l'emploi de ce moyen. Tout ce qu'on peut faire de mieux chez l'enfant, c'est de couper ses cheveux assez courts pour apercevoir ses poux et les tuer avec la main. On conseille encore de laver la tête avec une lessive préparée avec l'absinthe, le staphisaigre, le marrube, la petite centaurée, les cendres de chêne, le sel commun et le sel d'absinthe. L'emploi de plusieurs de ces préparations, ainsi que celui de la cévadille et de la coque du levant, exige la plus grande circonspection. Une forte décoction de petite centaurée ou d'absinthe sont les substances avec lesquelles on doit de préférence faire les lotions. Malgré l'emploi de ces préparations, si l'on ne met en pratique la plus exacte surveillance et la plus grande propreté, les poux ne tarderont pas à reparaître.

Chez quelques personnes, la perte des cheveux donne lieu, dans notre pays surtout, où l'on est, pour saluer, dans l'habitude de se découvrir la tête, à des rhumes, un enchifrènement presque continuel, des ophthalmies, des otites, des odontalgies. Le meilleur moyen qu'on puisse employer pour se préserver de ces accidents est la *perruque*. Elle ne doit pas être trop serrée, car la résistance du crâne offrant un point d'appui solide aux vaisseaux qui rampent à sa surface, donnera le moyen à une perruque trop collante de les aplatir, d'y intercepter la circulation, de faire refluer le sang vers le cerveau, et d'occasionner des accidents graves, tels que des éblouissements, des tintements d'oreilles des vertiges, des céphalalgies, et même de la somnolence. Les perruques à la mode sous Louis XIV occasionaient, dit-on, par leur poids, joint à la chaleur qu'elles concentraient, des maux de tête qui cessaient facilement aussitôt qu'on était débarrassé du fardeau. Ces accidents sont disparus, aujourd'hui que des corps élastiques, et qui ne pressent que sur un seul point du crâne, remplacent le lien circulaire que l'on était obligé de serrer derrière la tête, au moyen d'une boucle.

Il peut y avoir de l'inconvénient à envoyer chez un coiffeur ses perruques pour les faire friser : la tête de bois sur laquelle on les place pour cette opération pourrait avoir reçu la perruque d'un individu atteint de maladie contagieuse; et, s'il fallait s'en rapporter à Percy et Laurent, on aurait vu la teigne transmise par cette voie.

Lorsqu'une partie du crâne seulement est dénuée de cheveux, à la place d'une perruque on fait usage d'un *faux toupet*. L'usage de cette pièce artificielle, formée de quelques mèches de cheveux implantés sur un clair réseau, suffit souvent pour délivrer de la sensation pénible du froid qui, chez certains individus, se manifeste à la partie supérieure du crâne, tandis que chez d'autres c'est seulement vers la région des oreilles. Le faux toupet doit être fixé par le moyen de deux ou trois petits ressorts dans lesquels on enclave un même nombre de mèches de cheveux naturels. L'agglutination, à l'aide de la solution de gomme ou de l'œuf, n'a peut-être pas un grand inconvénient relativement à l'obstacle qu'elle apporte à la transpiration, si elle ne comprend qu'une surface du crâne peu étendue; mais elle empêche d'enlever, chaque soir, le toupet, pour se livrer commodément au sommeil; elle exige, en outre, des soins de propreté, et des lotions qui peuvent ne pas être sans inconvénient pour les personnes susceptibles d'être incommodées par l'impression du froid et de l'humidité.

Aucun cosmétique n'a le pouvoir de faire repousser les cheveux.

Quand ils sont tombés après une maladie, on les voit repousser lorsque l'économie a réparé toutes ses pertes; mais il faut bien se convaincre que la *graisse d'ours*, la *moelle de bœuf*, les préparations appelées *philocomes*, les huiles de *Macassar* et de *Sévigné*, et mille autres inventions modernes, n'entrent pour rien dans cette répullulation, et ne pourraient que lui nuire. L'action du rasoir même ne peut être, dans ce cas, d'aucun avantage : elle donne au bulbe une excitation passagère prématurée, quand elle n'a pas les inconvénients précédemment énoncés.

Lorsque la chute des cheveux survient dans l'état de santé, et doit être attribuée à une altération purement locale du cuir chevelu, ils ne repoussent ordinairement pas; dans ce cas, leur chute n'est suspendue par l'action du rasoir que momentanément ; souvent même cette pratique accroît, comme nous l'avons dit, l'intensité de la cause qui détermine la chute; celle-ci pourrait être plus efficacement retardée alors par l'emploi des lotions mucilagineuses et répercussives, en même temps qu'on établirait une irritation dérivative sur une autre partie de la peau, au moyen d'un gilet de laine ou de quelque rubéfiant.

Certaines personnes, pour remédier aux ravages du temps, ou pour faire disparaître une couleur de cheveux qui leur déplaît, emploient divers cosmétiques, par exemple : immédiatement après s'être servies d'un peigne de plomb, elles font des lotions avec les infusions, dans le vin blanc, des écorces de saule, de noyer, de sumac, de fèves, des cônes de cyprès et des grappes de lierre, ou bien elles se graissent la tête avec de l'huile dans laquelle elles ont fait macérer des feuilles de viorne, ou bien enfin, ce qui est beaucoup plus commun et plus infaillible, mais, en même temps, plus susceptible d'occasionner des accidents, elles emploient la solution aqueuse de nitrate d'argent connue sous le nom d'*eau d'Égypte*, ou étendent avec un pinceau, sur chaque mèche de cheveux, un mélange de blanc de céruse

(carbonate de plomb) et de chaux éteinte, dans les proportions d'une livre de chaux sur deux onces de blanc
de céruse. Comme l'accroissement des cheveux se fait
par la base et ne se fait que de cette manière, la portion la plus récemment accrue décèle, par sa couleur
disparate, la supercherie employée, si l'on ne renouvelle celle-ci de temps en temps. Nous avons d'ailleurs
vu (section précédente) combien il est dangereux de
laisser séjourner sur la peau les composés de plomb qui
entrent dans les cosmétiques indiqués. Les personnes qui
se servent de ces cosmétiques les placent, il est vrai,
sur les mèches de cheveux qu'elles prennent la précaution d'envelopper de papillotes; mais il serait beaucoup
plus prudent de renoncer à ces moyens. La solution
aqueuse de nitrate d'argent appelée *eau d'Égypte, eau
de Perse*, et qu'on emploie pour teindre en noir les
cheveux et les favoris, a déterminé, suivant MM. Chevallier, Marc et Planche, des érysipèles et des maux de
tête; suivant Butini, des méningites aiguës, et suivant
M. Gaultier de Claubry, a fait tomber les poils de la
queue d'un cheval, qu'on avait voulu teindre en noir
avec cette solution.

2°. *Barbe.* — Tout ce que nous avons dit des cheveux
peut s'appliquer à la barbe. Son accroissement est activé
par la coupe; cependant cette coupe, quelque fréquente
qu'elle soit, ne détermine jamais aucune affection sur la
peau, à moins que le rasoir ne soit malpropre ou le savon trop alcalin. Chez l'homme qui se rase, la barbe
pousse d'une ligne par semaine, de quatre pouces par
an, de sorte qu'en multipliant ces quatre pouces par
cinquante, on voit que l'homme de soixante-huit à
soixante-dix ans s'est successivement retranché plus de

seize pieds de barbe. Habituellement coupée, elle détourne donc, par son accroissement, une certaine somme de matériaux organiques, et donne en même temps à la partie où se trouvent les bulbes une augmentation d'activité. Ce fait démontre que la section ou la non section de la barbe peut, dans quelques cas de maladie ou de convalescence, agir par un mécanisme autre que celui qui est produit par l'absence ou la présence d'un vêtement. C'est principalement néanmoins par ce mode d'agir, que la section mal dirigée de la barbe paraît avoir de l'influence dans la production de certaines affections. L'homme, par exemple, qui porterait alternativement la barbe très-longue et très-courte, et qui, par là, priverait par instants la face et le cou de l'abri formé par un corps mauvais conducteur du calorique, courrait le risque de perdre de bonne heure ses dents, et serait exposé à de fréquents maux de gorge : il peut donc être nuisible de raser, principalement dans l'hiver, d'épais favoris qu'on a laissés croître dans l'été. Pour celui qui rase habituellement toute sa barbe, sa peau, comme celle de la femme, est habituée à être découverte, et il n'éprouve d'inconvénient que s'il continue cette pratique immédiatement au sortir d'une maladie grave. Il serait néanmoins possible que la section de la barbe, même lorsqu'on y est habitué, donnât lieu à des inconvénients dont sont peut-être exempts les peuples qui la conservent, par exemple à des odontalgies, à des névralgies, à la perte prématurée des dents, etc., mais c'est ce qu'il faudrait vérifier.

L'eau qui sert à faire la barbe doit être tiède; la section sera plus facile et l'enduit huileux que déposent les fluides sébacés, mieux enlevé. Quant au choix des savons, les plus simples sont les meilleurs. On doit renoncer à ceux qui contiennent par trop de soude : il nous semble, du moins, que c'est à cette surabondance d'alcali que sont dus la cuisson, le ridement, les gerçures qui se manifestent à la peau aussitôt que la barbe est faite ; quelques essences de savon produisent aussi ce mauvais effet. Il se dissipe par d'abondantes lotions d'eau et l'on doit se borner à ce moyen, car les corps onctueux que quelques personnes ont l'habitude d'appliquer sur la peau dans ce moment, doivent être rejetés tant qu'on en ignore la composition : une personne consulte son médecin pour des coliques et une constipation opiniâtre ; celui-ci, après bien des recherches, soupçonne qu'une pommade dont cette personne fait usage pour se blanchir la peau, peut être la cause de ces accidents ; M. Chevallier fait l'analyse de la pommade ; elle se trouve composée de : cérat, cinq parties ; blanc d'argent, trois parties ; or, ce soi-disant blanc d'argent n'est autre chose que du carbonate de plomb ; les accidents ne reparurent plus lorsqu'on remplaça ce sel par du talc (silicate d'alumine).

3°. *Ongles.* — Soutiens de l'extrémité des doigts et des orteils, ces productions épidermoïques ne demandent d'autre soin que de n'être pas coupées de trop court. De plus, les ongles des orteils ne doivent pas être arrondis comme ceux des doigts, mais bien coupés carrément, afin d'éviter, dans leur pousse, cette infirmité connue sous le nom d'ongle entré dans les chairs.

Avant de terminer ce paragraphe, disons un mot de quelques cosmétiques dont on ne se sert ni pour la barbe, ni pour les cheveux, mais à l'aide desquels on prétend redonner à la peau la fraîcheur et le brillant qu'elle a perdus. On doit d'abord rejeter comme dange-reux tous les cosmétiques dans lesquels entrent les com-posés de plomb, de bismuth, d'arsenic et de mercure. A la tête de ces cosmétiques, se trouvent : 1° le *blanc de fard*, composé de craie de Briançon et de sous-nitrate de bismuth ; 2° le *rouge* dont se servent les acteurs, et qui est composé de sulfure de mercure (*vermillon*) étendu avec la craie de Briançon. L'usage de ces cosmétiques peut devenir dangereux par l'absorption des matières vénéneuses. Le dernier peut ébranler et faire tomber les dents, comme si l'on eût été soumis à un traitement mercuriel.

On doit préférer au premier de ces deux cosmétiques, le *blanc*, qui résulte d'un mélange de blanc de baleine et de craie de Briançon, et au second, le *rouge végétal* qu'on extrait des fleurs du *carthamus tinctorius*.

Des cosmétiques bien plus puissants que ceux-ci pour redonner à la peau sa fraîcheur et son coloris, sont le sommeil pris pendant la nuit, l'exercice en plein jour et de grand matin, la modération dans les plaisirs, l'éloignement des causes que l'on soupçonne propres à déterminer des chagrins, etc. Ce sont là les seuls cos-métiques que doive conseiller le médecin.

Il est pourtant quelques eaux aromatiques ou quel-ques embrocations douces qui peuvent être employées sans inconvénient. Celles qui se trouvent indiquées (*Dictionn. des Sc. méd.*) sont : 1° les eaux distillées de roses, de fèves, de fraises, etc. ; 2° les pommades de concombre, d'amandes douces, de cacao, de baume de la Mecque, etc. ; 3° l'émulsion balsamique, que l'on prépare en triturant dix gouttes de baume de la Mecque avec un gros de sucre et un jaune d'œuf, en versant ensuite peu à peu dans le mélange six onces d'eau de rose distillée, et en passant le tout à travers un blanchet. On se sert de cette pommade ou de cette émulsion dans les cas où la peau est devenue rugueuse. On se frotte, dit Cadet, le soir, le visage avec cette composition, qu'on laisse sécher sans s'essuyer, et, le matin, on se lave avec de l'eau pure; 4° le *lait virginal*, qu'on prépare en versant quelques gouttes de teinture de storax et de benjoin dans de l'eau pure, jusqu'à ce qu'elle soit blanche comme du lait; 5° les eaux spiritueuses et aromatiques, telles que l'*eau de Cologne*, les *eaux de Ninon*, d'*Ispahan*, etc.

Les moyens employés par les femmes pour faire tomber les poils qui, croissant sur des parties qui en sont ordinairement dépourvues, peuvent porter atteinte à la beauté, ont été indiqués en parlant des pratiques accessoires des bains (*voyez* la page 483). Il ne doit pas être question, dans le chapitre *Peau*, des cosmétiques employés pour les dents. Nous renvoyons donc au chapitre *Bouche*, page 3 de ce volume.

§ X. *Des vêtements*.

On entend par le mot *vêtement*, toute substance appliquée sur le corps, dans le but de le garantir immédiatement des impressions chaudes, froides et humides de l'air, ainsi que de ses vicissitudes. Les vêtements remplissent cette indication, soit en retenant à la surface du corps une certaine quantité du calorique qu'il produit, soit en défendant la peau du calorique extérieur ou de l'humidité, ou, pour exprimer à la fois la double manière d'agir des vêtements, ils élèvent une barrière

entre la température propre du corps et la température
extérieure, barrière qui devra être plus ou moins imperméable, selon que la température extérieure sera plus
ou moins susceptible de léser les organes par ses excès
ou ses vicissitudes.

ARTICLE PREMIER.

De la matière et de la couleur des vêtements.

1°. *Matière des vêtements.* — Les substances qui
constituent la matière de nos vêtements sont animales
ou végétales : les substances animales sont la *laine*, la
soie, le *poil*, le *crin* et même la *peau* entière de quelques
animaux. Les végétales sont le *chanvre*, le *lin* et le *coton*, et même la *paille* et les *joncs*. Quelquefois, dans
la matière des vêtements, on réunit des substances animales et des substances végétales.

Les matières diverses destinées à nos vêtements jouissent de propriétés différentes, suivant qu'elles sont plus
ou moins conductrices du calorique, suivant qu'elles se
chargent plus ou moins de l'humidité, soit de celle qui
est extérieure, soit de celle qui émane de notre corps,
et suivant qu'elles la laissent échapper plus ou moins
facilement.

Avant de parler en particulier des diverses substances
énoncées, rappelons d'abord que par l'expression, *bon
conducteur du calorique*, on entend la propriété qu'a un
corps de recevoir, d'admettre facilement le calorique,
de s'en laisser pénétrer, puis de le céder avec la même
facilité ; et que par cette autre expression, *mauvais*

conducteur, on désigne un corps qui se refuse à cette pénétration et à cette transmission. En appliquant maintenant cette définition à nos vêtements, on saura que la matière la moins conductrice du calorique, celle qui refuse le plus de s'en charger et de le transmettre, est dite la plus chaude. En effet, elle ne laisse pas échapper le calorique que dégagent nos organes, elle ne s'en laisse même pas pénétrer, conséquemment elle le laisse se concentrer à la surface du corps. Les vêtements de laine sont dans ce cas : ils ne s'échauffent pas, ils n'enlèvent pas de calorique au corps, ils le lui conservent. Par la même raison, si la température extérieure était plus élevée que celle de notre corps, ces vêtements, mieux que les autres, préserveraient du calorique ; car s'ils se laissent difficilement pénétrer du calorique de notre corps, ils se laisseraient tout aussi difficilement traverser par le calorique extérieur. Ainsi, un bonnet de laine garantit mieux des rayons intenses du soleil qu'un bonnet de chanvre.

Les corps bons conducteurs du calorique fournissent, au contraire, les vêtements dits les plus frais, puisqu'ils se laissent pénétrer par le calorique de notre corps et le laissent échapper ; mais, en même temps, comme ils se laissent de même pénétrer par le calorique extérieur, et le transmettent avec la même facilité à notre corps, ils sont aussi les moins propres à nous mettre à l'abri des rayons solaires intenses. C'est peut-être pour ce motif que l'Espagnol, exposé aux rayons solaires les plus pénétrants, drape sur ses épaules sa couverture de laine. Cependant, comme la température de notre corps est presque constamment supérieure à la température ambiante, il y a toujours avantage marqué à se servir, pendant les temps chauds, de vêtements bons conducteurs du calorique. Aussi, dans nos climats, le chanvre et les tissus végétaux seront-ils toujours et avec raison, pendant l'été, préférés à la laine et aux tissus animaux.

La manière dont sont tissées les étoffes contribue à les rendre plus ou moins conductrices du calorique. Ainsi celles dont la trame est lâche et poreuse, qui renferment de l'air dans leurs interstices, et qu'on pourrait, au premier abord, croire propres à laisser échapper le calorique, sont, au contraire, plus propres à le retenir, sont, en un mot, plus mauvaises conductrices que ne le sont des étoffes semblables à tissu plus serré, quoi-qu'il y ait quantité égale de matière dans les unes et les autres. Cette vérité a été mise hors de doute par cette expérience de Rumfort : il enveloppe un corps chaud avec de la bourre de soie et de la laine non cardée. Il constate le temps pendant lequel ce corps conserve la chaleur. Il enveloppe ensuite le même corps chauffé à la même température, d'une quantité égale de soie et de laine filée : le corps se refroidit plus promptement que dans le premier cas. La seconde enveloppe, quoique de même matière que la première et de poids égal, se laisse donc pénétrer et traverser plus facilement par le calorique, parce qu'elle est plus serrée, parce que sa trame présente moins d'interstices. Les physiciens donnent l'explication de ce fait en disant que l'air, empri-sonné dans les mailles des tissus lâches, ne jouit qu'à un très-faible degré de la faculté conductrice du calo-rique. Quoi qu'il en soit, ce qu'il y a de certain, et ce que démontre l'expérience journalière, c'est qu'abstrac-tion faite de la quantité de matière employée, les vête-ments sont d'autant plus mauvais conducteurs du calorique, conséquemment plus chauds, qu'ils sont plus épais, plus tomenteux, plus hérissés d'aspérités, plus lâchement tissés, enfin moins lisses et moins serrés. Ainsi, du coton ou de la laine, cardés et renfermés entre deux pièces d'étoffe de soie, composeront un vêtement qui retiendra beaucoup plus de chaleur sur le corps qu'un tissu serré du même poids confectionné avec ces diverses matières. Par la même raison, une camisole en laine lâchement tricotée sera beaucoup plus chaude qu'un même vêtement fait avec la même quantité de laine employée en tissu plus lisse et plus serré. De même encore, un matelas nouvellement cardé sera plus chaud que celui qui n'a pas subi cette opération depuis long-temps.

Le plus ou moins de facilité avec lequel les vêtements reçoivent et abandonnent l'humidité les rend plus ou moins froids. Par exemple, les tissus de chanvre, qui s'imbibent rapidement, de l'humidité du corps et s'en débarrassent rapidement causent plus de refroidissement que ceux de laine, qui s'imbibent plus lentement et sont le siége d'une évaporation plus lente, et qui, de plus, peuvent contenir une grande quantité d'humidité sans qu'elle soit sensible.

C'est sur la connaissance des propriétés que nous venons d'examiner, que doit être fondé le choix de la matière des vêtements qui doivent servir à l'homme, suivant les climats, les saisons, les sexes, les âges, les tempéraments, etc.

Chanvre et lin. — Les tissus fabriqués avec ces deux matières sont bons conducteurs du calorique, conséquemment très-frais. Ils se mouillent aisément et refroidissent la peau, parce qu'ils laissent facilement échapper leur humidité, qui, pour se réduire en vapeurs, enlève du calorique à l'économie. La toile de

chanvre et de lin est donc, de toutes les matières destinées aux vêtements, celle qui favorise le plus la
production des affections résultant de l'impression du
froid humide sur la peau. Les personnes disposées
aux maladies de peau, maladies qui, comme on sait,
s'accompagnent de chaleur et de démangeaison, trou-
veront dans la toile de chanvre ou de lin une substance bonne conductrice du calorique, conséquemment
fraîche et incapable par sa nature d'augmenter la chaleur, l'irritation et la démangeaison qu'on a pour but
d'apaiser. Cette toile serait contraire, si l'on voulait entretenir un excès d'action à la peau, comme cela a lieu
dans les cas nombreux où l'on veut la rendre le siége
d'une révulsion légère et étendue.

Coton. — Ce tissu, un peu plus mauvais conducteur
du calorique que le chanvre et le lin, laisse moins
échapper de chaleur que ceux-ci de la surface des corps,
absorbe et retient une portion de la transpiration, conséquemment en laisse moins refroidir à la surface de la
peau. Son usage est généralement plus avantageux que
celui de la toile, à moins qu'il n'existe quelque affection
cutanée qu'on veuille réprimer.

Le préjugé qui fait regarder le coton, dans son emploi hygiénique, comme moins sain que le chanvre ou le
lin, tient à ce que, moins bon conducteur du calorique,
hérissé de plus d'aspérités, conséquemment plus irritant
que ces deux substances, le coton, dans certains états
morbides, les dartres ou les légères excoriations de
la peau ou de l'extrémité des membranes muqueuses,
entretient plus de chaleur et d'irritation, et s'oppose
davantage à la guérison de ces affections que ne le ferait la toile de chanvre ou de lin. Mais, dans ce cas, la

laine, plus tomenteuse et plus chaude, serait encore plus nuisible. C'est cela seul qui doit avoir donné lieu au préjugé répandu, et c'est là aussi le seul cas dans lequel toute autre matière que le chanvre et le lin bien lavés, bien fins et bien usés, ne peut qu'être nuisible. Hors ce cas, le linge de coton a sur celui de toile l'avantage d'être plus chaud en hiver; et, pendant l'été, de ne point exposer le corps aux dangers d'un refroidissement trop rapide.

Le coton doit surtout être employé de préférence au chanvre et au lin par les habitants des pays froids et humides.

Soie. — Mauvaise conductrice du calorique, elle n'est guère employée sur la peau que dans le vêtement qui couvre les jambes, mais elle est d'un grand secours lorsque, pour obtenir beaucoup de chaleur, on veut donner de l'épaisseur aux vêtements sans augmenter leur poids: alors on ouate la soie, c'est-à-dire qu'on interpose entre deux pièces de cette étoffe une plus ou moins grande quantité de coton cardé.

Laine. — Très-mauvaise conductrice du calorique, la laine, outre la propriété dont elle jouit, au suprême degré, d'empêcher la chaleur de s'échapper du corps, détermine encore, par les aspérités qui la constituent, une irritation, une augmentation de circulation dans les capillaires de la peau : elle produit des démangeaisons qui, pendant les premiers jours, rendent son usage incommode. Elle augmente l'exhalation cutanée; mais se charge parfaitement des produits de cette sécrétion, les retient fortement, et ne permet jamais qu'ils se refroidissent à la surface du corps.

L'usage de la laine sur la peau est un des moyens les

plus précieux que possède la thérapeutique; mais il est en même temps la source de la majeure partie des infirmités pour la guérison desquelles il est le plus puissant agent. Je m'explique : nous avons dit ailleurs qu'il faut exercer graduellement l'homme à supporter les variations atmosphériques et surtout le froid; nous avons dit que cette éducation est le préservatif le plus efficace des maladies que causent journellement les impressions vives de l'air. Or, il est clair qu'une éducation opposée à celle-ci ne tend qu'à nous rendre susceptibles, impressionnables, accessibles aux moindres causes de maladies; c'est précisément là ce que produit d'abord l'habitude de se couvrir la peau avec de la laine. Aussi tous les individus qui, étant jeunes, ont, sans motifs, contracté cette habitude dont l'omission est si dangereuse, sont, plus impressionnables dans un âge avancé, plus sujets que les hommes endurcis aux vicissitudes atmosphériques, à être affectés, pour la moindre cause, de rhumatismes, de catarrhes, de névralgies et de mille autres incommodités. D'un autre côté, cette habitude prive d'une des plus puissantes ressources pour la guérison de ces affections, puisque, au bout de quelque temps, l'impression de chaleur et de picotement que produisait la laine sur la peau, devient tout-à-fait nulle, et qu'il faut recourir à un moyen thérapeutique plus énergique. L'effet singulier de l'habitude de la laine sur la peau est de rendre nul le bien dont on jouit, et nécessaire celui dont on ne peut plus jouir. Il y a donc un grand inconvénient à adopter sans nécessité, comme le font la plupart des jeunes gens, l'usage d'un gilet de flanelle sur la peau.

On ne saurait non plus trop s'élever contre l'absurde manie qu'ont les parents de faire violence à des enfants bien portants pour leur faire supporter des bas de laine. Ce sont précisément tous les enfants qui n'en ont pas besoin qu'on est obligé de violenter, et par une raison toute simple : c'est que la laine ne démange et ne tourmente que la peau colorée, chaude et sensible de l'enfant qui se porte bien, et quelle ne produit que très-peu d'incommodité sur la peau pâle, froide et inerte des petits lymphatiques affectés de carreau, de tumeurs blanches ou autres maladies. J'ai toujours vu ces derniers endurer, sans se plaindre, l'application de la laine, tandis que les enfants actifs et mobiles ne peuvent être couverts de cette substance, sans jeter les hauts cris. Ici donc encore, comme dans mille autres cas, ne soyons pas sourds à l'expression des sensations.

Le choix de la laine n'est pas indifférent. Si l'on ne veut obtenir qu'une excitation modérée de la peau, on choisira la *flanelle anglaise,* ou du moins une flanelle fine et unie. Si l'on veut stimuler davantage la peau, on usera d'une flanelle moins douce, présentant plus d'aspérités, ou mieux encore d'un gilet de laine tricotée. Mais, je le répète, et je ne saurais trop le répéter, gardons-nous d'abuser de ce précieux moyen. Que de vésicatoires, de cautères et de moxas il remplacera par la suite, si nous ne le prodiguons pas prématurément, et à quel arsenal de ces topiques ne serons-nous pas obligés d'avoir recours, souvent en vain, pour avoir prématurément usé sans nécessité du gilet de laine !

C'est principalement pour remédier aux rhumes, aux rhumatismes, à la goutte, aux névralgies, aux affections intestinales chroniques, aux hémorrhoïdes, à la leucorrhée, aux affections catarrhales de toute espèce, que l'excitation de la peau par le gilet ou le caleçon de laine devient un puissant secours. Si la face ou le crâne sont atteints de quelque maladie de peau, la laine appliquée sur le tronc et les membres, exercera encore une action révulsive qui sera très-propre à détourner l'irritation de la peau de la tête.

Si l'emploi de la laine sur la peau pouvait être toléré chez les jeunes gens hors les cas de maladies, ce serait chez ceux qui sont obligés de séjourner dans des contrées froides et humides, chez les marins, exposés continuellement aux vicissitudes atmosphériques les plus extrêmes.

On avance généralement, et avec beaucoup de raison, que lorsqu'on a une fois contracté l'habitude des gilets de laine sur la peau, il est dangereux d'y renoncer. Cette assertion est juste; il faut subir le joug que l'on s'est imposé. Si, au contraire, on vient à porter accidentellement un gilet de flanelle pour enlever un rhume ou une douleur rhumatismale, quand l'affection est une fois enlevée, on peut cesser de porter le gilet, de même qu'on cesse de prendre des médicaments; on le doit même, sous peine de rentrer dans le cas de l'individu qui a pris cette habitude sans nécessité, et d'en subir toutes les conséquences que nous avons signalées ci-dessus.

Il faut renouveler les tissus de laine toutes les fois qu'ils sont imprégnés d'humidité et d'émanations animales.

Poil. — Les fourrures et pelleteries, encore plus chaudes que la laine, peuvent être mises en usage dans les cas indiqués à l'occasion de cette matière.

2°. *Couleurs des vêtements.* — La couleur des vêtements influe sur le plus ou moins de chaleur qu'ils procurent. Nous avons déjà cité cette expérience de Franklin, de laquelle il résulte que la neige fond plus vite sous un morceau de drap noir que sous un morceau de drap blanc; ajoutons ici celles du docteur Stark. Il a constaté qu'un thermomètre très-sensible enveloppé de laine noire mit 4 minutes 30 secondes pour s'élever de + 10° à + 21° c.; qu'il fallut 5 minutes pour arriver au même point avec la laine vert foncé; 5 minutes 30 secondes avec la laine écarlate, et enfin 8 minutes avec la laine blanche.

Des expériences dans un sens contraire furent entreprises au moyen d'un thermomètre à air. La boule de l'instrument fut entourée, au moyen d'un pinceau, d'une couche légère de couleurs différentes. La couleur noire fut donnée avec la fumée de bougie. Dans une moyenne de quatre expériences, le thermomètre, avec la couleur noire, descendit de 1 à 83 divisions; le brun foncé (moyenne de trois expériences) à 74; le rouge orange, à 58; le jaune, à 53; le blanc, à 43.

Les mêmes remarques ont été faites sur la promptitude avec laquelle se refroidissent les corps suivant qu'ils sont enveloppés de laine de couleurs différentes. Un thermomètre chauffé à + 82° c., et enveloppé de laine noire, mit 21 minutes pour descendre à + 10° c.; 26 minutes pour arriver au même point lorsqu'on le recouvrit de laine rouge, et 27 minutes avec de la laine blanche.

Il semblerait exister une dissidence entre ces expériences et quelques autres récemment faites, si toutefois M. Chevallier ne s'est pas trompé en m'assurant avoir constaté expérimentalement que la couleur rouge est celle qui absorbe le plus de calorique. Quoi qu'il en soit, au reste, on voit que les étoffes colorées ont été à juste raison regardées comme plus facilement perméables au calorique que les blanches.

En conséquence de ce fait, on est porté à croire qu'on doit préférer pendant l'été les vêtements de couleur claire, et pendant l'hiver ceux de couleur foncée. Cependant on objecte à cette conséquence naturelle, que, si d'un côté les vêtements blancs réfléchissent par leur surface externe la chaleur atmosphérique, d'un autre côté ils réfléchissent, par leur surface interne appliquée au corps, la chaleur qui s'en dégage et qui tendait à le quitter ; ils la lui conservent, au lieu de la transmettre au dehors comme le feraient les vêtements noirs.

Que résulterait-il de ces deux assertions ? que, lorsque par une haute température nous sommes exposés au soleil, nous devons considérer comme peu importante la concentration du calorique animal par le vêtement blanc, comparativement à l'égide qu'il nous offre en réfléchissant les rayons solaires : ce vêtement dans cette circonstance sera plus frais que le noir.

Mais, quand la température est basse, les vêtements blancs sont-ils encore plus frais que les noirs, conséquemment plus défavorables, ainsi que le prétendent plusieurs auteurs d'hygiène ? Si nous essayons de nous échauffer en nous approchant d'un foyer, il est certain que les vêtements noirs sont ceux qui nous communiqueront le plus promptement la chaleur, bien qu'ils laissent dégager celle de notre corps, car nous n'avons qu'à gagner dans l'échange que nous faisons avec un foyer bien ardent. Mais, hors cette supposition, et dans tous les cas où nous sommes exposés à l'air extérieur, par une température basse, les vêtements blancs seront les plus chauds.

II.   33

Si nous voulions être minutieux, nous devrions peut-être observer que dans l'été, à l'ombre, les vêtements noirs, qui laissent mieux échapper le calorique de notre corps que les blancs, ont peut-être quelque avantage sur ceux-ci, de même qu'ils en ont encore sur eux dans l'hiver, puisqu'ils admettent mieux le calorique que les blancs, quand on est renfermé chez soi devant un foyer ardent.

Quoi qu'il en soit de ces deux exceptions, on pourrait, de la discussion à laquelle nous venons de nous livrer, tirer cette conséquence, que, pour toutes les saisons et pour tous les climats, les vêtements de couleur claire auraient quelque avantage sur les noirs, sous le rapport de la quantité de chaleur qu'ils retiennent ou qu'ils transmettent à la surface de notre corps; mais cette supériorité, si elle est réelle, peut être négligée, en comparaison de celle qui tient à la nature du tissu; et les inconvénients que, pour la propreté, les vêtements de couleur claire offrent dans nos climats pendant la saison froide, feront toujours donner la préférence à ceux de couleur foncée.

Pour terminer ce qui a rapport à la couleur des vêtements, disons que, suivant certains auteurs, des accidents auraient été produits par des teintures qui, après avoir été détachées de l'étoffe et avoir coloré la peau, ont été absorbées. Nous ne connaissons aucun fait qui établisse cette assertion; et bien que, dans ces derniers temps, M. Chevreul se soit, par exemple, assuré que des préparations cuivreuses sont généralement introduites par les apprêteurs dans l'opération du blanchissage des tissus de laine dans le but d'obtenir un léger azurage agréable à l'œil, la quantité du sel de cuivre est néanmoins si minime, qu'il n'en paraît rien résulter de fâcheux.

ARTICLE II.

De la forme des vêtements et des diverses pièces de l'habillement en particulier.

La forme des vêtements, considérée en général, influe sur l'économie de plusieurs manières : 1° elle contribue à la conservation du calorique animal, ou facilite sa dispersion. Ainsi, pendant les saisons et dans les climats chauds, des vêtements très-larges, qui permettent à l'air de se renouveler souvent, conviennent beaucoup mieux que des vêtements étroits, qui s'appliquent et se moulent pour ainsi dire à la surface du corps, et retiennent un air chargé de calorique; ceux-ci doivent à leur tour être préférés aux premiers pendant les saisons et dans les climats froids. L'application de ce principe se rencontre, d'une part, chez les Turcs, les Persans, les Égyptiens, etc., qui nous offrent un modèle des vêtements convenables aux pays chauds; et, de l'autre part, chez la plus grande partie des Européens et des Américains, dont le costume est, malgré ses imperfections, mieux adapté aux climats froids. 2° La forme des vêtements influe sur la santé par le plus ou moins de compression qu'ils exercent sur certaines parties; ainsi cette compression peut tantôt gêner le cours du sang et de la lymphe, comme le font souvent des cols de chemise, des jarretières, des cravates, des manches d'habits ou de robes trop serrés, et causer des apoplexies, des varices, des œdèmes, l'engorgement des glandes sous-maxillaires;

33.

tantôt nuire à la respiration, en s'opposant à l'ampliation des cavités thoraciques ou abdominales, comme
le font les corsets et les pantalons trop hauts et trop
étroits de ceinture, et prédisposer aux hémoptysies,
aux palpitations, aux anévrismes, aux hernies des viscères abdominaux, nuire au développement des glandes
mammaires et du foie, et causer des déviations de
l'épine. 3° La forme des vêtements influe encore sur la
santé, par le plus ou moins de parties qu'elle laisse à
découvert ou qu'elle protége contre l'action des corps
extérieurs; ainsi tantôt on porte le gilet fermé sur la
poitrine jusqu'au-dessous de la cravate, d'autres fois
on le porte ouvert jusqu'au-dessous du sternunf. Il résulte de ces changements, que l'individu qui s'est habitué au gilet fermé contracte un mal de gorge ou une
phlegmasie de poitrine, dès qu'il se sert du gilet ouvert.
Ces divers objets, relatifs à la forme des vêtements, vont
être mieux appréciés dans l'examen qne nous allons
maintenant faire de chaque pièce de l'habillement en
particulier. Tout ce qu'on peut avancer d'une manière
générale, c'est qu'un vêtement qui nuit à l'étendue
d'une fonction quelconque finit par donner lieu à des
accidents plus ou moins sérieux.

Chemise. — Après ce que nous venons de dire des
matières destinées aux vêtements, et particulièrement
du chanvre, du lin et du coton, il nous reste peu de
chose à observer sur la chemise. Il est probable que l'introduction de ce vêtement chez les peuples modernes
est, en grande partie, la cause de la disparition de certaines maladies dégoûtantes, telles que la lèpre, etc.,
auxquelles ont été sujets tant de peuples chez lesquels
la propreté n'était pas la vertu dominante, maladies

qui subsistent encore, dit-on, dans les pays où l'on ne
se sert pas de chemise. Quelle différence, en effet, pour
la modification des fonctions de la peau, entre ces draperies en laine qu'on usait quelquefois sans les dégrais-
ser, et cette chemise qu'on change plusieurs fois par
semaine, et dont le tissu d'ailleurs ne produit aucune
excitation!

Le col de la chemise doit être large, sous peine de
faire encourir les plus graves dangers. On conçoit que
ces dangers viennent de l'obstacle apporté, par la compression de la jugulaire, au retour du sang, qui ne cesse
pas, malgré cela, d'arriver au cerveau par les artères
carotides et les vertébrales, que leur position moins su-
perficielle met à l'abri de la compression exercée sur la
veine. J'ai quelquefois fait une observation qu'il n'est
peut-être pas inutile de faire connaître. Il arrive souvent
que les chemises, principalement celles que l'on vend
toutes faites, ont le diamètre transversal trop peu étendu,
ou l'épaulette trop en avant, bien qu'elles soient suffisamment larges au cou. Si l'on se sert de ces chemises,
dont on n'aperçoit pas d'abord l'imperfection, et qu'une
position quelconque vienne à faire effacer les épaules,
la partie antérieure du cou se trouve fortement comprimée par le col de la chemise tiré en arrière de chaque
côté par les épaules, et une semblable compression peut
frapper d'apoplexie, et même de mort, un individu pré-
disposé aux congestions cérébrales.

Cravate. — Ce vêtement de cou, introduit en France,
suivant Percy, en 1660, encore inusité chez beaucoup
de nations, se compose de tissus de différente nature.
Quelques-uns sont soutenus par une carcasse en baleine
flexible, des poils de sanglier réunis en petits faisceaux;

d'autres sont garnis de ouate ; d'autres, enfin, sont
fortement imprégnés d'empois. De toutes ces manières
d'être, il résulte que les inconvénients de la cravate
tiennent au degré de pression qu'elle exerce sur le
cou, à son inflexibilité, enfin à la chaleur qu'elle
concentre sur la région où elle est appliquée. Les cravates trop serrées et trop larges produisent sur le cou
la compression mentionnée en parlant du col de la chemise. Chez l'individu le plus décoloré, qui, sacrifiant à
la mode actuelle, vient d'ajuster une telle cravate, les
vaisseaux de la face sont distendus par l'obstacle apporté
au retour du sang, le visage se colore, les yeux deviennent saillants, brillants, puis rouges; enfin il survient
assez souvent des saignements de nez. Mais, si la compression continue, ce qui se manifeste à la face se passe
également dans le cerveau : l'afflux du sang y distend les
vaisseaux, la tête devient pesante; il survient alors quelquefois des vertiges, des étourdissements, et cette congestion répétée finit par disposer à diverses affections
du cerveau, quand quelque cause déterminante, comme
la flexion du tronc ou quelque mouvement pénible, ne
seconde pas de suite l'effet de la compression en cau-
sant une apoplexie foudroyante. L'inflexibilité des cravates, indépendamment de la compression, a aussi des
inconvénients : j'ai observé, chez plusieurs jeunes gens,
des tuméfactions des glandes maxillaires, qui ne recon-
naissaient pas d'autre cause que la hauteur et la dureté
de la cravate. Percy dit avoir vu des cols cartonnés
produire, chez des militaires, auxquels d'ineptes colonels
faisaient serrer le cou pour simuler l'embonpoint, des
ulcérations, des callosités, l'enrouement et l'évasement
de la mâchoire inférieure, etc.

Enfin l'usage de la cravate produit encore des accidents que l'on pourrait croire son invention destinée à prévenir : ces accidents sont des maux de gorge plus fréquents, résultat manifeste de l'impressionnabilité qu'a acquise cette partie, continuellement garantie des injures de l'air et souvent maintenue, par des tissus de soie ouatés, dans un état de moiteur. Les accidents ne manquent surtout jamais de se manifester, lorsque après un exercice un peu violent on vient à ôter sa cravate dans un lieu frais : un régiment d'infanterie, au rapport de Percy, voyageait par un temps orageux et chaud; les soldats étaient haletants; le colonel permet d'ôter le col; on entre dans une gorge des Vosges, ouverte au vent du nord-ouest, sans songer à faire remettre ce vêtement; le lendemain, il faut envoyer à l'hôpital soixante-treize hommes, la plupart atteints d'angine inflammatoire; les jours suivants, on y en envoie plus de trois cents autres, non moins malades que les premiers.

Puisque la mode nous impose la cravate, sous peine d'être flétris par le ridicule, portons-la de mousseline, d'organdi ou de taffetas, peu importe; mais réduisons-en la largeur à quatre travers de doigt au plus; bannissons-en avec soin ces carcasses nuisibles de carton, de crin, de baleine ou de fils de laiton, lorsque toutefois elles sont trop hautes; ne la serrons pas assez pour qu'on ne puisse librement promener le doigt entre elle et le cou; choisissons les plus légères, en été surtout; gardons-nous de les enlever lorsque nous sommes en transpiration, et, par ces précautions, nous aurons évité une partie des inconvénients de la cravate. Il est inutile de rappeler qu'on en doit lâcher le nœud pendant le chant, la déclamation, le travail de cabinet; qu'on doit la supprimer quand on se livre au sommeil; que c'est surtout chez les vieillards que la compression des vaisseaux veineux a les plus funestes résultats; qu'enfin les femmes ne doivent pas se couvrir sans motifs de ces chaudes fourrures désignées sous le nom de *boa* dont elles s'entourent le cou et qui le maintiennent en transpiration perpétuelle.

Corset. — La raison a toujours proscrit les corsets, mais la mode les a toujours maintenus. Cette espèce de constricteur circulaire de la poitrine et du ventre a mille inconvénients qui ont été mille fois signalés. Voici les principaux : le corset tend à maintenir dans l'immobilité deux cavités dont les dimensions varient sans cesse; à transformer en sommet la base du cône que représente la cage osseuse de la poitrine; par cette compression, le corset nuit à la libre exécution de trois importantes fonctions, la respiration, la circulation, et la digestion; il détermine la stase du sang dans le poumon et le cœur; il est une cause prédisposante d'hémoptysie, de phthisie, de palpitations, d'anévrismes, de trouble dans la digestion et de hernies des viscères abdominaux. Le corset détruit la fermeté de la gorge, s'oppose quelquefois au développement des mamelons, donne naissance à beaucoup d'indurations de glandes mammaires, auxquelles on ne sait à quoi attribuer la cause. M. Ferrus a remarqué que l'usage du corset, chez les femmes, pousse vers l'extrémité inférieure de la poitrine les organes contenus dans cette cavité, de telle sorte que, chez elles, le foie dépasse souvent de plusieurs pouces les dernières côtes, et que celles-ci impriment sur la face supérieure de cet organe un sillon plus ou moins profond. Le moindre inconvénient de cette compression est de nuire au développement du foie. Fournier prétend que l'usage du corset rend souvent l'épaule droite plus grosse que la gauche, parce que la première, ayant à exécuter des mouvements plus fréquents, parvient plus facilement à se mettre en liberté, et prend par cette raison un accroissement dont est privé le côté gauche, assujetti à une compression perturbatrice. On ferait un volume entier si l'on voulait réunir tous les inconvénients qu'on a reprochés aux corsets ; mais, comme les plumes éloquentes de Buffon et de Rousseau ont échoué dans le louable but de supprimer cette pièce de vêtement, il n'est plus permis de compter sur une réforme à cet égard : bornons-nous donc à indiquer ce qu'il y a de moins mauvais dans une chose essentiellement mauvaise.

Les femmes qui font usage du corset prétendent que, lorsqu'elles en sont dépourvues, elles manquent de soutien. Cet aveu démontre tout le pouvoir qu'a cette machine pour atrophier les muscles du tronc et leur faire perdre leur force, et l'on en peut, jusqu'à certain point, inférer que, loin de prévenir les déviations plus ou moins considérables qu'un œil exercé peut remarquer, à Paris, chez les quatre-vingt-dix centièmes des jeunes filles, le corset destiné au redressement favorise, au contraire, ces déviations, en prêtant un appui à des muscles déjà trop peu exercés et trop faibles (*voyez* ce que nous avons dit tome I, p. 388). Il est donc très-dangereux de faire usage du corset avant que les organes musculaires et thoraciques aient acquis un certain développement. Quand cette époque approche et que l'ascendant d'une coquetterie erronée exige ce vêtement, on doit au moins le dépouiller de tout ce qui peut le rendre trop dangereux. Par exemple, on pourrait rendre les buscs plus souples, et remplacer la simple toile du corset par des tissus élastiques, qui, sans cesser de s'appliquer au corps et de soutenir la gorge, se prêteraient aux mouvements continuels du thorax et de l'abdomen, et ramèneraient légèrement les épaules en arrière, sans laisser empreints sur la peau de la partie antérieure de l'articulation scapulo-humérale, les stigmates d'une pression douloureuse. Ce qu'il y aurait de mieux à faire encore serait de se passer du corset et de rendre superflu ce soutien artificiel, en augmentant, par une gymnastique bien dirigée, la force des soutiens naturels, c'est-à-dire, des muscles de la partie postérieure du tronc.

Ceinture. — Elle est employée par les hommes très-gros pour soutenir les viscères abdominaux, par les hommes qui, se livrant à de grands efforts musculaires, ont pour but de fournir un point d'appui à la masse sacro-lombaire. Elles peuvent favoriser la production des hernies inguinales, en agissant dans le sens des causes qui diminuent l'étendue de la cavité abdominale.

Bas. — Les bas forment le vêtement qui est appliqué sur la jambe et le pied. Ce vêtement était ignoré des anciens, et l'est même encore de quelques peuples modernes. Les bas sont confectionnés avec le chanvre ou le lin, le coton, la soie ou la laine. L'usage des différentes espèces de bas doit être entièrement subordonné à l'état de l'individu. Il est absurde de croire qu'il faille s'habituer à porter des bas de laine ou des chaussons de flanelle dans l'état de santé, sous peine d'être atteint de maux de gorge, de coryzas et de catarrhes. Les hommes les plus exposés à ces accidents sont, au contraire, ceux qui, par de mauvaises habitudes, se sont rendu nécessaires ces ressources, qu'on devrait conserver pour l'état de maladie. Nous renvoyons à ce que nous avons dit des divers tissus employés aux vêtements, particulièrement à ce que nous avons dit de la laine.

Jarretières. — L'invention des jarretières est une conséquence de celle des bas, qu'elles sont destinées à maintenir en place. Leurs inconvénients, lorsqu'on les porte habituellement trop serrées et dénuées d'élasticité, sont de causer des varices, et chez quelques individus l'œdème des pieds et de l'extrémité inférieure de la jambe. On devrait se débarrasser des jarretières lorsqu'on pratique ceux des exercices de corps qui emploient fortement les membres abdominaux. Dans ces exercices, les muscles de la jambe contractés expriment avec force le sang veineux contenu dans leur tissu, les veines sous-cutanées reçoivent en plus grande quantité ce fluide ; mais il ne peut franchir la ligature : les vaisseaux alors se dilatent, cèdent au-dessous de celle-ci, et des varices finissent par être le résultat de ces liens. Les hommes commencent à les bannir depuis la mode des pantalons, parce qu'alors on remplace les bas par les chaussettes. Comme les femmes n'ont encore rien qui supplée aux jarretières, elles doivent avoir soin de n'en porter que d'élastiques, faites avec le cáoutchouc (gomme élastique) découpé en lanières et formant un cercle d'une seule pièce ; ou avec la laine tricotée, ou encore avec la peau dans laquelle on renferme du fil de laiton roulé en spirale. Les jarretières doivent être portées très-peu serrées et au-dessus du genou : à cette place, elles gênent moins le retour du sang, parce que les vaisseaux sont protégés par beaucoup de parties, et, malgré la déférence que l'on doit montrer pour les décisions pro-

noncées à ce sujet par les casuistes, il est impossible
de ne pas reconnaître que c'est au-dessus et non au-dessous du genou qu'est le lieu d'élection de la jarretière.

Culottes, pantalons, bretelles, caleçons. — Les anciennes culottes avaient l'inconvénient d'exercer au-
dessous du genou la constriction que nous venons de
reprocher à la jarretière. Elles entraînaient encore beaucoup d'autres inconvénients, par la compression qu'elles
exerçaient sur les cuisses, l'abdomen, etc. La raison a
fait justice de ce vêtement. Le pantalon, qui depuis
quelques années lui a été si heureusement substitué,
peut aussi avoir quelques inconvénients, mais ils sont
faciles à éviter. Nous allons reproduire ici ce que nous
avons dit à ce sujet dans un autre travail : « Le pantalon
monte généralement aujourd'hui trop haut, exerce une
constriction sur la base de la poitrine, empêche la dilatation horizontale de cette cavité, oblige par conséquent
le diaphragme à s'abaisser plus qu'il ne devrait le faire
pour l'accomplissement de la respiration. Ce vêtement,
forçant d'un côté le muscle précité à pousser les viscères
abdominaux vers la partie antérieure et inférieure du
bas-ventre, parce que c'est celle qui offre le moins de
résistance, et, d'un autre côté, n'offrant aucun soutien
à cette région, parce que la compression exercée au
moyen de la patte et de la partie qui se trouve sous le
pont n'étend pas son action assez près du pubis, laisse
triompher plus facilement les viscères des obstacles que
la nature a apportés à leur sortie de l'abdomen. Il faut
joindre à ces inconvénients, lorsque le pantalon est à
petit pont, la difficulté qui résulte, pour l'émission des
urines, du trop d'élévation de ce pont au-dessus du
pubis, difficulté qui nécessite chez l'individu qui satis-

fait le besoin d'uriner, une position aussi choquante qu'elle est incommode. Si la ceinture du pantalon n'exerce pas de compression, les bretelles, qui n'en sont pas moins une très-heureuse innovation, transmettent aux épaules tout le poids du pantalon, fatiguent par leur pression les individus faibles qui portent ce vêtement large, long, et fait de gros drap.

Voici donc, ce me semble, la meilleure manière de porter le pantalon : 1° il ne doit pas ou presque pas dépasser en hauteur les deux dernières côtes asternales ; 2° le rang vertical de boutons qui fixe la ceinture, et se trouve placé derrière le pont, doit descendre le plus près possible du pubis ; 3° les pattes, espèce de demi-ceinture qu'on serre au moyen d'une boucle, doivent être larges, placées sur l'os iliaque, et non au-dessus de cet os. De cette manière elles fourniront un point d'appui à l'hypogastre. Les bretelles alors, partageant avec la patte le poids du pantalon, n'exerceront plus sur l'épaule une aussi forte pression ; elles n'auront plus guère à supporter et à redresser que la légère portion du vêtement qui se trouvera placée au-dessus de la patte. Il n'est pas besoin de dire qu'elles devront être élastiques, c'est-à-dire être garnies dans leurs extrémités de fil de laiton roulé en spirale, ou de tout autre corps remplissant le même objet. Les pantalons, ordinairement confectionnés pour l'été avec des tissus végétaux, doivent, pour cette saison, avoir les canons larges et flottants ; faits avec des tissus de laine en hiver, ils auront les canons plus étroits, surtout l'extrémité inférieure, qui est la principale entrée de l'air. Ceci, au reste, peut être subordonné à l'habitude que l'on a contractée, car le *tonnelet* des robustes montagnards écossais, ou le

jupon des boulangers de Paris, nous prouve que, chez
l'homme endurci de jeune âge aux rigueurs de l'atmosphère, l'usage de la culotte n'est pas indispensable
pour se bien porter. Les personnes affectées de rhumatismes ou de sciatiques devront rarement quitter
les pantalons de laine, ou bien porter sur la peau des
caleçons de cette substance, peu serrés de ceinture, et
supportés par la partie du pantalon qui unit les canons. Quant aux femmes, auxquelles les caleçons de
laine peuvent devenir nécessaires dans les mêmes cas,
elles pourront les fixer, soit à leur corset, soit avec des
bretelles, soit tout simplement en les boutonnant lâchement au-dessus de la crête de l'ilium, plus évasée chez
elles que chez l'homme.

Gilet. — Ce vêtement, court et sans manches, placé
sur le thorax, est une des pièces de l'habillement dont
les changements de forme occasionnent peut-être le plus
d'accidents. Nous les avons signalés page 518. On les
évite, ou en s'habituant à porter le gilet ouvert, c'est-
à-dire, à rester la poitrine nue, ou en faisant continuer
jusqu'à la partie supérieure du gilet les boutons ou
agrafes qui doivent le fermer.

Habits, redingotes, carricks, manteaux, robes. —
Quelle que soit la mode qu'on adopte dans la matière et
la couleur de ces vêtements, on doit se conformer aux
règles générales que nous avons données en commençant
cet article. Ainsi les manches des habits, des redingotes
et des robes, doivent toujours être assez larges dans la
partie qui répond à l'aisselle pour ne pas comprimer
les nerfs et les vaisseaux qui passent dans cette région.
Ces vêtements, trop étroits dans cette partie, contribuent, pendant l'hiver, et beaucoup plus qu'on ne le

pense, en s'opposant au retour du sang de l'extrémité des membres thoraciques, au développement des engelures. Les manches trop étroites causent, en tout temps, la rougeur des mains en y déterminant une espèce de stagnation du sang.

Les manches des robes sont encore une de ces pièces de vêtement à la forme de laquelle la mode ne devrait jamais porter atteinte. Il est indifférent de porter ou de ne pas porter des manches aux robes; mais ce qui n'est pas indifférent, ce qui est extrêmement dangereux, et ce que l'on fait chaque jour, c'est de porter, dans certaines circonstances, des robes à manches courtes, quand on a une fois contracté l'habitude d'avoir les bras couverts. Il est pourtant bien facile de concevoir que la peau sera d'autant plus vivement impressionnée par le froid, qu'on met ordinairement plus de soin à s'en garantir.

Le carrick est préférable au manteau, en ce que ce dernier ôte à celui qui en est revêtu la liberté de se servir de ses bras pour le mouvement de progression, et les lui fait rapprocher de la partie antérieure de la poitrine, ce qui est toujours nuisible à l'ampliation de cette cavité. Du reste, ces deux vêtements ont cela d'avantageux, qu'étant toujours déposés lorsqu'on entre dans les appartements, et repris lorsqu'on en sort, ils préservent ceux qui s'en servent du pernicieux effet des changements brusques de température.

Bottes, brodequins, bottines, souliers, sabots, socques articulés, etc. — Le Français, se trouvant dans un climat dont les saisons sont assez tranchées, ne pourrait-il pas emprunter pendant l'été la chaussure légère des méridionaux, et laisser pour l'hiver celle des nations hyper-

boréennes? Sans couvrir ses pieds de cette *spardille*
légère, adoptée par l'Espagnol et par quelques habitants
des Pyrénées, dont nous avons souvent admiré la vitesse
à la course et l'adresse à gravir ou à descendre les pics
les plus élevés, sans faire revivre le brodequin élégant
ou le riche cothurne des héros d'Athènes ou de Rome,
le Français ne pourrait-il pas abandonner pendant l'été
ces bottes qu'il tient des peuples du Nord, et remplacer,
par une chaussure plus légère et plus souple, à l'époque
des chaleurs, ces chaussures dans lesquelles les pieds
se gonflent, se baignent de sueur, se ramollissent, s'es-
savent ou se couvrent d'ampoules; dans lesquelles les
orteils comprimés chevauchent, se contournent, finissent par empiéter l'un sur l'autre, et se couvrent de
cors douloureux? Que dire encore de ces talons élevés
qu'on pourrait supposer n'être inventés que pour le
profit des chirurgiens? Cette inepte invention, qui diminue la base sur laquelle repose le centre de gravité,
est-elle en effet propre à autre chose qu'à déterminer
des entorses ou à occasionner des chutes?

La botte ou la bottine est la chaussure d'hiver. Elle
protége, mieux que les souliers, le pied contre l'humidité, et la jambe contre le renouvellement continuel de
l'air qui s'engouffre sous les pantalons. La botte ne doit
comprimer ni le pied ni la jambe, sous peine de nuire à
la progression et de produire des varices et autres infirmités. La tige et l'empeigne en doivent être d'un cuir
souple, peu résistant, et imperméable. Le cuir de la
semelle doit surtout être sec et bien battu : alors il absorbe moins l'humidité, et le dedans de la botte reste
toujours jaune. Pour rendre l'empeigne et la tige imperméables, un médecin anglais, Willich, a conseillé le

mélange suivant : huile siccative, une pinte; cire jaune, deux onces; esprit de térébenthine, deux onces; poix de Bourgogne, une demi-once : on place sur un feu doux ces substances, auxquelles on peut ajouter deux gros d'huile essentielle de bergamote ou de citron, pour masquer leur odeur désagréable. On frotte avec une brosse molle imbibée du mélange les souliers et les bottes. On les fait sécher, et on répète l'opération jusqu'à ce que le cuir soit complétement saturé. Un moyen qui vaut peut-être celui-ci, est d'avoir un certain nombre de chaussures numérotées, dont le tour de service ne revienne qu'après qu'elles ont eu le temps de sécher complétement, et les garnir d'une semelle de liége. Ce moyen est à la fois économique et salubre.

Les souliers réclament dans leur confection les mêmes précautions que les bottes. Il en est surtout une commune, de laquelle on ne doit jamais s'écarter; c'est de faire faire chacun des souliers ou chacune des bottes sur une forme séparée. Le côté interne du pied diffère trop de l'externe par sa conformation pour qu'on puisse être à l'aise et bien chaussé dans des souliers ou dans des bottes faits sur une seule forme. Confectionnées, au contraire, sur deux formes distinctes, ces chaussures se moulent exactement aux courbures du pied, ne le gênent plus, et contribuent à lui donner cette grâce et surtout ces dimensions étroites que désirent si vivement les femmes, qui pourtant encore négligent la précaution que nous venons d'indiquer.

Les sabots sont une excellente chaussure pour isoler les pieds du sol et les préserver de l'humidité; mais leur inflexibilité les rend peu propres à la progression.

Les socques articulés consistent dans une semelle de

II. 34

bois composée de deux pièces d'égale longueur, réunies par un morceau de cuir qui, fixé à l'extrémité de chacune d'elles, forme une brisure correspondant à l'articulation des orteils, et permet à la semelle de se plier aussi facilement qu'un soulier. Doublé de cuir par sa face inférieure pour lui donner plus de durée, le socque est terminé en devant par une courte empeigne, dans laquelle est reçu le bout du pied, en arrière par un petit quartier pour arrêter le talon. Enfin il présente, un peu en devant de ce quartier, une courroie élastique qui, embrassant la partie supérieure du pied, se fixe par une boucle ou une agrafe du côté opposé, et sert à maintenir le pied dans le socque. Certains socques sont construits de manière à ce que la semelle puisse, au moyen d'une clef, s'allonger à volonté pour s'adapter aux chaussures de toute espèce; les socques isolent du sol et préservent de l'humidité les bottes et les souliers, et on ne saurait trop en recommander l'usage aux personnes qu'incommode le froid humide.

Coiffure. — Les anciens avaient habituellement la tête nue. Percy prétend que cette habitude ridait de bonne heure le front et le tour des yeux, produisait un clignotement désagréable, occasionnait des fluxions, des catarrhes, des ophthalmies, la cécité. Si ces inconvénients existaient réellement, et l'autorité de Percy, ainsi que les nombreuses recettes de la médecine oculaire des anciens ne permettent pas d'en douter, cela tenait peut-être moins à ce que les anciens allaient tête nue qu'à ce qu'ils se privaient en même temps d'une certaine quantité de leurs cheveux; car la chevelure naturelle vaut certainement toutes les coiffures imaginables, comme la barbe des Orientaux vaut toutes les cravates possibles. Puisque nous nous sommes privés d'une coiffure inamovible et dont l'abri devrait préserver de bien des accidents, nous aurions au moins dû, en adoptant une coiffure artificielle, prendre pour règle de ne la quitter que pour la changer, lorsqu'elle est salie par la perspiration. Croit-on que l'habitude de saluer au milieu des rues, et de s'y tenir, souvent assez longtemps, la tête découverte, ne soit pas pour le Français, et pour tous les peuples qui, avec une chevelure courte, partagent avec lui cette manie regardée comme signe de respect, ne soit pas une des causes des maux d'yeux, des fluxions de toute espèce, et surtout de la perte des dents? Si l'Oriental croit devoir remplacer sa chevelure d'ébène, qu'il coupe jusqu'à la racine, par les riches tissus de Cachemire et du Thibet, au moins il est conséquent; jamais il ne prive sa tête rasée du lourd turban qui la surcharge. Comme à cet égard, ainsi qu'à tant d'autres, la mode sera toujours dominatrice de la raison et du plus simple bon sens, indiquons ce qui peut être le moins nuisible dans nos coiffures. Le chapeau ne doit jamais exercer de constriction sur la tête, 1° parce que la compression des filets nerveux des paires cervicales et de la branche frontale de l'ophthalmique de Willis peut avoir des inconvénients; 2° parce que l'air ne peut se renouveler sur la tête et qu'il finit par y devenir très-raréfié. Les chapeaux devraient, en toute saison, être aussi légers que possible, perméables même à l'air, si cela se pouvait. Ceux de soie sont, à cause de leur légèreté, préférables à ceux de feutre; et dans l'été, ceux de paille à ceux de soie. Quant à la couleur, si l'on se rappelle ce que nous avons dit ailleurs, on adoptera les noirs pour l'hiver, et les blancs ou ceux de couleur claire pour l'été.

———

ARTICLE III.

Applications individuelles, et précautions relatives aux vêtements.

Enfance. — « Au moment, dit Jean-Jacques, que l'enfant respire en sortant de ses enveloppes, ne souffrez pas qu'on lui en donne d'autres qui le tiennent plus à l'étroit. Point de têtières, point de bandes, point de maillot ; des langes flottants et larges, qui laissent tous ses membres en liberté et ne soient ni assez pesants pour gêner ses mouvements, ni assez chauds pour empêcher qu'il ne sente les impressions de l'air ; placez-le dans un grand berceau bien rembourré, où il puisse se mouvoir à l'aise et sans danger. Quand il commence à se fortifier, laissez-le ramper par la chambre ; laissez-lui développer, étendre ses petits membres : vous les verrez se renforcer de jour en jour. Comparez-le avec un enfant bien emmaillotté du même âge, et vous serez étonné de la différence de leurs progrès. » (*Émile*, liv. Ier.)

Ce maillot, contre lequel Rousseau s'élève, dans d'autres passages, avec une sublimité d'éloquence et une vigueur de logique qui heureusement n'ont point été infructueuses, consistait à entourer de langes serrés tout le corps de l'enfant, depuis le haut des épaules jusqu'à la plante des pieds, après l'avoir forcé de quitter la position naturelle demi-fléchie, c'est-à-dire après lui avoir allongé les bras et les jambes. Ces langes, fortement croisés sur la poitrine et le ventre, et assurés avec huit ou dix épingles, ne suffisaient pas encore; on avait recours à une bande de toile, large de quatre à cinq travers de doigt, et dont la longueur égalait sept ou huit fois celle du corps de l'enfant. A l'aide de cette bande, on le serrait étroitement depuis la plante des pieds jusqu'aux épaules, de manière qu'il formât un paquet inflexible et dur. Au bout de six semaines, on laissait en liberté, pendant le jour seulement, les bras, jusqu'à cette époque enfermés dans le maillot, allongés sur le côté du tronc et soumis à la même pression. Après la connaissance d'une pareille invention, une chose étonnera beaucoup de monde, c'est qu'on ait pu se plaindre de la mortalité des enfants. Quel homme robuste, ficelé dans un maillot, ne périrait pas d'angoisse et de rage plutôt que de parvenir à se délivrer d'une pareille torture? Qu'on se figure, si l'on peut, la position du malheureux enfant! Lui qui, dès le sein de sa mère, s'agitait et préludait aux mouvements continuels qu'exige son organisation, le voilà condamné à la gêne, au malaise, au supplice d'une immobilité absolue, et dans une position forcée et douloureuse, dans une position opposée à celle qu'il prendrait s'il était libre, à celle qu'il prenait il y a peu d'instants encore au milieu des eaux de l'amnios; à la privation de mouvements, se joignent de vains efforts pour se délivrer de ses entraves; une déchirante angoisse, causée par la résistance qu'il éprouve; des cris continuels, qu'on a la sottise de croire dépendants de son âge, comme si l'enfance, plutôt que la vieillesse, devait être nécessairement tributaire de la douleur! « Ils crient, dit Rousseau, en parlant des enfants, du mal que vous leur faites : ainsi garrottés, vous crieriez plus fort qu'eux. » (*Émile*, liv. Ier.)

L'expérience journalière ne prouve-t-elle pas, en effet, que vos aveugles soins sont la cause de leurs cris ? Voyez l'enfant délivré du maillot : il ne se borne pas à cesser ses larmes ; il vous annonce encore par son sourire et par l'agitation de ses membres, le bien-être et le contentement qu'il éprouve d'avoir recouvré la liberté. Les cris ne recommencent que quand vous recommencez d'exercer la torture, que lorsque vous étendez de nouveau des membres qui doivent être demi-fléchis, que lorsque vous paralysez par la compression, des muscles qui ont besoin de se mouvoir et dont la texture est si délicate, que lorsque vous changez la figure et la direction des os, encore tendres et gélatineux ; que lorsqu'en empêchant les côtes de s'élever et en vous opposant en même temps, par la compression du ventre, à l'abaissement complet du diaphragme, vous ne permettez aux poumons qu'une inspiration imparfaite, vous ne leur accordez qu'une portion de l'air dont ils ont besoin. Croyez-vous que tous ces effets du maillot ne soient pas suffisants pour arracher des cris ? Ajoutez-y l'impossibilité où il place la nourrice la plus compatissante, ou la mère même, de délivrer l'enfant, aussitôt que le besoin l'exige, des matières fécales cachées et recouvertes par tant d'enveloppes ; le séjour prolongé de ces matières, leur acrimonie, les excoriations qu'elles produisent ; mais cessez d'être étonnés des cris de l'enfant et même des congestions de cerveau, des convulsions ou des hernies auxquelles ces cris donnent lieu.

Que les enfants soient couverts de vêtements propres à les tenir chauds et à ne pas nuire à leur développement, c'est tout ce qu'il faut.

Lorsque l'enfant n'a point encore de cheveux, et que

l'on croit devoir lui donner une coiffure qui lui en tienne lieu, que cette coiffure ne soit ni chaude ni pesante : chaude, elle augmente l'action perspiratoire de la tête jusqu'à un degré morbide, produit ces prétendues *gourmes* qu'on n'observe jamais sur l'enfant dont la tête reste découverte, qui ne sont point une dépuration nécessaire et préservatrice de maladies, comme le croit le vulgaire, mais dont, au contraire, l'apparition introduit une chance très-défavorable à la santé, parce qu'elles peuvent se supprimer, et que la disparition d'une évacuation, même vicieuse, pour peu que l'on y soit accoutumé, devient souvent cause de maladies. Les coiffures qui sont moins destinées à conserver la chaleur qu'à prévenir l'effet des chutes, comme les *bourrelets* à jour, espèce de couronne de carton matelassée, sont encore inutiles; car l'enfant qui ne marche pas ne peut tomber; et quand il marchera, ses chutes n'auront aucune espèce d'inconvénient si la nature seule a été son gymnasiarque, et qu'on ne lui ait point appris à marcher à l'aide de lisières, ou de quelque autre invention que ce soit (*voyez* ce que j'ai dit à cet égard, tome Ier, p. 381,) La coiffure de l'enfant sera donc un bonnet de toile, recouvert d'un autre de mousseline. Que sous prétexte de mieux maintenir ces bonnets, on ne les fixe par aucun cordon passant sous le menton : si l'enfant fait peu de mouvement, il ne se décoiffera pas; s'il fait assez de mouvement pour déranger ses bonnets, et qu'on veuille maintenir ceux-ci par une *mentonnière*, ses bonnets dérangés feront exercer par celle-ci une dangereuse compression sur les vaisseaux du col, et, tout bien considéré, il vaut encore mieux que l'enfant soit exposé à rester quelques minutes la tête découverte, qu'à mourir d'une congestion cérébrale. Si l'on plaçait une mentonnière, il faudrait l'écarter du menton au moyen d'une bandelette formant une anse, dont les deux chefs seraient fixés au devant de la poitrine.

Après le second mois, lorsque la saison est belle, on peut laisser la tête de l'enfant découverte. Plus tard, sa chevelure, dont on ne doit rien retrancher sous prétexte de la faire épaissir (*voyez* ce que nous avons dit des cheveux, p. 438), sera la coiffure la plus saine. L'habitude de rester tête nue mettra l'enfant à l'abri des coryzas, des angines, etc. Quand il sera exposé à un soleil trop ardent, on pourra lui donner un chapeau de paille.

Les brassières de l'enfant doivent être assez larges pour que ses doigts ne puissent y être arrêtés ni luxés, ses langes, composés d'une pièce de toile recouverte d'une de laine, assez lâchement roulés pour que la poitrine et le ventre n'en soient pas comprimés, pour que l'enfant puisse relever à volonté ses genoux, et librement mouvoir ses jambes. Excepté dans les deux premiers mois qui suivent la naissance, les langes ne sont guère nécessaires que pendant le sommeil. Dans tout autre moment, une brassière et une petite jupe sont les seuls vêtements qui puissent permettre à l'enfant de se rouler sur la natte, le tapis ou l'herbe qui, suivant la saison et le temps, lui serviront à faire les premiers essais de ses forces; encore cette petite jupe sera-t-elle souvent imprégnée d'urine, et devra-t-elle être souvent changée. Point de pelleterie ni de fourrures propres à conserver la chaleur; car non-seulement elles détruiraient le bon effet des lotions et des autres pratiques du régime, mais encore elles contribueraient, en accroissant toute la susceptibilité de l'enfant, à rendre dangereuses ces autres pratiques.

L'enfant, pour l'ordinaire, sait déjà marcher avant de savoir exprimer ses besoins. Tant qu'il ne marche pas, les souliers et les bas lui sont donc inutiles; car, imprégnés par les urines et les matières fécales, ils ne font que prolonger sur la peau le contact nuisible de ces excrétions. Quand l'enfant marchera et pourra exprimer ses besoins, on le vêtira d'une blouse, on lui donnera des chaussettes de fil, des souliers larges, plats, faits d'un tissu de drap ou de castor placé sur une mince semelle de cuir. A cet âge, des souliers trop résistants déforment les pieds : d'ailleurs, la chaussure se conserve toujours assez à une époque où l'accroissement rapide exige qu'elle soit souvent renouvelée.

Terminons enfin ce qui a rapport à l'habillement du jeune âge par une citation de M. F. S. Ratier, qui, dans son *Mémoire sur l'éducation physique des enfants*, a su réunir avec concision d'excellents préceptes : « Les habits des enfants, dit ce médecin, doivent être suffisants pour les garantir du froid, confectionnés de manière à n'exercer aucune constriction, être assez nombreux pour pouvoir être souvent changés, et n'être jamais assez précieux pour que la crainte de les gâter empêche les enfants de se livrer aux jeux de leur âge. »

Tels sont les vêtements qui conviennent jusqu'à l'âge où chacun des enfants prend le costume de son sexe. C'est à cette époque principalement que le médecin doit rappeler aux mères que si les corsets ne sont pas la cause déterminante des déviations, ils en sont certainement au moins, comme tout moyen propre à atrophier le système musculaire, la cause prédisposante la plus efficace, et que si des jeunes filles ne se tiennent pas droites sans corset, elles se courberont encore davantage si on cherche à les redresser par ce seul moyen. Le corset faisant, en effet, comme nous l'avons dit, l'office des muscles, ceux-ci, restés dans l'oisiveté, deviennent plus faibles qu'ils n'étaient, et lorsqu'on l'enlève, on trouve contrefaites des jeunes filles qui n'étaient que légèrement courbées. Les courbures ne sont véritablement redressées que lorsque plus de force a été acquise par les muscles placés sur le point opposé à celui du côté duquel est entraîné le corps. Les moyens mécaniques les plus habilement appliqués ne font que préparer ce résultat. « L'action de tout appareil qui fait partie d'un vêtement quelconque, dit M. Bricheteau, ne doit jamais s'exercer que sur les muscles auteurs de la déviation, et laisser aux autres organes moteurs la faculté de récupérer leurs forces, d'opposer une résistance efficace à leurs antagonistes, en un mot, de se remettre en harmonie avec le reste de l'économie animale. » (*Dictionn. des Sc. méd.*)

Adolescence et âge adulte. — L'adolescent ne doit pas perdre l'habitude des vêtements légers, au moyen desquels, étant encore enfant, il a dû être familiarisé avec l'intempérie des saisons ; et l'adulte n'a aucune raison pour renoncer à cette habitude, quand il jouit d'une bonne santé.

Vieillesse. — C'est pour cet âge, dans lequel, ainsi que nous venons de le dire, les sources productrices de la chaleur deviennent moins actives, et dans lequel l'homme se réchauffe si difficilement, que doivent être réservés les vêtements qui s'opposent à la dispersion de la chaleur animale ; mais que des préjugés ou de vains raisonnements, comme tout ce qu'on a dit sur la sécheresse de la fibre, ne déterminent pas le vieillard à se faire un rempart des plus chaudes fourrures tant qu'il n'en sentira pas le besoin. Si, tandis qu'il jouit d'une parfaite santé, il charge, sans nécessité, son corps de toutes les productions de la Sibérie, quelles ressources lui restera-t-il à opposer aux affections dont le traitement réclame de la chaleur? Que le vieillard évite toute sensation de froid, et il aura satisfait sur ce point aux préceptes de l'hygiène; il aura éloigné une cause fréquente et puissante des congestions intérieures qui frappent particulièrement les poumons et le cerveau. C'est pour le vieillard que sont faites les chaussures fourrées, les semelles de liége qu'on place à l'intérieur des souliers, etc., etc.

Femmes. — Si, dans tous les temps, la femme doit remplacer par des vêtements commodes ces durs corsets qui empêchent le développement naturel de ses organes et ont tant d'inconvénients, c'est particulièrement encore durant le temps de la grossesse qu'il est urgent d'agir ainsi. La femme, pendant cet état, devra d'abord se couvrir assez pour se mettre à l'abri des vicissitudes atmosphériques; si elle a le malheur de n'y pas être habituée : un rhume survenu pendant la grossesse peut, par les efforts de la toux, déterminer des accidents de tout autre nature qu'il ne le ferait à une autre époque. En second lieu, les femmes grosses doivent abandonner les vêtements qui exercent la moindre compression sur quelque partie du corps que ce soit. Si la constriction de la poitrine, chez les personnes qui ne sont pas enceintes, dispose aux congestions du poumon et aux affections chroniques de cet organe, cet effet doit être plus sûrement produit encore dans l'état de grossesse, pendant lequel les viscères du bas-ventre refoulent les poumons, diminuent l'ampliation de la poitrine dans son axe vertical, et produisent des difficultés de respirer. La pression des vêtements sur la poitrine détermine, suivant la hauteur qu'ont le corset et le busc, ou l'engorgement inflammatoire des mamelles ou leur affaissement; elle rend la sécrétion du lait imparfaite, produit souvent l'aplatissement du mamelon et les inconvénients qui en résultent pour la mère et pour l'enfant; enfin, elle peut donner lieu à des hémorrhagies mortelles et à l'apoplexie.

La pression des vêtements sur le bas-ventre n'est pas moins pernicieuse : ou elle force l'utérus à suivre dans son développement une direction verticale, et amène tous les accidents dont nous venons de parler; ou bien elle s'oppose à son développement, à l'accroissement du fœtus, et même cause l'avortement. Tels sont les résultats des corsets et des buscs. Tous ces hochets d'une vanité déplacée ne doivent-ils pas être sacrifiés par une bonne mère au plus sacré des devoirs, à l'intérêt de l'enfant qu'elle porte dans son sein? Comment ce malheureux y recevra-t-il le sang nécessaire à son accroissement, quand les vaisseaux qui charrient ce sang seront comprimés? Et, le croirait-on, c'est uniquement pour suivre les caprices de la mode que la mère intercepte le fluide qui porte à son enfant et la vie et les forces !

La compression exercée par les jarretières, qui en tous temps est une cause de varices, le devient encore plus particulièrement pendant la grossesse, puisque la matrice développée exerce sur l'origine des vaisseaux cruraux une compression qui est déjà un obstacle à la circulation.

Les femmes, pendant la grossesse, devraient porter, pour tout vêtement, une espèce de robe de chambre ouatée pour l'hiver, d'une étoffe légère pour l'été. Les plis nombreux et bouffants de ce vêtement serviraient d'égide à la vanité des coquettes, sans nuire au bon état des organes. Il en résulterait cet avantage pour la mère, d'un accouchement plus facile, comme cela a lieu dans les pays où les femmes ne se lacent jamais, et pour l'enfant, une constitution plus forte.

Professions, tempéraments, veille et sommeil, etc.— Les professions dans lesquelles l'individu développe peu de chaleur par l'exercice, réclament des vêtements qui empêchent la déperdition de la chaleur animale; par la même raison on doit être plus couvert pendant le sommeil que pendant la veille, dans la convalescence que dans l'état de santé, lorsqu'on est d'un tempérament lymphatique, que lorsqu'on est d'un tempérament sanguin ou bilieux. Le mode différent de sentir propre à chacun de ces états individuels indique, au reste, le précepte que nous émettons ici. Les professions dans lesquelles une partie du corps est dans l'inaction, tandis que les autres s'exercent, réclament des vêtements plus chauds sur cette partie du corps que sur les autres. Celles dans lesquelles, avec des exercices violents, on est néanmoins exposé à des vicissitudes atmosphériques, comme, par exemple, celle de matelot, réclament sur la peau des vêtements de laine qui absorbent et conservent le mieux l'humidité.

Précautions relatives à l'usage des vêtements.—Il ne faut jamais chercher à faire sécher sur soi le linge mouillé, car l'évaporation qu'on détermine soustrait au corps, pour s'effectuer avec rapidité, une somme considérable de calorique.

Les vêtements de matières animales doivent être lavés avec plus de soin que tous les autres, parce que ce sont ceux qui retiennent avec le plus de force les principes des maladies contagieuses et les qualités nuisibles des fluides perspiratoire et atmosphérique.

La mutation des vêtements produit sur l'homme l'effet des vicissitudes atmosphériques, moins l'action directe de celles-ci sur le poumon, action qui, comme nous l'avons dit, au reste est peu sentie chez l'homme dont cet organe est sain. Or, comme nous avons traité des effets des vicissitudes atmosphériques (*voyez* l'art. *Air*), il nous reste peu de choses à dire. La suppression, de la laine portée sur la peau, lorsqu'on y est habitué, produit, par exemple, l'effet d'une vicissitude du chaud au froid; ainsi elle fait reparaître les rhumatismes, les névralgies, les maladies de poitrine, etc., chez un individu sujet à ces affections.

Il n'est pas indifférent qu'un homme bien portant, qui, en hiver, veut se préserver du froid, multiplie les vêtements de laine placés sur son linge, ou bien use de ces vêtements en moindre quantité, mais se les applique immédiatement sur la peau; car lorsque la température s'élève, elle peut remplacer la quantité des vêtements qu'exigeait la saison froide, mais elle remplace plus difficilement l'action précédemment indiquée de la laine sur la peau. Ce ne peut être que ce remplacement imparfait d'une action irritative à laquelle on est accoutumé, que vient le danger attaché à l'abandon d'un gilet de flanelle sur la peau; car on n'éprouve pas le même danger en quittant les vêtements d'hiver pour ceux d'été, ou en diminuant simplement la quantité des vêtements qu'on porte.

Il n'est pas toujours prudent de faire usage de vêtements qui ont servi à d'autres personnes, à moins qu'ils ne soient, comme le linge, de nature à pouvoir être lessivés; car on sait que le contact de vêtements imprégnés de la matière qui a donné lieu à certaines maladies, suffit pour reproduire des affections semblables chez des individus sains.

§ XI. *Moyens préservatifs des maladies dont le principe peut être reçu par la peau intacte. — Gaz. — Poussières ou pâtes minérales et végétales. — Principes contagieux.*

1°. *Gaz, poussières et pâtes minérales et végétales.—* Plusieurs gaz, le gaz acide carbonique, le gaz hydro-sulfurique, etc., etc., tous les composés métalliques que nous avons étudiés (p. 390 et suivantes), peuvent agir par absorption cutanée, causer de graves accidents et même déterminer la mort. C'est, dans un grand nombre de cas, par cette voie seule qu'agissent les composés de plomb, et tous les cosmétiques dans lesquels il entre des substances minérales nuisibles.

On attribue à l'action sur la peau, de la poussière de sucre chez les épiciers, de celle de la chaux chez les maçons, l'ecthyma qui leur survient aux mains (*voyez* P. RAYER, Alph. CAZENAVE et SCHEDEL, *Maladies de peau*); aux mêmes poussières, l'impétigo (mêmes ouvrages), le lichen.

Les moyens les plus certains de s'opposer aux affections produites par les agents énoncés, sont ceux qui mettent entièrement la peau à l'abri du contact de ces agents et que nous indiquerons plus loin. Dans ces derniers temps, cependant, on a proposé les lotions sulfureuses et même la limonade sulfurique, comme propres à neutraliser les composés de plomb que peuvent absorber par la peau les ouvriers employés dans les fabriques de céruse, les peintres, etc. Nous tenons d'un peintre en bâtiment, exerçant depuis plus de quinze ans cette profession, que la seule propreté l'a préservé jusqu'ici des accidents saturnins.

2°. *Principes contagieux.* — Certaines maladies peuvent être transmises par le seul contact plus ou moins prolongé, entre la peau d'un individu malade ou des objets qui lui ont servi, et la peau d'un individu sain. La loi range cinq maladies dans ce cas, et va jusqu'à punir de mort quiconque enfreint le règlement qu'elle a tracé pour empêcher leur importation. Ces maladies sont, en suivant l'ordre adopté dans les *instructions concernant la police sanitaire*: la *peste d'Orient*, la *fièvre jaune*, le *typhus des camps* et *des prisons*, des *hôpitaux* et des *vaisseaux*, la *lèpre*, le *choléra-morbus*.

Pour ce qui concerne celles de ces affections sur les propriétés contagieuses desquelles on pourrait conserver quelques doutes, on peut dire que lorsqu'elles seraient transmissibles, elles ne le seraient pas seulement par voie de contact cutané, et il est difficile, pour parler de la maladie placée en première ligne, la peste d'Orient, de supposer qu'on peut impunément visiter des pestiférés, respirer l'air qu'ils ont respiré et qui s'est chargé de leurs émanations, et cependant que l'on ne court le danger de contracter la peste, qu'autant qu'on a touché les vêtements et la peau de ces malades. Il est en effet contraire à l'expérience et à toutes les lois physiologiques, d'admettre que le principe de ces affections peut être absorbé par la peau recouverte de son enveloppe épidermoïque, plutôt que par la membrane pulmonaire humide, nue, et dont toute la surface est si favorablement disposée pour l'absorption. Tous les faits que nous avons cités dans notre article *Quarantaine*[1], ceux même que nous avons empruntés aux contagionistes les plus ardents, Papon[2], Savary[3], etc., prouvent que si la peste est transmissible, il est douteux qu'elle le soit par la peau. Dans les questions de cette importance, on ne saurait, au reste, avoir trop de faits.

Quant à la fièvre jaune, les documents de M. Chervin prouvent, d'une manière incontestable, qu'elle n'est transmissible ni par la peau ni par les vêtements, et, dans les hôpitaux de la Havane, où l'on est très-méticuleux sous le rapport de la contagion et où l'on isole encore les personnes attaquées de la phthisie pulmonaire, l'on ne prend absolument aucune précaution contre les individus atteints de la fièvre jaune, qui sont placés pêle-mêle avec les individus malades d'affections diverses. On sait que M. Magendie, dans notre climat même, a pu produire le phénomène le plus constant de cette affection, le vomissement de matières noires précédé de fièvre, de refus d'aliments, etc., en introduisant dans le système sanguin d'un chien quelques gouttes d'eau qui avaient séjourné sur des débris putré-

---

[1] *Dictionnaire de médecine et de chirurgie pratiques*, t. XIV, p. I et suiv.
[2] *De la peste, et des époques mémorables de ce fléau.* Paris, an VIII 2 vol. in-8°.
[3] *Lettres sur l'Égypte*, 2ᵐᵉ éd., in-8°, t. III.

fiés de poisson, et l'on a vu la fièvre jaune éclater sur un bâtiment chargé de morue quand celle-ci est venue à se putréfier, et la maladie cesser après que l'on a eu jeté la cargaison à la mer.

On sait que le typhus résulte de l'encombrement d'une localité par un grand nombre d'individus; le moyen infaillible de s'opposer à sa propagation, c'est de disséminer les malades, c'est-à-dire, de faire le contraire en tous points de ce qui est prescrit par la loi sur les quarantaines et les lazarets. Ces mesures, par l'ennui et la tristesse qu'elles déterminent, secondent puissamment l'action des causes prédisposantes du typhus. Si cette maladie est transmissible, la peau n'est certainement pas l'intermédiaire de cette transmissibilité, et tant que l'épiderme est intact, les particules animales provenant des individus atteints de typhus sont, préférablement à toute autre voie, absorbées par la membrane muqueuse pulmonaire : aussi, pour l'homme qui connaît quelles conditions sont nécessaires à l'inoculation des maladies dont le germe est en quelque sorte manifestement établi à la peau, il est bien certain que tant qu'un individu respirera un air pur, sa peau peut rester impunément appliquée sur celle d'un autre individu atteint de typhus sans contracter cette maladie.

C'est donc, relativement aux trois premières maladies désignées dans les instructions concernant la police sanitaire, peste, fièvre jaune et typhus, c'est donc sur les modificateurs du poumon et non sur ceux de la peau, que l'hygiène doit agir, et nous renvoyons, pour les moyens préservatifs, aux préceptes que nous avons tracés pages 352 et 375.

Quant au choléra, que, le premier en France, à notre

arrivée de Pologne, nous avons établi sans réplique n'être transmissible d'aucune façon (*Rapport à M. d'Argout*, 24 octobre 1831), on pourrait, à son égard, ajouter à ce que nous venons de dire sur la non-transmissibilité du typhus par la peau, que les émanations cutanées et pulmonaires d'un cholérique altèrent moins l'air que ne le font celles d'un individu sain, par la raison toute simple que ces exhalations sont considérablement diminuées chez cette espèce de malades, et pour moi qui, dans certaines observations étrangères à notre objet, ai mille fois respiré l'haleine glacée des cholériques, je ne crains pas d'avancer que dans un espace circonscrit et pendant un temps limité, il serait plus avantageux, pourvu qu'on enlevât avec soin les sécrétions gastriques et intestinales, de partager la même quantité d'air avec un cholérique cyanosé, qu'avec un individu bien nourri, robuste, et dont toutes les fonctions sont en pleine activité. Bien certainement celui-ci consommerait plus d'oxygène que le premier, altérerait davantage les principes constituants de l'air et le vicierait davantage par ses émanations. En résumé, ni en Pologne, ni en France, je n'ai pu rencontrer *un seul cas* qui pût me faire supposer la propagation du choléra par contagion, et même sa transmissibilité d'un individu à un autre par quelque moyen que ce soit. Voilà donc encore une maladie contre laquelle les précautions préservatives empruntées à l'hygiène de la peau ne peuvent rien, mais contre laquelle aussi, il faut bien l'avouer, les moyens empruntés à l'hygiène des poumons ne peuvent pas davantage.

Ne pourrait-on pas avancer, relativement à la transmissibilité de quelque maladie que ce soit, que, pour qu'elle ait lieu par la peau, cette membrane, chez l'individu qui transmet le germe, doit être au moins malade elle-même, doit être au moins le siége de quelque surcroît de vitalité? Cette supposition nous paraît en rapport avec le plus gros bon sens. Or, dans les maladies que nous venons de passer en revue, la peau est-elle même le plus légèrement altérée (je ne suppose pas qu'on oppose à notre opinion les bubons des pestiférés, ni les pétéchies du typhus)? Non certainement, elle ne l'est pas; et l'on peut, de plus, avancer que, dans le choléra, la peau est moins vivante même que dans l'état de santé, incapable, conséquemment, d'exhaler ni virus, ni germe, ni gaz.

La lèpre enfin, dont le siége est à la peau, a cessé d'être regardée comme une maladie contagieuse (*voyez* les *Traités des Maladies de la peau*, et, entre autres, celui de M. P. Rayer.[1]); les dispositions prises contre les lépreux ont été abolies, et ces malades sont admis parmi les autres dans nos hôpitaux, sans que jamais on se soit aperçu de la transmission de leur affection.

Il résulte de ce que nous venons d'exposer, que, si quelques-unes des maladies regardées comme transmissibles par les lois sanitaires, le sont réellement, le transport du miasme a lieu principalement par l'air atmosphérique, d'après les lois que nous avons exposées (article x, p. 381), et que les préservatifs empruntés à l'hygiène de la peau ne devraient être considérés que comme accessoires.

Il existe cependant des maladies transmissibles par la peau, mais la loi n'en fait pas mention. On range com-

[1] *Traité théorique et pratique des Maladies de la peau*, 2ᵉ édition. Paris, 1835, t. II, p. 110.

munément dans cette catégorie la variole, la rougeole, la scarlatine. Or, dans ces affections, il existe à la peau un état morbide manifeste. La première offre une énorme pustule renfermant le poison ; néanmoins on peut dire que s'il n'est pas nécessaire que la peau soit entamée pour qu'il y ait absorption, ce qui est douteux, il est probable au moins qu'il faut un certain frottement pour favoriser l'imbibition du virus. Ces maladies, d'ailleurs, se transmettant également, et même plus certainement, et beaucoup plus souvent, pour ne pas dire toujours, par l'air chargé de leurs émanations contagieuses, leurs véritables préservatifs ne sont donc pas seulement les moyens qui empêchent le contact cutané, mais bien ceux qui séquestrent entièrement les malades de la vie commune. C'est à celles-là que pourraient être véritablement applicables les quarantaines, et l'hygiène de ces affections eût encore été renvoyée aux chapitres désignés ci-dessus, si le moyen préservatif de l'une d'entre elles, la vaccination, pouvait se placer autre part que dans l'hygiène de la peau.

Il en est tout autrement de la gale : cette maladie se communique bien manifestement par la peau. Ici la certitude de la transmissibilité par cette voie ne peut donner lieu à aucun doute, à aucune dissidence, et la transmissibilité ne peut avoir lieu que par la peau : tout le monde, la loupe à la main, peut voir agir la cause de la gale, c'est-à-dire l'insecte passant de l'individu malade à l'individu sain, se logeant sous son épiderme et y traçant son chemin. Pour que cette maladie soit contractée, il suffit donc du contact d'un individu malade ou de ce qu'il a touché, mais ce contact est de toute nécessité et encore souvent a-t-il lieu sans que l'insecte ait le temps d'opérer sa transmigration et que la gale se manifeste.

Les autres affections contagieuses, telles que la maladie vénérienne, la rage, ont un mode de transmission qui nous occupera plus loin.

3°. *Moyens de mettre la peau à l'abri des maladies qu'elle peut recevoir sans avoir été préalablement lésée.* — Ces moyens sont d'abord tous les corps capables de modifier la porosité de l'épiderme, par exemple : les vêtements imperméables, les tissus de taffetas ciré; les bottes de cuir dont se servent les égouttiers, etc.; ensuite les onctions avec l'huile, les graisses, etc. Les autres moyens n'agissent qu'en neutralisant la cause. C'est là le mode d'action des lotions sulfureuses proposées pour neutraliser la céruse, celui des lotions sulfuriques et mercurielles employées pour détruire l'insecte de la gale; de la vaccination, enfin, pour préserver de la variole. Cette opération, que nous ne saurions indiquer ailleurs, consiste dans l'inoculation du fluide vaccin, ordinairement au moyen de trois piqûres faites à chaque bras, assez superficiellement pour teindre à peine en rouge la pointe de la lancette, qui doit se borner à présenter le fluide vaccin à l'action absorbante des vaisseaux lymphatiques, qui peut-être aussi l'introduit directement dans le système sanguin. Aucune saison, aucun âge, aucune température ne mettent obstacle à la vaccination. Aucun motif raisonnable ne saurait la faire rejeter, 1° parce qu'elle n'a aucun inconvénient; 2° parce que des calculs exacts prouvent qu'avant la vaccine, la petite vérole moissonnait annuellement un huitième de la population; que, dans une des premières années du siècle actuel, une épidémie de cette affection enleva, à Paris seulement, vingt mille individus; qu'en 1819, la vaccine réduisit ce nombre à deux cents treize; 3° enfin parce que, sans tenir compte de tous les individus arrachés à la cécité, à la surdité et à d'autres infirmités, la vaccine, d'après les calculs de La Condamine, sauve, en France seulement, la vie à trois millions d'individus dans un siècle.

§ XII. *Moyens préservatifs des maladies dont le principe peut être reçu par la peau entamée. — Venins.*

Tous les agents que nous avons vus capables de donner lieu à des maladies par la voie de la peau recouverte de son épiderme, ont, à plus forte raison, ce funeste privilége lorsque la peau est entamée. Nous n'avons à nous occuper ici que des venins; les autres agents ont été ou seront traités ailleurs.

Les venins paraissent, au premier coup d'œil, sortir des attributions de l'hygiène; cependant on n'hésitera pas à les y faire rentrer, si l'on considère que dans les cas les plus graves le salut repose entièrement sur le préservatif employé, et employé à l'instant même; car, comme on ne connaît aucun moyen infaillible de neutraliser l'action des venins, il faut de toute nécessité en empêcher l'absorption, et l'on n'a pas toujours le temps de recourir au médecin.

Les venins résultent, dans nos climats, de la piqûre et de la morsure des insectes, de la morsure de la vipère, de celle des animaux enragés, et, dans certaines circonstances exceptionnelles, de celle des serpents à sonnettes qu'on amène dans nos contrées pour être livrés à la curiosité publique.

1°. *Insectes venimeux.* — *Scorpion.* — C'est sa queue qui lui sert d'aiguillon. Sa piqûre produit, au dire des auteurs, une marque rouge qui s'agrandit peu à peu, noircit à son centre, est suivie de douleur, inflammation, frissons, fièvre, vomissements, hoquets, etc. Ces phénomènes sont sans doute ceux qu'on observe après la piqûre du scorpion d'Afrique, cinq ou six fois plus long que celui de nos climats, et sans doute aussi plus dangereux que ce dernier; car j'ai vu à Montpellier des personnes être piquées par des scorpions, ressentir au moment même la piqûre, comme si une épine leur fût entrée dans le doigt, et n'en éprouver cependant nul effet consécutif. On conseille de frotter avec de l'ammoniaque la partie piquée.

Tarentule. — Espèce d'araignée velue qu'on trouve surtout aux environs de Tarente. Sa morsure produit une inflammation avec des phlyctènes, qui se dissipe facilement. On a longtemps supposé que cette piqûre produisait un assoupissement, excitait à danser, et que les accidents qu'elle causait ne se dissipaient que sous l'influence de la musique et de la danse. Ces suppositions n'ont pour base que des contes populaires, et toute espèce d'accident est prévenue par quelques lotions d'eau fraîche qui entraînent les particules venimeuses, ou encore par une légère cautérisation instantanée.

Araignée de cave. — Même effet que la tarentule.

Abeille domestique. — Sa piqûre produit une vive douleur et une tuméfaction érysipélateuse fort dure dans son centre, qui blanchit et persiste tant que l'aiguillon reste dans la plaie. La mort a pu être le résultat de cette piqûre, quand un essaim d'abeilles s'abattait sur un même individu. Chaumeton (art. ABEILLE, *Dictionn.*

des Sciences médic.) cite des cas où une seule piqûre a suffi pour donner la mort. On prévient les accidents par l'extraction de l'aiguillon, les lotions, la
succion ou une ventouse. Si l'abeille avait piqué le
pharynx ou avait été avalée, on administrerait de l'eau
fortement salée.

Les mêmes effets sont à peu près produits, et les mêmes précautions réclamées par le *bourdon des pierres*
et les diverses espèces de *guêpes*.

Vipère commune. — « Sa morsure produit une douleur aiguë, lancinante, dans la partie blessée, qui augmente par la pression, qui ne tarde pas à se répandre
dans tout le membre, qui se propage même aux organes
intérieurs ; la partie piquée se gonfle, la tumeur, d'abord
ferme et pâle, devient rougeâtre, livide, comme gan-
gréneuse, et d'une dureté excessive ; elle augmente et
gagne peu à peu les parties voisines ; il survient ensuite
des défaillances, des vomissements bilieux, des mouvements convulsifs, suivis quelquefois de jaunisse ; l'estomac, dans certains cas, rejette toutes les boissons ;
des douleurs se font sentir dans la région ombilicale ;
le pouls est fréquent, petit, concentré, irrégulier, la
respiration difficile ; le corps se couvre d'une sueur
froide ; la vue et les facultés intellectuelles sont troublées.
La plaie fournit d'abord un sang noirâtre, puis une
humeur fétide, puis cesse d'exhaler aucun liquide ; alors
la peau se refroidit, les forces du malade s'affaiblissent,
et la mort arrive. » Cette description, textuellement la
même dans les ouvrages de MM. Orfila et Devergie, paraît exagérer un peu ce qu'apprend l'observation journalière sur les effets de la morsure de la vipère commune. L'auteur auquel est due la description l'a

composée de manière à ce qu'elle pût s'adapter à ce qui concerne le venin des serpents les plus dangereux tout aussi bien qu'à ce qui a trait à celui de la vipère, et cependant le venin de ce reptile n'est point, d'après M. Magendie[1], assez actif pour compromettre la vie du blessé.

La morsure du serpent à sonnettes produit donc à peu près les symptômes qui viennent d'être exposés. M. le docteur E. Rousseau, chef des travaux anatomiques au jardin du Roi, a fait des expériences avec le venin d'un serpent à sonnettes tué depuis trente heures et conservé depuis ce temps dans l'alcool. Un pigeon fut piqué à la poitrine avec le crochet qui avait déjà servi à une expérience sur une grenouille; on introduisit sur un autre pigeon un tiers de goutte de venin; il se manifesta d'abord autour de la piqûre une ecchymose violette qui acquit la dimension d'un écu de six livres. Au bout d'un quart d'heure les animaux devinrent tristes, restèrent immobiles dans un coin, clignotant les paupières, allongeant le cou, paraissant ne pouvoir supporter la tête, ayant une respiration stertoreuse; enfin ils moururent au milieu de convulsions générales, le premier en 35 et le second en 45 minutes. Mêmes résultats à peu près sur un chien, un hérisson, une souris[2]. Qu'on juge maintenant, par les effets de ce venin recueilli sur un animal mort, de ce venin coagulé par l'alcool, inoculé en quantité aussi minime, qu'on juge de ce que doit être son activité, lorsqu'il est inoculé en quantité suffisante par l'animal lui-même vivant et en colère. J'ai perdu le souvenir du temps que dura l'agonie de l'in-

[1] *Leçons sur les phénomènes de la vie.* Paris, 1836, t. 1er, p. 48.
[2] *Journal hebdomadaire de médecine.* Paris, 1828, t. 1er, p. 291.

fortuné Drack mordu à Rouen par un des serpents qu'il faisait voir; tout ce que je me rappelle, c'est qu'elle fut affreuse, et que du moment où il fut mordu, il se regarda comme mort.

La morsure des animaux enragés produit des symptômes qui, pour être différents de ceux dus au venin du serpent, et n'apparaissant souvent que fort longtemps après la morsure, n'en sont pas moins mortels.

On prévient le danger qui résulte de la morsure de ces animaux en s'opposant à l'absorption du venin.

Deux moyens sont communément employés pour arriver à ce but : par l'un on enlève directement le venin de la surface vivante qui l'a reçu; par l'autre on désorganise cette surface, on détruit ses rapports physiologiques avec le reste de l'économie. Au premier de ces moyens se rapporte la succion des plaies empoisonnées : par cet acte on humecte de salive la plaie et le venin; on exprime celui-ci de la plaie; on imprime enfin à la circulation qui se fait à la circonférence de cette plaie, un mouvement centrifuge qui s'oppose à l'absorption, ou du moins on y suspend la circulation. Ce moyen, usité chez les peuples barbares, répugnerait à notre délicatesse; il n'est peut-être pas non plus sans danger : malgré les expériences qui tendraient à prouver l'innocuité du venin introduit dans les voies digestives, la plus légère excoriation de la langue ou des parois de la bouche suffirait même, dans cette hypothèse, pour amener les accidents qu'on veut éviter; on a remplacé la succion par les lotions et les ventouses.

Si l'on n'a été atteint que par une vipère, on peut se borner à l'emploi de ces préservatifs. M. Pravaz a imaginé un instrument extrêmement ingénieux, bien préférable à la ventouse, puisqu'il remplace simultanément tous les actes dont se compose la succion : lotions, aspiration, etc., et que, de plus, il sert à cautériser dans le vide, soit à l'aide du muriate d'antimoine, soit par l'action du galvanisme, au moyen de deux conducteurs en platine.

Si l'on a été mordu par un animal enragé, par un chien ou un loup, dont les dents pénètrent profondément les chairs, il ne faut pas se reposer sur l'action de la ventouse, qui ne suspend la circulation qu'à la superficie du derme, mais bien détruire sur-le-champ le poison et le tissu sur lequel il a été déposé. Cette destruction comprend le second moyen : elle se pratique avec le fer rouge. On a conseillé le muriate d'antimoine pour les personnes que le fer rouge effraye; mais la gravité des accidents qui peuvent survenir est telle, que l'on doit passer par-dessus toute considération pour arriver au préservatif le plus efficace. La rapidité avec laquelle s'opère l'absorption du venin nécessite l'emploi immédiat d'une ligature que l'on pratique avec une corde ou un mouchoir. Cette ligature a pour but d'intercepter la circulation veineuse.

Quand la morsure a porté sur un organe bien circonscrit, au doigt, par exemple, il serait peut-être préférable encore de l'amputer immédiatement. C'est ce que fit la veuve de Drack, lorsque son domestique fut piqué. Cette femme énergique, se rappelant que les moyens employés contre la piqûre faite à son mari ne l'avaient pas empêché de succomber en peu d'instants, n'hésite pas à couper le doigt de son domestique, à l'instant où il vient d'être blessé, et par cette opération, lui conserve la vie.

Il résulte de l'assertion de quelques auteurs, au nombre desquels on a placé Mutis et Zéa, qu'on peut rendre nul l'effet des morsures des serpents à sonnettes, en portant sur soi des feuilles de *guaco*, en avalant, de temps à autre, une certaine quantité de son suc exprimé, ou en se l'inoculant. Avant d'accueillir des faits de cette nature, qui rappellent à l'esprit les amulettes, il conviendrait de multiplier les observations et les expériences.

CHAPITRE II:

Organes des exhalations pulmonaire, graisseuse, séreuses et menstruelle.

Nous réunissons ici plusieurs fonctions, parce que, d'après ce dont nous avons traité jusqu'à présent, il ne nous reste à présenter, à leur égard, que de très-courtes considérations. La plupart des organes sécréteurs qui se trouvent mentionnés dans ce chapitre, rentrent en effet dans la sphère d'activité des autres organes dont nous avons étudié l'hygiène, parce que leurs modifications leur arrivent des excitants de ces autres organes. Cette vérité va ressortir de l'examen qui suit.

1°. *Perspiration pulmonaire.* — Fournie par la membrane muqueuse respiratoire, la matière de la perspiration pulmonaire est à peu près semblable à celle de la transpiration cutanée. D'après les expériences de Lavoisier et Séguin, ces deux excrétions occasionnent, terme moyen, une perte de deux livres quinze onces en un jour, dont une livre quatorze onces pour la transpiration cutanée, et quinze onces pour la pulmonaire. Ces résultats varient suivant mille circonstances, telles que l'âge, le sexe, le tempérament, etc.; par une température froide, la perspiration pulmonaire augmente pour suppléer à la perspiration cutanée, qui diminue sous l'influence de cette température; et *vice versâ*, par une température chaude, la perspiration pulmonaire diminue et celle de la peau augmente. C'est par le moyen des modificateurs de la peau, tels que les vêtements, les bains, etc., et des modificateurs du poumon, comme les habitations et les climats plus ou moins chauds, etc., que nous pouvons agir sur cette sécrétion; nous renvoyons donc au chapitre précédent, ainsi qu'à la deuxième section de ce volume.

2°. *Sécrétion de la graisse.* — Préparée par le tissu adipeux, cette sécrétion remplit les vides des parties et modère la pression qu'elles éprouvent. L'accumulation de la graisse est favorisée par le repos, ou par l'exercice très-modéré des muscles, du cerveau et des organes génitaux, par les exercices passifs, le sommeil, l'indifférence à toute espèce de sensations, par la paresse, par une nourriture peu excitante, propre à ralentir les mouvements vitaux, et cependant riche en matériaux réparateurs, par l'habitation d'un climat humide et froid, de lieux peu élevés, où l'air n'est pas trop excitant, en un mot, par tout ce qui produit une espèce de relâchement dans l'activité des fonctions, comme le sommeil, les bains, etc., mais surtout par une disposition particulière et primordiale du tissu adipeux. Nous renvoyons donc encore aux chapitres dans lesquels sont examinés tous les objets qui viennent d'être énumérés.

Nous ferons ici une observation. L'embonpoint qu'avait Napoléon semble contredire sur tous les points ce que nous venons d'avancer touchant les causes de l'accumulation de la graisse; car tout le monde sait que cet homme extraordinaire travaillait beaucoup, prenait beaucoup de café, éprouvait des sensations vives et profondes de toute nature, et dormait peu. D'un mot nous pouvons détruire cette exception : le pouls de Napoléon ne battait que quarante-cinq fois par minute. On conçoit maintenant que cette grande lenteur des mouvements organiques pouvait, sans nuire à la conservation de la graisse, permettre de braver l'action de beaucoup d'excitants.

3°. *Exhalations synoviales.* — Placées dans toutes les articulations mobiles, et même dans les coulisses et les gaînes où se meuvent les tendons, les membranes synoviales ne sont, dans l'état naturel, frappées par le contact d'aucun agent. Les modificateurs hygiéniques qui paraissent les influencer sont particulièrement le mouvement et le repos (voyez *Appareil locomoteur,* tome 1er.)

4°. Les sécrétions *arachnoïdo-crânienne* et *rachidienne, pleuriques, péricardiennes, péritonéales, vaginales, lamineuses,* etc., reçoivent leurs modifications des organes qui les avoisinent, et dont nous avons examiné l'hygiène aux articles qui concernent les *facultés intellectuelles et morales,* les *mouvements,* la *respiration,* la *circulation,* les *fonctions digestives,* etc.

5°. *Exhalation menstruelle.* — Cette fonction s'établit de huit à douze ans dans les climats très-chauds, de douze à seize dans les climats tempérés, et de seize à vingt dans les pays très-froids. Elle a pour organe l'utérus. Elle est périodique, c'est-à-dire que l'exhalation sanguine qui se fait à la surface interne de cet organe se renouvelle tous les vingt à trente jours. L'écoulement dure de trois à huit jours. La menstruation est plus

précoce chez les filles nerveuses, irritables, bien consti-
tuées, que chez celles qui sont lymphatiques, douées de
peu de sensibilité et cacochymes. Elle est plus précoce
chez les filles dont les organes sexuels ont été excités
que chez celles dont ces organes sont restés dans un
oubli total. Une menstruation précoce amène la faiblesse
et une vieillesse prématurée.

Parmi les signes précurseurs de l'établissement du
flux menstruel, les uns annoncent une pléthore générale, les autres une congestion locale : les premiers sont
des pesanteurs de tête, de l'embarras dans la respiration, des palpitations, des vertiges, une propension au
sommeil ; les seconds sont des douleurs vagues et de
l'engourdissement dans le bas-ventre, dans les lombes,
dans les aines, dans les cuisses, une tension quelquefois douloureuse des seins, qui, à cette époque, se développent et durcissent. A tous ces signes précurseurs
de l'établissement de la menstruation se joignent quelquefois ces phénomènes cérébraux qui annoncent la
puberté, c'est-à-dire ces désirs vagues et obscurs, cette
inquiétude, cet amour pour la solitude, ces goûts bi-
zarres, ces soupirs, cette rêverie, cette tristesse, ces
mouvements d'impatience, enfin tout ce qu'éprouve la
jeune fille jusqu'à ce qu'elle ait deviné et rencontré
l'objet de ses désirs.

Après la manifestation des phénomènes de congestion
utérine les organes sexuels sont d'abord humectés par
une sérosité légèrement colorée, ensuite ils laissent couler un sang rouge et vermeil ; la fonction est alors établie,
et il survient dans tout l'organisme une détente générale.
Une partie des signes précités reparaît à chaque époque
menstruelle.

Quand la menstruation a de la peine à s'établir, les moyens à mettre en usage sont ceux qui dirigent sur les organes sexuels la pléthore qui existe dans l'économie. Ces moyens sont l'entretien de la chaleur des cuisses et du bassin, à l'aide de vêtements de laine, les frictions sur les cuisses, l'exposition des organes génitaux à la vapeur de l'eau chaude simple ou chargée de substances aromatiques, les fomentations excitantes sur le bas-ventre, le bain de siége chaud, un exercice corporel dont l'effet ne puisse détourner sur les muscles le fluide sanguin ; par exemple, l'équitation au petit pas : dans cet exercice, la secousse modérée du cheval et l'attitude disposent les fluides à se porter vers l'utérus.

Si l'inapparition des règles, à l'époque accoutumée, dépend de l'atonie, de la faiblesse de la constitution, il faut commencer par fortifier celle-ci à l'aide d'une bonne nourriture, des exercices, etc. Si, comme cela a lieu bien plus souvent, cette inapparition dépend de l'excitation d'un organe éloigné de l'utérus, qui attire à lui tous les fluides, il convient d'abord de remédier à cette excitation.

Quand une fois la menstruation est bien établie, il faut, pendant les jours où l'écoulement existe, éviter tout ce qui peut le supprimer, comme l'action du froid, particulièrement aux extrémités, les impressions morales, et tout ce qui peut exciter un organe quelconque, car toute excitation, pour peu qu'elle soit forte, devient révulsive de celle dont l'utérus est le siége.

Les femmes d'une constitution frêle, qui ont des règles assez abondantes pour épuiser l'économie, devront éviter toutes les causes qui maintiennent de la chaleur ou attirent de l'excitation vers les organes de la génération. Elles devront substituer aux lits de plume et aux bergères, qui laissent plongé le bassin dans une espèce de bain de vapeur, les lits et les siéges de crin, qui concentrent moins le calorique autour des parties sexuelles. Elles doivent surtout, entre les époques mens-truelles, prendre assez d'exercice pour détourner, au profit des muscles, le sang qui se trouve surabondam-ment excrété. Pendant les jours que dure l'écoule-ment, au contraire, elles devront ne faire que très-peu d'exercice, éviter la course, la promenade dans des voi-tures trop dures, l'équitation, et surtout les plaisirs du mariage.

Lorsque les règles ne sont pas suffisantes pour débar-rasser l'économie de l'excès de sang qui s'y trouve, on combat la pléthore par les moyens ordinaires, mais plus particulièrement en cherchant à augmenter l'évacuation menstruelle à l'aide des moyens que nous avons prescrits plus haut.

La cessation définitive de l'écoulement menstruel est généralement en rapport avec l'époque de l'établisse-ment de cette fonction. Si la menstruation s'établit de bonne heure, elle finit de bonne heure; si elle s'établit tard, elle finit tard. Cependant on a aussi remarqué que le temps de la vie pendant lequel une femme reste ré-glée est d'autant moins considérable qu'elle a été réglée plus jeune. La période menstruelle dure ordinairement trente ans dans nos climats, de sorte que c'est à peu près à quarante-cinq qu'elle cesse.

Les signes ordinaires de la cessation des règles sont la diminution progressive du sang évacué, et l'éloigne-ment, de plus en plus marqué, des époques où l'évacua-tion a lieu. Chez quelques femmes, cependant, les règles, au lieu de disparaître graduellement, cessent tout à coup, et sont remplacées par des écoulements blancs, par des sueurs; d'autres fois, la cessation brusque de la menstruation détermine des congestions sur des organes importants : c'est sans doute ce cas, le plus défavorable de tous, qui a introduit, dans le langage, cette dénomination d'*âge critique*, qui devient impropre lorsqu'il s'agit de désigner le cours régulier d'une action organique et une époque de la vie qui, d'après des recherches statistiques modernes, ne paraît exercer aucune influence sur la mortalité des femmes.

Si, chez quelques-unes, on observe alors des accidents, ils sont dus à la pléthore, et doivent être combattus par les moyens indiqués dans le cours de cet article.

CHAPITRE III.

Organes des sécrétions folliculaires muqueuses.

§ Ier. *Membrane muqueuse des organes sexuels.*

Les organes génitaux de l'homme et de la femme, dans leurs parties recouvertes par les membranes muqueuses, sont le siége d'une sécrétion odorante destinée à lubrifier ces parties.

L'abondance de cette sécrétion exige des soins de propreté dont la négligence peut, dans certaines circonstances, avoir des inconvénients. Si l'on n'en remarque pas chez les habitants de la campagne et les sujets robustes, il n'en est pas ainsi chez les individus mal portants, chez les femmes atteintes de gastralgie presque toujours compliquée de leucorrhée.

C'est sans doute pour obvier à des accidents qui pouvaient être fréquents dans les climats chauds, que les législateurs des Égyptiens d'abord, puis ceux des juifs, et enfin ceux des mahométans, prescrivirent au nom de la religion plusieurs pratiques de propreté, et qu'une opération même, la *circoncision*, fut imposée à quelques-uns de ces peuples.

1°. *Moyens d'hygiène relatifs à la propagation et à la transmission des maladies contagieuses des organes sexuels.* — C'est par les membranes muqueuses qui font ici l'objet de notre examen, que se communiquent le plus communément les affections syphilitiques. Pour prendre la question au point de vue convenable, il conviendrait de dire quelques mots sur les maisons de prostitution, que l'on peut jusqu'à certain point considérer comme des foyers permanents de ces maladies; mais les limites de cet ouvrage s'opposent à toute discussion sur cet objet, et nous nous bornerons à dire que, liés et inhérents à toutes les grandes réunions d'hommes, les établissements de prostitution ont existé chez tous les peuples; que les législateurs de tous les temps en ont reconnu la nécessité, et les ont introduits ou tolérés dans les pays soumis à leur autorité, circonstance qu'on pourrait opposer à ces personnes qui, s'appuyant sur des considérations morales mal entendues, voudraient les proscrire entièrement.

Nous n'avons pas davantage à rechercher si la prostitution nuit à l'accroissement de la population; et si nous avions à traiter cette question, il conviendrait peut-être de savoir préalablement s'il suffit aux hommes de naître et s'il ne faut pas aussi qu'ils vivent; arrivons donc à la seule considération que nous ayons en vue, le moyen de diminuer la propagation des affections syphilitiques, le moyen même de préserver de ces affections, car nous aborderons encore cet objet malgré les déclamations de quelques auteurs dont les intentions sont meilleures que le jugement.

On pourrait reconnaître que pour restreindre la contagion syphilitique, il n'y aurait que des avantages à maintenir les établissements de prostitution sous la surveillance de l'autorité, si les mesures prescrites par les règlements étaient exécutées d'une manière plus conforme à l'esprit qui les a dictés.

On pourrait reconnaître encore l'avantage des visites médicales auxquelles sont soumises les femmes qui se livrent à la prostitution dans les grandes villes de France, si l'inspection de ces femmes était faite par des hommes dont les connaissances spéciales fussent établies par des garanties suffisantes, si le choix des médecins fait par l'autorité était dirigé par des hommes capables d'apprécier leur capacité; si enfin ces visites étaient plus fréquentes et faites par plusieurs médecins à la fois et non en secret.

Mais à ces moyens d'hygiène publique pourquoi n'ajouterait-on pas ceux d'hygiène privée qui ont pour but de prévenir le développement de la maladie? Les moralistes peu judicieux qui se sont élevés contre les tentatives faites dans ce but, ont prétendu que c'était donner l'impunité au vice, et par conséquent l'encourager. Si leurs raisons avaient le moindre fondement, il faudrait se garder de donner les moyens de reconnaître les falsifications des vins et d'en préserver les consommateurs, par la raison que les ivrognes iraient s'enivrer dans les cabarets et ne craindraient plus que le vin dont ils abusent puisse nuire à leur santé. Mais de pareils motifs sont sans valeur, et l'intérêt des enfants, qui pourraient devenir victimes du libertinage de leurs pères et se trouver punis de fautes qu'ils n'ont pas commises, doit l'emporter sur toute autre considération. Les moyens indiqués pour prévenir la contagion syphilitique ont pour but de rendre la membrane muqueuse imperméable au virus. Les onctions avec l'onguent mercuriel ou simplement avec l'axonge produisent ce résultat. D'autres moyens paraissent plus spécialement destinés à enlever le virus des surfaces avec lesquelles il est en contact, et à en détruire les plus minimes quantités; ce sont, outre les soins ordinaires de propreté, les lotions avec l'eau mêlée au chlorure de soude, et pratiquées immédiatement après le coït; enfin, un moyen beaucoup plus certain est l'interposition d'un tissu particulier entre les membranes saines et les membranes suspectes.

§ II. *Sécrétion de la muqueuse nasale.*

Dans l'état de santé la quantité du mucus nasal n'excède pas ce qui est nécessaire à la lubréfaction de la membrane olfactive; mais, chez quelques personnes, par suite d'un état congénial ou acquis, cette sécrétion dépasse les limites ordinaires et devient quelquefois très-abondante. Les causes qui paraissent favoriser cette surabondance sont, après la disposition organique, le froid, particulièrement celui de la tête ou des pieds, une nourriture plus considérable qu'elle ne doit être pour la réparation des organes, une action de la peau insuffisante, due à la négligence des pratiques indiquées dans le chapitre précédent, trop peu d'exercice musculaire, enfin une excitation artificielle, portée directement sur la membrane nasale à l'aide du tabac.

Le mouchoir, pièce d'étoffe qui sert à recueillir et dérober le produit de la sécrétion nasale, doit être en tissu de lin ou de chanvre, préférablement à ceux de coton ou de soie, lorsque cette sécrétion est considérable et qu'il existe un coryza.

§ III. *Sécrétion des muqueuses buccale, œsophagienne, gastrique, intestinale, etc.*

1°. *Muqueuse buccale* (*voyez* le chapitre *Bouche*, p. 3). — On peut contracter des maladies par la membrane qui recouvre les lèvres et la langue. Ce ne sont pas seulement des baisers lascifs et d'un contact prolongé qui communiquent la syphilis; le baiser le plus innocent imprudemment donné sur la bouche d'un enfant, et j'en ai vu un de trois mois se trouver dans ce cas, amène le même résultat; par la même raison, les lèvres et la langue de l'enfant peuvent, dans la succion du mamelon, infecter une nourrice. Si l'on en croit Cullerier, un verre, une cuiller, une pipe, communs à plusieurs individus, peuvent être aussi des intermédiaires de contagion; mais il est nécessaire que l'objet quitté par l'infecté ait été pris de suite par un homme sain. M. Richerand rapporte un cas dans lequel une plume a servi de moyen de transmission pour la syphilis; il s'agit, je crois, d'un banquier, qui porte à sa bouche, en achevant un calcul commencé par son commis atteint de cette maladie, une plume que ce dernier y avait préalablement mise à la sienne.

Mais une maladie bien plus redoutable que la syphilis, la peste elle-même, paraît pouvoir se transmettre par cette voie : telle est, du moins, l'opinion exprimée par Desgenettes : « Je crus, dit-il à l'occasion de son inoculation de la peste, avoir couru plus de danger avec un but d'utilité moins grand, lorsque, invité par le quartier-maître de la soixante-quinzième demi-brigade, une heure avant sa mort, à boire dans son verre une portion de son breuvage, je n'hésitai pas à lui donner cet encouragement. Ce fait, qui se passa devant un grand nombre de témoins, fit notamment reculer d'horreur le citoyen Durand, payeur de la cavalerie, qui se trouvait dans la tente du malade. . . . .

« Le citoyen Berthollet me dit un jour qu'il était porté à croire que la contagion se communiquait souvent par les organes de la déglutition, et qu'elle avait pour véhicule l'humeur salivaire, etc. [1]. »

On voit par ce qui précède, qu'il est dangereux, et qu'on doit s'abstenir d'embrasser sur la bouche les personnes sur l'état de santé desquelles on peut avoir quelque défiance ; que la propreté, d'accord avec la prudence, interdit l'usage de porter aux lèvres les objets qui viennent de servir à de pareils individus ; enfin, qu'on doit éviter aux enfants les caresses trop familières des inconnus.

2°. *Muqueuses œsophagienne, gastrique et intestinale.*—Elles ont été examinées ailleurs (voyez *Appareil digestif*).

3°. *Excrétion des matières fécales.* —Dans l'état sain l'évacuation de ces matières est subordonnée à la quan-

---

[1] *Histoire médicale de l'armée d'Orient*, page 89.

tité et à la qualité des aliments, à la température, à l'exercice, au plus ou moins d'activité des fonctions de la peau. Nous avons indiqué tous les objets qui influent sur cette excrétion. Si les modificateurs naturels ne suffisaient pas pour vaincre une constipation chez un individu dont l'estomac est sain, mais dont l'âge a rendu obtuse la contractilité intestinale, il faudrait avoir recours à des moyens thérapeutiques, tels que les lavements, ou l'enlèvement des matières fécales au moyen d'une curette. Sans cet expédient, elles pourraient distendre l'intestin et amener des accidents de la nature la plus grave.

Les femmes, dans l'état de grossesse plutôt encore que dans l'état ordinaire, doivent céder sans retard au premier besoin qu'elles éprouvent de rendre leurs excrétions. S'il tarde trop à se faire sentir, elles préviendront l'accumulation des matières fécales, par l'emploi des lavements émollients ou à l'aide d'un régime laxatif tel que des légumes herbacés, des fruits cuits. Elles ne doivent pourtant pas faire abus de ce régime, sous prétexte d'entretenir la liberté du ventre, car alors elles s'affaibliraient réellement.

CHAPITRE IV.

Des sécrétions glandulaires.

1°. *Sécrétions salivaires.* — Dans l'état normal, la salive, fluide préparé par les glandes sublinguales, sous-maxillaires et parotides, est instinctivement portée dans l'estomac par la déglutition, et ne dépasse pas, par son abondance, la quantité qui est nécessaire à l'altération que les aliments doivent subir avant de renouveler la

masse du sang ; aussi il y a rarement excrétion de salive.
Il est pourtant quelques individus chez lesquels la sécrétion de la salive acquiert assez d'activité pour qu'il leur
soit nécessaire de se débarrasser par expuition, d'une
partie du produit qu'elle fournit. Certains usages excitent aussi la sécrétion salivaire ; tel est celui de mâcher
du tabac ou d'autres substances irritantes. Fort souvent
même la sécrétion n'est en excès que parce que l'on
s'adonne à ces usages, et une erreur fréquente chez les
gens étrangers à la médecine, qui méconnaissent ce
fait, est de supposer que *les eaux* qu'ils crachent en
fumant, préexistent à l'action de fumer, *remplissent
leur poitrine, etc.*, et que cet acte se borne à la débarrasser de ces prétendues eaux ; de ne pas comprendre
en un mot qu'il est au contraire la cause la plus active
de leur formation. Nous avons parlé ailleurs (page 9)
des inconvénients de l'excrétion trop abondante de salive, ainsi que des corps qui la provoquent ; nous ne
reviendrons pas sur cet objet.

2°. *Sécrétion de la bile.* — Préparé par le foie pour
servir à la digestion, ce liquide jaune est, de tous les
fluides de l'économie, celui qui a donné lieu aux idées
les plus extravagantes et aux cupides calculs de la fri-
ponnerie la plus déhontée. On dirait en vain chaque
jour à la tourbe ignorante, et même aux gens instruits,
mais étrangers à la physiologie, qu'un organe d'un volume immense, recevant des vaisseaux considérables,
dont les blessures ou autres maladies sont extrêmement
dangereuses, est destiné à la confection de la bile ; que
cette bile est un liquide précieux sans lequel notre digestion ne saurait avoir lieu ; que, s'il est préparé en
trop grande quantité, comme on le suppose trop sou-

vent, cet effet est le plus ordinairement dû à ce que l'on pousse le foie à un trop grand travail en le surexcitant; que, dans ce cas, les moyens qu'on emploie pour évacuer la bile sont précisément ceux qui sollicitent le plus la production de ce fluide, puisqu'ils excitent le foie; que cette surabondance de bile disparaîtrait presque toujours par le régime; que s'occuper de l'expulsion de ce fluide au lieu de combattre la cause qui le rend surabondant, c'est ressembler à un homme qui, au lieu de boucher un trou par lequel l'eau entre dans sa maison, s'occupe à jeter dehors cette eau et à nettoyer l'entrée du trou; qu'enfin cette surabondance de bile cause rarement des maladies, mais est, au contraire, un résultat de maladie: tous ces raisonnements, et mille autres aussi simples, pour ne pas dire aussi triviaux, seraient inutiles; chaque jour le médecin n'en rencontrerait pas moins des individus regardant la bile comme une humeur malfaisante, et demandant à être débarrassés de cet ennemi.

Tous les agents de l'hygiène qui diminuent ou augmentent la sécrétion de la bile ont été étudiés à l'occasion des organes au moyen desquels le foie reçoit ses excitations (voyez *Appareil digestif*, etc.).

3°. *Sécrétion du suc pancréatique.* — Opérée par le pancréas, glande qui se trouve derrière l'estomac et entre les trois courbures du duodénum, cette sécrétion est, comme celle de la bile, modifiée par les excitants propres de l'estomac (voyez *Appareil digestif*).

4°. *Sécrétion de l'urine.* — Préparée par les reins, glandes situées de chaque côté de la colonne vertébrale au niveau des dernières vertèbres dorsales et des premières lombaires, l'urine est plus ou moins abondante, suivant la nature des aliments, suivant la température, les qualités humides ou sèches de l'atmosphère, etc. Nous avons encore traité de tous les objets qui modifient cette sécrétion, dont la destination est d'entraîner au dehors le superflu des liquides, et d'éliminer les molécules trop animalisées ou inassimilables. Bornons-nous à dire ici que l'excrétion des urines doit avoir lieu chaque fois que le besoin la sollicite; que la contrainte que certaines convenances imposent à cet égard amène la paralysie de la vessie, ou son inflammation accompagnée de plusieurs accidents assez graves pour causer la mort.

5°. *Sécrétion du sperme.* — Elle est préparée par les testicules : nous avons étudié ailleurs les modificateurs qui agissent sur ces organes (voyez *Instinct de Propagation*, tome I, p. 129).

6°. *Sécrétion du lait.* — Elle est opérée par les glandes mammaires; l'étude de cette fonction, dont le produit est destiné à la nourriture du nouveau-né, suivra celle de l'accouchement, qui va maintenant nous occuper.

CHAPITRE V.
De l'accouchement.

Lorsque la conception est opérée, c'est aux dépens de la mère que le fœtus, chez les mammifères, prend les matériaux de son accroissement. Le temps de cet accroissement, qu'on appelle *grossesse*, rend, comme nous l'avons démontré, plus indispensable qu'à toute autre époque de la vie, l'observation des règles de l'hygiène, mais n'exige aucune règle à part. Il n'en est pas de même de l'accouchement : tributaire de l'hygiène, cette fonction douloureuse astreint la femme à des soins spéciaux qui sont surtout nécessaires dans notre. état de civilisation et plus particulièrement encore dans l'enceinte des villes.

Pour administrer convenablement les soins hygiéniques de l'accouchement, il faut connaître les phénomènes qui annoncent le moment où doit commencer cette fonction.

La durée de la grossesse est ordinairement de neuf mois. A l'expiration de ce temps, le produit de la conception est expulsé. Les signes précurseurs de cette exonération se tirent de l'état du col de la matrice.

Le toucher apprend qu'il est totalement effacé; ses parois sont devenues assez minces pour permettre de sentir aisément au travers, par le fond du vagin, la partie que le fœtus présente; son orifice s'arrondit, ses lèvres se ramollissent, s'engorgent légèrement, s'écartent et permettent l'introduction du doigt qui sent alors les membranes à nu. Celles-ci sont alternativement tendues ou relâchées sous l'influence des contractions utérines rares encore et peu douloureuses; enfin, les organes génitaux externes et le vagin s'humectent de mucosités abondantes.

La personne appelée pour donner ses soins à une femme doit reconnaître à ces signes que le travail de l'accouchement va bientôt avoir lieu. Ce travail consiste dans une suite de douleurs et de contractions utérines qui augmentent graduellement jusqu'à ce que l'enfant ait franchi la vulve et que l'accouchement soit terminé.

Les phénomènes de ce travail sont les *vraies douleurs*, toujours subordonnées aux contractions utérines, la *dilatation du col utérin*, *l'apparition des glaires sanguinolentes*, la *formation* et la *rupture de la poche des eaux*, la *sortie de l'enfant*, puis, après quelques minutes de repos, de *nouvelles contractions de l'utérus* pour l'*expulsion de l'arrière-faix*.

Le premier soin de celui qui assiste une femme chez laquelle il a reconnu que le travail de l'accouchement est commencé, est d'éloigner d'elle les personnes dont la présence pourrait lui imposer quelque contrainte. Après quoi il s'assure, par le toucher, des progrès qu'a déjà faits le travail, et procède à différentes pratiques ou manœuvres qui sont du ressort de l'art des accouchements.

Le lit destiné à la femme en travail consistera en un fond sanglé sur lequel sera placé un matelas avec des alèzes et des couvertures, plus ou moins chaudes, suivant la saison. On donnera à ce lit, à l'aide d'oreillers ou de tout autre moyen, une inclinaison telle que la tête soit plus élevée que le reste du corps, et l'on fournira aux pieds un point d'appui par une planchette convenablement fixée.

Il est utile de débarrasser l'intestin des matières qu'il contient à l'aide d'un lavement.

Quant à la position que la femme doit garder, elle varie aux différentes époques du travail: l'immobilité, convenable pour les derniers moments, offre moins d'avantage au début, qui réclame, au contraire, un peu d'exercice.

La femme devra modérer ses efforts, surtout dans les premiers temps, et les faire coïncider avec les contractions utérines: on a vu la rupture de l'utérus être le résultat d'efforts violents et de mouvements désordonnés.

Lorsque, dans les dernières douleurs, le périnée, distendu par la pression de la tête de l'enfant, menace de se rompre, l'accoucheur le soutiendra à l'aide de la main.

Quand enfin l'enfant est entièrement dégagé, on coupe et on lie le cordon à deux pouces à peu près de l'ombilic.

Le nouveau-né, supposé bien conformé, sera essuyé avec un linge fin, de manière à ce que la majeure partie de l'enduit sébacé soit enlevée, sans que pourtant il soit nécessaire de s'attacher d'une manière minutieuse à en débarrasser complétement la peau encore si tendre. Des lotions d'eau tiède et la fixation d'un bandage médiocrement serré autour du ventre pour maintenir le cordon, compléteront ces premiers soins. Il ne restera plus qu'à couvrir l'enfant de vêtements assez chauds pour le soustraire aux intempéries de l'air, et assez lâches pour ne point gêner ses fonctions. On le couchera sur le côté droit, d'une part à raison de la pesanteur du foie, de l'autre, pour faciliter l'écoulement des mucosités buccales.

Quant à la mère, elle ne tarde pas à être en proie à de nouvelles douleurs, dues aux contractions de l'utérus tendant à se débarrasser de l'arrière-faix. Dans le plus grand nombre des cas, de légères tractions exercées sur le cordon suffisent pour amener le placenta au dehors; mais lorsqu'il n'est point encore détaché et qu'on éprouve une certaine résistance, on court moins de risques à attendre, qu'à vouloir hâter la délivrance par des manœuvres dont le moindre inconvénient serait d'opérer la séparation du cordon et de rendre plus difficile l'extraction du placenta.

Après avoir replacé la femme dans son lit, on lui appliquera autour du ventre une serviette qui remplacera par sa pression celle à laquelle les viscères étaient depuis longtemps accoutumés et dont la brusque cessation pourrait amener quelques résultats fâcheux. Des lotions adoucissantes sont préférables à celles que l'on pratique dans quelques pays avec du vin ou d'autres préparations stimulantes, à moins toutefois d'indications particulières qui se lient à un état maladif, et qui ressortent complétement du cadre que nous nous sommes tracé.

Le repos le plus absolu, une douce température autour de la malade, l'éloignement de tout ce qui peut lui causer quelque émotion, des boissons délayantes et légèrement diaphorétiques, des aliments d'abord légers, puis, lorsque la fièvre de lait est déclarée, une diète sévère, doivent composer le régime auquel l'accouchée sera soumise.

Pour ce qui est de l'enfant, dans le cas où la mère le nourrit, il pourra être approché du sein une couple d'heures après l'accouchement. Déjà, en effet, il y puisera un liquide que l'on s'accorde à regarder comme propre à favoriser l'expulsion des matières accumulées dans l'intestin pendant la vie *intra-utérine*, matières auxquelles on donne le nom de *méconium*. Si pour présenter le sein on attend le développemeut de la fièvre de lait, il peut arriver que l'extrême tension de cet organe le rende très-sensible, efface le mammelon en le tiraillant par sa base, empêche l'enfant de le saisir ou de le conserver après l'avoir saisi, et que la succion cause de vives douleurs à la mère, quelquefois des gerçures, les accidents en un mot que nous verrons pouvoir se manifester chez la femme qui ne nourrit pas. Lors même que la femme n'aurait pas de lait dans les premières heures qui suivent l'accouchement, la stimulation exercée sur le sein, par les tentatives de succion, pourrait encore avoir l'avantage d'activer la sécrétion de ce fluide.

Si l'enfant doit, au contraire, être confié aux soins d'une nourrice étrangère, et que celle-ci ne soit point encore à portée de les lui donner, il recevra, pour toute nourriture, une petite quantité d'eau de gruau sucrée, à laquelle, dans les jours suivants, on devra ajouter un cinquième environ de lait. Peut-être serait-il mieux encore que la mère commençât l'allaitement : si ce moyen d'éviter au nouveau-né les effets du lait trop consistant d'une nourrice anciennement accouchée, offre pour la mère l'inconvénient d'appeler vers les seins une excitation qu'on se propose d'éteindre plus tard, il a pour l'enfant l'avantage très-réel de préparer ses organes digestifs à la nourriture qui va y être déposée. Dugès affirme au reste que cette pratique est également avantageuse pour la femme, et qu'on s'en est bien trouvé à l'hospice de la Maternité à Paris, pendant une épidémie de péritonite puerpérale.

Si pourtant la mère ne pouvait, même pendant ces premiers instants, présenter le sein, et que les boissons données à l'enfant ne produisissent pas l'évacuation du méconium, on pourrait lui administrer quelques cuillerées d'eau miellée ou de sirop de chicorée composé étendu de partie égale d'eau : par là on se conformerait au précepte des auteurs qui prescrivent de ne laisser prendre à l'enfant le sein d'une nourrice trop anciennement accouchée, que lorsque le méconium est évacué.

Nous avons, pour tout ce qui précède, supposé que la femme est bien constituée et que tout se passe régulièrement : dans l'hypothèse contraire, nous renvoyons aux ouvrages spéciaux destinés à l'art des accouchements.

CHAPITRE VI.

De l'allaitement ou lactation.

Les glandes mammaires commencent à entrer en activité dès les premiers temps de la gestation ; mais le fluide qu'elles secrètent alors et plus particulièrement encore dans les derniers jours de la grossesse, offre des caractères fort différents de ceux qu'il présentera par la suite. Ce liquide, qu'on appelle *colostrum*, est jaunâtre, de saveur sucrée, albumineux, coagulable par la chaleur, et ce n'est qu'après la fièvre de lait, qu'il offre les propriétés dont nous avons ailleurs fait mention (page 120), propriétés qui deviennent de plus en plus tranchées, à mesure qu'on s'éloigne de l'époque de l'accouchement.

Le stimulant propre qui sollicite les glandes mammaires à entrer en fonction, est la succion opérée par la bouche de l'enfant.

Si cette stimulation du mamelon vient à manquer, la sécrétion cesse. Elle est également supprimée quand un organe quelconque de l'économie vient à être irrité plus que ne le sont les seins, et devient le siége d'une congestion.

1°. *Avantages de l'allaitement maternel pour la mère et pour l'enfant.*

A moins d'une cause majeure une mère ne peut, sans exposer sa santé et celle de son enfant, se dispenser de l'allaiter. Elle trouve dans ce devoir les avantages qui doivent accompagner le cours naturel d'une fonction qui ne saurait être supprimée sans inconvénients; elle s'épargne plusieurs accidents qui atteignent fréquemment celles qui se placent dans une condition opposée : ainsi, lorsque le nouveau-né est vigoureux, la fièvre de lait manque ou est à peine sensible; on n'a point à redouter les accidents inflammatoires qu'elle peut amener à sa suite; la pléthore, qui peut devenir dans cette circonstance une cause de péritonite, de métrite, de manie, etc., etc.; les sueurs abondantes et les éruptions qu'elles déterminent; les rhumatismes; enfin des lochies excessives et de trop longue durée.

Les avantages de l'allaitement maternel ne sont pas moins réels pour l'enfant. Le premier lait qui se trouve sécrété après l'accouchement est, mieux que tout autre, approprié aux organes du nouveau-né. Mais celui-ci ne reçoit pas de sa mère que la simple nourriture; il trouve auprès d'elle une véritable incubation, des soins attentifs, cette sollicitude que rien ne remplace; aussi n'est-ce guère qu'en parcourant les inconvénients de l'allaitement étranger, qu'on s'aperçoit de la réalité des avantages de l'allaitement maternel. Si l'on pouvait trouver une femme accouchée en même temps que la mère, qui pût réunir à toutes les qualités physiques qui constituent une bonne nourrice, le bon sens, la docilité, l'active surveillance, l'affection sincère, etc., certes les inconvénients de l'allaitement étranger seraient moins réels : malheureusement la nourrice comme nous la voulons ne peut pas exister. « Celle, dit Jean-Jacques, qui nourrit l'enfant d'une autre au lieu du sien est une mauvaise mère : comment sera-t-elle une bonne nourrice? elle pourra le devenir,

37.

mais lentement; il faudra que l'habitude change la nature, et l'enfant mal soigné aura le temps de périr cent
fois avant que la nourrice ait pris pour lui une tendresse
de mère. » (*Émile.*)

L'examen qu'on fait généralement des nourrices est
trop superficiel : la plupart des gens jugent de leur
état de santé par quelques signes extérieurs, prennent
quelques informations sur leur moralité, leur adres-
sent quelques questions, et, suffisamment rassurés, ils
livrent leur enfant. Mais je suppose que les nourrices ne
soient attaquées d'aucune maladie contagieuse, qu'elles
aient suffisamment de lait au moment où on les choisit,
ne peut-il pas, lorsqu'elles sont éloignées, survenir
bien des circonstances funestes au nourrisson, bien des
causes qui peuvent diminuer la quantité du lait, telles
que la grossesse, la mauvaise nourriture, l'excès du travail, enfin tout ce qui peut détourner des glandes mammaires la quantité de sang qui doit être employé pour
la sécrétion du lait? Beaucoup de causes aussi ne peuvent-elles pas donner, par la suite, au lait, de mauvaises
qualités qu'il n'avait pas dans le principe? Or, dans ces
cas, la nourrice aura-t-elle assez de bonne foi ou assez
de pénétration pour avertir les parents?

2°. *Causes qui s'opposent à l'allaitement maternel.*

Peu de causes s'opposent à l'allaitement maternel;
mais comme on en admet beaucoup, il sera nécessaire
qu'avant d'énoncer les réelles, nous discutions celles
dont les préjugés ont fait des obstacles.

La *trop petite quantité de lait* ne doit pas d'abord
empêcher de nourrir, parce que cette sécrétion peut

s'augmenter au point de devenir, dans la suite, suffisante à la nourriture de l'enfant : le chatouillement que celui-ci exerce sur le sein par la succion détermine une excitation qui, entretenue par un régime analeptique, remédie souvent au défaut d'action des seins. Si, malgré tout cela, le lait est sécrété en trop petite quantité, la mère n'en devra pas moins encore continuer de nourrir ; mais seulement on suppléera au trop peu de lait de la femme, par le lait coupé d'un animal.

La *présence des règles* contre-indique-t-elle l'allaitement ? La réponse à cette question ne peut être faite qu'après l'examen de l'enfant et de la femme. Si celle-ci est assez forte pour fournir aux deux actions vitales qui se passent en même temps dans l'économie, si l'enfant n'est point incommodé par un lait devenu trop séreux, en un mot s'il ne dépérit pas, la femme devra continuer de nourrir ; car si les règles paraissent, c'est une preuve qu'elle peut fournir aux deux fonctions à la fois. On sait bien que la plupart des nourrices ne sont pas dans ce cas ; mais aussi toutes les fois que l'enfant dépérit, il faut renoncer à l'allaitement. Si le lait n'incommodait pas le nourrisson, mais seulement était sécrété en trop petite quantité, on y suppléerait comme dans le cas précédent. Si l'enfant, bien portant habituellement, venait à éprouver, seulement pendant les jours où l'écoulement menstruel a lieu, des coliques ou autres symptômes dus à une altération du lait, on remplacerait, chaque mois, pendant les jours que durent les règles, l'allaitement maternel par un lait étranger, et, ces jours passés, on reprendrait l'allaitement. Cependant, ainsi que nous le dirons en parlant du choix de la nourrice, la présence des règles chez une nourrice à laquelle on n'a pas encore confié l'enfant, est un motif pour ne le lui pas confier, à moins qu'on ne se soit bien assuré de la quantité de lait qu'elle peut fournir.

La *grossesse* doit-elle faire cesser l'allaitement? On peut répondre à cette question en disant, comme nous venons de le faire pour la précédente, que c'est l'examen de la femme et de l'enfant qui peut seul décider à faire continuer l'allaitement ou à y faire renoncer. Cependant on objecte que la mère et le nourrisson peuvent bien ne pas souffrir, tandis que l'enfant renfermé dans l'utérus peut dépérir, sans qu'on s'en aperçoive, par la soustraction que les mamelles lui font des matériaux que son accroissement réclame. Je doute que cette supposition ait été vérifiée, et l'observation de nos villageoises qui donnent le jour à un enfant tous les ans, et nourrissent pendant neuf mois, prouve que l'objection n'est que spécieuse, puisque les enfants les plus jeunes ne sont pas moins robustes que les aînés. Quand la femme et l'enfant se portent bien, il n'existe donc nulle raison pour discontinuer l'allaitement pendant la grossesse. Cet état, pourtant, étant déjà une présomption qu'il existe trop peu de lait, sera, comme la présence des règles, un motif pour ne pas admettre une nourrice.

La *mauvaise conformation du mamelon* est-elle un obstacle à l'allaitement? Sans doute que cela a souvent lieu; mais il est beaucoup de cas dans lesquels on peut vaincre l'obstacle à l'aide de bouts de sein.

Est-il prudent de remédier à la mauvaise conformation des mamelons, en commençant, un mois avant l'accouchement, à faire opérer la succion par une personne adulte, ou par des chiens *nouveau-nés?* C'est aux accoucheurs qui conseillent cette manœuvre à décider si ces titillations du sein ne peuvent point troubler la vie du fœtus. Toutefois, cette succion produit un allongement des mamelons, qu'on peut alors soustraire à la pression des vêtements, au moyen de bouts de sein, plus fermes que les précédents.

Quant à la succion exercée après l'accouchement, à l'aide de bouts de sein artificiels, il est clair qu'elle développe le mamelon, et qu'elle ne saurait plus avoir d'inconvénient. Il est donc plus prudent de s'en tenir à cette dernière pratique. Si la nourrice se présente avec trop de développement du mamelon, il faut la rejeter.

Les *gerçures du mamelon* ne sont jamais un obstacle à l'allaitement. Cependant, dit-on, lorsque ces gerçures sont très-considérables, l'intérêt de l'enfant et celui de la nourrice se trouvent en opposition; car si, dans l'intérêt de celle-ci, le dégorgement des seins est nécessaire, la succion peut causer à l'enfant des aphthes; on conseille donc d'employer, pour le dégorgement des seins, un autre moyen. A cela nous répondrons : d'abord, on peut presque toujours prévenir, comme nous l'avons vu, les gerçures du sein; ensuite quand elles existent, si la mère peut souffrir la succion, il n'y a pas autant d'inconvénient qu'on le pense à la laisser opérer par l'enfant, pourvu qu'on recouvre le mamelon gercé, d'un bout de sein. Ce moyen arrête la douleur, et pendant ce temps la guérison de la gerçure s'effectue.

Les *maladies contagieuses* que la mère contracterait après l'accouchement doivent, dans l'intérêt de l'enfant, faire suspendre l'allaitement; mais dans le cas où elles seraient contractées avant l'accouchement, la mère allaitera, et les moyens de traitement qui lui seront appliqués agiront sur son enfant. L'opinion de Rousseau, qui met en doute si l'enfant a quelque nouveau mal à craindre du sang dont il est formé, n'est pas aussi paradoxale, lorsqu'il s'agit de maladies vénériennes, qu'on se plaît à le répéter dans les livres de médecine : dans beaucoup d'hospices, en effet, les femmes atteintes de ces affections allaitent elles-mêmes leurs enfants, et ceux-ci sont guéris par les remèdes administrés à la mère ; à Paris, on envoie, de la Maternité, dans d'autres établissements, les nouvelles accouchées infectées de maladies vénériennes, afin qu'elles y nourrissent des enfants étrangers attaqués de la même maladie. On tire par là double profit du traitement qu'on administre à ces femmes.

La *phthisie* s'oppose à l'allaitement ; car, par l'épuisement qu'il détermine dans ce cas, il hâte la terminaison d'une maladie incurable, et ne fournit à l'enfant qu'un aliment imparfait.

Les *maladies qui surviennent pendant l'allaitement et qui troublent la sécrétion du lait* exigent que l'enfant soit séparé de la mère. Cette séparation a lieu plus dans l'intérêt du premier que dans celui de la seconde ; car la succion agit comme une dérivation salutaire pour l'extinction des irritations siégeant dans différents organes. Dans ce cas, ce qu'il y a de plus convenable, est de faire opérer par une personne adulte une succion artificielle à l'aide d'une espèce de tuyau dont on applique sur le sein la portion évasée. Cette pratique, combinée avec les antiphlogistiques, pourra encore être employée avec succès dans le cas d'inflammation du sein, cas dans lequel on devra encore séparer l'enfant de la mère.

La personne *sujette à des accès de colère* ou *adonnée à une passion violente quelconque* ne doit pas nourrir ;

car son lait s'altère et cause à l'enfant de violentes irritations du canal intestinal et du cerveau. Voilà donc encore des motifs pour rejeter une nourrice. Les affections ou passions de la personne qui allaite ne causent pas seulement à l'enfant des coliques ou des convulsions, elles peuvent agir encore sur son caractère. Les anciens disent que l'enfant tient de sa nourrice ; les poëtes font allaiter leurs héros par des lionnes, etc. Ces faits, traités de préjugés dans les livres d'hygiène, ne sont pas absolument faux ; la manière de les expliquer seule est fausse. Une nourrice craintive, courageuse, méchante, peut, jusqu'à certain point, rendre son nourrison craintif, courageux, méchant. Si l'on attribue au lait cette influence exercée sur l'enfant par la nourrice, on avancera une proposition absurde, j'en conviens ; mais si l'on ne reconnaît, pour expliquer le fait dont il est question, que l'influence de l'éducation, de l'exemple, c'est-à-dire, l'influence de causes morales, agissant directement sur un tendre cerveau et modifiant l'organisation de cet appareil, alors le fait cesse d'être absurde, il devient un phénomène physiologique naturel, et facile à concevoir.

Souvent, sans qu'il y ait maladie déclarée, la femme éprouve, toutes les fois qu'elle donne le sein, une telle fatigue, des douleurs dorsales si vives et si profondes, que cet indice suffirait pour faire interdire l'allaitement, si, d'un autre côté, on n'y était déterminé par l'état de santé de l'enfant, qui, dans ce cas, est languissant, décoloré, et dans un état de dépérissement manifeste.

Il est encore d'autres circonstances qui doivent faire préférer l'allaitement étranger : telles seraient l'existence chez la mère de prédispositions évidentes à certaines maladies dont on pourrait craindre que l'enfant ne suçât le germe avec le lait.

A part les causes dont nous venons de parler et qui interdisent à la mère l'accomplissement d'un devoir aussi sacré, le médecin n'en peut reconnaître aucune autre. Dans les grandes villes telles que Paris, cependant, les femmes d'artisans ne sont point logées assez à l'aise pour que l'enfant jouisse de toute la salubrité d'air qu'il trouvera au village. Les calculs de mortalité prouvent que, dans le cas même où elle pourrait nourrir, la femme de l'ouvrier pauvre, logée dans les rues étroites et humides du centre de Paris, n'en devrait pas moins encore confier son enfant à une nourrice de campagne. En agissant ainsi, c'est à la vie de son fils qu'elle sacrifie sa santé, puisque, dans la classe dont il s'agit, les trois quarts des individus élevés dans les grandes villes meurent avant trois ans, tandis que, dans les campagnes, la même proportion n'a payé le fatal tribut qu'après plus de trente ans.

Au contraire, la mère qui ne peut nourrir et qui jouit d'une fortune suffisante, doit faire allaiter son enfant sous ses yeux. L'inconvénient qui résulte pour celui-ci, de ne pas habiter la campagne, est racheté par mille avantages. Est-ce d'ailleurs dans les premiers mois que le nourrisson jouira du bienfait des champs, lui qui est, la plupart du temps, abandonné dans son berceau, enseveli dans ses langes salis, en contact avec ses excréments, tandis que sa nourrice se livre aux travaux de la campagne? cette même nourrice, au contraire, à la ville et sous les yeux de la mère, sera surveillée et attentive; elle n'aura d'ailleurs autre chose à faire que de soigner sa santé et celle de son nourrisson; celui-ci ne sera jamais seul. Je suppose que cette mère prenne la peine de placer la nourrice et l'enfant dans un local sain. L'exécution de ce soin est essentielle; elle n'est pas moins facile : de l'air et de la lumière solaire, voilà tout ce qu'il faut. Quant à l'exercice dont elle doit user, la nourrice pourra trouver dans les promenades publiques toute l'activité de son genre de vie habituelle; qu'elle y transporte, chaque jour, l'enfant, dans la belle saison, et l'on n'aura plus à regretter pour celui-ci, aucun des bienfaits de la campagne.

3°. *Moyens de suppléer à l'allaitement maternel.*

Si, dans l'allaitement étranger, l'on ne considérait que la nourriture, nul doute que celle qui est puisée par l'enfant dans le sein de sa nourrice, ne fût préférable à toute espèce d'alimentation artificielle; mais les soins que réclame l'enfant ne sont pas d'une moindre importance; aussi, dans un grand nombre de cas, les avantages qu'on retire de l'allaitement par nourrice sont-ils, et au delà, compensés par les inconvénients qui résultent de ce manque de soins.

Quoi qu'il en soit, comme ce n'est qu'après l'allaitement par la nourrice, que d'ordinaire on range l'allaitement à l'aide d'animaux, et à raison de la difficulté de ce procédé, les différents moyens propres à administrer leur lait, examinons en premier lieu l'allaitement par la nourrice.

4°. *Choix d'une nourrice; — précautions qu'elle doit prendre en offrant le sein; causes qui le font refuser par l'enfant.*

Après avoir précédemment indiqué les cas dans lesquels une mère doit ou ne doit pas allaiter, les circonstances où elle doit continuer l'allaitement ou bien y renoncer, il nous restera bien peu de choses à dire; car toutes ces règles relatives à la mère s'appliquent à la nourrice; c'est donc sur elles que sera basé le choix de celle-ci. Nous pouvons pourtant ajouter à ce qui a été dit, les propositions suivantes : la nourrice devra être âgée de vingt à trente ans; elle devra être accouchée depuis le moins de temps possible : nous en avons donné la raison en parlant des avantages de l'allaitement maternel. Le lait d'une femme accouchée depuis plus de six mois est généralement hors de proportion avec les forces digestives du nouveau-né. La glande mammaire de la nourrice doit être développée, le mamelon assez saillant pour être facilement pris ou retenu par la bouche de l'enfant; le lait doit être sans odeur, d'une saveur très-douce, légèrement sucré, assez consistant pour se maintenir en gouttelettes sur une surface unie inclinée. Ce dernier caractère varie, au reste, suivant l'époque plus ou moins éloignée de l'accouchement, et la composition du lait pourra être modifiée par les aliments dont on fera faire usage aux nourrices.

L'examen du sein ne doit pas dispenser la personne qui choisit la nourrice, de s'assurer de la quantité du lait qu'elle peut fournir; car le volume du sein n'annonce pas toujours que la sécrétion du lait soit abondante.

Quelquefois l'enfant refuse de prendre le sein de sa

nourrice, bien que celle-ci semble présenter toutes les conditions désirables et que lui-même ne soit affecté d'aucun vice de conformation. Cette répugnance instinctive, dont la cause échappe souvent, mais qui peut être due à une saveur désagréable du lait ou du mamelon, impose l'obligation de changer la nourrice. Il ne faut pourtant pas regarder comme refusant le sein, un enfant qui s'en retire pour reprendre haleine, à raison de l'écoulement trop abondant du lait : il ne tarde pas à le saisir de nouveau pour l'abandonner, et ainsi de suite, jusqu'à ce qu'il ait satisfait sa faim. Il ne faut pas non plus confondre avec la répugnance pour le sein, l'impossibilité congéniale de succion, dont sont atteints les enfants affectés de quelque vice de conformation de la bouche, de la langue et de son frein, ou dont les fosses nasales sont bouchées par quelque tumeur, ou déformées; ni encore l'impossibilité passagère de succion chez ceux auxquels surviennent des inflammations de la pituitaire, de la gorge, des amygdades, etc. Sous le titre modeste de *Note sur le Coryza des enfants à la mamelle*, M. Rayer a publié une brochure dans laquelle il a parfaitement saisi les vrais caractères qui distinguent cette maladie chez le nouveau-né : la gêne qu'apportent à la succion les vices de conformation, date du moment de la naissance, tandis que les enfants atteints du coryza refusent de téter après l'avoir fait pendant plusieurs jours, ou au moins plusieurs heures; il est facile de distinguer le défaut de succion provenant de l'anorexie, symptôme commun dans les maladies graves, de l'impossibilité physique d'exercer la succion, accompagnée du désir manifeste de prendre des aliments, qu'atteste l'avidité avec laquelle les enfants avalent les liquides donnés par cuillerées;

la toux fréquente des inflammations de poitrine ne peut être confondue avec les quintes de toux que les enfants atteints du coryza éprouvent seulement toutes les fois qu'on veut les faire téter ; dans l'angine, enfin, la déglutition des liquides donnés par cuillerées est aussi pénible que la succion ; le coryza, au contraire, n'apporte obstacle qu'à celle-ci ; alors on fait avaler à l'enfant, avec une petite cuiller, un peu de lait coupé, un peu d'eau sucrée, on le tient chaudement, et, bientôt guéri, il reprend de nouveau le sein.

Ajoutons, maintenant, pour revenir à la nourrice, que, dans ce qui la regarde, nous avons supposé qu'elle est exempte de tout mal transmissible par contagion, qu'elle est bien constituée, d'une santé parfaite, d'une humeur douce et égale, qu'elle jouit, dans son intérieur, d'une aisance suffisante, et que l'on n'a point à redouter pour elle, dans la conduite de ceux qui l'entourent, des causes d'altération de sa santé : émotions, mauvais traitements, etc.; nous supposons enfin que le lieu qu'elle habite est parfaitement salubre.

Les précautions qu'elle doit prendre lorsqu'elle donne le sein à l'enfant, sont de conserver à celui-ci une position telle qu'il puisse avaler ; cette position sera, par conséquent, plus verticale qu'horizontale. Il faut prendre garde de boucher ses narines avec le sein ; ne pas donner à téter deux fois de suite du même côté, afin que les canaux lactifères des deux seins puissent être également désemplis ; ne jamais attendre, pour faire téter, que les seins soient douloureux à force d'être distendus : nous avons vu précédemment que la succion elle-même pourrait alors augmenter la douleur et causer des accidents inflammatoires.

5º. *A quelle époque faut-il ajouter quelque aliment au lait?*

L'époque à laquelle on peut ajouter quelque aliment au lait qu'on donne à l'enfant ne peut être fixée ; on ne changera le régime que quand le lait ne sera plus suffisant, que quand l'estomac pourra digérer un autre aliment. Du reste, il n'y a pas d'avantage à donner prématurément un nouveau genre d'alimentation. Si la nutrition souffre par l'insuffisance du lait, ce cas sort de la question ; et cet inconvénient survînt-il dès les premiers jours de la naissance, on y doit remédier, soit en changeant la nourrice, soit en ajoutant au lait de la mère le lait d'un animal. La distribution des repas, les signes qui annoncent le besoin d'aliments, ont été indiqués (p. 160) à l'article où se trouvent les règles de régime qui concernent l'*appareil digestif.*

6º. *Régime de la personne qui nourrit.*

La personne qui nourrit n'a pas à suivre de règles particulières de régime ; seulement elle doit être plus attentive que tout autre, à l'observation des règles générales de l'hygiène, parce que son état demande un peu plus de ménagement que dans les circonstances ordinaires, et, qu'en outre, c'est en grande partie de sa santé que dépend celle de son nourrisson.

La composition du lait variant suivant le régime alimentaire, certains principes médicamenteux se conservant même jusque dans le lait, il n'est pas indifférent de porter son attention sur les aliments dont la femme doit faire usage, et sur ceux auxquels elle doit renoncer. Certains auteurs ont prétendu que la personne qui allaite ne doit user que de substances végétales; d'autres, se fondant sur ce fait qu'elle dépense beaucoup, et doit, pour ne pas dépérir, beaucoup réparer, conseillent l'usage des substances animales réparatrices. On ne saurait avancer de préceptes absolus à cet égard; ceux qui doivent guider l'alimentation de la personne qui nourrit, seront déduits de l'examen de son tempérament, de sa constitution, de son irritabilité, etc. Cet objet rentre, comme on le voit, dans les règles générales d'hygiène, indiquées dans la section première (voyez *Appareil digestif*).

Quelques précautions de régime alimentaire doivent néanmoins être prises ou recommandées d'une manière absolue, à cause de l'enfant. Ainsi, quelle que soit la constitution de la mère, les alcooliques, passant dans le lait et étant transmis avec ce liquide aux organes sensibles du nourrisson, agiront sur eux comme de véritables poisons, et lui causeront des coliques, des convulsions, l'ivresse, peut-être même la mort (*voyez* l'article *Lait*, page 129). Quelques autres substances, bien qu'ayant un effet moins dangereux que les alcooliques, seront cependant encore très-défavorables au nouveau-né, telles sont : les épices, le café, le thé, etc.

La nourrice devra faire assez d'exercice pour entretenir sa santé, et ne pas le pousser jusqu'à détourner sur les muscles les matériaux destinés à la confection du lait.

Ce n'est pas seulement des aliments excitants que doit s'abstenir la personne qui nourrit; elle doit encore éviter tout ce qui peut exciter violemment tout organe de l'économie : car toute excitation trouble la sécrétion du lait, et même la fait cesser entièrement. Ainsi, point de spectacles tragiques, point de jeux de hasard, point de lectures tristes; qu'elle fuie tout ce qui peut amener des passions violentes ou des affections trop vives; qu'elle se garde de tenir les sens et le système nerveux dans un état d'excitation, et qu'elle goûte pendant la nuit un repos parfait. Si elle se livre aux plaisirs conjugaux, et nous avons indiqué (tome 1er, pages 155 et suiv.) la conduite qu'elle doit tenir à cet égard, qu'elle ne présente pas le sein à son enfant immédiatement après le trouble occasionné par le plaisir.

Relativement à ses vêtements, que la nourrice évite, avec grand soin, de comprimer le sein; qu'elle prenne garde de l'exposer au froid : la soustraction du calorique agit comme répercussif de toutes les actions vitales.

7°. *Du sevrage. A quelle époque il doit avoir lieu; quelles précautions il réclame pour l'enfant et pour la mère.*

L'époque du sevrage est indiquée par l'apparition des dents, au moins généralement parlant. C'est ordinairement à la fin de la première année qu'on cesse l'allaitement : cette époque est trop rapprochée; le terme moyen de la durée de l'allaitement devrait être de quinze mois au moins. Cependant il ne peut y avoir de règles fixes à cet égard; car si l'état de la mère fait prévoir qu'il sera impossible de prolonger l'allaitement jusqu'au terme prescrit, on devra préparer l'enfant au sevrage avant que les douleurs de la dentition ne viennent se joindre au chagrin que lui fait éprouver la privation du sein.

II.

38

L'influence sur la constitution des enfants, d'un allaitement de trop peu de durée, est facile à apprécier : il suffit, pour cela, de se rappeler quelle mortalité règne sur ceux qu'on élève par l'allaitement artificiel. On doit donc continuer d'autant plus longtemps l'allaitement, que l'enfant est né avec une constitution plus faible.

L'allaitement trop prolongé a aussi son inconvénient, soit parce qu'il fatigue la mère, soit parce que ce mode d'alimentation n'est bientôt plus en rapport, chez l'enfant, avec les besoins d'un accroissement rapide : aussi voit-on des enfants qui, dans les premiers mois de la naissance, jouissaient d'une santé robuste, tomber dans le dépérissement, qui persiste jusqu'à ce que le sevrage les ait fait soumettre à un régime mieux approprié à leurs besoins.

Quelles sont les précautions à prendre lorsqu'on doit sevrer ? L'allaitement ne doit pas être brusquement interrompu ; on y doit préparer les organes de l'enfant en ajoutant, chaque jour, au lait quelque aliment, dont on augmente graduellement la quantité, tandis qu'on diminue celle du lait. Cette gradation apportée dans le sevrage est avantageuse à l'enfant et à la mère : les organes digestifs du premier s'accoutument sans inconvénient à une nourriture nouvelle, et la mère, chez laquelle la sécrétion laiteuse, moins sollicitée, diminue par degrés, n'a point à redouter les résultats qu'entraîne toujours ou la brusque suppression d'un travail organique quelconque, ou la rétention du produit de ce travail. C'est la mauvaise habitude de sevrer brusquement l'enfant, qui lui occasionne des indigestions, du dévoiement, des vomissements, accidents qui sont dus à l'impression subite d'un genre d'aliments tout à fait nouveau pour lui. Cette mauvaise habitude peut n'être pas moins pernicieuse à la mère, puisque, outre les affections auxquelles elle donne journellement lieu, et que les gens étrangers à la médecine appellent *lait répandu*, elle peut encore causer tous les accidents dus à la pléthore.

Avec l'addition de nouveaux aliments se manifestent chez l'enfant le désir et le besoin de l'exercice. Que ce vœu de l'organisme soit écouté; car si l'enfant a besoin d'exercice pour assimiler les nouveaux matériaux qui pénètrent l'économie, il en a encore souvent besoin pour être distrait de la privation qu'on lui impose en lui supprimant le sein. La mère a aussi besoin d'exercer ses muscles pour y attirer ou pour dissiper, par la perspiration cutanée, ce superflu de sucs vitaux qui se dirigeait vers les glandes mammaires. Souvent elle a moins d'appétit, ce qui vient de ce qu'elle ne fournit plus à la dépense occasionnée par une grande sécrétion, ou ce qui dépend de ce que l'excitation supprimée des seins se reporte sur la muqueuse digestive. Dans ce cas, il ne faut pas chercher à provoquer l'appétit par des amers ou des purgatifs; il faut tout simplement diminuer la quantité des aliments, car les besoins de l'économie étant moins considérables que pendant l'allaitement, il serait dangereux que l'on mangeât davantage; il faut donc se guider sur la sensation qu'on éprouve.

Une précaution qu'on ne doit pas manquer de prendre quand on sèvre un enfant, c'est d'éviter d'offrir en sa présence le sein à d'autres enfants.

Les aliments qui conviennent à l'enfant qui vient d'être sevré ont été indiqués dans les applications faites du régime alimentaire aux divers âges (*voyez* page 257).

8°. *De l'Allaitement artificiel.*

Quoiqu'il puisse se présenter quelques cas dans lesquels on soit forcé de nourrir l'enfant sans lait, comme ces cas sont rares, on a donné le nom d'allaitement artificiel à tous les moyens qui peuvent suppléer le sein de la femme.

On est forcé d'employer l'allaitement artificiel :

1°. Lorsque les causes qui gênent ou qui rendent impossible la succion ne peuvent être détruites;

2°. Lorsque l'enfant naît affecté de maladie contagieuse et privé de sa mère, et qu'on n'a à sa disposition que des nourrices saines, à moins, toutefois, qu'elles ne consentent à donner le sein à l'enfant, en se garantissant d'un contact immédiat, au moyen d'un bout de sein;

3°. Enfin, dans tous les cas qui s'opposent à l'allaitement maternel, si l'on ne peut trouver de nourrices.

Dans ces diverses circonstances on administre le lait avec le biberon ou la cuiller, suivant que l'enfant peut ou ne peut pas exercer la succion.

Il conviendrait sans doute de faire usage dans les premiers mois, des espèces de lait qui, par leurs propriétés, se rapprochent le plus de celui de la femme; on leur préfère néanmoins celui de chèvre ou de vache, qu'on se procure plus facilement; seulement on prend la précaution de le couper. Dans les derniers mois on le donne pur, et quelquefois alors, pour lui conserver ses propriétés, on fait téter l'animal par l'enfant. Dans ce cas, et malgré la différence reconnue dans le lait de ces animaux, on a l'habitude de choisir la chèvre, à

cause du peu de grosseur de ses trayons et de la facilité
avec laquelle on la dresse. On la prend blanche quand
on le peut : son lait a, dit-on, moins d'odeur que celui
des chèvres de couleur; il est essentiel encore qu'elle
soit jeune, et même, après avoir rempli ces conditions,
on doit goûter le lait de l'animal et étudier son influence
sur l'enfant.

Lorsqu'on coupe le lait c'est ordinairement avec la
décoction d'orge, de riz, de gruau, etc., avec l'infusion
des capillaires, avec l'eau sucrée. On a encore conseillé,
et pour couper le lait et pour le rendre en même
temps plus semblable à celui de la femme, d'ajouter
au lait de vache, du petit lait préparé sans acides.
L'âge de l'enfant et la force de ses organes digestifs
décideront des proportions dans lesquelles doivent être
employés les liquides mêlés au lait. Leur dose est d'abord
de deux tiers; on la diminue ensuite graduellement
jusqu'à ce que l'enfant ait atteint l'âge de six mois,
époque à laquelle on donne le lait pur.

Vauquelin ayant reconnu dans le lait de femme la
présence de principes étrangers au lait des herbivores,
recommande, pour imiter celui de la femme, un mélange
de trois parties de lait de vache, et de deux parties de
bouillon faible.

Quant à ce qui est du mode d'administration, l'usage
de la cuiller est fort incommode; Raulin a imputé à celui
du biberon les coliques, flatuosités et diarrhée survenues
à deux de ses propres filles. Ces accidents cessèrent lorsqu'on discontinua l'usage de cet instrument, et qu'on
se servit d'une cuiller. Une troisième fille de ce médecin
fut nourrie à la cuiller, et fut exempte des accidents
qu'avaient éprouvés ses sœurs aînées. On attribua ceux-ci

à l'air avalé par la succion, et des commissaires de la
Faculté condamnèrent l'usage du biberon. On y est aujourd'hui revenu parce qu'il est plus commode que la
cuiller, et plus propre que celle-ci à imiter ce qui se
passe dans l'action de téter; c'est-à-dire à faire arriver
dans l'estomac, en détail et mélangé à la salive, le lait
que la cuiller y précipitait en masse et sans l'imprégna-
tion d'un fluide si nécessaire à la digestion. Les biberons
ordinaires consistent tout simplement en une boutielle
d'une forme quelconque, dont on garnit le goulot avec
une éponge fine, taillée en forme de mamelon. On doit
avoir soin de nettoyer chaque jour cette éponge, ainsi
que le vase, avec de l'eau tiède. Il faut aussi, avant de
commencer à se servir de l'éponge, la débarrasser exactement des petits graviers qu'elle contient quelquefois.
Le biberon de madame Lebreton diffère des précédents,
en ce qu'au lieu de l'éponge placée au gouleau du flacon, on y a adapté un bouchon percé d'un étroit pertuis
et recouvert d'un mamelon artificiel, et en ce que, vers
les trois quart de sa hauteur, le flacon est percé d'un
trou, par lequel la colonne d'air extérieur presse et fait
monter jusque dans l'espèce de bout de sein le liquide
contenu dans le flacon.

Le lait que contiennent les biberons doit être souvent
renouvelé; il ne doit être préparé qu'à mesure que l'on
en a besoin; sans cette précaution il perd sa qualité. Il
convient de l'administrer à la température de celui qui
sort des couloirs naturels; c'est-à-dire tiède. Pour cela on
fait chauffer un peu le liquide avec lequel on coupe le
lait le plus récemment trait qu'il est possible, et l'on
verse le tout dans le biberon, que l'on présente à l'enfant.

Si le régime influe sur la composition du lait de la

femme, il n'influe pas moins sur la composition de celui des animaux. Ceux-ci seront de préférence alimentés avec des végétaux verts, quand leur lait est destiné à l'enfant qui vient de naître; c'est le moyen de rendre ce lait plus séreux et plus approprié aux organes du nouveau-né (*voyez* page 129). Ils devront prendre leur nourriture en plein air et en liberté, coucher sur de la paille renouvelée chaque jour. Si, à défaut de pâturages, l'on était forcé de les nourrir renfermés comme on le fait dans les villes, on aurait soin de les étriller exactement, afin de rendre plus facile l'action perspiratoire de la peau; il serait même utile de les promener un peu. On ne doit plus changer l'animal que l'on a une fois reconnu propre à fournir le lait convenable. Il sera urgent de le débarrasser du superflu de son lait, s'il n'a a nourrir qu'un enfant à la fois. Nous avons vu quelle est l'influence des affections morales de la femme sur la sécrétion du lait, et quel pernicieux effet produit sur les organes de l'enfant cette sécrétion mal élaborée : tout ce que nous avons dit, dans ce cas, de la femme, doit être appliqué à l'animal qui nourrit; ainsi, qu'on se garde bien de lui faire subir de mauvais traitements, de lui inspirer de la crainte; qu'on sache qu'il suffit même de maltraiter le nourrisson d'un animal devant lui, pour qu'il donne de mauvais lait, pour que l'excrétion de ce fluide ne puisse avoir lieu. Tout ce qui a rapport aux travaux, aux fatigues de l'animal, etc., peut être déduit de ce que nous avons dit en parlant du régime de la femme qui nourrit.

A défaut de lait, la nourriture artificielle de l'enfant sera composée des aliments indiqués précédemment (*voyez* page 258).

9°. *Quels sont les moyens d'arrêter la sécrétion du lait chez la femme qui ne nourrit pas?*

Nous avons vu plus haut à quels inconvénients s'expose la femme qui se soustrait à l'accomplissement du devoir que lui impose la nature, d'allaiter son enfant : nous ne reviendrons pas sur cet objet; nous nous bornerons à indiquer ici, que, pour elle, la diète devra être absolue et plus prolongée que si elle eût nourri; les précautions les plus sévères devront également être prises sous le rapport de la température ambiante, du repos, des émotions morales, etc., et lorsque l'engorgement des seins se sera dissipé, on devra recourir à l'usage de quelques purgatifs, tels que les sels neutres, qui pourront même être répétés plusieurs fois avant que l'on ne permette à la femme de reprendre peu à peu ses habitudes premières.

FIN DU SECOND ET DERNIER VOLUME.

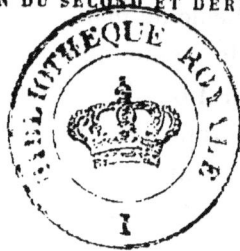

TABLE

DES MATIÈRES CONTENUES DANS LE SECOND VOLUME.

DEUXIÈME PARTIE.

FIN DE LA TABLE DU SECOND ET DERNIER VOLUME.

ERRATA.

TOME PREMIER.

Page 20, ligne 11, sa nutrition ; *lisez :* sa nutrivité.
    34,   9, nos caves, la même ; *lisez :* nos caves ont la même.
    44,   28, passée ; *lisez :* passer.
    52,   7, leur contact sur ; *lisez :* leur dépôt sur.
  129,   4, Surzheim ; *lisez :* Spurzheim.
  153,   23, tels ; *lisez :* tel.
  154,   30, lui faire quitter ; *lisez :* il faut lui faire quitter.
  157,   16, indiqué ; *lisez :* indiquée.

TOME SECOND.

Page 19, ligne 12, substances nutritives ; *lisez :* substances non nutritives.
    46,   31, douces ou sapides ; *lisez :* douces ou peu sapides.
    93,   5, de sa fermentation ; *lisez :* de la fermentation.
  108,   25, y renfermés ; *lisez :* y sont renfermés.
  124,   7, digéré, et le chyme qui en résulte parcourt, comme
                 celui qui vient de tout autre aliment, toute la longueur
                 du tube digestif ; *lisez :* digéré comme tout autre ali-
                 ment.
  Ib.,   9, sur cet appareil ; *lisez :* sur l'appareil digestif.
  384,   20, Désignées sous les noms d'embarras gastrique, ou des
                 diverses ; *lisez :* tantôt cet état désigné sous le nom
                 d'embarras gastrique, tantôt les diverses.
  471,   20, elles ne seraient ; *lisez :* elle ne serait.
  477,   19, avant la pratique ; *lisez :* avant cette pratique.
  492,   16, mieux ; *lisez :* le mieux.
  Ib.   20, avoir de cette poudre ; *lisez :* avoir mis de cette poudre.

www.ingramcontent.com/pod-product-compliance
Lightning Source LLC
Chambersburg PA
CBHW031718210326
41599CB00018B/2432